国家卫生和计划生育委员会"十三五"规划教材

全国高等学校教材

供**预防医学**类专业用

卫生统计学

Health Statistics

第 **8** 版

主　编　李晓松

副主编　陈　峰　郝元涛　刘美娜

编　者（按姓氏笔画排序）

于石成	中国疾病预防控制中心	张菊英	四川大学
马　骏	天津医科大学	张维拓	上海交通大学
马晓光	浙江大学	陈　峰	南京医科大学
王　彤	山西医科大学	陈炳为	东南大学
王学梅	内蒙古医科大学	欧春泉	南方医科大学
王锡玲	复旦大学	易　东	第三军医大学
方　亚	厦门大学	郝元涛	中山大学
尹　平	华中科技大学	贺　佳	第二军医大学
邓　丹	重庆医科大学	夏结来	第四军医大学
毕育学	西安交通大学	高　培	北京大学
刘红波	中国医科大学	郭秀花	首都医科大学
刘美娜	哈尔滨医科大学	陶育纯	吉林大学
宇传华	武汉大学	黄高明	广西医科大学
李晓松	四川大学	曹明芹	新疆医科大学
杨土保	中南大学	薛付忠	山东大学

编写秘书

赵　星　四川大学

人民卫生出版社

图书在版编目（CIP）数据

卫生统计学/李晓松主编.—8 版.—北京：人民卫生出版社，
2017

全国高等学校预防医学专业第八轮规划教材
ISBN 978-7-117-24666-8

Ⅰ.①卫⋯　Ⅱ.①李⋯　Ⅲ.①卫生统计-医学院校-教材
Ⅳ.①R195.1

中国版本图书馆 CIP 数据核字（2017）第 145569 号

| 人卫智网 | www.ipmph.com | 医学教育、学术、考试、健康，购书智慧智能综合服务平台 |
| 人卫官网 | www.pmph.com | 人卫官方资讯发布平台 |

卫生统计学
第 8 版

主　　编：李晓松
出版发行：人民卫生出版社　（中继线 010-59780011）
地　　址：北京市朝阳区潘家园南里 19 号
邮　　编：100021
E - mail：pmph @ pmph.com
购书热线：010-59787592　010-59787584　010-65264830
印　　刷：人卫印务（北京）有限公司
经　　销：新华书店
开　　本：850×1168　1/16　印张：28
字　　数：659 千字
版　　次：1978 年 12 月第 1 版　　2017 年 8 月第 8 版
　　　　　2024 年 11 月第 8 版第 13 次印刷（总第 68 次印刷）
标准书号：ISBN 978-7-117-24666-8/R·24667
定　　价：65.00 元

打击盗版举报电话：010-59787491　E-mail：WQ @ pmph.com
（凡属印装质量问题请与本社市场营销中心联系退换）

全国高等学校预防医学专业第八轮规划教材修订说明

我国的公共卫生与预防医学教育是现代医学教育的一个组成部分，并在教学实践中逐步形成了中国公共卫生与预防医学教育的特点。现代公共卫生与预防医学教育强调"干中学"（learning by doing）这一主动学习、终身学习的教育理念，因此公共卫生和预防医学教材的建设与发展也必须始终坚持和围绕这一理念。

1978年，在原卫生部的指导下，人民卫生出版社启动了我国本科预防医学专业第一轮规划教材，组织了全国高等院校的知名专家和教师共同编写，于1981年全部出版。首轮教材共有7个品种，包括《卫生统计学》《流行病学》《分析化学》《劳动卫生与职业病学》《环境卫生学》《营养与食品卫生学》《儿童少年卫生学》，奠定了我国本科预防医学专业教育的规范化模式。

此后，随着预防医学专业的发展和人才培养需求的变化，进行了多轮教材的修订与出版工作，并于1990年成立了全国高等学校预防医学专业第一届教材评审委员会，至今已经是第四届。为了满足各院校教学的实际需求，规划教材的品种也随之进一步丰富。第二轮规划教材增加《卫生毒理学基础》《卫生微生物学》，第四轮增加《社会医学》，第五轮增加《卫生事业管理学》《卫生经济学》《卫生法规与监督学》《健康教育学》《卫生信息管理学》和《社会医疗保险学》，第六轮、第七轮延续了16种理论教材的框架。由此，经过30余年的不断完善和补充，基本形成了一套完整、科学的教材体系。

为了深入贯彻教育部《国家中长期教育改革和发展规划纲要（2010-2020年）》和国家卫生和计划生育委员会《国家医药卫生中长期人才发展规划（2011-2020年）》，通过对全国高等院校第七轮规划教材近四年来教学实际情况的调研和反馈，经研究决定，于2015年启动预防医学专业第八轮规划教材的修订，并作为国家卫生和计划生育委员会"十三五"规划教材的重点规划品种。本套教材在第四届教材评审委员会的指导下，增加《公共卫生与预防医学导论》，有助于学生了解学科历史，熟悉学科课程设置，明确专业研究方向，为专业课程的学习奠定基础。

预防医学专业第八轮规划教材的修订和编写特点如下：

1. 坚持教材顶层设计　教材的修订工作是在教育部、国家卫生和计划生育委员会的领导和支持下，由全国高等学校预防医学专业教材评审委员会审定，专家、教授把关，全国各医学院校知名专家、教授编写，人民卫生出版社高质量出版的精品教材。

2. 坚持教材编写原则　教材编写修订工作始终坚持按照教育部培养目标、国家卫生和计划生育委员会行业要求和社会用人需求，在全国进行科学调研的基础上，借鉴国内外医学培养模式和教材建设经验，充分研究论证本专业人才素质要求、学科体系构成、课程体系设置和教材体系规划后，制定科学、统一的编写原则。

3. 坚持教材编写要求　教材编写遵循教育模式的改革、教学方式的优化和教材体系的建设，坚持科学整合课程、淡化学科意识、实现整体优化、注重系统科学。本轮教材修订之初，在全国高等院校进行了广泛而深入的调研，总结和汲取了前七轮教材的编写经验和成果，对院校反馈意见和建议比较集中的教材进行了较大程度的修改和完善。在教材编写过程中，始终强调本科教材"三基""五性""三特定"的编写要求，进一步调整结构、优化图表、精炼文字，以确保教材编写质量，打造精品教材。

4. 坚持教材创新发展　本轮教材从启动编写伊始，采用了"融合教材"的编写模式，即将纸质教材内容与数字教材内容及智育内容、富媒体资源、智慧平台、智能服务相结合的，以纸质为基本载体，与互联网平台有机融合的立体教材和新兴服务，形成针对本专业和学科的终身教育解决方案。教师和学生都可以通过使用移动设备扫描"二维码"的方式，在平台上获得为每本教材量身创作的富媒体资源，包括教学课件、章末思考题解答思路、丰富的教学案例以及多种类型的富媒体资源，实现学生自主学习、终身学习、移动学习的教育目标。

5. 坚持教材立体建设　从第五轮教材修订开始，尝试编写和出版了服务于教学与考核的配套教材，之后每轮教材修订时根据需要不断扩充和完善。本轮教材共有 10 种理论教材配有《学习指导与习题集》、《实习指导》或《实验指导》类配套教材，供教师授课、学生学习和复习参考。

第八轮预防医学专业规划教材系列共 17 种，将于 2017 年 8 月全部出版发行，融合教材的全部数字资源也将同步上线，供秋季教学使用；其他配套教材将于 2018 年秋季陆续出版完成。

希望全国广大院校在使用过程中能够多提宝贵意见，反馈使用信息，以逐步修改和完善教材内容，提高教材质量，为第九轮教材的修订工作建言献策。

全国高等学校预防医学专业第八轮规划教材目录

1. 公共卫生与预防医学导论
   主编：李立明　副主编：叶冬青　毛宗福

2. 卫生统计学　第 8 版
   主编：李晓松　副主编：陈峰　郝元涛　刘美娜

3. 流行病学　第 8 版
   主审：李立明　主编：詹思延　副主编：叶冬青　谭红专

4. 卫生化学　第 8 版
   主编：康维钧　副主编：和彦苓　毋福海　李娟　黄沛力

5. 职业卫生与职业医学　第 8 版
   主审：孙贵范　主编：邬堂春　副主编：牛侨　周志俊　朱启星　陈杰

6. 环境卫生学　第 8 版
   主编：杨克敌　副主编：郑玉建　郭新彪　张志勇

7. 营养与食品卫生学　第 8 版
   主编：孙长颢　副主编：凌文华　黄国伟　刘烈刚　李颖

8. 儿童少年卫生学　第 8 版
   主编：陶芳标　副主编：武丽杰　马军　张欣

9. 毒理学基础　第 7 版
   主审：王心如　主编：孙志伟　副主编：陈雯　周建伟　张文昌

10. 卫生微生物学　第 6 版

　　主编：曲章义　副主编：邱景富　王金桃　申元英

11. 社会医学　第 5 版

　　主编：李鲁　副主编：吴群红　郭清　邹宇华

12. 卫生事业管理学　第 4 版

　　主编：梁万年　副主编：胡志　王亚东

13. 卫生经济学　第 4 版

　　主编：陈文　副主编：刘国祥　江启成　李士雪

14. 卫生法律制度与监督学　第 4 版

　　主编：樊立华　副主编：刘金宝　张冬梅

15. 健康教育学　第 3 版

　　主编：傅华　副主编：施榕　张竞超　王丽敏

16. 卫生信息管理学　第 4 版

　　主编：罗爱静　副主编：王伟　胡西厚　马路

17. 医疗保险学　第 4 版

　　主编：卢祖洵　副主编：高广颖　郑建中

全国高等学校预防医学专业第四届教材评审委员会名单

主编简介

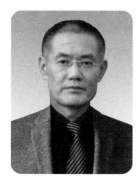

李晓松

　　教授、博士生导师。 四川大学华西公共卫生学院院长、华西第四医院院长；英国皇家统计学会 Fellow、国际生物统计学会中国分会（IBS-China）副理事长、中国卫生信息学会卫生统计学教育专委会主任委员、中华预防医学会公共卫生教育分会候任主任委员、全国医学专业学位研究生教指委委员、教育部公共卫生与预防医学专业教指委委员、全国医学考试专家指导委员会公共卫生专业副主任委员。 *Biostatistics & Epidemiology* 杂志副主编、《中国卫生统计》副主编、《现代预防医学》杂志主编、《中华预防医学》杂志编委；全国高等学校医学研究生规划教材《统计方法在医学科研的应用》主编。

　　长期从事卫生统计学教学和科研工作。 主讲本科生和研究生卫生统计学、多元统计分析方法、分类资料统计分析和多水平统计模型等课程；主要研究领域为统计方法及其在传染病和慢性病流行病学研究的应用；负责国家重点研发计划项目、国家自然科学基金面上项目和海外青年学者合作研究基金项目、国家科技重大专项课题、国家卫生公益行业科研专项项目及 WHO 和 UNICEF 等项目，培养硕士和博士 70 余名；近 5 年发表包括 *Lancet*、*Environment International*、*Statistics in Medicine* 在内的 SCI 论文 30 余篇，出版学术专著近 10 部；曾获国家级和部省级教学成果奖，2015 年荣获"全国优秀科技工作者"奖章。

副主编简介

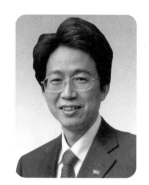

陈　峰

南京医科大学生物统计学教授。 现任中国卫生信息学会（原中国卫生统计学会）统计理论与方法专业委员会主任委员，国际生物统计学会中国分会(IBS-China)副理事长，中国临床试验统计学组(CCTS working group)组长，《中国卫生统计》杂志副主编。 主要从事非独立数据、生物医学高维数据、临床试验评价和分析中的统计理论与方法。 发表和联合发表论文 260 余篇。 主编、共同主编教材 6 部，其中《医用多元统计分析方法》获教育部推荐研究生教材。

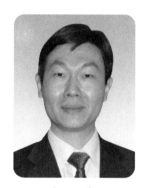

郝元涛

教授，博士生导师。 中山大学公共卫生学院院长，中国卫生信息学会卫生统计学教育专业委员会副主任委员，中华预防医学会卫生统计专业委员会常务理事。 国际及国内多部学术期刊审稿人及编委，近五年先后主持了国家科技重大专项、国家自然科学基金、美国中华医学基金会(CMB)等研究项目。

在中山大学从事教学工作近 20 年，负责医学统计及流行病学多门相关课程的中、英文教学，主编及参编国内外相关教材近 20 部，荣获"中山大学校级教学名师"称号。 研究领域包括与健康有关的生存质量的测定方法与应用，传染病监测数据统计分析方法与应用，公共卫生教育与改革等。负责的 Medical Statistics 课程获批教育部来华留学英语授课品牌课程，主要参与的"医学统计学"课程获批国家级精品课程、国家双语教学示范课程。

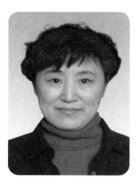

刘美娜

教授，博士生导师。 哈尔滨医科大学卫生统计学教研室副主任，中国卫生信息学会医学统计教育专业委员会常委，中国卫生信息学会理论与方法专业委员会委员，中华医学会公共卫生学会委员。

自 1984 年从事教学工作以来，承担多轨道的医学统计学、卫生统计学、卫生管理统计及软件应用课程的教学任务，授课风格活泼、形式新颖，深受学生的好评。 目前主要研究方向为疾病的治疗质量评价、疾病诊断的生物标志物筛学研究、生物标本数据库的建立及数据分析技术。 现主持国家自然基金、国家重大专项子课题、省自然基金重点等项目。 已发表学术论文近 80 篇，其中 SCI 收录 30 余篇；主编、副主编全国规划教材共 4 部，参编全国规划教材 15 部。

前 言

1978 年我国改革开放元年，原华西医科大学杨树勤教授主编并由人民卫生出版社出版发行了我国第 1 版全国统编教材《卫生统计学》，之后经过两次修订改版形成第 2 版和第 3 版，原华西医科大学倪宗瓒教授主编第 4 版，中山大学方积乾教授主编第 5 版、第 6 版和第 7 版。近 40 年来，三位卫生统计学前辈以及各版编委为我国卫生统计学教材建设作出了持续不懈的努力，培养了一大批卫生统计学专业人员，为公共卫生与预防医学专业人员奠定了坚实的卫生统计学基础，对于推动我国卫生统计学学科建设和发展作出了卓越的贡献。

随着信息技术的迅猛发展，人类社会已经快速进入所谓大数据时代，统计学在大数据时代面临前所未有的机遇与挑战。与此同时，全球和中国卫生治理体系与结构正经历深刻变革，公共卫生面临前所未有的挑战，公共卫生教育教学改革和人才培养也面临重大挑战。在这一大背景下，本版教材编委秉持传承与创新的精神，对于《卫生统计学》（第 8 版）教材建设和改革进行了积极的探索与尝试。

本版教材编写的指导思想和基本原则是：①坚持以"学生为中心"的教育教学理念，按照全国高等学校预防医学专业第四届教材评审委员会的要求，力争将教材建设成为好学、好用、好教的"三好"教材；②调整篇章结构以使思想更加清晰、逻辑更加严密、重点更加突出；③更加突出数据在统计学的核心地位；④更加突出统计思想和统计思维，尤其是统计推断核心思想的培养；⑤更加突出统计模拟技术在抽象理论教学中的形象化作用；⑥更加突出公共卫生与预防医学专业特色；⑦适度增加前沿内容；⑧适度压缩教材篇幅。

本版教材的主要特色是：①以认识数据开篇并将数据置于统计学的核心地位，较为系统地梳理了认识数据的逻辑，包括数据分布的描述、数据关联的探索以及数据如何产生的重要性。希望学生养成良好的统计分析思维和习惯，即在进行统计推断前对样本数据本身具有一个清晰透彻的认知和理解，避免陷入统计推断技术细节而忽略样本数据本身的特征与规律。②重点强化统计思想和统计思维的培养，通过简单例子与朴实语言相结合，将抽象的抽样分布概念和统计推断理论变得生动形象，阐释清楚数理统计核心思想尤其是统计推断核心思想。同时，本版教材将置信区间估计与假设检验的关系明确为两个并列的统计推断策略。③较为系统地梳理统计学及卫生统计学的发展历程与重要事件、简要呈现现代统计学前沿进展、面临的机遇与挑战、展望统计学发展前景。④力图体现定位明确、内容优化、重点突出、循序渐进、通俗易懂、便于自学的特色与风格。 ⑤利用现代信息技术体现数字融合教材特色，与本教材高度相关的部分内容被置于互联网并将网址以二维码形式嵌入本教材相应位置，内容包括目前 4 种主流统计软件（SPSS、R、STATA、SAS）的具体操作技术、本教材所有例题与习题的 4 种软件操作解答和答案等。 ⑥配套教材《卫生统计学学习指导与习题集》给出了 4 种软件的数据导入和基本的数据预处理技术。

本教材适合于公共卫生与预防医学类专业包括预防医学、卫生检验与检疫、营养与食品卫生学、卫生管理学专业本科生使用，也适合于临床医学、基础医学、口腔医学、护理和药学等专业各年制本科生使用。 本教材也可供研究生、公共卫生专业人员、临床医生以及相关领域科研工作者参考使用。

本教材编写过程中，得到了人民卫生出版社、四川大学和天津医科大学公共卫生学院的大力支持。 四川大学华西公共卫生学院流行病与卫生统计学系教师殷菲、刘元元、蒋敏、张韬、马越和博士研究生肖雄仔细阅读了部分初稿并提出了许多宝贵的修订意见，博士研究生孟琼、陈飞、郭冰、谯治蛟查阅了大量国内外相关资料，硕士研究生崔岩、吴芸芸、周婷、王楠、张雪、邱建青、陈诗琪、伯贞艳、杜春霖、马婧、刘孟昀、杜旭东、马原林、甄丽丽、罗佳伟以及四川大学华西公共卫生学院 2016 级预防医学专业全体同学对本教材的编辑排版、例题计算和结果复核等付出了大量艰辛的劳动，在此一并致以衷心的感谢。 本教材大部分例子来源于大骨节病研究实例数据，这是李群伟教授及其团队在西藏地区历时 10 余年艰辛研究工作的重要数据，谨向李群伟教授及其研究团队致以特别的敬意和感谢。

本教材编写过程中，虽经全体编委和参与人员的共同努力和反复修改，但限于编者水平加之时间仓促，难免存有疏漏、缺陷乃至谬误，欢迎广大读者批评指正，以便再版时进一步修订和完善。

2017 年 1 月

目 录

第四篇 统计设计与卫生统计常用指标

绪论

一、关于统计学与卫生统计学

统计学(statistics)是一门关于数据的科学。具体而言,它包括收集、分析、解释和表达数据,从而获得可靠的结论。数据在统计学中处于核心地位,一般由数字组成,但它们不仅是单纯的数字,其背后具有不同的涵义。比如,7 这个数字本身并没有什么明确的涵义,但假如得知一个朋友的新生儿出生时重 7 斤,我们会恭喜她生了一个健康宝宝,因为根据常识 7 斤是一个新生儿的正常体重。数字配合上下文并和常识衔接,就可以提供有效的信息。

统计学是一门从经验中学习的学科,是面对不确定性时利用重复观测总结得到经验和规律从而辅助决策的方法论。每个人出生后即开始经验学习,通过大量实际生活经验的积累,人们不断加深对世界的认识。尽管如此,并不能说每个人都非常擅长经验学习。例如一个 4 岁小女孩对另一小男孩说,"你不可能成为医生",这或许是因为她见到的医生都是女性。个人根据自己有限的经验下结论很可能是草率的。对于统计学在医学中的作用,过去长期存在争议,一个典型的观点是统计信息对治疗过程的贡献微乎其微,因为医生通常关注的是个体治疗,而患者之间总是存在个体差异。医生对个体治疗方案选择的临床判断,在一定程度上是基于对疾病性质的理解和思考,从而确定个性化的治疗方案。这看似具有一定道理,但仔细思考,医生实际上也是一个"统计学家",只是他们自身并未意识到这一点。医生接受的医学教育或自己总结实际临床经验的过程同样是在进行经验学习,是对于各种患者关于诊断、治疗与预后的统计信息的积累。而临床判断则是在此基础上对每一个患者进行归类并作出最优决策。

经验学习的过程属于归纳法,即由个别到整体、从特殊到普遍、从经验事实到事物内在规律的认识手段和模式。统计学具有专门术语对应归纳法的两个对象,即样本与总体。某特定群体中的所有个体组成所谓总体。总体中个体往往很多甚至无限,一个不漏地观察其中的所有个体常常是不可能的,有时即使可能但也没有必要。替代办法是从总体中抽取部分具有代表性的个体,对这些抽样所得个体组成的样本进行深入观察与测量,获取相应数据,对其进行分析并结合概率知识,透过样本数据对总体特征与规律进行推断的过程即所谓统计推断。统计学在信息的提炼和总结过程中扮演着重要的角色并辅助人们决策。

统计学最重要的特征是关注普遍性(或整体性)而非特殊性(或个体性),由于统计学是在面临不确定性时进行决策的方法论,所以决策难免不适用于每一个个体。比如对艾滋病高危风险人群进行某种健康教育,未必每个人都能从中同样获益。究其原因,是因为个体之间存在差异,只要大部分人受益就值得推行。因此从某种意义上讲,统计学的学习和统计思维的培养就是全局观的养成。从另一个角度讲,统计思维在某种程度上是"冰冷"的,因为它可能会忽略少部分个体。卫生政策制定例如医疗保险制度未必适用于每一个人,但在全部人口中推行该制度可能从整体上达到最优效果。

　　卫生统计学是统计学的一个特殊分支,是统计学原理和方法在大健康领域的应用,它通过对卫生相关数据的收集与分析,辅助处理公众健康中的不确定性问题。对卫生事件的数据统计是卫生统计学的主要组成部分,例如某种疾病的发病率或患病率、某种疾病的年死亡人数、某地区的医院病床数、某种医疗服务的费用等等,这些数据对卫生决策具有重要意义。因为健康事件既具有规律性,又具有不确定性,所以统计思维与方法尤其重要,它有助于人们基于目前最好的数据证据做出相对最优决策。一位医生向著名医学期刊 *British Medical Journal* 前主编 Richard Smith 声称该期刊已不再像是医学期刊,上面几乎全是统计数字,此事从一个侧面反映出统计学已渗透到医学的方方面面。事实上,卫生统计学在医学中所扮演的角色变得越来越重要。2013 年好莱坞影星 Angelina Jolie 为规避家族遗传的乳腺癌风险对乳腺进行预防性切除,此事立即产生了轰动效应。同年 Angelina Jolie 在纽约时报撰文解释了她选择做双乳切除的原因,她的医生告知她患乳腺癌的概率可能高达 87%,患卵巢癌的概率约为 50%,于是她决定先发制敌,将发病可能性减到最小。此事件是一个典型的卫生统计学应用案例,让人看到预防医学进步的同时,也带来了一系列担忧,即上述概率是否正确。这涉及计算该概率的样本是否具有代表性、样本量是否足够大、样本数据是否完整、准确和可靠,概率计算方法是否正确等一系列统计学问题。如果不能正确获得上述概率,其结果对公众的误导无疑是难以估量的。

二、数据的核心地位

　　统计学是处理数据中变异和不确定性的一门科学和艺术,它透过具有偶然性的现象来探知和揭示那些令人困惑的医学问题的规律性,对不确定性的数据作出科学推断。因此,统计学是认识客观世界和人类社会的重要手段和强大工具。但毋庸置疑的是,现实中满布陷阱,因此在学习和运用统计学时应该十分谨慎小心,否则结论可能是误导的。

　　1. 数据比轶闻显然更重要　　轶闻常使问题人性化,往往引人注目且深入人心,故新闻报道常以轶闻开场或结尾,但显然其不能作为决策的依据。所谓的论断背后是否有可靠的数据支撑,而不仅仅是动人的故事。住在高压电线附近会导致儿童患白血病吗？美国国家癌症研究所历时 5 年和花费 500 万美元为这个问题搜集数据并进行分析,最终结论是:在白血病和暴露在高压电线产生的磁场之间,没有发现相关关系的证据。*New England Journal of Medicine* 刊登该研究报告并发表评论:"应立即停止在白血病与暴露高压电线磁场之间关系的研究问题上浪费资源"。我们可以比较以下两种情形:一边是电视台对于一项耗时 5 年、花费 500 万美元研究结果的新闻报道,另一边是对一位能说会道的母亲的采访,她的孩子得了白血病而且他们恰巧住在高压电线附近。在公众心目中几乎总是轶闻获胜,但我们却应该心存疑问。数据比轶闻可靠,因为数据往往可以系统地描述出整体的情况,而轶闻只聚焦于少数特例。

　　2. 数据的来源非常重要　　统计数据多是数字,而数字总给人一种客观真实的感觉,有时如此但有时则未必正确。妇女杂志专栏作者 Ann Landers 询问读者:如果生活可以重来,你是否仍想要生孩子？70%的人回答说"不要"。Ann Landers 邀请读者回答这个问题时，回应最积极的多是后悔有了孩子的家庭。该事实应该从大量民意调查中获得，且为了不偏向任何一个答案，调查的父母应该是随机抽取的。当然民意调查仍然可能存在很多瑕疵，但比起邀请那些满腹怨气的人来回答这个问题，随机抽取的民意调查显然更加科学。需注意，即使是信誉卓著的学术期刊，也不一定能绝对避免"坏数据"。*Journal of the American Medical Association* 曾刊登过一篇文章，声称将冷却的液体经过管子打进胃里，可以缓解溃疡症状。患者的确对这种治疗有反应，但这是因为患者对自己可信赖医生的信服而产生的效应，在这种情况下患者对其他无效治疗措施也会产生一定的反应。后来有人质疑这一结果并进行设置对照组的研究，一些患者接受此项治疗，另一些患者接受安慰治疗剂，结果使用安慰剂的患者"表现"还稍好些。

3. 数据可能受到社会的影响　统计结论和其他公开论述比较起来，更加讲究事实，更为理性和科学。不过社会环境往往会影响到人们要测量什么以及如何测量的决定，因此也就影响到数据以及统计结论。以自杀率为例，各国公布的自杀率存在较大差别。有人指出，这种差别可能应归因于社会观念。自杀人数的计算依据来源于死亡鉴定书，其填写人员的观点很大程度上可能影响到死亡鉴定书上自杀结论是否成立，比如自杀事件可能填写为非自杀事件。在视自杀为耻辱的地方（例如在大部分人信奉天主教的国家），可能较多的自杀事件记录为意外死亡，因而最终报告的自杀率就比其他国家低。而日本文化中有遇到羞辱就光荣自杀的传统，因此日本报告的自杀率往往较高。这提醒我们，并不是每件重要的事情都可以仅仅用数字表示，这些数字可能受到各种来自社会、文化、宗教或舆论等的影响。

4. 警惕潜在因素的影响　某项研究指出，受教育多比受教育少的民众收入更高。在接受这一结论之前，我们需要先问，"是不是有什么其他事情可以解释这件事"？事实上，受教育程度高的人通常收入更高，但一般而言，其父母受教育程度往往也较高，经济条件往往也较好，这些有利条件为他们创造了更好的发展机会，也可能有助于他们获得更高收入。虽然该研究报告了两个事物之间的关联，但我们需要思考，是否还存在一些潜在因素的可以解释类似的关联。

5. 结论不是绝对的　如果舌下温度超过 37℃，是不是就代表发烧？也许是也许不是。"正常"体温都会有一些波动，早上 6 点稍低些，下午 6 点就稍高些。变异无处不在，个体之间有差异，对同一个体多次测量，结果也存在差异。正因为变异无处不在，所以统计结论并不是绝对的。大部分中年妇女会定期做乳房 X 光扫描以早期发现乳腺癌，研究发现乳房扫描可以减少 50～64 岁妇女 26% 的死亡率。需要注意，26% 是该年龄组妇女死亡率减少的平均水平，因为个体差异客观存在，所以对不同的妇女而言，结果可能大不相同。有些每年做乳房扫描的妇女死于乳腺癌，可能从不做乳房扫描的妇女却终身未患乳腺癌。26% 这个数据是某范围的一个简化说法，更加合适的说法是"乳房扫描有很大可能将乳腺癌死亡率减少在 26% 附近的一个范围之内"。

最后，需要特别指出，即便数据本身完整、准确、可靠，如果统计分析方法运用不恰当甚至滥用，所得结论依然是误导的。

三、数据类型及其形式

统计分析一般需要先将数据整理形成便于分析的数据形式。这里以一个调查结果的数据为例，其整理好的数据形式如表绪-1所示。

表绪-1　整理好的数据形式样表

编号	年龄	学历	婚姻状况	就业情况	家庭人口数	血型	...
1	65	0	1	2	2	1	...
2	60	2	1	2	5	2	...
3	53	1	2	1	3	3	...
4	40	3	1	1	4	1	...
5	38	4	0	1	6	4	...
...	...	...	...	...	...	...	...

注：其中定性变量的编码情况为：学历编码：文盲=0，小学=1，初中=2，高中=3，大专及以上=4；婚姻编码：未婚=0，已婚=1，离异=2，丧偶=3；就业情况编码：未就业=0，已就业=1，已退休=2；血型编码：A型=1，B型=2，O型=3，AB型=4

　　表绪-1中的数据可以回答如下问题：每个人的年龄多大？是什么学历？婚姻状况如何？就业情况如何？家里有多少人？收集的数据都是被调查对象的一系列特征或属性，我们将之称为变量（variable）。这里，每个被调查对象被称为观测单位（observation），变量就是观测单位的某种特征或属性，变量的具体取值就是所谓变量值，表绪-1中的一系列问题对应的变量就是：年龄、学历、婚姻状况、就业情况、家庭人口数、血型等。

　　深入思考我们会发现，有些变量的取值如年龄、家庭人口数是具体的数值，而有些变量的原始取值如学历、婚姻状况和就业状况是用文字来描述的。像年龄、家庭人口数这类变量的取值是定量的，我们称之为定量变量（quantitative variable），学历、婚姻状况和就业状况这类变量的取值是定性的，称之为定性变量（qualitative variable）。我们再进一步思考会发现，诸如年龄变量一般具有度量衡单位，不同人的年龄差异在理论上可以任意地小，如1年、1个月、1天、1小时等，所以年龄变量的取值范围在理论上可以取到任意区间内的正实数，比如一个人的年龄可以记为12.55岁，表示年龄为12岁6个月18天，甚至还可以利用出生时刻信息精确到更小的时间单位。因此，这类变量即称为连续变量（continuous variable），因为它的取值范围在理论上是连续不间断的。家庭人口数这一变量就是相对于连续变量的另一类定量变量，即离散变量（discrete variable），因为不同家庭的人口数只可相差0、1、2等，而不能相差1.1、1.2等，即取值范围是间断而不连续的。定量变量有连续和离散之分，当然，一个定量变量要么是连续的，要么是离散的。对于定性变量的取值，则往往表现为互不相容的类别或属性，从表绪-1中可看出定性变量之间也有细微的差别。如学历这类定性变量的取值为文盲、小学、初中、高中、大专及以上，给人一种等级或顺序的感觉，因此我们称之为有序分类变量，这是指其取值的各类别之间存在着程度上的差别，给人以"半定量"的感觉，我们也将其称为等级变量；而与之对应的另一类定性变量，即无序分类变量的各个取值间则没有程度的差异，比如性别、血型。对于无序分类变量，根据取值的不同又可分为二项分类变量和多项分类变量，比如性别取值为相互对立的两类，而血型取值则为互不相容的多个类别。

　　上述对变量类型的区分在统计学中至关重要，因为它在很大程度上决定了统计分析方法的选择。当然，出于某些研究目的，各种类型变量间可以进行转换，如血压值为定量变量，可按照一定临床标准,将其转换为定性变量。这种变量的转换通常具有方向性,只能由"细"向"粗"转化,即定量→有序分类→二项分类,这种转换将损失部分信息,显然不能作相反方向的转化。另一方面,为了对定性变量进行统计学处理,往往需要对其进行编码,例如性别的编码:男为 1、女为 0。这里值得指出,变量类型的区分还与分析的基本单位有关。例如,就患病与否的问题,若以人为基本测量和分析单位,它是二项分类变量,但若以地区为基本测量和分析单位,患病率则为定量变量。

四、本书结构及实例选择

本书全部内容共划分为五篇,分别是:"认识数据""概率与推断基础""常用推断方法""统计设计与卫生统计常用指标""发展历程与展望"。其中,"认识数据"和"概率与推断基础"两篇重点阐释核心统计思想,"常用推断方法"和"统计设计与卫生统计常用指标"两篇主要介绍各种实用统计方法,包括常用的统计设计方法、统计推断方法和卫生统计指标等。各篇的具体安排如下。

第一篇"认识数据"　　统计学是关于数据的科学,因此开篇即设置为认识数据。本篇分为 3 章,分别是单变量数据分布的描述、双变量数据关联的探索以及数据的产生。本篇目的是帮助学生形成一个良好的统计思维和习惯,即在进行统计推断前需对样本数据本身的各个方面形成一个清晰和透彻的认识和把握,避免学习本课程时陷入统计推断的技术细节而忽略样本数据本身的特征与规律以及数据的质量。对样本数据本身特征与规律以及数据质量的正确认知与把握是进行统计推断以及统计建模的基础和先决条件。

第二篇"概率与推断基础"　　本篇分为 3 章进行阐释,其基本逻辑是"总体→样本→总体",步步衔接,环环相扣,重点阐释数理统计核心思想。该篇首先引入概率的知识与蒙特卡罗模拟的基本思想,接着专门设置"统计量的抽样分布"为一章,通过手工计算的实例与蒙特卡罗模拟实验阐释统计量抽样分布的概念与理论。从最为简单的二项分布入手,通过手工计算去体会和领悟抽样分布的过程,同时还希望体现模拟分析对手工计算的复核作用。期望通过上述努力,帮助学生透彻理解统计推断的核心思想。该篇的最后一章则详细阐释了统计推断的两个基本方法——置信区间估计与假设检验的基本思想。本篇是第三篇"常用推断方法"的基础,系统扎实地理解和掌握本篇内容为正确运用统计推断方法的重要前提。

第三篇"常用推断方法"　　本篇主要介绍常用统计推断方法,包括基本情形的参数推断、多个均数比较的检验、分类变量的检验、基于秩次的非参数检验、相关系数与线性回归的推断、生存数据的推断以及常用多重回归分析等。

第四篇"统计设计与卫生统计常用指标"　　本篇主要介绍公共卫生与预防医学领域常用的统计设计,包括调查研究设计和实验(试验)研究设计方法、反映人口特征和疾病与死亡的常用统计指标、卫生服务及资源常用统计指标以及反映人口整体健康状况及死亡的综合统计指标。

第五篇"发展历程与展望"　　本篇简要介绍了统计学及卫生统计学的发展历程和重要事件、贝叶斯统计以及数据分析的其他重要话题,包括非独立数据、集合数据以及大数据等问题。本篇可不作为常规教学内容,供感兴趣的学生自学或参考。

本书的实例数据分为 3 类:日常生活实例数据、公共卫生与预防医学以及部分临床医学实例数据、大骨节病研究项目实例数据。实例的选择主要基于如下考虑：①日常生活实例发生在人们身边，不需要任何专业知识的铺垫，学生容易理解。第二篇"概率与推断基础"是本书的难点也是重点，因此采用了大量日常生活实例数据。②为了体现公共卫生与预防医学专业特色，突出了该领域实例的应用，同时也选择了部分临床医学实例。③本书大部分实例来源于大骨节病研究项目实例数据。大骨节病研究项目数据是李群伟教授及其团队在西藏地区历时10余年研究产出的一部分，这是一个典型的公共卫生项目，体现了预防医学专业的鲜明特色。为便于各章节相应实例叙述的简洁，本书在绪论部分对该项目加以简要介绍。

　　大骨节病是一种地方性骨关节病，全身关节均可受累，主要危害生长发育期的儿童，可导致患者关节增粗、身材矮小，严重者终生残疾，是危害健康的严重地方病。大骨节病病因困扰人类社会长达百年之久，人们先后提出了近40种病因假说。目前大骨节病在我国西部特别是西藏部分地区仍时有发生，影响当地居民身体健康。大骨节病在空间分布上主要分布在我国从东北到西南的一个比较宽阔的斜行地带上，病区累及我国14个省、市、自治区（黑、吉、辽、蒙、京、晋、川、冀、鲁、豫、陕、甘、青、藏），国外只有朝鲜和俄罗斯远东地区曾有该病发生但被消除，其余国家和地区均未见大骨节病报道。李群伟教授研究团队运用流行病学三间分布描述、病因机制的实验室研究以及病区换粮干预试验研究，发现大骨节病病区小麦和青稞中真菌毒素含量明显高于非病区，且真菌毒素含量与大骨节病呈现明显正相关；动物实验表明真菌毒素可导致大骨节病发生；换粮干预试验发现食用非病区粮食可有效控制大骨节病新发。该研究为大骨节病病因研究提供了流行病学和实验室研究证据，产生了大量宝贵的公共卫生研究一手数据。

（李晓松）

第一篇

认识数据

第一章

数据分布的描述

统计分析的核心是数据。原始的数据往往纷繁复杂,很难从中发现有用的信息,从而阻碍了信息的有效利用和交流。为了快速且有效地认识数据蕴含的有效信息,概括性就是一个必需的选择。为达到概括性,常见的策略是采用几个具有代表性的统计指标反映整个原始数据的基本特征。本章将学习如何将单个变量的原始数据浓缩为几个统计指标或整理为一目了然的统计图表,从而对数据的整体概貌进行描述。

第一节 频数分布表与直方图

学习目标

● 掌握频数分布表与直方图的编制原则和方法
● 了解数据整体概貌的基本特征

一、频数分布表

当观察一组数据时,我们往往期望迅速了解整个数据的分布信息,如数据在哪个区间出现较多,在哪个区间出现较少等信息。例 1-1 展示了 118 个原始数据,如何认识这些原始数据通常是进一步分析数据的基础。

例 1-1 为了解慢性鼻窦炎对患者生命质量的影响,在广州市的一项调查中,采用 SF-36 自测健康量表测得 118 名慢性鼻窦炎患者的生命质量评估总分如下。

72	30	80	57	72	72	72	30	65	25	10	52	75	82
52	60	65	72	35	62	45	35	30	66	81	65	55	65
67	80	62	62	45	52	47	45	57	52	67	52	57	40
66	55	62	45	45	52	72	57	57	45	55	50	77
55	72	45	50	35	72	60	47	57	52	60	40	45	45
67	60	40	45	35	50	72	25	60	40	62	40	55	55
92	65	61	35	35	15	65	87	92	40	85	65	57	72
72	72	40	30	52	45	53	50	52	57	45	45	30	25
65	40	25	45	65	45								

对于以上数据,我们的第一反应可能是将数据整理为具有一定规律的形式,例如将数字从小到大排序。即使如此,除了能迅速识别其最大值与最小值,还是很难立即看出数据的整体概貌,比如在

哪个区间出现较多,在哪个区间出现较少等。为了达到这一目的,一个简单的办法是将数据进行分组。例如将排序后的数据分为 9 个组并列出每组内的数据个数(这被称为频数),如此便可以初步探查数据的规律,这个简单想法的结果见表 1-1。

表 1-1　广州市 118 名慢性鼻窦炎患者生命质量评估总分的频数分布表

组段 (1)	频数 (2)	频率(%) (3)	累计频数 (4)	累计频率(%) (5)
10~	2	1.69	2	1.69
20~	4	3.39	6	5.08
30~	11	9.33	17	14.41
40~	25	21.19	42	35.59
50~	29	24.58	71	60.17
60~	25	21.19	96	81.36
70~	14	11.86	110	93.22
80~	6	5.08	116	98.31
90~100	2	1.69	118	100.00
合计	118	100.00	—	—

表 1-1 被称为频数分布表(frequency table),从该表的第(3)列可初步发现,118 名慢性鼻窦炎患者的生命质量评估总分主要集中在 40~70 这 3 个组段,且在这 3 个组段两边的数据频数逐渐减少。表 1-1 的制作可用以下步骤说明。

1)找出最大值和最小值:可先将数据按从小到大排序。本例最大值和最小值分别为 92 和 10。

2)计算全距:全距(range,R)为最大值与最小值之差,也称极差。本例全距 R=92-10=82。

3)确定组距:组距是指相邻两组之间的距离。组距究竟取多大,主要取决于全距和组段数,即组距=全距/组段数。通常组段数取 8~12 组,这样既可呈现出数据分布的规律又使结果不至于过于繁琐。本例共设 9 个组段,组距=82/9,考虑编制方便,组距取 10。

4)确定组段的上、下限:每个组段的起点称为下限(lower limit),终点称为上限(upper limit)。为计算方便,下限和上限一般取整数。分组时,第一组应包括数据中的最小值,最末一组则须包括最大值,各组段要连续但不能重叠。本例最小值为 10,若组距定为 10,则第一个组段为 10~,第二个组段为 20~,其余类推,每一个组段的下限值即为前一个组段的上限值,见表 1-1 第(1)列。除最后一组外,每个组段均包含组段的下限值,即为半闭半开区间(下限为闭区间,上限为开区间),最后一组的组段要求写出上限,如表中 90~100。

5)列表整理:计数各组段的例数,即频数,见表 1-1 的第(2)列。并可进一步用各组的频数除以总频数得到各组的频率见表 1-1 的第(3)列,各组的累计频数即该组与之前各组频数之和见表 1-1 的第(4)列和累计频率即累积频数除以总频数所得到的值见表 1-1 的第(5)列。

二、直方图

频数分布表的编制虽操作简单,但其对数据的呈现仍不是非常直观。为更直观地反映数据的分布特点,可将频数分布表绘制为图形。图 1-1 是用表 1-1 的数据绘制而成的图形结果,该图称为直方图（histogram）。

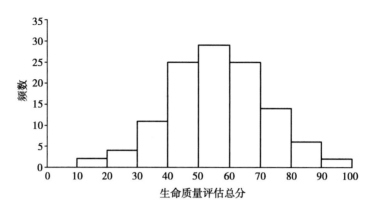

图 1-1
慢性鼻窦炎患者生命质量评估总分的直方图

直方图是频数分布表的图形表达，其制作步骤如下：①横轴上标出各组段；②用直条的高度表示各组段的频数，频数越大则直条越高。当然，也可以用频率作为直条的高度绘制直方图，图形的形态将与使用频数时相同。

由图 1-1 可发现，生命质量评估总分的高峰位于 40~70 的区间，越靠两端频数越少；高峰两侧的频数分布基本对称，这种分布类型称为对称分布。以上信息与频数分布表的结论一致，但图形表达结果比表格更加直观。

频数分布表或直方图的制作看似简单，但其中包含两个问题：①频数分布应如何分组？②分多少组？这两个问题密切相关，均影响到数据组织方式和数据概貌的呈现。对于第①个问题，有等距分组与非等距分组两种方式，由于后者得到的各组频数往往不具备可比性，故前者较常使用。例如，图 1-1 中组距均为 10，频数最高的组为 50~60 的组，如果在该组段以后组距设为 20，则得到图 1-2，其形态与图 1-1 有较大差别。原来 60~70 与 70~80 两个组合并为一个组，频数为 39，高于图 1-1 的最大值，此时新产生的直条最高，造成绝大部分数据分布在该区间的错觉。通过前面的分析，我们知道这种做法并不恰当，而等距分组往往可避免这一问题。对于第②个问题，我们可以合理地推测，理解分组不宜过多或少。组段数太少过于笼统，会掩盖数据的分布规律。试想如将所有数据分为一组，则无法看出任何差异；如果组段分得太细，组段数过多则会使得每个组段的频数都很少，则失去了制作频数分布表和直方图的意义。从直方图的分组方式可以看出，这其中存在一个平衡，呈现或者揭示数据分布特征和规律的方法既不能太简单也不能太繁杂，而应恰如其分。

三、数据分布特征

（一）分布形态

通过前面分析可发现，从原始数据到整理后的数据，我们主要关注数据的分布形态、集中位置、变异程度等整体概貌特征。首先可从频数分布表和直方图看出数据是否呈对称分布。如果不对称，则可进一步判断数据偏离的方向。

由图 1-1 的结果可看出慢性鼻窦炎患者生命质量评估总分呈对称分布。在许多情形下，如正常

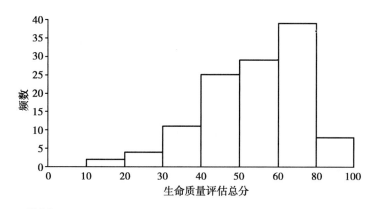

图 1-2
慢性鼻窦炎患者生命质量评估总分的直方图（非等距分组造成的错觉）

人的很多生理、生化指标，如身高、体重、胸围、血红蛋白含量、白细胞数等都服从或近似服从对称分布。但有些生化指标可能为偏态分布（skewed distribution），例如图 1-3 是根据成都市 238 名正常居民发汞值的测量结果编制的直方图，每 0.4μg/g 为一个组段，横轴上标出的是各组段，纵轴表示各组段的频率。从图中可以看出发汞值的分布明显不对称，这称为偏态分布。频率最高（人数最多）的组段集中于第 2、3、4 组段，而非中间组段。越靠右侧的组段频率越小。一般称这种有小部分数据偏大、直方图呈现右侧拖尾的非对称分布为正偏态（positive skewness）或右偏态（right skewness）。正偏态数据在现实生活中很常见，如：大多数重金属和微量元素在人体内的含量、个人经济收入等。正偏态数据经对数转换后往往可呈现为对称分布。

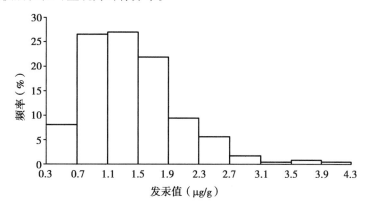

图 1-3
成都市 238 名正常居民发汞值分布直方图

图 1-4 是 2012 年我国 7 个城市全人群抽样调查冠心病患者的年龄分布图，每 10 岁为一个年龄组段，横轴标出的是每个组段。该图表明冠心病患者的年龄呈偏态分布，年龄多数在 70~80 岁，其右侧只有 1 个组段，而左侧有 6 个组段，且越靠左侧的组段频率越小。这种有小部分数据偏小、直方图呈现左侧拖尾的非对称分布称为负偏态（negative skewness）或左偏态（left skewness）。

（二）集中趋势和离散趋势的描述

集中趋势（central tendency）是指一组数据向某一中心值靠拢的趋势，反映了一组数据中心点的位置，是频数分布表和直方图中高峰所在位置，即频数最大的组段，如图 1-1 中可发现评估总分的高

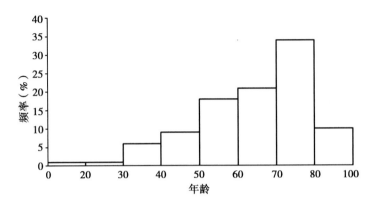

图 1-4

冠心病患者的年龄分布直方图

峰位于 40~70。另一方面,部分数据偏离中心位置,从各个组段的频数分布可以大致了解观测值偏离中心的程度,数据的这种变异特征称为离散趋势(dispersion tendency),如图 1-1 中有多少评估总分位于 40~70 的高峰区间,而又有多少低于 20 或高于 90,他们之间的相对比例是多少。如果位于 40~70 的高峰组段的比例越大,则数据的离散趋势越小,反之则表明数据离散趋势越大。

有时在频数分布表的两端,连续出现几个组段的频数为 0 后,又出现特大或特小值,这就使人怀疑数据是否存在问题,如冠心病患者的年龄大于 115 岁。出现可疑值提示研究者应核查原始数据,寻找可能原因并予以恰当纠正,必要时可采用某些方法以降低这些可疑值对分析结果的影响。我们将在本章后续部分介绍集中趋势和离散趋势的常用量化指标,以及如何探查可疑值。

第二节 集中位置

学习目标

- 掌握描述集中位置的常用指标
- 熟悉各个指标的计算和适用条件

频数分布表和直方图可以反映数据分布的整体形态,但较为笼统。此外,若数据例数太少则难以判断分布形态。因此有必要采用具体指标定量地描述数据分布的重要特征,一则表达更为简洁,二则为进一步的统计分析提供必要的信息。首先需要量化的是数据的集中位置(center),其表示大多数观测值所在的中心位置。描述集中位置的常用指标有算术均数、几何均数和中位数,它们也称为位置测量指标。

一、算术均数

算术均数是日常生活中大家最为熟悉的平均数指标。

算术均数(arithmetic mean)

一个变量所有观测值的和除以观测值的个数,反映一个变量所有观测值的平均水平,简称为均数(mean)。样本均数用符号 $\bar{x}$ 表示,其计算公式如下:

$$\bar{x} = \frac{x_1 + x_2 + \cdots + x_n}{n} \qquad\qquad 式(1\text{-}1)$$

或写为 $\bar{x} = \frac{1}{n}\sum_{i=1}^{n}x_i$，其中 $\sum$ 是求和符号，其上下标表示求和范围，x_i 表示每个观测值，n 表示观测值个数。一般地，省略上下标表示对所有观测值求和。

例1-2　现测得西藏某地 15 名大骨节病患者的白细胞（$10^9/L$）水平为：3.46,10.15,7.29,9.42, 9.61,10.72,7.34,9.96,7.32,6.49,8.99,7.11,9.96,9.29,13.27。计算这 15 名患者白细胞的均数。

按式（1-1）可得到：

$$\bar{x} = \frac{3.46 + 10.15 + 7.29 + \cdots + 9.96 + 9.29 + 13.27}{15} = 8.69(10^9/L)$$

这表明这一组数据的集中位置或平均水平是 $8.69 \times 10^9/L$。可以发现,均数并不一定等于这一组数据中的某个观测值。如果我们没有收集到个体观测值数据,而只是获得了汇总的频数分布表数据,则可用每个组段的组中值作为该组段中各个观测值的估计值,并用下式计算均数的近似值：

$$\bar{x} = \frac{\sum f_i x_{Mi}}{\sum f_i} = \frac{\sum f_i x_{Mi}}{n} \qquad\qquad 式(1\text{-}2)$$

其中 f_i 为第 i 组段的频数,x_{Mi} 为对应组段的组中值,x_{Mi}＝（第 i 组段上限+第 i 组段下限）/2。

例1-3　根据例 1-1 得到的频数分布表 1-1,计算 118 名慢性鼻窦炎患者生命质量评估总分的均数。

先计算各组的组中值 x_{Mi},见表 1-2 第（3）列；再计算各组的频数和组中值的乘积,即第（2）列和第（3）列之积,结果列在第（4）列。

表 1-2　基于频数分布表数据计算慢性鼻窦炎患者生命质量评估总分的均数

组段 （1）	频数（f_i） （2）	组中值（x_{Mi}） （3）	$f_i x_{Mi}$ （4）=（2）×（3）
10~	2	15	30
20~	4	25	100
30~	11	35	385
40~	25	45	1125
50~	29	55	1595
60~	25	65	1625
70~	14	75	1050
80~	6	85	510
90~100	2	95	190
合计	118	—	6610

计算得：

$$\bar{x} = \frac{(2 \times 15 + 4 \times 25 + 11 \times 35 + \cdots + 14 \times 75 + 6 \times 85 + 2 \times 95)}{118} = 56.02$$

基于频数分布表数据计算得到慢性鼻窦炎患者评估总分均数为 56.02,这是一个近似值,与基于例 1-1 的原始数据计算的均数 54.42 稍有差异。在可以获得原始的个体数据时,应基于个体数据计算均数的大小,而不用频数分布表数据求其近似值。

均数计算简便,易于理解,是应用最为广泛的平均数指标。但是均数对于特大或特小的观测值十分敏感。例如,若例 1-2 中最后一个患者的白细胞数不是 13.27 而是 43.27,均数就增大到 10.69,因为这一特大观测值使均数增大了 23%。在所有 15 个数据中只有两个数据大于 10.69,而 13 个数据均小于 10.69,说明此时的均数 10.69 已经不能反映绝大多数观测值的平均水平了。对于偏态分布数据,均数也会偏向拖尾一侧,不能很好地反映全部观测值的平均水平。因此,均数主要适用于描述不含极端值的对称分布变量的平均水平,这时均数位于分布的中心位置。

二、几何均数

现实中很多变量的数据并不呈对称分布。例如抗体滴度数据往往呈偏态分布,故不宜采用均数反映其平均水平,但这样的数据取对数后往往呈近似对称分布,此时该变量对数值的平均水平可以用均数来反映。

$$\overline{\ln x} = \frac{1}{n} \sum \ln x_i \qquad \qquad 式(1\text{-}3)$$

对 $\overline{\ln x}$ 取反对数(即指数运算)后,可得到原始观测值的集中位置,该值就是几何均数 G,即 $G = \ln^{-1} \overline{\ln x} = \ln^{-1} \left(\frac{1}{n} \sum \ln x_i \right) = \sqrt[n]{x_1 x_2 \cdots x_n}$。公式中对数转换可作适当选择,通常采用以 e(2.718 28…)为底数(记为 ln)的自然对数或者以 10 为底数的常用对数(记为 lg),但需注意对数和反对数的底必须相同。当观测值中有小于或等于零的数据时,不能计算几何均数。由此可定义几何均数如下:

几何均数(geometric mean, G)

所有 n 个观测值乘积的 n 次方根,常用于描述存在少数偏大的极端值的正偏态分布或观测值之间呈倍数关系或近似倍数关系数据的集中位置。

$$G = \sqrt[n]{x_1 x_2 \cdots x_n} \qquad \qquad 式(1\text{-}4)$$

例 1-4　广州市 6 名 3 岁以上儿童接种麻疹疫苗后,麻疹 IgG 抗体滴度水平如下:1∶200,1∶800,1∶800,1∶800,1∶3200,1∶12 800。计算 6 名儿童麻疹 IgG 抗体滴度的几何均数。

按公式计算滴度倒数的几何均数:

$$G = \sqrt[6]{200 \times 800 \times 800 \times 800 \times 3200 \times 12\ 800} = 1270$$

求 G 的倒数,得到 6 名儿童接种麻疹疫苗后麻疹 IgG 抗体滴度的几何均数为 1∶1270。本例数据的算术均数为 1∶3100,不能很好地反映 6 名儿童的平均抗体滴度水平。

对于频数分布表数据,同样可用组中值 x_{Mi} 估计对应组段中各个观测值的大小,得到几何均数的近似计算公式如下:

$$G=\ln^{-1}\left[\frac{\Sigma f_i\ln x_{Mi}}{\Sigma f_i}\right]=\ln^{-1}\left[\frac{\Sigma f_i\ln x_{Mi}}{n}\right] \qquad 式(1\text{-}5)$$

例1-5　表1-3是262名肺炎支原体感染患儿体内肺炎支原体抗体滴度水平,计算其平均抗体滴度。

表1-3　262名肺炎支原体感染患儿体内肺炎支原体抗体滴度水平

抗体滴度 (1)	频数 (2)	抗体滴度倒数 (3)	抗体滴度倒数的对数 (4)	抗体滴度倒数的对数和 (5)=(2)×(4)
1:80	97	80	4.38	424.86
1:160	56	160	5.08	284.48
1:320	42	320	5.77	242.34
1:640	21	640	6.46	135.66
1:1280	46	1280	7.15	328.90
合计	262	—	—	1416.24

$$G=\ln^{-1}\left[\frac{\Sigma f_i\ln x_{Mi}}{n}\right]=\ln^{-1}\frac{1416.24}{262}=223$$

即262名肺炎支原体感染患儿体内肺炎支原体抗体平均滴度水平为1:223。

一般而言,几何均数适合于原始数据呈正偏态分布但对数转换后呈近似对称分布的数据,尤其是医学研究中遇到的呈现等比例变化的数据,如抗体滴度、血清凝集效价等。

三、中位数

描述集中位置的另一个常用指标是中位数。

中位数(median,M)

是一组数据中位于正中位置的数。将所有观测值从小到大顺序排列,中位数将数据一分为二,所有数据中有一半数据比它大,一半数据比它小。

n为奇数时,是位于正中间的那个观测值,即第$(n+1)/2$个观测值,中位数$M=x_{(n+1)/2}$。

n为偶数时,是位于中间的两个观测值,即第$n/2$和第$n/2+1$个观测值的均数,即$M=\frac{1}{2}(x_{n/2}+x_{n/2+1})$。

中位数又称为第50百分位数(P_{50})。百分位数(percentile,P_x)是指将所有n个观测值从小到大顺序排列后,对应于$x\%$位的数值。P_x将原始数据分成两部分,有$x\%$的观测值小于等于它,$(100-x)\%$的观测值大于它。

在实际情况中,有时找不到一个值正好有$x\%$的观测值小于等于它。因此百分位数P_x的计算通常只能采用最为接近的一个观测值,常用计算方式如下:对于个体观测值数据,先将所有观测值从小到大顺序排列,计算$n×x\%=j$,如果j为整数,则P_x为第j个和第$j+1$个观测值的平均值,如果j不为整数,则 P_x 往后取与 j 毗邻的整数位上的观测值。例如:j 为 7 时,则 P_x 为第 7 个观测值与第 8 个观测值的平均值,j 为 3.25 时,则 P_x 为第 4 个观测值。不同软件采用的计算方法可能有所不同,造成计算结果有细小的差别。

对于频数分布表数据,P_x 的计算公式如下:

$$P_x = L + \frac{i}{f_x}(nx\% - \sum f_L) \tag{式(1-6)}$$

其中 L 为百分位数所在组段的下限,i 为该组段的组距,f_x 为该组段的频数,n 为总频数,$\sum f_L$ 为该组段之前的累计频数。

例 1-6 根据例 1-2 数据,计算 15 名大骨节病患者白细胞计数的中位数(P_{50})和 P_{90}。

将 15 个观测值由小到大排列得:3.46,6.49,7.11,7.29,7.32,7.34,8.99,9.29,9.42,9.61,9.96,9.96,10.15,10.72,13.27。

因为 $n = 15$ 是奇数,故最中间的数据为 $x_{(15+1)/2}$,即第 8 个观测值,为 9.29。也可用求百分位数的方法求 P_{50}:$15 \times 50\% = 7.5$,往后取整同样为第 8 个观测值。同理,$15 \times 90\% = 13.5$,则 P_{90} 为第 14 个观测值,即 10.72。

例 1-7 表 1-4 是成都市 238 名正常居民发汞含量测量结果,求发汞含量的中位数。

表 1-4　成都市 238 名居民发汞含量($\mu g/g$)的频数分布表

组段 (1)	频数 (2)	频率(%) (3)	累计频数 (4)	累计频率(%) (5)
0.3~	19	7.98	19	7.98
0.7~	62	26.05	81	34.03
1.1~	63	26.47	144	60.50
1.5~	51	21.43	195	81.93
1.9~	22	9.24	217	91.18
2.3~	13	5.46	230	96.64
2.7~	4	1.69	234	98.32
3.1~	1	0.42	235	98.74
3.5~	2	0.84	237	99.58
3.9~4.3	1	0.42	238	100.00
合计	238	100.00	238	—

从第(5)列累计频率可知,累计有 34.03% 的观测值小于 1.1,有 60.50% 的观测值小于 1.5,因此可以判断 P_{50} 在 1.1~1.5 这个组段,代入公式得:

$$P_{50} = 1.1 + \frac{0.4}{63} \times (238 \times 50\% - 81) = 1.34$$

计算得到 238 名居民发汞含量的中位数为 $1.34\mu g/g$。

与均数相比,中位数存在一些不足:①中位数没有考虑大部分观测值的实际大小,而均数充分利用了全部数据的信息。②两组数据合并时,合并后的中位数不能用原来两组的中位数表达,而均数可基于两组的均数和例数用下式求得：$\bar{x} = (n_1\bar{x}_1 + n_2\bar{x}_2)/(n_1 + n_2)$。③均数可通过如估计截尾均数等方法进行修正，而中位数无法进行这样的修正（见本章第五节）。相比于中位数，均数更常用于较为复杂的统计分析。

尽管中位数有其不足，但仍然是描述数据集中位置的常用指标。中位数的大小取决于中间位置的观测值，不易受两端极端值的影响。例如例 1-6 中若最大观测值由 13.27 换成 43.27，均数将由 8.69 增大到 10.69，而计算中位数时，13.27 或者 43.27 都只是大于中位数的一个观测值，无论其相差多少，中位数始终是处于最中间位置的第 8 个观测值，即 9.29。因此，中位数广泛应用于对称分布和偏态分布数据平均水平的描述。尤其当数据中有极端值、不确定值、数据呈偏态分布或分布形态未知时，此时常用中位数描述数据的集中位置。

如图 1-5 所示，当数据呈对称分布时，均数和中位数接近；当数据呈偏态分布时，均数比中位数更偏向于拖尾一侧。具体而言，右偏态分布数据的均数大于中位数；左偏态分布数据的均数小于中位数。因此，可通过比较中位数和均数的大小，粗略判断数据的分布类型。

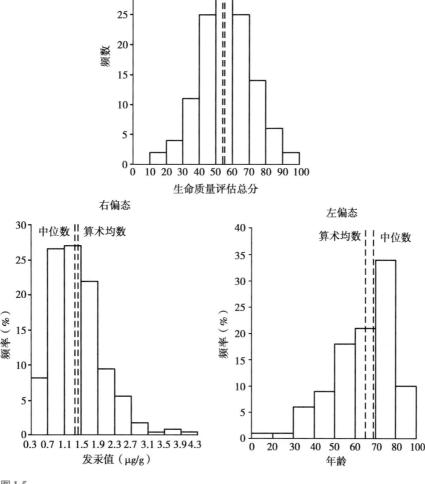

图 1-5

对称分布和偏态分布数据中位数和均数的大小

第三节 变异程度

学习目标

● 掌握描述变异程度的常用指标

● 熟悉各个指标的计算和适用条件

仅仅描述数据的集中位置还不足以反映数据完整的分布特征,现以下面例子加以说明。

例 1-8 A、B、C 三组儿童的身高(cm)如下,A 组:92,96,100,104,108;B 组:96,97,100,103,104;C 组:96,99,100,101,104。三组儿童的平均身高均为 100cm,那么我们能否说这三组儿童的身高分布一致?

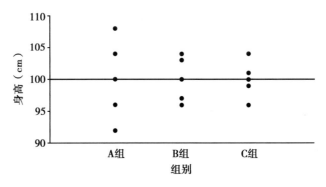

图 1-6
三组儿童身高特征的比较示意图

由图 1-6 可见,虽然三组儿童身高的平均值完全一致,但三组数据的分布仍然存在明显差异,A 组儿童身高的个体差异程度最大(即数据最离散),其次是 B 组,C 组儿童身高个体差异程度最小。这个例子说明为了全面把握数据的分布特征,不仅需要了解数据的平均水平,还需要了解数据的变异程度。

一组数据中个体值之间的差异称为变异(variation)。如果每个值都相同则无变异存在,个体值相差越大则变异程度越大。不同的指标,其变异程度往往不同,即使同一指标,在不同组中变异程度也可能存在差异。描述变异程度的常用指标有极差、四分位数间距、方差、标准差和变异系数,它们也称为离散度测量指标。

一、极差

对于数据的变异程度,我们首先关注的是一组数据的整个变化范围,这可以通过极差加以反映。

极差(range,R)

也称全距,为所有观测值中最大值与最小值的差值。极差越大说明数据变异程度越大,或者说数据越离散。

对于例 1-8 数据,可得到三组数据的极差如下:

A 组:108-92=16cm

B 组:104-96=8cm

C 组:104-96=8cm

A 组数据的变化范围是 92~108cm,极差是 16cm,B 组和 C 组数据的变化范围均为 96~104cm,极差为 8cm。A 组极差较 B 组和 C 组大,说明 B 组和 C 组的身高较为集中,A 组的身高较为分散,即 A 组数据的变异程度更大。

用极差来描述数据变异程度的大小,简单明了,可用来反映传染病、食物中毒的最短和最长潜伏期等。但极差有其局限性:①仅仅用到最大值和最小值的信息,不能反映组内其他数据的变异情况。例 1-8 中,由图 1-6 可知,B、C 两组数据的最大值和最小值一样,故极差相同,但从其他三个观测值来看,两组数据的变异程度并不相同,B 组数据更为离散,而极差并不能反映出该差别。②极差与样本例数有关。一般地,样本量越大,得到较大或较小变量值的可能性越大,因而极差就可能越大,故样本量相差较大时,不宜采用极差进行比较。

二、四分位数间距

计算极差时,两端的极值不稳定导致极差的结果不够可靠。为解决这一问题,一种简单的思路就是把两端的部分数据去掉,再求剩下数据的极差,四分位数间距就是基于这种思想产生的,它是位于中间一半数据的极差。

四分位数间距(inter-quartile range,IQR)

IQR 越大说明数据的变异程度越大。$IQR=P_{75}-P_{25}$,P_{25} 和 P_{75} 分别为第 25 和第 75 百分位数。

中位数(P_{50})将数据一分为二,P_{25} 为小的一半数据的中位数,P_{75} 为大的一半数据的中位数。可见,P_{25}、P_{50} 和 P_{75} 将数据进行四等分,每一等分各占四分之一,因此这 3 个百分位数又称为四分位数(quartile),可分别记为 Q_1、Q_2 和 Q_3,Q_2 即中位数,Q_1 和 Q_3 又分别称为下四分位数(lower quartile,Q_L)和上四分位数(upper quartile,Q_U)。

由于不受两端极大或极小数据的影响,故四分位数间距比极差更为稳定。实际应用中,四分位数间距和中位数一起使用,综合反映数据的平均水平和变异程度,写成 $M(P_{25},P_{75})$。

例 1-9 根据例 1-2 数据,计算 15 名大骨节病患者白细胞数的四分位数间距。

将 15 个观测值由小到大排列为:3.46,6.49,7.11,7.29,7.32,7.34,8.99,9.29,9.42,9.61,9.96,9.96,10.15,10.72,13.27。

中位数 9.29 将数据分成两部分,前面 7 个小的数据的中位数为 7.29,即 P_{25};后面 7 个大的数据的中位数为 9.96,即 P_{75}。因此这组数据的 $IQR=9.96-7.29=2.67$。故如需综合反映该数据的平均水平和变异程度,可表示为 9.29(7.29,9.96)。

三、方差与标准差

对于对称分布数据,在获得反映集中位置的均数后,我们会想是否可用各观测值与均数的偏离程度来表达数据的变异情况。如果各个观测值都等于均数则没有个体变异,各观测值与均数的偏离程度越大则个体变异越大。因此,对于每个观测值 x_i,可计算其离均差 $x_i-\overline{x}$,所有观测值的离均差之和 $\sum(x_i-\overline{x})$ 似乎表示了整个数据的变异程度,但离均差有正有负,求和之后始终为 0,仍然没有任何价值。因此,将每个观测值的离均差平方后再求和,用离均差平方和 $\sum(x_i-\overline{x})^2$ 反映所有观测值的变异大小。但离均差平方和的大小与观测值的个数有关,观测值个数越多,离均差平方和越大。为了消除观测值个数的影响,计算所有观测值平均的离均差平方和 $\sum(x_i-\overline{x})^2/n$,该指标称为方差(variance),常用符号 s^2 表示。方差越大说明数据越离散,变异程度越大。实际应用中 s^2 的分母常常采用 $n-1$ 而非 n,即:

$$s^2=\sum(x_i-\overline{x})^2/(n-1) \qquad\qquad 式(1-7)$$

采用 $n-1$ 而非 n 具体原因将在第五章详细解释。现在只需注意,在 n 较大时,两种方法的计算结果相似。对于频数分布表数据的方差近似计算公式为 $s^2=\sum f_i(x_{Mi}-\overline{x})^2/(n-1)$。

方差的算术平方根 s 称为标准差。对于计量单位相同的变量,标准差越大,数据的离散程度就越大。

方差(variance)**与标准差**(standard deviation,SD)

方差是指所有观测值的离均差平方和的平均值,描述所有观测值与均数的平均偏离程度。标准差是方差的平方根。

例 1-10　计算例 1-8 中 3 组数据的标准差

$$A\ 组:s=\sqrt{\frac{(92-100)^2+(96-100)^2+(100-100)^2+(104-100)^2+(108-100)^2}{5-1}}=6.32cm$$

$$B\ 组:s=\sqrt{\frac{(96-100)^2+(97-100)^2+(100-100)^2+(103-100)^2+(104-100)^2}{5-1}}=3.54cm$$

$$C\ 组:s=\sqrt{\frac{(96-100)^2+(99-100)^2+(100-100)^2+(101-100)^2+(104-100)^2}{5-1}}=2.92cm$$

可见,A 组标准差最大,B 组其次,C 组标准差最小,说明 A 组数据的变异程度最大,C 组最小。

方差和标准差是一对可以相互换算的指标。实际应用中,因为标准差的单位与原始观测值的单位一致,更多使用标准差而非方差反映数据的离散程度。需要注意,标准差比均数更容易受离群值的影响,个别离群值就能使它明显增大。如例 1-2 中最大的观测值 13.27 变成 43.27,则标准差从 2.28 变到 9.21。标准差一般与均数结合使用,描述不含离群值的对称分布的分布特征,通常写成 $\overline{x}\pm s$,例如例 1-8 中 A 组儿童身高分布特征可表示为 (100 ± 6.32) cm。

四、变异系数

无论标准差还是四分位数间距,其大小均依赖于测量指标的数量级。成年男性体重的标准差在数值上低于 0~3 岁婴幼儿体重的变异,但由常识可知真实的情况恰恰相反,造成这种相反情况的原因在于成年男性的体重量级远大于婴幼儿。为了解单位相同但均数相差悬殊的变量之间的变异程度,以及比较几个不同单位的变量的变异程度,可把标准差除以均数,所得到的指标称为变异系数。

变异系数(coefficient of variation,CV)

是一个度量相对离散程度的指标,是变异大小(s)相对于其平均水平($\bar{x}$)的百分比。

$$CV = \frac{s}{\bar{x}} \times 100\% \qquad\qquad 式(1\text{-}8)$$

从定义可以看出变异系数是一个无单位的相对指标。变异系数值越大,表示变量的变异程度越大。

例 1-11 根据 2013 中国卫生统计年鉴数据,我国城市 6~7 岁男童的平均身高为 120.0cm,标准差为 4.8cm;平均体重为 22.51kg,标准差为 3.21kg。如果想要比较身高和体重的变异程度,由于身高和体重的标准差单位不同,是无法直接比较的,因此只能采用变异系数比较这两个变量的变异程度。体重和身高的变异系数分别为:

$$体重\ CV = (3.21/22.51) \times 100\% = 14.26\%$$
$$身高\ CV = (4.8/120.0) \times 100\% = 4.0\%$$

结果表明我国城市 6~7 岁男童体重的变异大于身高的变异。

第四节 箱式图

学习目标
- 掌握基本箱式图的绘制和作用
- 掌握箱式百分位数图的绘制和作用

前面两节介绍了反映定量数据集中位置和变异程度的一系列统计指标,如果采用适当的图形呈现这些重要的统计指标,则可给人留下更为直观和深刻的印象。常用的一种表达方式是绘制箱式图(box plot),它主要呈现 5 个汇总的统计指标,包括最小值、下四分位数、中位数、上四分位数、最大值。

一、箱式图

例 1-12 根据例 1-2 中 15 名大骨节病患者的白细胞数的数据,其最大值和最小值分别为 13.27

和3.46,例1-6已计算得到中位数为9.29,Q_1和Q_3分别为7.29和9.96。这5个指标综合反映了该组数据的平均水平和变异程度,图1-7展示了这5个指标值的大小,有助于我们更加直观地了解数据的整体概貌。

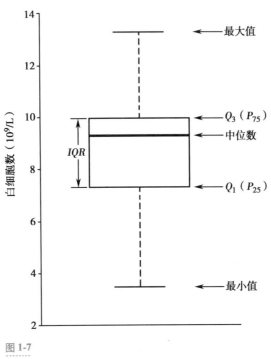

图 1-7
15 例大骨节病患者白细胞数箱式图

图1-7称为箱式图,也叫箱线图(box-and-whisker plot),因为中间包含一个状似箱子(box)的长方形、两端有两根细线(whiskers)而得名。箱子中间的横线为中位数,箱体的下端和上端分别位于下四分位数(Q_1)和上四分位数(Q_3)的位置,箱体的高度表示四分位数间距(IQR),箱体越高表示数据变异程度越大。图1-7中箱体伸出来的两条细线的顶端分别是最大值和最小值的位置(该图无离群值),表示整个数据的变化范围。对于偏态分布数据,中位数左右两边数据的离散程度不一样,用四分位数间距这一个指标总结整个数据的离散度有失全面,可通过比较Q_1和Q_3偏离中位数的情况了解数据的偏度。如果图中表示中位数的横线在箱体中间位置则表明数据呈对称分布;中间横线靠下端则提示右偏态分布;本例中,中间横线靠上端,说明数据向小的一侧拖尾,提示左偏态分布。相比于直方图可展示原始数据的大体分布形态,箱式图表达的信息更为全面,能简洁地呈现数据平均水平和变异程度的一系列关键指标值,是探索性分析中最常用的图形工具。实际应用中,往往将几组数据的箱式图绘在一起,便于组间的比较。

例1-13 广州市一项关于慢性鼻窦炎患病率的横断面调查中,用SF-36量表测得所有调查对象的生活质量,所调查的1411名成年居民中有118名患有慢性鼻窦炎。以慢性鼻窦炎患者和正常人的精力评分为例,绘制箱式图。

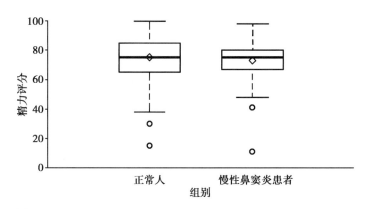

图 1-8
正常人与慢性鼻窦炎患者精力评分箱式图

图 1-8 是一种改进的箱式图,除了图 1-7 中所显示的基本统计量,在箱体中间还标出了均数,用"◇"表示。由图可见,正常人的精力评分均数和中位数接近,提示数据大致呈对称分布。慢性鼻窦炎患者的精力评分均数小于中位数,提示数据呈左偏态分布。图 1-8 中"○"表示离群值,其具体定义及解释见本章第 5 节。需要注意竖线最下端和最上端表示的是排除了极端值和离群值以外的其他所有观测值中的最小值和最大值。

二、箱式百分位数图

前面介绍的基本箱式图用一个矩形箱子反映中间 50% 的数据,而箱式百分位数图(box-percentile plot)结合了箱式图和直方图的功能,利用数据的所有百分位数信息,描述整个数据的分布形态,较箱式图更为直观。箱式百分位数图的基本思想是根据数据百分位数信息,对箱体的宽度赋予权重,其中箱体中间位置权重大,箱体最宽,越往两端权重减小,箱体变窄。制作箱式百分位数图时,首先通过原始数据确定图形的纵坐标位置,再将 n 个观测值从小到大排列,假设箱体最中间(中位数位置)宽度为 w,则将数据从小到大排列后第 k 个观测值 x_k 所在位置的箱体宽度为:

$$k \times \frac{w}{n+1} \quad (x_k < M \text{ 时})$$

$$(n+1-k) \times \frac{w}{n+1} \quad (x_k > M \text{ 时})$$

图 1-9 对例 1-1 的慢性鼻窦炎患者健康评估总分同时绘制了箱式图与箱式百分位数图,箱式百分位数图呈梭形左右对称,中间宽两端窄。相对于箱式图,箱式百分位数图除了用图中的横线分别表示 Q_1、Q_2 和 Q_3,也可根据需要在相应位置添加横线描述其他的百分位数。

箱式图对离群点进行了定义,并对这些离群的个体值单独描点,而箱式百分位数图并没有特别标出离群值,可从图上直观判断。例如:图 1-10 可知,慢性鼻窦炎患者精力评分呈左偏态分布。箱式图显示该组数据有两个数值特别小的离群点,对应的箱式百分位数图从箱体往下延伸出一条又长又细的线。若箱式百分位数图关于中位数上下对称则提示资料呈对称分布。

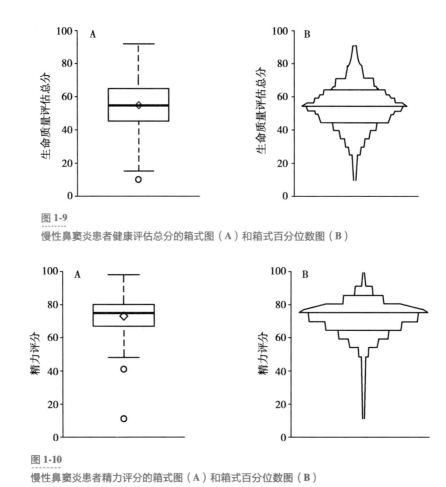

图 1-9

慢性鼻窦炎患者健康评估总分的箱式图（A）和箱式百分位数图（B）

图 1-10

慢性鼻窦炎患者精力评分的箱式图（A）和箱式百分位数图（B）

第五节　数据核查与离群值

学习目标

- 掌握常用的逻辑核查方法
- 掌握离群值的探索和处理方法

　　数据质量是一个非常重要的问题。逻辑核查有助于发现问题数据，有助于提升后续统计分析结果的可靠性。由于离群值对于整个数据的分布形态以及统计指标的取值均可能造成较大影响，因此离群值的识别及处理十分必要。本节将初步讨论这些问题。

一、逻辑核查

　　无论数据收集和录入多么仔细，数据库中的数据错误往往在所难免。通过逻辑核查寻找异常值是数据管理的重要内容，也是数据分析之前必不可少的环节。逻辑核查是利用计算机对已录入数据进行检查，以发现有"问题"的数据，便于进一步核查与清理，从而提高数据质量。大多数异常数据都可以通过逻辑核查发现，下面介绍逻辑核查的几种常用策略。

（一）检查变量类型和性质

数据库中的变量可分为数值型变量与字符型变量。数值型变量只能包括数字、小数点和负号，个别情况也包括作为千位分隔符的逗号，数值型变量中不能含有字母或文字。有些变量有其自身特性，例如：表示电子邮件地址的变量值必需包括一个@，我国的邮编一定为 6 位数等等。

（二）核查变量值范围

检查每个变量的取值范围（最小值和最大值）。很多情况下，变量的大致变化范围是我们事先知晓的，超出这个范围则提示错误或值得怀疑。例如：一个人的体重不可能为负数；出生月份应该在 1~12 之间；某成年男性的身高值低于 140cm 或者高于 210cm 也值得怀疑。

（三）有效值检查

检查观测值是否为事先定义的数值之一。例如：录入性别的信息时，事先规定用 1 表示男性，2 表示女性，如果数据文件中出现其他观测值则说明有误。

（四）一致性检查

检查有无前后矛盾，相关问题的逻辑是否一致。如我国 12 岁的男孩法定婚姻状况不可能为已婚；血常规数据中通常报告各类白细胞数量占白细胞总数的比例，各类细胞比例的合计如果不为 100% 则说明数据有误（细微的差别可能是四舍五入所造成的）；出院日期早于入院日期、收缩压小于舒张压等都不符合逻辑。

（五）唯一性检查

通常情况下，每个观察单位都设有一个唯一的标识号，如调查对象编号、住院号、门诊号等。根据标识号检查是否存在同一个观察单位的数据两次重复录入，需按研究所设定的统一的纳入标准决定取舍。

（六）完整性检查

检查每一个观察单位的完整性和整个数据库的完整性。在问卷调查中，往往根据问卷的完成情况定义有效问卷，如完成 75% 的调查内容即为有效问卷。临床试验中，纳入研究后一次治疗都没有接受的患者将被剔除。同时，需要检查每个变量在整个数据文件中的缺失比例，尤其是一些重要变量的缺失情况，这是数据质量评价的一个重要方面。

（七）交叉检查

不同来源的两个数据库中同一内容的信息应该一致。实际研究中，经常对同一批研究对象进行流行病学调查和实验室检查，分别建立两个数据文件，两个文件中研究对象的一些基本信息（如年龄、性别等）应一致。我们可从不同部门和不同途径获得传染病疫情数据，通过检查不同来源的数据的一致性，找出可疑数据。另外，可与一些权威的信息相对照，比如怀疑填报的年龄有问题时可查阅出生证或身份证。

二、离群值的初步探索

并非所有的异常值都可以通过逻辑核查发现，有时需要运用一些统计方法，和其他观测值相比较才能判断。一组数据中如果个别观测值与其他数值相比差异较大，远远偏离大多数数据的平均水平，这样的观测值称为离群值（outliers）。通常可用下列统计手段进行核查。

（一） 通过频数分布表或直方图初步判断

如果连续几个组段的频数均为0,之后出现特别大或者特别小的数据,这样的数据往往是离群值。

（二） 利用箱式图判断

如果观测值距箱式图底线(P_{25})或顶线(P_{75})的距离为箱体高度(IQR)的1.5倍或以上,则可视为离群值。若与箱体距离超过3倍箱体高度,则可视该观测值为极端离群值(extreme outliers)或极端值(extreme cases)。与箱体的距离在 $1\sim1.5$ 倍箱体高度的观测值可称为可疑离群值(suspected outliers)。当数据呈近似正态分布(详见第四章第二节)且样本量较大时(如 $n>50$),也有人用 $\bar{x}\pm3s$ 判断,若观测值在此范围之外则可视为离群值。

（三） 通过统计检验判断

检验偏离程度是否超出随机误差所能解释的上限。已知标准差时可用 Nair 检验法,未知标准差时可用 Grubbs 检验法、Dixon 检验法和峰度-偏度检验法,以上方法的具体内容详见相关专著。

（四） 结合其他变量信息判断

例如:学龄儿童生长发育的调查中,根据儿童的身高,可初步判断其体重是否过高或者过低。根据身高所建立的体重核查规则比单纯只考虑体重的核查更为有效。

三、离群值的处理

离群值是否应该剔除或者调整是具有争议的一个问题,如处理不好可能使得某些指标(如均值)的计算出现严重偏离,也可能导致数据不满足某些常规方法要求的假定前提(如第四章第二节要介绍的正态分布),造成最终的分析结果出现较大偏差。

当出现离群值时,不能简单地剔除,须结合专业知识和统计学方法,设法了解造成偏离的原因。如果是因为测量或者记录过程中出现错误而导致离群值,或者存在明显的逻辑错误,应予以剔除。例如:细胞培养时出现了污染或者某些操作失误,这时所观察到的离群值可以剔除。我们也可根据常识剔除某些观测值,如某个成年人的身高为30厘米。类似的判断带有一定的主观性,判断的准确性取决于我们对该变量的了解程度。需注意,并非所有离群值都是错误所致,有的为客观存在,这类离群值与非离群值一样,是数据的重要组成部分。

如果无明确理由剔除离群值,在数据分析过程中,可对离群值删除前后各做一次统计分析,若前后分析结果矛盾则下结论需谨慎。或可采取一些稳健分析(robust analysis)的方法降低离群值对分析结果的过度影响。例如在描述平均水平时,如存在特大或特小的离群值,均数就会受该值的影响而偏大或偏小,此时可以采用中位数,它不受两端极大或极小值的影响。对于大于零的观测值,也可进行对数变换,求得的几何均数亦可降低极大值的影响,但另一方面,对数变换会夸大极小值的影响。另一个广泛应用的稳健统计指标是截尾均数(trimmed mean),又称切尾均数,是将数据按从小到大顺序排列后,两端截掉一定比例的数据后计算余下数据的均数。截尾均数基于很朴素的截尾思想,避免了离群值的影响,广泛应用于电视大奖赛和体育比赛等赛事的综合评价,我们所熟悉的“去掉一个最高分,去掉一个最低分,再计算最终得分”就是利用截尾均数进行评估的示例。实际应用中,截尾均数的具体设置需进行探讨,例如:截尾的比例多大合适目前并无统一标准,结果的准确性也难以判断。不同软件在计算截尾均数时默认的截尾比例不尽相同,有软件采用的是两端各截掉5%的观测值,也有软件默认两端各截掉10%。

第六节 分类变量的常用统计图

学习目标
- 掌握饼图、直方条图、热图等几种常用分类变量图形的绘制方法
- 掌握各种图形的适用条件

对于分类变量,我们收集到的原始数据是每个研究对象的所属类别,数据整理的首要任务是统计每个类别的例数。例如在某次乙肝感染筛查中,甲村有270人感染乙肝病毒,乙村有150人感染。据此,我们只能说甲村乙肝感染人数较乙村多120人,而两个村总的筛查人数不一定相等,故不能认为甲村较乙村乙肝感染率更高,需进一步计算才能进行比较。关于常见分类变量的统计指标及卫生统计其他常见指标详见本书第十六章,本节更多从图形化展示角度解释其常见的统计图形。

一、饼图

饼图(pie chart)

又称圆图,是将圆形分割成若干个扇形,扇形面积的大小表示同一个事物内部中各部分的构成比。因此,饼图主要用来描述分类变量的构成比,用于说明事物内部各组成部分所占比重。

绘制饼图时应注意:①各扇形通常从时钟12时处开始,按大小或自然顺序顺时针方向排列;②简要注明各扇形所代表的类别和百分比。

例1-14 有研究表明大骨节病的发生可能与粮食作物真菌污染有关,为了解西藏粮食作物中的带菌情况,从尼木县随机抽取600粒青稞籽粒,培养分离出真菌3894株,各种菌属的分布见表1-5。采用图1-11的饼图更清晰地展示了菌属的分布情况。

表1-5 西藏尼木县青稞籽粒真菌菌属构成

真菌菌属	例数	构成比(%)
支孢霉菌属	2068	53.11
链格孢菌属	705	18.10
茎点霉菌属	391	10.04
其他菌属	730	18.75
合计	3894	100.00

二、条图和百分条图

条图(bar chart)可用直条的高度反映分类数据中每一类的频数或者频率。条图又分为单式条图和复式条图。

例 1-15　从我国公共卫生数据共享中心获得我国大陆 2010 年和 2013 年四种主要虫媒传染病的发病率数据,见表 1-6。试绘制发病率的条图。

单式条图 1-12 显示的是 2013 年四种疾病的发病率,四种虫媒传染病中,出血热的发病率最高。复式条图 1-13 将两个年份的发病情况放在一起,便于比较两个年份之间的差异。相比于 2010 年,2013 年登革热疫情大幅上升,出血热发病率也有一定程度的上升,而疟疾和乙脑疫情有所下降。绘制条图时一定要注意纵轴必须从 0 开始且等距,否则各个条柱的相对比例会发生改变,有夸大差异之嫌。

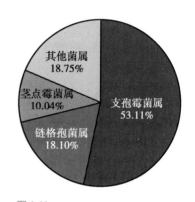

图 1-11

西藏尼木县青稞籽粒真菌菌属构成饼图

表 1-6　我国大陆 2010 年和 2013 年四种虫媒传染病发病率(／千万人)

传染病	2010 年	2013 年
出血热	71.37	94.61
登革热	1.67	34.44
疟疾	55.36	28.77
流行性乙型脑炎	19.04	16.09

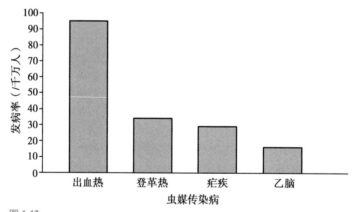

图 1-12

2013 年我国大陆四种虫媒传染病发病率(／千万人)

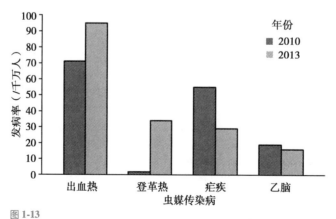

图 1-13

2010 年和 2013 年我国大陆四种虫媒传染病发病率(／千万人)

百分条图(percent bar graph)的功能与饼图相同,但饼图只能体现一组数据的内部构成,而百分条图可以将多组数据放在一起比较其构成比。表1-7中关于大骨节病的分级数据可用百分条图的方式表达(图1-14)。图中两个长条总长均为100%。桑日县Ⅰ度大骨节病的构成比高于林周县。各类别的排列顺序视情况而定,对于等级数据需按照等级顺序排列,本例将监测结果按阴性、大骨节病Ⅰ度、Ⅱ度、Ⅲ度排列。如果没有明显的逻辑关系,也可按照百分比由大到小排列。

表1-7　2001年西藏桑日县和林周县4～12岁儿童大骨节病监测结果

监测县	阴性例数	大骨节病例数(%)		
	(%)	Ⅰ度	Ⅱ度	Ⅲ度
桑日县	274 (65.08)	96 (22.80)	35 (8.32)	16 (3.80)
林周县	255 (74.78)	35 (10.26)	36 (10.56)	15 (4.40)

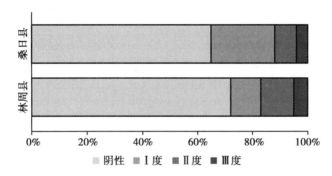

图1-14
西藏林周县和桑日县4~12岁儿童大骨节病监测结果百分条图

三、热图

热图(heat map)

用不同的颜色(或者深浅)表示观测值的大小,常用来表示疾病的时间与空间分布,生物信息学中也常用热图描述基因表达谱。

例1-16　从公共卫生科学数据中心获得2013年我国大陆31个省/自治区/直辖市手足口病发病率数据,试绘制热图反映手足口病时空分布特点。

图1-15是手足口病的时间分布热图,色带表示每个省份各月份的发病人数占全年发病总数的百分比,颜色越深说明当月疫情在一年之中越严重。由图可知北方城市疫情集中在5~8月,其他月份发病人数很少。华中和华南地区虽然夏季仍然是发病的高峰季节,但季节性不明显,全年普遍存在疫情。需注意:该图采用构成比反映同一个省份疫情随月份的变化趋势,不能用于直接比较各省份疫情严重程度,疫情严重程度的比较宜采用空间分布地图来反映。

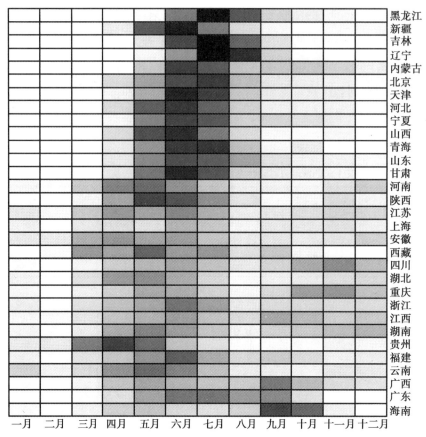

图 1-15

2013 年我国 31 个省/自治区/直辖市手足口病疫情的时间分布

（欧春泉）

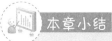 **本章小结**

1. 对于定量数据，可编制频数分布表并绘制直方图，以初步了解变量的分布特征，包括大致的集中趋势和离散趋势以及是否呈对称分布等。

2. 描述定量数据的分布特征时，需要同时报告其集中位置和变异程度。反映集中位置的主要指标包括均数、几何均数、中位数等。均数计算简便，便于理解，主要用于描述不含离群值的对称分布数据的平均水平。中位数可用于描述对称分布和偏态分布数据的平均水平，尤其是当数据中有离群值、含不确定值的数据、数据呈偏态分布或分布类型未知时，均宜采用中位数来描述数据的集中位置。几何均数常用于描述存在少数偏大的极端值的正偏态分布或近似倍数关系数据的集中位置。

3. 描述定量数据变异程度的指标主要包括全距、四分位数间距、方差、标准差、变异系数等。全距只能粗略表示数据的变异程度。标准差常与均数结合起来使用。四分位数间距常与中位数结合使用。变异系数主要用于度量单位不同的两个变量变异程度的比较，或者度量单位相同但均数相差悬殊的几组数据变异程度的比较。

4. 箱式图是定量数据探索性分析的常用工具。 基本箱式图主要报告中位数、上四分位数、下四分位数、最大值、最小值等五个重要统计量，同时也可对离群值予以标注。 箱式百分位数图结合了直方图和箱式图的功能，除了强调几个关键的百分位数，同时描述了整个数据的分布概貌。

5. 数据分析之前应常规地进行逻辑核查，尽可能减少数据错误。 可利用频数分布表、直方图和箱式图等工具探索离群值的存在。 离群值的判断通常采用 1.5 倍四分位数间距的方法。

6. 对离群值的处理应慎重。 除非确认是录入错误、不满足纳入标准或者有其他充分的剔除理由，否则不能随意剔除。 某些情况下，可采取稳健分析方法以降低离群值的影响。

7. 描述分类数据的常用统计图有饼图、百分条图和热图等。

第二章

数据关联的探索

第一章学习了如何运用图表和指标去描述单个变量的数值特征与分布形态,而在现实和医学科研中,往往涉及两个变量甚至多个变量的情形,此时需了解他们之间是否存在关联,如有,是什么性质的关联。本章将介绍如何运用一些常用的图表、指标以及方程来探索和定量刻画两个变量之间的关联性。

第一节 数据的关联

学习目标

- 了解数据关联的含义

- 了解数据关联的主要形式

关联是一个宽泛的概念,日常生活中人们常常说两种现象或两种事物具有某种关联,或者说他们是相关的、有关系的、有联系的,以上几种说法意思相近,未作严格区分。从统计学的角度,我们需要定量地描述和刻画两个变量的关联。例如在研究学习努力程度与学习成绩的关联时,这里涉及的两个变量分别为学习努力程度和学习成绩,在探索其关联性时可能涉及以下若干问题:①学习努力程度与学习成绩是否存在关联,是什么关联方向,关联强度多大;②进一步说,基于常识应该是学习努力程度越大学习成绩越好,那么努力学习能在多大程度上提高学习成绩;③此外,两者的关联可能受到其他一些因素的影响或干扰,比如学校的教学质量可能既影响到学生学习的努力程度,又影响到学生的学习成绩。

就第①种情形而言,可以用相关及其对应的数值指标去定量反映和刻画两者的关联;就第②种情形而言,可尝试采用回归去刻画两个变量之间的数量依存关系。在统计学专业术语中,一般称这两个变量分别为反应变量与解释变量。如前例可能更关注如何提高学习成绩,此时将学习成绩设置为反应变量,把学习努力程度设置为解释变量;就第③种情形而言,情况则较为复杂,在分析这两个变量的关联性时,须注意其他因素的影响,因此下结论需十分慎重,在第七节会深入讨论这些问题。

第二节 散点图

学习目标

- 熟悉散点图的制作

- 掌握散点图的解释和用途

为了清晰描述两个变量的关系,可以使用图形快速地展示丰富的信息。在描述两个定量变量之间的关联时,最常用的图形是散点图。

例 2-1　脱氧雪腐镰刀菌烯醇(deoxynivalenol, DON)是粮食中常见的一类污染性真菌毒素。在大骨节病与 DON 的关系研究中,发现大骨节病病区食用粮食中 DON 含量明显高于非病区,为了探索粮食中 DON 含量与患者骨关节炎得分(osteoarthritis points, OAP)的关系,在主食面粉和大米的地区测量患者骨关节炎得分,并测量其主食样品中 DON 含量(μg/g),数据如下:

表 2-1　38 名大骨节病患者 OAP(分)与粮食中 DON 含量(μg/g)

患者编号	DON含量	OAP	患者编号	DON含量	OAP	患者编号	DON含量	OAP
1	0.00	14.15	14	187.89	7.20	27	289.54	11.18
2	0.00	11.13	15	74.78	9.27	28	306.31	19.10
3	0.00	7.25	16	74.67	14.10	29	327.23	11.15
4	0.00	5.19	17	86.09	9.26	30	358.32	11.13
5	0.00	4.15	18	75.89	2.20	31	389.22	19.12
6	0.00	3.29	19	116.33	5.27	32	419.35	20.05
7	0.00	2.26	20	128.58	5.26	33	426.85	21.33
8	0.00	0.01	21	178.42	9.19	34	426.90	19.18
9	28.76	3.27	22	177.38	13.24	35	458.04	17.09
10	48.54	3.34	23	204.63	16.15	36	468.34	20.01
11	57.94	4.28	24	215.99	14.16	37	577.52	24.24
12	69.18	7.20	25	206.90	0.03	38	588.95	19.06
13	225.41	14.16	26	247.29	5.17	—	—	—

我们将对 OAP 与粮食中 DON 含量的关联性进行探索,如果 DON 是骨关节炎的病因,则有理由认为两者呈现正向关联。一般探索性分析的第一步是绘制散点图,即对 OAP 和粮食中 DON 含量进行图形化的汇总。

散点图(scatter plot)利用平面坐标显示两个定量变量之间的关系,散点图中的点与数据中观测单位一一对应。根据每个观测单位的两个变量值可确定该点的坐标,其中一个变量对应横轴,另一变量对应纵轴。根据表 2-1 数据绘制散点图 2-1,其描述了 OAP 和粮食中 DON 含量的关系,提示二者存在正向关联。

评价散点图一般包含两个步骤:①观察其总体趋势和明显偏离该趋势的观测单位。②可通过散点图的总体趋势来呈现关联的形式、方向和密切程度。图 2-1 清楚地展示了相关的形式:数据点大致位于一条直线上,或者说存在线性趋势(linear pattern)。为明确这种关系,我们可以拟合一条直线来反映这种趋势(具体实现将在第四节中介绍)。

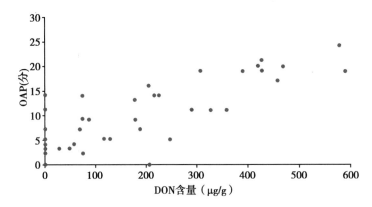

图 2-1

患者 OAP 和粮食中 DON 含量的散点图

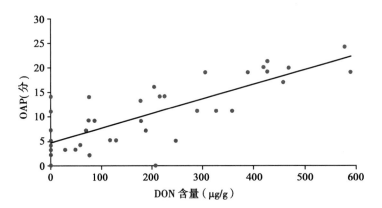

图 2-2

患者 OAP 和粮食中 DON 含量带直线的散点图

若两变量同时增大或减小,变化趋势相同,称两个变量呈正向关联(positive association)。若其中一个变量随着另一变量的增大而减小,变化趋势相反,则称两个变量呈负向关联(negative association)。图 2-2 中描述的关系有明显的方向:粮食中 DON 含量越高,OAP 越高,两个变量存在正向关联。一般而言,两变量之间关系的强度是通过散点图中数据点靠近直线趋势的程度来反映。例 2-2 则展示了一个相比于例 2-1 更强的关联。

例 2-2　肝炎患者血清丙氨酸氨基转移酶(ALT)和天冬氨酸转氨酶(AST)反映了其肝功能损伤的情况,如表 2-2 所示。

表 2-2　24 例肝炎患者 ALT 值(U/L)和 AST 值(U/L)

患者编号	ALT	AST	患者编号	ALT	AST
1	97.84	102.37	13	139.25	149.97
2	85.67	101.32	14	141.29	153.64
3	80.63	100.59	15	123.37	130.79
4	95.32	112.36	16	167.49	184.49
5	109.36	125.71	17	146.67	165.72

续表

患者编号	ALT	AST	患者编号	ALT	AST
6	112.37	128.59	18	142.29	159.93
7	106.32	127.26	19	153.37	172.25
8	116.78	137.23	20	125.73	137.55
9	126.75	139.26	21	73.46	85.27
10	104.53	116.32	22	23.57	28.95
11	123.57	136.72	23	36.75	46.73
12	132.26	143.32	24	68.59	79.63

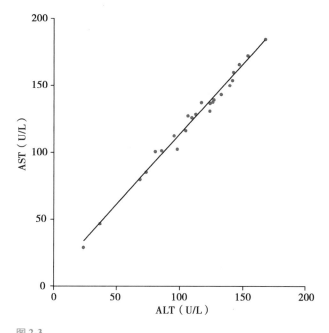

图 2-3

24 例肝炎患者 ALT 值和 AST 值的散点图

图 2-3 是 24 名肝炎患者血清 ALT 值和 AST 值的散点图,从图中可见,肝炎患者血清 ALT 和 AST 两个指标变化趋势一致,ALT 较高的患者,相应的 AST 也较高,两者呈现较强的正向关联。

第三节 相关

学习目标

- 掌握相关系数的计算与解释
- 掌握如何刻画不同类型数据的相关关系

散点图描述了两个定量变量之间关联的形式、方向和密切程度。如果各散点离直线的总体趋势较近,则认为两变量关联性较强;若散点广泛散布在平面坐标,那么认为两变量的关联性较弱。但直观感受关联性的强弱有时并不可靠。图 2-4 中的两个散点图描绘了完全相同的数据,但由于图 2-4(B)的横纵坐标的刻度线更加紧密,两边端点的刻度取值相比图 2-4(A)更加极端,造成散点相对集中于大范围内的一个局部,从而显得其关联似乎更为密切。由此发现,改变散点图的坐标轴比例或散点以外空白区域的大小可能造成视觉上的偏差,因此需要运用定量的数值指标刻画关联性的强度与方向。本节与第4节将具体介绍两类常用的定量指标。

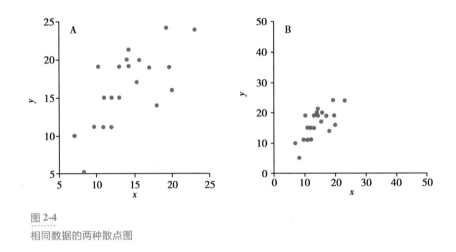

图 2-4
相同数据的两种散点图

一、直线相关系数

假设有 n 个观测单位的数据,每个观测单位有两个变量,分别为 x 变量和 y 变量。例如,测量 n 个新生儿的身长和体重,对于第 i 个个体,其身长为 x_i,体重为 y_i。如 x 和 y 具有某种共同的变化趋势,则称两个变量存在相关(correlation)。其中常见的为直线相关,用 Pearson 直线相关系数来衡量。我们可以这样理解 Pearson 直线相关系数的构建及其含义:①例如分析新生儿身长与体重的关系时,新生儿的身长和体重呈正相关。一般来说,身长高于均值($x_i-\bar{x}>0$)的新生儿体重也高于均值($y_i-\bar{y}>0$),同理身长低于均值的新生儿体重也低于均值,身长的变化与体重的变化在同一个方向,此时($x_i-\bar{x}$)与($y_i-\bar{y}$)的乘积为正,表示身长与体重呈正相关关系。反之,如身长的变化与体重的变化方向相反,则($x_i-\bar{x}$)与($y_i-\bar{y}$)的乘积为负,表示两个变量呈负相关关系。相关关系除了方向还包括强度,如两变量距离其中心位置越远,则乘积越大,表示强度越大。②直线相关系数的计算需要消除量纲的影响。比如,量化新生儿的身长和体重相关时,身长的单位无论取米或厘米,得到的相关系数数值应不变。所以 Pearson 相关系数中采用了 $\dfrac{x_i-\bar{x}}{s_x}$ 的形式从而去掉身长量纲的影响。③为了刻画整体趋势,Pearson 相关系数将 $\left(\dfrac{x_i-\bar{x}}{s_x}\right)\left(\dfrac{y_i-\bar{y}}{s_y}\right)$ 进行求和并平均,从而反映出整体相关强度。

Pearson 直线相关系数(Pearson correlation coefficient)

直线相关系数用于衡量两个定量变量之间线性关系的方向和密切程度,通常记作 r。对于 n 个观测单位的 x 变量和 y 变量,其均数和标准差分别为 $\bar{x}$、$\bar{y}$ 和 s_x、s_y,则 x 和 y 的直线相关系数 r 为:

$$r = \frac{1}{n-1} \sum \left(\frac{x_i - \bar{x}}{s_x} \right) \left(\frac{y_i - \bar{y}}{s_y} \right) \qquad \text{式(2-1)}$$

例 2-1 续　大骨节病中 OAP 和 DON 含量的相关系数的计算如下：

$$\bar{x} = 195.8221, s_x = 177.4385, \bar{y} = 10.6005, s_y = 6.7008$$

$$r = \frac{1}{n-1} \sum \left(\frac{x_i - \bar{x}}{s_x} \right) \left(\frac{y_i - \bar{y}}{s_y} \right) = \frac{1}{37} \sum \left(\frac{x_i - 195.8221}{177.4385} \right) \left(\frac{y_i - 10.6005}{6.7008} \right) = 0.7863$$

其值为正，表示两变量间呈正相关关系，OAP 随粮食中 DON 含量升高而增大，相关强度为 0.7863。

直线相关系数的方向

r 为正表明变量之间呈正相关，r 为负表明变量之间呈负相关。

直线相关系数的强度

r 取值范围在 -1 到 1 之间。r 值接近于 0 说明线性相关弱。r 取值由 0 接近 1 或 -1，关系的密切程度增高。r 值趋近于 1 或 -1 说明各个点与直线的距离很近。只有散点图中所有点恰好落在一条直线上时，才会出现极端值 1 或 -1。

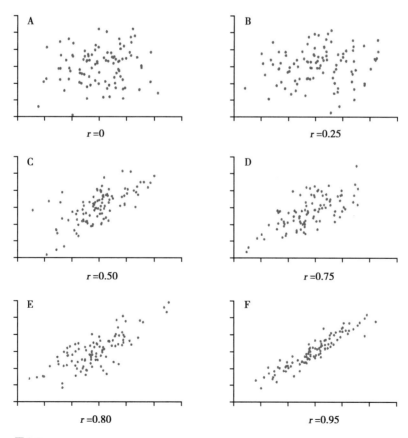

图 2-5

不同 r 值的线性关系示意图

图 2-5 的散点图比较了 r 取各种值的情形。

在解释直线相关系数时,应特别注意以下几点:

(1)直线相关要求两个变量均为定量变量。例如,我们不能计算某个群体的收入和其居住城市的相关系数,因为居住城市这个变量是分类变量。

(2)r 的计算去掉了量纲的影响,本身没有单位,只是一个数值。

(3)直线相关只衡量两个变量之间线性关系的方向和密切程度,而不能描述其他情形的关系,如曲线关系。

(4)与均数和标准差一样,相关系数受离群点的影响,当散点图中出现离群点时应慎用相关。

最后需注意,相关系数不是对两变量数据的完整描述。在给出相关系数时,还应该给出两个变量的均数和标准差(因为相关系数的公式需要用到均数和标准差,它们是伴随相关系数出现的)。

二、秩相关系数

直线相关系数主要用于描述两定量变量之间的关系,如两变量其中有一个变量为等级变量或者无法用均数和标准差描述其分布特征时,则无法直接应用直线相关系数。但等级变量中仍然有顺序信息,一个替代的办法是保留其大小次序的信息,仍利用直线相关系数的计算公式进行运算,只是计算基于原始数据的次序信息。

以上过程需首先将数据按照从小到大进行统一排列,排序的结果称为秩或秩次(rank)。排序时,出现数据相等从而造成秩次相同的现象称为相持(tie),此时则计算平均秩次为其秩次。利用秩次计算相关系数的过程分三步:①先将 n 对观测值 x_i 与 $y_i(i=1,2,3,\cdots,n)$ 分别从小到大排序编秩为 p_i、q_i(相持时取平均值);②分别计算 p_i、q_i 的均数和标准差:$\bar{p}$、$\bar{q}$ 和 s_p、s_q;③最后再把秩次代入直线相关系数的计算公式,即:

$$r_s = \frac{1}{n-1} \Sigma \left(\frac{p_i - \bar{p}}{s_p} \right) \left(\frac{q_i - \bar{q}}{s_q} \right) \qquad \text{式(2-2)}$$

以上 r_s 称为 Spearman 秩相关系数(Spearman rank correlation coefficient),秩相关系数又称等级相关系数,计算公式表明其含义与直线相关系数完全相同,主要用来描述存在等级变量时或者无法用均数和标准差描述其分布特征时两个变量间关联的程度与方向。

例 2-3 缺铁性贫血是儿童常见营养性疾病之一,其高发在 6 个月至 2 岁。现研究农村地区贫血状况,关注某村 21 例 6 个月~1.5 岁患儿的血红蛋白含量与贫血体征的关系,其中贫血体征分为:阴性(−)、出现(+)、中度(++)、重度(+++),具体数据见表 2-3,现对二者做相关分析。

分别将两变量 x、y 的观测值从小到大排序编秩,以 p_i 表示 x_i 秩次;q_i 表示 y_i 的秩次,见表 2-3 中秩次栏(3)、(5),观测值相同的取平均秩(如 $x=85$ 出现两次,排列的次序为 9、10,则取均值得到秩次为 9.5),由此计算秩相关系数如下:

$$\bar{p} = 11, \bar{q} = 11, s_p = 6.2028, s_q = 5.8609$$

$$r_s = \frac{1}{n-1} \sum \left(\frac{p_i - \bar{p}}{s_p} \right) \left(\frac{q_i - \bar{q}}{s_q} \right) = -0.7124$$

表 2-3　贫血患儿的血红蛋白含量（g/L）和贫血体征

患儿编号	血红蛋白含量 x	秩次 p	贫血体征 y	秩次 q	患儿编号	血红蛋白含量 x	秩次 p	贫血体征 y	秩次 q
（1）	（2）	（3）	（4）	（5）	（1）	（2）	（3）	（4）	（5）
1	50	1	+++	20.5	12	85	9.5	++	16.5
2	58	3	++	16.5	13	66	5	+	11.5
3	61	4	+	11.5	14	103	15	−	5
4	73	8	−	5	15	52	2	+++	20.5
5	88	11	++	16.5	16	93	13	−	5
6	91	12	++	16.5	17	67	6	+	11.5
7	111	16	−	5	18	118	17	−	5
8	123	18	−	5	19	85	9.5	++	16.5
9	135	20	−	5	20	129	19	−	5
10	138	21	−	5	21	72	7	+	11.5
11	96	14	++	16.5	合计	—	231	—	231

　　最后，需要特别注意的是，无论是图形表达还是公式的计算，相关分析都没有区分反应变量与解释变量。但有些情形下，根据专业背景知识或常识我们可以认为两者中的一个是解释变量而另一个是反应变量。总之，虽然相关分析不区分反应变量与解释变量，但其不排斥将两个变量认定为反应变量与解释变量。

第四节　回归现象

学习目标

- 掌握回归方程的解释
- 理解最小二乘法思想
- 理解回归中 r^2 的含义
- 理解残差图评价回归直线拟合效果的思想

一、回归直线的拟合

　　相关系数用于刻画两个定量变量间的直线关系的方向和强度。如果散点图显示变量间存在线性关系，我们可在散点图上画一条直线来更好地概括整体趋势。当研究更关注两个变量之间的数量依存关系时，此时两个变量的角色不再对等，便有了反应变量与解释变量的区分。反应变量是对研究结局的测量,又称结局变量,通常用 y 表示。解释变量为解释或者引起反应变量改变的变量,通常用 x 表示。

在探索数据关联时,反应变量和解释变量的区分取决于对问题本身的认知以及研究目的。设置解释变量和反应变量最简单的方法是对一个变量赋以不同数值,观察该变量值的变化如何影响另一个变量的变化。例如,在一项肥胖与心理健康关系的研究中,如果研究目的仅仅是了解心理健康情况,而不是通过现有肥胖数据预测其心理健康水平,这时我们不需要确定反应变量与解释变量。同样的数据,如果研究者希望通过体质指数(body mass index,BMI)来解释肥胖对其心理健康造成的影响,此时 BMI 即为解释变量,心理健康水平则为反应变量。有时反应变量和解释变量的确定可能较为困难。如在研究压力与睡眠不足的关系时,我们可以将睡眠质量指数视为解释变量,压力指数视为反应变量;也可以将压力指数视为解释变量,而将睡眠质量指数视为反应变量,其选择取决于研究问题本身。

描述反应变量 y 如何随解释变量 x 改变而改变的直线称为回归直线(regression line),常用于预测一个给定 x 值条件下的 y 值大小。图 2-2 中的直线即为回归直线。刻画回归直线的方程称为回归方程,表示为 $\hat{y}=b_0+b_1x$,其中 $\hat{y}$ 是 x 相对应的 y 的预测值;b_1 是斜率,表示当 x 每改变一个单位时 $\hat{y}$ 的改变量;b_0 是截距,表示 $x=0$ 时,$\hat{y}$ 的值。拟合的回归方程能简洁地描述反应变量 y 对解释变量 x 的数量依存关系,这种数值化概括是对散点图(图形化概括)的定量补充。

由于视觉差异,对同一个散点图,不同的人可能会画出不同的直线,尤其是在点的分布较为分散时。我们需要一种更合理的方法找到一条尽可能靠近所有点的直线,并基于该直线用 x 值来预测 y 值。图 2-6 展示了数据观测值与回归直线预测值在 y 方向上的差距。为展示方便,该图只呈现了例 2-1 中 3 个点与拟合的直线。发病地区粮食中 DON 含量为 419.35μg/g 时,预测的 OAP 为 17.24 分,而实际的 OAP 为 20.05 分,则两者的差距为 2.81 分。如果直线与三个点的差距和越小,那么这条直线就越接近数据点。另外一方面,差距有正有负,如果观测值在直线上方,则差距为正;如果观测值在直线下方,则差距为负,此时可采用对两者差距取绝对值或平方来消除正负号的影响。最终,我们希望得到一条回归线使拟合直线与数据点的差距的平方和最小,这一方法就是常用的最小二乘法(least square method),图 2-2 中的直线就是利用最小二乘法拟合的回归直线。

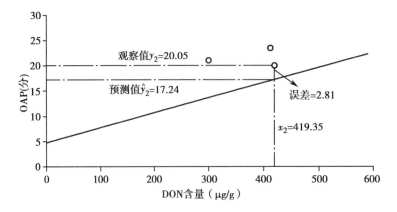

图 2-6

最小二乘法思想示意图

以上最小二乘法思想还可用代数式具体表达以便进行计算,用$(x_1,y_1),(x_2,y_2),\cdots,(x_n,y_n)$表示 n 对观测值,可通过这些观测值的散点图画一条直线 $\hat{y}_i=b_0+b_1x_i$ 预测 x_i 对应的 y 值。根据最小二乘法的思想,我们须找到使得 $\sum(y_i-b_0-b_1x_i)^2$ 最小的截距 b_0 和斜率 b_1,利用高中所学的求极值的方法,可解出

$$b_1=\frac{\sum(x_i-\overline{x})(y_i-\overline{y})}{\sum(x_i-\overline{x})^2}=r\frac{s_y}{s_x},b_0=\overline{y}-b_1\overline{x} \qquad\text{式}(2\text{-}3)$$

例 2-1 续　已知例 2-1 数据中 38 个对象骨关节炎得分 OAP(y)和粮食中 DON 含量(x)的均数和标准差及两变量之间的相关系数,通过最小二乘法得到的回归直线的斜率为

$$b_1=r\frac{s_y}{s_x}=0.7863\times\frac{6.7008}{177.4385}=0.0297(\text{分}/(\mu g/g))$$

截距为

$$b_0=\overline{y}-b_1\overline{x}=10.6005-0.0297\times195.8221=4.7846(\text{分})$$

回归直线的方程为

$$\hat{y}=4.7846+0.0297x$$

回归是常用的统计分析方法之一,最小二乘法是最常用的拟合回归直线的方法。用最小二乘法拟合回归直线时需要注意以下几个问题:

(1)相关系数与斜率有紧密的关系。斜率的表达式 $b_1=r\dfrac{s_y}{s_x}$ 表示回归直线上 x 每改变 1 个标准差,对应的 $\hat{y}$ 就会改变 r 个标准差。当变量间完全相关($r=1$ 或 $r=-1$)时,反应变量预测值 $\hat{y}$ 的改变量与 x 的改变量相同(以标准差为单位);当 $-1<r<1$ 时,$\hat{y}$ 的改变量就小于 x 的改变量,因为如果相关性减弱,x 的改变引起的预测值 $\hat{y}$ 的改变就减少。

(2)最小二乘回归直线是以 $b_1=r\dfrac{s_y}{s_x}$ 为斜率的通过点 $(\overline{x},\overline{y})$ 的直线,我们可以基于最基本的描述性统计量 $\overline{x}$、s_x、$\overline{y}$、s_y、r 来计算回归方程。

(3)在回归中解释变量和反应变量的区分是十分重要的。最小二乘法回归只关注 y 方向上点到直线的纵向距离,变量 x 和 y 在回归中作用不同,交换解释变量与反应变量后结果将改变,因此在构建回归方程时,解释变量和反应变量需根据研究目的进行设定。

例 2-1 续　图 2-7 是例 2-1 的散点图,图中的两条直线都是最小二乘法回归直线,实线是由粮食中 DON 含量预测 OAP,虚线是由 OAP 预测粮食中 DON 含量。在本例中,从专业与逻辑上讲,只有可能粮食中 DON 含量作为解释变量而 OAP 作为反应变量,因此不能随意调换变量的角色。

二、回归方程的解释及残差

直线回归方程 $\hat{y}=b_0+b_1x$ 的斜率 b_1 是 $\hat{y}$ 随解释变量 x 改变的改变量,是定量描述两变量间关系的重要数值指标。在图 2-2 中的方程为 $\hat{y}=4.7846+0.0297x$,截距 $b_0=4.7846$ 分,表示粮食中 DON 含

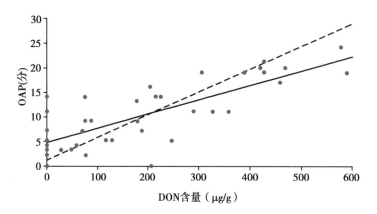

图 2-7
患者 OAP 和粮食中 DON 含量的两条回归直线

量为 0 时 OAP 的平均估计值。斜率 $b_1 = 0.0297$ 表明粮食中 DON 含量每增加 $1\mu g/g$,OAP 就平均增加 0.0297 分。虽然当我们改变变量的单位时相关系数不会改变,但是最小二乘法回归直线方程会随之改变,以"分/($\mu g/g$)"为单位的方程斜率是以"百分/($\mu g/g$)"为单位方程斜率的 100 倍。斜率变小并不意味着粮食中 DON 含量的增加量对骨关节炎评分 OAP 增加量的影响作用变小,它仅反映选择改用"百分"作为 OAP 这一指标的单位时其增量。最小二乘法回归直线的斜率和截距与测量值的单位有关,不能仅凭它们的大小判断其影响大小。

我们也可用回归直线预测一个特定的解释变量 x 值对应的 y 值。需注意,回归直线概括了整体趋势,给出的预测值也是对整体趋势的一个预测,并不一定完全准确。

例 2-1 续   基于例 2-1 建立的回归方程,我们想预估当一个地区的粮食中 DON 含量为 $300\mu g/g$ 时当地大骨节病患者的 OAP。为了使用拟合的直线来预测 OAP,直接将 $x = 300$ 代入方程得出 OAP 的预测值为

$$OAP = 4.7846 + 0.0297 \times 300 = 13.6946(分)$$

残差(residuals)

残差所反映的是变量的观测值与基于回归直线的预测值之间的差异,即:残差 $e_i = $ 观察值 $y_i - $ 预测值 $\hat{y}_i$。

残差图(residual plots)

残差图是残差相对于解释变量或反应变量预测值的散点图,可以帮助我们评价回归直线与散点的接近程度。

基于例 2-1 中建立回归方程,可得到图 2-8(A)的回归直线,可计算每个观测值的残差。以每个观测值的解释变量(粮食中 DON 含量)为横坐标,反应变量(OAP)的残差值为纵坐标绘制散点图,如图 2-8(B),可更直观地看出残差的分布规律。如果回归直线能够完全拟合数据,则残差应为 0。图 2-8(B)中的 0 水平线可以作为参照。总的来说,直线与散点的接近程度较好的残差图应呈现为

一条无规律且集中于 0 的水平带,如图 2-8(B)所示。

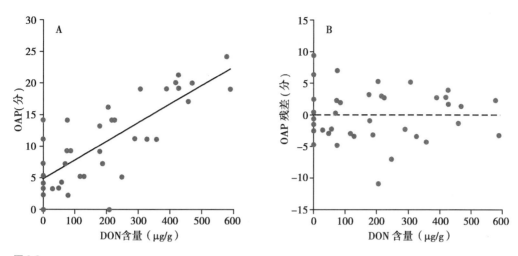

图 2-8

患者 OAP 和粮食中 DON 含量的散点图(A)和残差图(B)

有时回归直线的残差不是均匀分布于 0 水平线附近,说明回归直线拟合效果不好。

例 2-4　某环境检测部门测得某地距污染源的距离和中心线上大气中氰化物平均浓度(在不同时点测量各监测点的氰化物浓度并计算各监测点平均值),数据如表 2-4 所示。排放源下风向中心线上的平均浓度随距离的增大而减小,最高值在中心线 50 米附近。用恰当的回归方程反映中心线上氰化物平均浓度随距污染源的距离变化而变化的关系。

表 2-4　某地距污染源的距离(m)和中心线上大气氰化物平均浓度(mg/m³)数据

监测点编号	距污染源距离	氰化物平均浓度	监测点编号	距污染源距离	氰化物平均浓度
1	50	0.681	12	188	0.254
2	63	0.559	13	200	0.177
3	75	0.489	14	213	0.163
4	88	0.472	15	225	0.133
5	100	0.453	16	250	0.112
6	113	0.443	17	275	0.120
7	125	0.352	18	300	0.097
8	138	0.301	19	325	0.088
9	150	0.269	20	350	0.057
10	163	0.258	21	375	0.043
11	175	0.231	22	400	0.033

在例 2-4 中,用散点图研究中心线上大气氰化物平均浓度与距污染源距离的关系,在图 2-9(A)中我们可以观察到随距污染源距离增加,中心线上的大气氰化物平均浓度的改变速度越来越小,图 2-9(B)为相应的残差图,其结构所描述的是简单直线关系的残差形态,图 2-9(B)整体上呈曲线并表

现出一定的规律,所以判断直线回归不适合此数据。

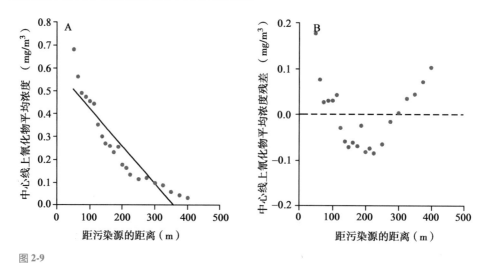

图 2-9
中心线上大气氰化物平均浓度与距污染源距离的散点图（A）和残差图（B）

三、决定系数与相关

虽然相关系数 r 不区分解释变量和反应变量而回归现象需要区分,但是相关和回归联系密切。回归直线斜率的表达式 $b_1 = r\dfrac{s_y}{s_x}$ 表明斜率与 r 直接有关。此外,回归直线可以解释为何 r^2（决定系数,解释如下）的大小能衡量相关关系的强度。

根据例 2-1,可计算反应变量的方差 $s_y^2 = 44.9009$。表 2-1 显示 OAP 变化范围为 0.01~24.24 分,这种变异大部分是由于粮食中 DON 含量(即 x)由 0 增加到 588.95μg/g,导致 OAP(即 y)的大小随之变化。如果 y 的变异全部是由 OAP 与粮食中 DON 含量的直线相关关系导致的,那么所有数据点将刚好全部位于直线上,即实际观测值 y 等于预测值 $\hat{y}$。我们可将每个观测对象对应的粮食中 DON 含量的值代入最小二乘法回归方程计算 OAP 的预测值,$\hat{y}$ 的方差描述了预测值的变异程度。计算的结果为预测值 $\hat{y}$ 的方差 $s_{\hat{y}}^2 = 27.7721$。

如果数据点刚好全部落在直线上,则观测到的 y 的变异能完全被直线关系解释。在现实中,由于数据点几乎不会刚好落在直线上,因此预测值的方差会小于观测值的方差,可证明 r^2 与这两个方差的关系如下:

$$r^2 = \frac{s_{\hat{y}}^2}{s_y^2} = \frac{27.7721}{44.9009} = 0.6185$$

决定系数(coefficient of determination)r^2

在反应变量 y 的总变异中,r^2 表示用 y 和 x 的最小二乘法回归关系所能解释的比例。

本书为了展示相关系数与决定系数之间的内在联系,采用了小写符号 r^2。而有时统计软件在报告结果时采用符号为大写形式 R^2。

例 2-1 中 38 个对象的 OAP 和粮食中 DON 含量的相关系数 $r = 0.7863$,$r^2 = 0.6185$,则表明 OAP

的变异中约 61.85% 的变异可以用 y 与 x 的直线关系来解释,剩余 38.15% 的变异可用除了 x 以外的其他因素解释。

r^2 可以反映回归拟合的实际效果。完全相关($r=1$ 或 $r=-1$)表示所有的点刚好全部位于直线上,因此 $r^2=1$,即一个变量的全部变异都可以通过与另一个变量间的直线关系来解释。当然,这种情形在现实中是几乎不存在的。

第五节 相关与回归的陷阱

学习目标

- 了解离群点和强影响值的识别策略
- 理解观测值范围问题
- 了解非线性关联的情形

相关和回归分析中存在若干容易被忽略的问题,我们需掌握相关与回归分析运用的局限性,这样既能正确运用这些方法,也能为运用更复杂的统计分析方法打下基础。

一、离群点与强影响值

当观察散点图和残差图时,除了观察数据的总体趋势外,也需关注一些偏离总体趋势的点,例 2-5 的数据就包含了一些特殊个体。

例 2-5 人体在 $18 \sim 25℃$ 室温下,空腹、平卧并处于清醒、安静的状态称为基础状态。此时,维持心跳、呼吸等基本生命活动所必需的最低能量代谢,称基础代谢(kJ/d)。基础代谢高意味着静息状态会消耗更多的能量。在一项膳食研究中,调查对象为 17 名 $40 \sim 60$ 岁的中年健康妇女,测得每人的基础代谢与体重(kg)的数据,见表 2-5。

表 2-5 17 名 $40 \sim 60$ 岁的中年健康妇女的基础代谢(kJ/d)与体重(kg)

编号	基础代谢	体重	编号	基础代谢	体重
1	4175.6	50.7	10	3983.2	44.6
2	4435.0	53.7	11	5050.1	58.6
3	3460.2	37.1	12	5355.5	71.0
4	4020.8	51.7	13	4560.6	59.7
5	3987.4	47.8	14	5560.7	49.0
6	4970.6	62.8	15	4874.4	62.1
7	5359.7	67.3	16	5673.5	90.0
8	4167.3	65.8	17	5029.2	61.5
9	3970.6	48.6	–	–	–

在体重和基础代谢的散点图上用最小二乘法拟合直线,直线回归方程为

$$\hat{y} = 2319.8345 + 39.9157x$$

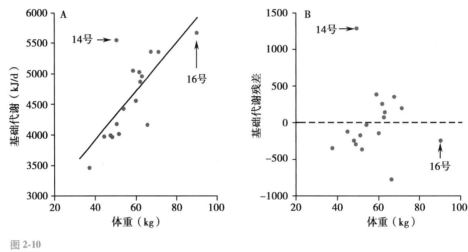

图 2-10

体重和基础代谢的散点图(A)和残差图(B)

观察图 2-10,可发现有两个点与其他数据点似乎"不在一起",这样的点是否影响对整体回归现象的判断?

例 2-5 续 图 2-11 分别画出了所有数据点、剔除 14 号可疑点和剔除 16 号可疑点的三条回归直线,其斜率分别为 39.9157、45.0863、46.2451。可看出,相比于所有数据的回归直线,剔除 14 号可疑点和剔除 16 号可疑点均增大了回归直线的斜率。此外,剔除 16 号体重的观测值范围就缩小到 35～75kg。另一方面,14 号数据点削弱了两变量之间的线性关系,如果剔除这个数据点,两变量的相关系数会从 $r = 0.7388$ 提高到 $r = 0.8807$。而 16 号数据点则加强了两变量的相关关系,剔除 16 号数据点,两变量的相关系数从 $r = 0.7338$ 下降到 $r = 0.6886$。

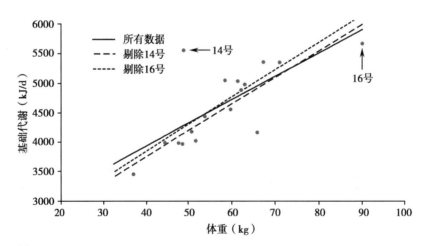

图 2-11

基础代谢与体重的散点图

回归的离群点和强影响点（outliers and influential observations in regression）

离群点是指处于其他观测值总体趋势以外的观测值。离群点需区分方向，可能存在 x 方向的离群点或 y 方向的离群点。x 方向的离群点未必在 y 方向上有很大的回归残差。

强影响点是指会对统计计算造成较大影响的观测值，如果将其剔除，会使计算结果明显变化。

如果想评价一个可疑观察点对回归直线的影响，可在包含该可疑观察点和去除此可疑观察点这两种情况下做回归分析。通常一个在 x 方向上的离群点更易对回归直线产生影响。在 y 方向上的离群点对直线的影响大小取决于其他数据点在构建直线关系时的影响强弱。例 2-5 和图 2-11 中，我们可初步判定 16 号点为一个 x 方向上的离群点，而从统计计算的结果来看，14 号点与 16 号点均为强影响点。这种区分具有一定主观性。

有时我们并不需要区分离群点和强影响点。比如某医院门诊量远高于全国医院门诊量均数，该医院门诊量数据拉高了全国医院门诊量的平均水平，即对于全国来说属于离群点。同时这个数据也是强影响点，因为将其剔除后，全国医院门诊量的均值发生了较大的变化。然而在回归分析时，并不是所有的离群点都是强影响点。虽然强影响点会使回归直线往自己的方向靠拢，但我们并不能依据残差较大就判断这些点为强影响点。

二、观测值范围

变量的取值范围变异太小将影响到两变量间的关联，具体而言，一方面将影响相关关系的强度，另一方面还会使得外推预测受限。对于第一个问题而言，需要注意建立的关联性可能不稳定。例如，当选取某小学同一年级的学生，建立回归方程并用年龄预测身高，可能出现二者关系不大或者无关联。但是如果选取一年级到六年级的学生作为样本并建立回归方程，二者可能呈现相对较强的关联。对于第二个问题而言，需要警惕过度外推。外推（extrapolation）指利用现有的解释变量 x 值获得的回归直线，来预测那些超出现有的解释变量 x 值范围的反应变量 y 值的情况。这样的预测通常不太准确，需要十分慎重。在利用回归方程进行预测时，可能会有疑惑：这样预测合理吗？我们能否据此预测一个发病地区粮食中 DON 含量为 $5000\mu g/g$ 时人群的平均 OAP？当然，理论上似乎可以将 $5000\mu g/g$ 代入直线方程，得到预测值为 153.2846，推断得到的 OAP 超出了总分值 100，这个结果是不可信的。再看图 2-7，发病地区粮食中 DON 含量为 $5000\mu g/g$ 已经远远超出了我们的数据范围，此时，我们不能保证现实中是否确实存在如此大的 DON 含量，以及在这样大的数值上变量间是否还具有同样的线性关系。

三、非线性关联

在例 2-4 中的散点图 2-9（A）中看出大气氰化物浓度随着距污染源中心线距离的增加有下降的趋势，但这种趋势似乎并非线性，图 2-9（B）也提示了非线性关系的存在。实际研究中，这种非线性关联较为常见。对此，有些时候可以采用数据转换将非线性数据转换后得到线性关系。从而使回归方程的关系更趋近线性,以便利用线性回归的方法进行分析。本例可考虑将原始值进行对数转换(log transformation)分析。由于氰化物为一种具有较强毒性的物质,其在大气中浓度一般非常低,而可疑污染源附近氰化物的增长通常是指数级别的。正常情况下,在原始数据尺度上氰化物变异很小,而采用对数转换将更有利于揭示氰化物的变异。对数转换经常应用于变量值均为正,但变异呈指数级变化的数据。

例 2-4 续 图 2-12 是将距污染源距离作以自然数为底的对数转换后得到的散点图,可以看出,相对于图 2-9(A)而言,更加趋近直线关系,说明对数转换是有效的。

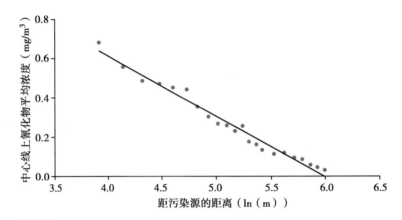

图 2-12
中心线上大气氰化物平均浓度与距污染源距离对数值的关系

数据转换是统计实践中的一类常用方法,但必须遵循一些基本原则并具有正当理由。还需注意在解释结果时,应在转化后的数据尺度下进行。

此外,对曲线关系还有其他处理方式,即直接用原始数据拟合曲线关系来探查两个变量的关联,图 2-13 显示了拟合的曲线。

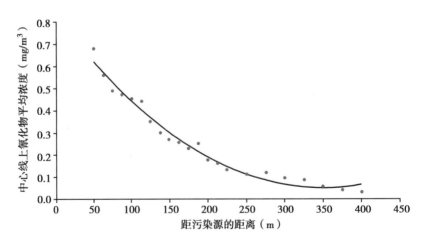

图 2-13
中心线上大气氰化物平均浓度与距污染源距离的散点图及拟合的曲线

四、潜在影响变量

变量间的关联性在不同情形下表现可能不一致,如笼统分析时发现存在关联或无关联,此时以第三个变量进行分层分析时,再分析原来两个变量的关系,可能会出现另外一种情形,即原有的关联会在某些层内发生某些变化甚至方向相反。

例2-1续　根据大骨节病发生情况将地区分为:东部(开始监测时病情很平稳,在17年的监测过程中没有大的变化),中部(开始监测时病情较严重而活跃,但在监测过程中持续下降,其间无明显反弹)和西部病区(甘肃、陕西、青海和西藏地区,其特征为病情严重而活跃),进一步可探讨东中西三个地区的粮食中DON含量的关系(数据见表2-6),增加区域信息后的数据如下:

表2-6　38名大骨节病患者OAP(分)与粮食中DON含量(μg/g)

患者编号	地区	DON含量	OAP	患者编号	地区	DON含量	OAP	患者编号	地区	DON含量	OAP
1	东	0.00	14.15	15	中	74.78	9.27	26	西	247.29	5.17
2	东	0.00	11.13	16	中	74.67	14.10	27	西	289.54	11.18
3	东	0.00	7.25	17	中	86.09	9.26	28	西	306.31	19.10
4	东	0.00	5.19	18	中	75.89	2.20	29	西	327.23	11.15
5	东	0.00	4.15	19	中	116.33	5.27	30	西	358.32	11.13
6	东	0.00	3.29	20	中	128.58	5.26	31	西	389.22	19.12
7	东	0.00	2.26	21	中	178.42	9.19	32	西	419.35	20.05
8	东	0.00	0.01	22	中	177.38	13.24	33	西	426.85	21.33
9	东	28.76	3.27	23	中	204.63	16.15	34	西	426.90	19.18
10	东	48.54	3.34	24	中	215.99	14.16	35	西	458.04	17.09
11	东	57.94	4.28	25	中	206.90	0.03	36	西	468.34	20.01
12	东	69.18	7.20	-	-	-	-	37	西	577.52	24.24
13	东	225.41	14.16	-	-	-	-	38	西	588.95	19.06
14	东	187.89	7.20	-	-	-	-	-	-	-	-

在散点图中加入分类变量时,可以使用不同符号代表不同类别。

由图2-14看出西部地区总趋势为上升趋势,但是东部地区的关联则不明显,且观察点主要集中在OAP和粮食中DON含量都较低的区域。

有时我们面临的第三个变量可能不是一个分类变量,而是一个定量变量,但我们仍可采用上面的策略,将定量变量转化为分类变量,如高、中、低等情况。例如,为探讨不同胎龄(以周为单位)胎儿生长情况,观测胎龄(周)从11周至分娩的胎儿其身长和体重指标。胎龄以周为单位,是定量变量。我们可以按照妇产科的孕期分期,将其分为孕早期(孕12周及以下)、孕中期(孕13周至27周末)和孕晚期(孕28周及以上至分娩),从而观察不同孕期胎儿身长与体重的关系。此时胎儿的胎龄就转化为了分类变量。

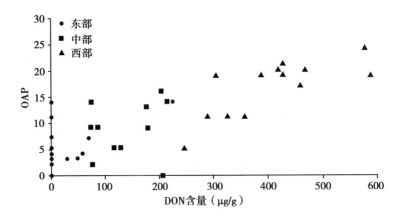

图 2-14

不同地区患者 OAP 和粮食中 DON 含量的散点图

五、平均数的相关

基于大量个体平均值的相关强度通常要高于基于相同变量的个体数据之间的相关强度。有时回归或相关的计算是基于平均值或者是集合了个体信息的测量指标,比如我们绘制区县级的某年龄段儿童平均身高与年龄(以月份为单位)之间的关系图时,会看到二者呈正相关,相关系数接近 1。但是年龄相同的儿童的身高存在很大差异,与儿童平均身高和年龄的关系图比较,儿童个体身高与年龄的关系图会显得更加分散,而且相关系数也会更小。这提醒我们,根据实际问题及研究目的明确研究变量和观测单位十分重要。

第六节　分类变量的相关

学习目标

● 理解双变量交叉表的联合分布及边缘分布

● 掌握用条件分布描述两分类变量的关系及相关系数的计算

在探索两变量间的关联时,首先要明确变量类型是定量变量还是分类变量。如果一个变量为定量变量,另一变量为分类变量,可以分别描述分类变量不同取值时定量变量的分布情况。但当两个变量都是分类变量时,该如何分析和判断二者的关联?本节将讨论这种情况的分析方法。

有一些变量例如性别、种族和职业,本身为分类变量。还有一些分类变量,是通过对定量变量分组转换所得。为节省篇幅,通常以组别的形式呈现数据的结构,用研究对象的例数(频数)或者比例(相对频数)来描述。

一、交叉表的制作

当两个变量均为分类变量时,原始数据可以整理成交叉表(cross table)的形式。交叉表也称列联表,可给出两个变量值的组合例数,如下例所示。

例 2-6   维生素 D 缺乏性佝偻病是儿童常见病,是我国重点防治的儿童"四病"之一。近年来,维生素 D 缺乏性佝偻病已不多见,但维生素 D 缺乏仍时有发生。为了解某市 2~6 岁儿童维生素 D 的营养状况,对该市 3582 名 2~6 岁儿童血清 25(OH)-D 水平进行检测,具体数据见表 2-7。

表 2-7   不同性别 2~6 岁儿童维生素 D 的营养状况

是否缺乏维生素 D	男	女
是	342	552
否	1380	1308

在这个例子中,我们可将性别视作为一个解释变量,而将维生素 D 缺乏情况视作为一个反应变量。一般将前者作为列变量(如同散点图中的 x 轴),将后者作为行变量(如同散点图中的 y 轴)。两个变量每种组合的例数就形成一个单元格,如维生素 D 缺乏男童的单元格数值为 342。这种由两行两列构成的表格可称作 2×2 交叉表。

例 2-6 续   在例 2-6 的表格基础上进行扩展,即计算出行和列的合计数,以及总的观察例数。结果见表 2-8。

表 2-8   不同性别 2~6 岁儿童维生素 D 的营养状况

是否缺乏维生素 D	男	女	合计
是	342	552	894
否	1380	1308	2688
合计	1722	1860	3582

在本例中,需要掌握如何将原始数据整理成交叉表。如果每一个观察对象作为一条记录,那么将会有 3582 条记录。在交叉表中,每一个观察对象仅会被记录一次,因此合计的人数即为研究对象的数量。正确理解交叉表的构造对分类变量的分析十分重要。

二、条件分布与关联

如果要描述性别和维生素 D 营养状况之间的关联,需要选取哪些百分比值呢? 例如,想要知道男童中缺乏维生素 D 的人所占比例,需要计算性别为男并且缺乏维生素 D 的儿童的人数,除以总的男童人数,就可以得到男童中缺乏维生素 D 的人的所占比例为 19.9%。同理,女童中维生素 D 缺乏的儿童所占比例为 29.7%。由此发现缺乏维生素 D 与性别有关,这就是条件分布对两个分类变量关联的呈现。在理解条件分布之前,需要先了解联合分布与边缘分布。

两个分类变量的所有单元格的构成比组成了这两个分类变量的联合分布(joint distribution)。每个单元格构成比可用其中的数值除以总样本量。上例中如果想知道维生素 D 缺乏的男童占所有儿童的比例,可以直接用 342 除以 3582,即维生素 D 缺乏的男童约占所有儿童的 9.55%。

例 2-6 续   维生素 D 营养状况和性别的联合分布见表 2-9。

表 2-9   不同性别 2～6 岁儿童维生素 D 营养状况的联合分布

是否缺乏维生素 D	男	女
是	0.0955	0.1541
否	0.3853	0.3651

交叉表中单个变量的分布称为该变量的边缘分布（marginal distribution）。在双变量交叉表中，共有两个变量，所以有两个边缘分布。

例 2-6 续　性别的边缘分布就是简单地用各性别样本数除以总样本数，同理可求得维生素 D 营养状况的边缘分布。结果见表 2-10 和表 2-11。

表 2-10   性别的边缘分布

	男	女
比例	0.4807	0.5193

表 2-11   是否缺乏维生素 D 的边缘分布

	是	否
比例	0.2496	0.7504

从表 2-10 可看出男童占 48.07%，而从表 2-11 看出 24.96% 的儿童维生素 D 缺乏。与单个变量的边缘分布相比，联合分布（表 2-9）能够提供更多的信息，帮助了解两变量的关系。

在设定一个变量取值的条件下，计算另一个变量取值的分布，所得到的分布就是条件分布（conditional distribution）。在表 2-12 中，仅关注了男童维生素 D 营养状况的人数分布，即把性别这一变量设定为男性。同理，也可以把性别变量设定为女性。需说明，完整的条件分布应该包括在设定一个变量取值情况下，另一个变量所有可能的取值所占的百分比或相对比。

例 2-6 续　男童和女童中维生素 D 缺乏情况的条件分布见表 2-12 和表 2-13。

表 2-12   男童中维生素 D 缺乏情况的条件分布

	是	否
比例	0.1986	0.8014

表 2-13   女童中维生素 D 缺乏情况的条件分布

	是	否
比例	0.2968	0.7032

比较表 2-12 和表 2-13 中的条件分布，可以揭示性别和维生素 D 缺乏情况的关系，即女童的维生素 D 缺乏比例高于男童。

三、Pearson 列联系数

2×2 交叉表的一般形式如表 2-14 所示。表中 A_{ij} 为两个变量 (x, y) 不同取值组合的实际观察频数,π_{ij}为相应的联合分布;n_i为变量取值为x_i的频数,π_{ri}为x_i变量相应的边缘分布;m_j为变量取值为y_j的频数,π_{cj}为y_j变量相应的边缘分布,$i=1,2$;$j=1,2$;$n_1+n_2=m_1+m_2=n$,$\pi_{r1}+\pi_{r2}=\pi_{c1}+\pi_{c2}=1$。

表 2-14 2×2 交叉表的一般形式及分布

变量 x	变量 y		合计
	y_1	y_2	
x_1	$A_{11}(\pi_{11})$	$A_{12}(\pi_{12})$	$n_1(\pi_{r1})$
x_2	$A_{21}(\pi_{21})$	$A_{22}(\pi_{22})$	$n_2(\pi_{r2})$
合计	$m_1(\pi_{c1})$	$m_2(\pi_{c2})$	$n(1.0)$

两分类变量的关联性一般采用 Pearson 列联系数(contingency coefficient)r来反映,其计算公式为:

$$r=\sqrt{\frac{\chi^2}{\chi^2+n}}$$

上式中,$\chi^2=\sum\frac{(A_{ij}-T_{ij})^2}{T_{ij}}$,$A_{ij}$表示实际观察频数,$T_{ij}$是基于边缘分布计算出来的理论频数,其计算的公式为$T_{ij}=\frac{n_i\times m_j}{n}=\pi_{ri}\times\pi_{cj}\times n$,$T_{ij}$的计算原理见第 9 章。$r$取值在$[0,1)$。

例 2-6 续 利用例 2-6 儿童维生素 D 缺乏的例子计算不同性别和是否缺乏维生素 D 的列联系数。首先,男性缺乏维生素 D 的理论频数的计算如下:

$$T_{11}=\frac{n_1\times m_1}{n}=\frac{894\times1722}{3582}=429.8$$

然后依次计算 $T_{12}=464.2$,$T_{21}=1292.2$,$T_{22}=1395.8$。

$$\chi^2=\sum\frac{(A_{ij}-T_{ij})^2}{T_{ij}}=\frac{(A_{11}-T_{11})^2}{T_{11}}+\frac{(A_{12}-T_{12})^2}{T_{12}}+\frac{(A_{21}-T_{21})^2}{T_{21}}+\frac{(A_{22}-T_{22})^2}{T_{22}}=46.01$$

列联系数 $r=\sqrt{\frac{\chi^2}{\chi^2+n}}=\sqrt{\frac{46.01}{46.01+3582}}=0.113$。

四、分类变量相关分析的陷阱

与前面定量变量的情形类似,变量间的关联性在不同情形下表现可能不一致,如笼统分析时发现存在关联或无关联,但以第三个变量进行分层分析时,再分析原来两个变量的关系,可能会出现另外一种情形,即原有的关联会在某些层内发生变化甚至方向相反。

例 2-7 在一项成人体内维生素 D 水平高低是否与心脏病有关的观察性研究中,发现维生素 D 水平低的成人发生心脏病的风险更大。

由表 2-15 中数据可知,维生素 D 水平低的人群中患心脏病的比例为 53.85%,维生素 D 水平高的人群中患心脏病的比例为 46.15%,似乎维生素 D 水平低的人群更容易患心脏病。仔细研究数据发现,两组患者的日常体力活动水平(静态/活跃)构成不同。当按日常体力活动水平因素将数据进行分组后（表 2-16），发现结论却不同。

表 2-15　维生素 D 水平高低与心脏病发生情况

维生素 D 水平	是否患心脏病		合计
	是	否	
低	700	600	1300
高	600	700	1300

例 2-7 续　将观察对象按照日常体力水平分成两组，分别观察各组观察对象患心脏病的比例。

表 2-16　不同日常体力水平观察对象维生素 D 水平高低与心脏病发生情况

日常体力水平	低维生素 D 水平		高维生素 D 水平	
	患心脏病	不患心脏病	患心脏病	不患心脏病
静态	600	400	200	100
活跃	100	200	400	600
合计	700	600	600	700

在日常体力水平为静态的人群中，维生素 D 水平低的患心脏病比例为 60.00%，维生素 D 水平高的人群中患心脏病的比例为 66.67%；在日常体力水平为活跃的人群中，维生素 D 水平低的人群中患心脏病的比例为 33.33%，维生素 D 水平高的人群患心脏病的比例为 40.00%。无论是日常体力水平为静态还是活跃的人群，维生素 D 水平低的人群患心脏病的比例均低于维生素 D 水平高的人群。但是分析总体患心脏病的比例时，为什么维生素 D 水平低的人群患心脏病的比例反而更大呢？这是因为在比较维生素 D 水平高低的两组观察者的心脏病发生比例时，日常体力水平是一个潜在影响变量，维生素 D 水平低患心脏病的比例较高，但维生素 D 水平低的人群中日常体力水平为静态的比例更多，因此在计算维生素 D 水平高低的两组观察人群的心脏病发生比例时，增大了维生素 D 水平低者患心脏病的比例。原始的双变量交叉表没有考虑日常体力水平构成这个潜在影响变量，导致了矛盾的结论。

在这里，潜在影响变量日常体力水平为分类变量，可以通过日常体力水平将观察数据划分为不同的组别再进行深入分析。如果忽视潜在影响变量，观察的结果可能会造成误导，这一现象也称之为辛普森悖论（Simpson's paradox）。

第七节　关联与因果

学习目标

- 区别关联中共变关系、混杂与因果
- 理解判断因果关联的复杂性

在公共卫生和医学研究中，我们通常试图通过研究两个变量间的关联以了解它们的因果关系。以吸烟与肺癌的关系为例，如研究者通过定量刻画吸烟与肺癌之间的关联，期望能证实吸烟是肺癌的病因,从而可通过控制吸烟而降低肺癌的发病率。前面已介绍了数据关联的识别与刻画指标,但值得指出,即使两个变量存在很强的关联性,仍不能证实两个变量之间存在因果关系。例如随着时间的推移,自然界中许多现象都在同时发生变化,表现为数量上的同时增加或减少,此时通过统计学的关联分析可能呈现出很强的关联性,但两者却没有任何因果关系。除因果关系外,其他很多因素可以解释关联性,应如何解释所观察到的这种关联性是一个十分复杂的问题。下面将讨论各种数据关联的情形。

图 2-15 以简图方式表明了常见的关联模式。一些变量间的关联可以用直接因果关系来解释。虚线双箭头表示存在关联,实线箭头表示有因果关系。x 为解释变量,y 为反应变量,z 为另一个变量。

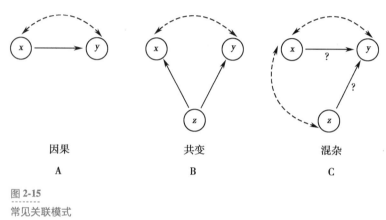

因果　　　　　　　　共变　　　　　　　　混杂
A　　　　　　　　　B　　　　　　　　　C

图 2-15
常见关联模式

如图 2-15(A)第一个关系图中所示,实心箭头由 x 指向 y 表示 x 是 y 的原因,即 x 的变化引起 y 的变化。如动物实验中黄曲霉毒素可诱发小鼠肝癌,二者存在因果关系。

在考虑两变量关联时一定要注意是否存在另一个影响变量。图 2-15(B)所示为共变关系的情况,即观察到的变量 x 和变量 y 的关联实际上是由另一个影响变量 z 引起的。即使这两个变量并没有直接的因果关系,共同的影响变量 z 也会让变量 x 和变量 y 存在一定的共变关系。如由于夏季高温,造成乙脑发病率与冷饮销量同时升高从而呈较强的正向关联。

图 2-15(C)表示解释变量 x 和另一个影响变量 z 都会对反应变量 y 产生影响。由于 z 对 x 的混杂作用,不能把 x 和 z 的效应区分开,因此没有办法了解 x 对 y 的作用有多强,甚至不能确定 x 是否对 y 产生了影响。研究吸烟与肺癌关联时,研究者收集的数据中可能吸烟组的中老年人比例高于非吸烟组,从而得到的关联性夸大了吸烟与肺癌的因果关系,这种情形称为混杂(confounding)。

如何确立变量 x 和 y 之间是否存在直接的因果关系?目前为止,最好也是最具说服力的方法就是设计一个实验,在实验中控制所有可能的混杂变量的效应,固定除 x 以外的其他解释变量后,如果变量 y 随变量 x 值的变化而发生变化,此时,一般可以认为变量 x 的变化导致了变量 y 的改变。第三章将简要介绍实验设计的基本思想。

目前学术界对于运用统计分析方法说明因果关联存在的最大争议在于,往往是无法通过设计一个实验对因果关系加以验证。增加烟草税可以减少吸烟吗?长期生活在电线周围会引发癌症吗？在社区进行健康宣传会降低脑卒中的发生率吗？这些问题都是公众所关心的，其关注点其实都是变量间的关联关系。这些公共事件的共同点在于：人们想要在一堆相互影响的复杂变量中精确定位其中的因果效应。在探究这些关系时，共变关系和混杂因素，或者说他们所涉及的其他众多影响变量，可能会误导观察结果。因为伦理因素和实际情况所限，有些实验是不可行的。例如，我们不能让一些人住到电线周围，也不能让一个国家先收取大额烟草税，再取消烟草税来比较前后差异。

尽管确定因果关系很困难，但有的时候也能在没有实验的前提下提出很强的因果关系。下面我们以吸烟与肺癌关联的经典例子来说明这个问题。首先，在长期的临床工作中，医生们注意到很多肺癌患者都吸烟，同时多项病例对照研究均显示肺癌患者中吸烟者比例较高。另外对特征相似的吸烟者和非吸烟者进行的队列研究也发现，吸烟者发生肺癌的比例较高。也许这两者的关联关系是因为共变关系，例如某基因同时影响尼古丁成瘾和肺癌患病。也许两者间存在混杂因素，可能吸烟者还有其他不健康的生活习惯，例如饮酒。那么应该如何克服这些问题，确定因果关系？解决这些问题的本质其实是回答：在不能进行实验的情况下，建立因果关系的标准是什么？流行病学家提出了一些判断准则，具体请参见流行病学教材有关内容。

（张菊英 王锡玲）

 本章小结

1. 散点图用于描述两个定量变量之间的关系。 在散点图中用一个点表示一个观测单位。 在散点图中，需观察关联形式、方向和强度的总体趋势，并识别离群点和强影响点。

2. 相关系数 r 用于刻画两个定量变量之间直线相关的方向和密切程度。 相关系数的符号表示相关的方向：$r>0$ 为正相关，$r<0$ 为负相关。 相关系数总是满足 $-1 \leq r \leq 1$，r 值趋近于 1 或 -1 的程度表示关系的密切程度。

3. 如果一个变量 x 可以解释甚至引起另一个变量 y 的改变，那么称 x 为解释变量，y 为反应变量。

4. 相关分析不需区别解释变量和反应变量。 任一变量单位的改变都不会影响 r 值，但相关系数大小受离群点的影响。

5. 回归直线是描述反应变量 y 如何随解释变量 x 改变而改变的直线。 通过散点图拟合直线的最常用方法是最小二乘法。 $\hat{y}=b_0+b_1 x$ 的斜率 b_1 指的是解释变量 x 改变一个单位时反应变量 y 的平均改变量，其值大小与 x 和 y 的单位有关。 将 x 值代入回归直线方程可以预测相应的 y 值，但当超过原始数据 x 值范围时，外推需谨慎。

6. 相关和回归关系密切。 当 x 和 y 都以标准差单位时，相关系数 r 就是最小二乘回归直线的斜率。 相关系数的平方 r^2 指的是通过最小二乘回归中一个变量的变异能被另一个变量解释的程度。

7. y 的观测值与预测值差异的残差图可以帮助了解回归直线的拟合效果。 残差图可反映残差过大的点和非线性关系等情形。 需关注使回归直线发生改变的强影响点，它们通常是 x 方向上的离群点，但不一定产生很大的残差。

8. 两个分类变量的相关可采用交叉表的条件分布与列联系数进行描述。

9. 观察到的关联可能是因为变量之间确实存在因果关系，也可能是伴随关系或受到混杂或其他变量的影响。 验证因果关联最好的方法是进行实验研究，如果不能进行实验研究，那么因果关联结论的得出必须十分谨慎。

第三章

数据的产生

数据是统计分析的源头,科学的结论不仅需要在统计分析中选择正确的方法,更需要保证使用的数据具有高质量。质量的涵义是广泛的,它既包括测量所导致的数据本身的真实性和可靠性问题,在进行统计推论时,还包括了样本的代表性和可靠性问题。因此必须对数据上述特性具有清晰和透彻的认识,需知道数据怎样产生,从哪里来以及怎样获得。高质量数据的获取需首先对数据获取方法进行科学严谨地设计,其中抽样调查和实验研究设计是两种主要的方法,本章回答"为什么做"的问题,主要简述数据产生的方法以及严谨设计的方法所产生数据的重要性,不遵循基本原则所获取的数据可能导致的危害性等问题。第四篇第十四章和第十五章则分别详细介绍这两种设计的具体方法,回答"怎么做"的问题。

第一节 数据的来源

学习目标

- 了解轶闻数据与可得数据及其局限性
- 理解抽样调查与实验研究数据的重要性

现实生活中的数据来源多种多样。有些数据比较容易获得,有些数据的获取则相对困难。有些数据是日常工作的积累,有些数据则需要通过专门的设计并由专业人员收集而来。不同数据用途不同,说明的问题亦不同,数据分析的结论可能存在很大差异,有的具有较强的说服力和证据强度,有的则十分有限。

一、轶闻数据与可得数据

轶闻数据(anecdotal data)通常是指由杂志、报纸、电视、互联网或其他媒体报道的一些个案数据,由于其特殊性往往给公众留下突出和深刻的印象。轶闻数据最大的特点是缺乏代表性,往往诱导人们进行简单的推论,得到一些具有倾向性的结论。例如,在电视广告中商家提供的数据往往会诱导观众对所介绍的商品产生正面印象进而产生消费。即便如此,轶闻数据有时可以为我们提供线索,为下一步研究确定研究对象、选择研究方法等提供参考。

可得数据(available data)则是指为了某些特定目的已收集或积累的数据。典型的是各类监测数据(如出生缺陷监测、伤害监测、死因监测、婴儿和孕产妇死亡监测、重大传染病和慢性病监测以及与健康有关的环境监测等)、医院临床病案数据和各类统计年鉴等。还有一类为近年来互联网上可获得的公共数据库,如美国国家生物技术信息中心(National Center of Biotechnology Information, NCBI)的蛋白质序列、DNA & RNA 序列等。这类数据最大的特点是可以免费或以非常低廉的价格获取,但其主要问题在于它通常难以完全满足某些特定的研究目的。普查(census)数据是另一种十分有用的数据。普查是一种全面性的调查方法,是对总体中的全部观察单位进行调查,例如全国人口普查。

二、抽样调查数据与实验研究数据

明确的研究目的和严谨的设计是数据质量的基本保障。抽样调查和实验研究是最常见的两种统计设计和数据收集方法,它们分别类属于观察性研究与实验性研究。

我们通常是从一个总体中抽取具有代表性的样本来进行调查。抽样调查的基本思想就是对总体中的一部分,即样本进行了解进而得到总体的信息。比如对 100 箱出厂的牛奶进行质量检查,可以检查 10 箱来了解这 100 箱;对某市空气质量进行监测,常通过市内的几处监测点以探测该市的整体空气质量。抽样调查通过选择和测量来自于总体的样本来收集数据,是最常见的观察性研究。观察性研究是客观地观察、记录和描述事物或现象的认识活动,其显著特征是对处于自然状态下的事物或现象进行观察。换言之,是观察者对被观察事物或现象在不进行任何干预的情况下所作的观察。例如在探讨吸烟与高血压关系的研究中,研究者往往同时调查一批样本,它包括了吸烟者与非吸烟者,然后对比两组的血压高低。一些收集到的数据告诉我们两者之间存在正相关,即吸烟者的血压往往高于非吸烟者。然而,这两者间的关联可能来源于其他的混杂因素,吸烟者可能更易有过度饮酒行为,而过度饮酒可能与高血压有关。简言之,在以上观察性研究中,用于对比的两组在过度饮酒行为上存在差异,这种差异也可能会导致两组高血压发生情况不同。在观察性研究中,每个研究对象所处的状态(吸烟与否)无法由研究者决定。

与之相对应的实验性研究中,研究对象所处的状态是由研究者决定的。研究者决定研究对象状态的过程称为给予人为的干预措施(intervention),因此,该类型研究又称为干预性研究或实验性研究。相比于观察性研究,实验性研究的可比性更好,因果关系的推断更具说服力。但在以上吸烟与高血压关系的例子中,实验性研究又带来了额外的问题,由于大家都普遍认为吸烟有害人体健康,所以研究者不能人为干预研究对象吸烟或不吸烟,观察性研究此时就凸显了其另一方面的优势,有助于规避道德风险。

观察性研究(observational study)**与实验性研究**(experimental study)

观察性研究中,研究者观察并测量研究对象的一个或多个变量,但不施加任何干预措施。实验性研究中,研究者对研究对象施加处理因素即干预措施,并测量一个或多个变量。

观察性研究数据与实验性研究数据由于产生方式不同,所得到的结论可能完全不一致。

本章的核心问题是如何科学地产生或收集高质量的原始数据,从而在源头上保障统计结论的准确性和可靠性。值得指出,如果由于测量(如问卷和量表调查或仪器设备的测量)本身的问题导致原始数据的准确性和(或)可靠性存在问题,那么基于这样的数据所做的任何统计分析都可能具有误导性。

下面两节我们将对观察性研究和实验性研究中最简单的情形,即简单随机抽样和随机对照试验分别进行简要介绍,以阐释数据收集或产生过程的核心思想。

第二节 随机对照试验

学习目标
- 掌握随机对照试验的基本原则:对照、随机化、重复
- 理解试验的安慰剂效应及其偏倚

一、设计原则

实验研究中,研究者对实验对象施加处理因素并观测实验效应。实验对象不同,通常采用的术语也不同,当对象是动物、生物样本或理化标本时常用术语"实验"(experiment);当对象是人时常用术语"试验"(trial)。两者并无本质上的差异,其设计基本原则一致,因此本书并未对两个术语进行严格区分,但后者更需注意伦理问题。

（一）对照

1958 年美国医生 Wangensteen 提出用"胃冷冻法"治疗胃溃疡,该方法对患者实施麻醉,在胃中置入连有长管的气球,将某种冷冻的溶液放入气球中,使胃冷冻一个小时。Wangensteen 通过对 24 位患者进行治疗,所有患者都感觉有效,因此得出了该疗法对于胃溃疡有效的结论。这是一个简单设计试验,此试验报告后,当时有其他医生提出了造成患者感觉有效很可能是由于患者的心理作用呈现的虚假反应,是患者出于对医生的信任而感到病痛减轻。这个怀疑被另一位医生 Ruffin 所证实,1963 年 Ruffin 设计了一个对照试验,将胃溃疡患者随机分组,试验组采用"胃冷冻法",对照组将未经冷冻的液体输进气球,使对照组认为也进行了"胃冷冻法"。一开始两组感觉症状减轻的患者比例相当,但随后两组患者几乎都表示症状复发并有加重的情况。在为期两年的试验期间,两组患者的疗效没有明显的差异,由此认为胃冷冻法无效。在医学研究中患者由于心理效应所产生的虚假现象称为安慰剂效应(placebo effect)。安慰剂也可看成是某种"处理",比如给予外表为药物的糖果进行治疗也会使患者感觉有效。人们会对受到关注的或自认为有帮助的处理出于心理作用作出反应。这个例子中的试验之所以得出错误的结论是因为忽视了安慰剂效应的混杂,较好地避免混杂的方式是像 Ruffin 一样进行安慰剂对照试验(第十五章将介绍更多对照类型)。在医学试验中,标准的对照试验是将试验对象随机分配到试验组(treatment group)和对照组(control group),除了对试验组给予处理措施外,两组患者在其他方面都应被同等对待。

（二）随机化

试验设计的首要原则是设置对照,其次需要决定如何将试验对象分配到各处理组中。只有当所有处理组中试验对象的基本情况相当时,各处理组间的效应比较才是有效的。例如在研究癌症药物

疗效的试验中,若某组患者的病情比其他组更为严重,则比较是没有意义的。那么此时应该如何将试验对象分配到各组?

研究者常常按照某些条件对研究对象进行匹配后再随机分配到各组。例如,医药研发人员常常按照年龄、性别、生理状况、是否吸烟这些基本信息对试验组和对照组的患者进行匹配,即找到以上变量情况相似的两组对象分别给予不同的处理。匹配可能对试验有所帮助,但不一定能完全避免偏倚,因为有太多潜在的变量可能影响试验的结果,我们很难把所有的因素都进行匹配。此外,一些重要的变量比如癌症患者的病情发展是无法测量的。另一方面,研究者可能会在不知不觉中根据患者的基本信息作出违背随机化原则的行为,比如将病情更为严重的患者分配到看起来更有希望的新疗法组,进而希望能够帮助到他们。

统计学对此问题的常见处理方法是:每个试验对象被分配到各处理组中的机会与试验对象的特征无关,并不以研究者的意志为转移。研究者在分配试验对象时常用到“机会”的思想,有时也结合匹配的方法,其中最简单的方式是保证每一个试验对象有相同的机会进入任意处理组。

例如将 40 位试验对象完全随机地分配到两个组中,最简单的方法就是将所有试验对象的编号分别写在一张纸条上,放进一个盒子中,然后随机抽取 20 张纸条,这一部分试验对象进入试验组,剩下未抽中的则进入对照组。随机化(randomization)保证每一个试验对象有相同的机会进入任意处理组。这个例子结合了对照和随机化的思想,称为随机对照试验(randomized controlled trial,RCT),这也是随机对照试验中最简单的情形,称之为完全随机设计。

随机化构建除处理因素外各方面都相似的两组对象,从而反映试验组与对照组的差异来源于处理因素。因此,两组试验对象的试验效应应该归因于处理因素或某类试验对象被分配到两组的机会。值得指出的是,这里用“或”是因为我们不能说造成两组试验对象试验效应的差别全都是由处理因素引起的。即使在两组接受的处理因素完全一致且处理因素的确具有效果的前提下,两组试验对象的某些潜在特质可能本身存在一定差异,进而导致对于处理因素的反应不同,如果这类对象更多地分在某个组,即这类试验对象被分配到两组的机会不同,那么就会造成偏差。

如果每组只有一个试验对象,那么试验结果可能只依赖于具有这类潜在特质的人被分到了哪个组,但是,如果试验对象足够多,这类人的效应就能够被平均化,两组的区别就会减少。“运用足够多的样本来降低实验的随机误差”是实验设计的第 3 个重要原则。

综上,实验设计的 3 个原则如下。

实验设计的基本原则(principles of experimental design)

对照(control)

设置对照组以减少非处理因素对处理因素效应的影响。

随机化(randomization)

使用随机的方式使每个实验对象有同等的机会被分配到各处理组。

重复（repeat）

主要指对多个实验对象进行处理以减少实验的随机变异。

二、潜在的问题

随机对照试验要求除了处理措施外同等对待每一个试验对象，一个良好的试验不仅要求随机、对照、重复，还应该考虑人的参与对试验结果的影响。前面提到试验对象可能具有安慰剂效应，另一方面试验研究者可能也存在对处理因素的主观看法而造成试验结论的偏倚。

如果研究者知道试验对象的组别是试验组或对照组，如结局指标具有主观性，则研究者在判定结果时就有可能掺杂自己的主观感受。在一项新研发的镇静药物对睡眠障碍患者的疗效试验中，如果医生知道某位患者的组别，那么在对其睡眠情况进行判断时，基于对试验组药物的信任，可能会对试验组睡眠障碍的标准有意或无意地降低，进而得出具有偏向性的结论。为避免此类问题，可采用盲法（blind），即试验对象甚至研究者均不知道试验对象接受哪一种处理，从而避免了由研究者和试验对象的主观意识造成的偏倚。由此可见，使用盲法对于控制安慰剂效应是十分必要的。

第三节　简单随机抽样

学习目标
● 掌握总体和样本的含义
● 理解简单随机样本及其常见问题

我们常常从一个总体中抽取具有代表性的样本进行调查。抽样调查的基本思想就是对总体的一部分——样本进行测量进而得到总体的信息。比如对某市空气质量进行监测，通常是在市内几处地方设置监测点采集空气以评价整个城市的空气质量。

总体（population）

根据研究目的确定的同质研究个体的全体。

样本（sample）

是为了解总体而观测的总体的一部分。

注意总体是我们想要了解或研究的整个群体，是由研究者根据研究目的确定的。如果我们想要了解有规律锻炼身体的中国学生比例，那么我们要确定研究的总体就是所有中国学生而不是仅调查的本校或者本市学生。

一、简单随机抽样

根据随机分配机制来进行样本选择可避免样本选择偏倚，这种抽样过程不会融入抽样者或志愿者的主观意愿。随机抽样是指总体中每个个体有相同的机会被选中作为样本参与调查,从而降低样本的选择偏倚,就像试验研究中通过随机化来降低偏倚一样。最简单的抽样方法是将一系列的编码放在箱子中然后进行抽取,这称为简单随机抽样。

简单随机样本(simple random sample,SRS)

从总体中以相同机会抽取的 n 个个体称为一个简单随机样本,n 为样本量(sample size)。

如不采用简单随机抽样,得到的样本可能不具有代表性。例如,卫生检验检疫部门对进口水果进行检验应该怎样对水果进行抽样? 可能大家会想到从每箱中抽几个水果进行检查以判定水果的质量,最方便快捷的方法就是从每箱最上面的水果中抽取,但这些水果代表性可能较差,因为上面的水果在运送过程中受到的挤压较小,所以损伤的可能性不大。这个例子描述的样本对总体的代表性较差,这样有偏向性选择的样本会导致结果产生偏倚。

二、潜在的问题

随机抽样有助于降低样本的选择偏倚,从较大的总体中抽样需要良好的抽样设计。在抽样开始时,需要制定一个准确完整的总体列表。但在现实中,总体列表有时难以获得,所以大部分的抽样都会有一定程度的涵盖不全,比如一项关于流动人口的调查会漏掉囚犯、边缘职业从业人员,并因此而造成较大的偏倚。网络民意投票使用的志愿者应答样本是有偏样本的一种常见形式。志愿者应答样本指总体中的更有意愿完成调查的部分对象组成的样本。志愿者应答样本会使得调查产生偏倚,因为有极端意见的对象更有意愿进行回应,因此不是总体的一个具有代表性的样本。涵盖不全与志愿者应答样本会造成得到的样本代表性差。

有时即使样本代表性很好,但由于测量可能存在缺陷,得到的数据仍然具有问题。如应答偏倚和问题措辞不当等。访谈者或者被访者的一些行为可能产生应答偏倚,尤其是当问题涉及与法律、伦理道德有关的敏感话题时,被访者可能撒谎。例如,被访者被问及关于卖淫或嫖娼等敏感话题时,即使其存在卖淫或嫖娼的行为但碍于法律、道德问题而撒谎。此外让被访者回忆过去,可能由于记忆不准确而产生回忆偏倚。比如当被问到"你过去 6 个月看过牙医吗?",一个在 8 个月前看过牙医的被访者可能会因为回忆偏倚给出肯定的回答。问题措辞也是影响回答的重要因素。模糊或者带有引导性的问题常常产生较大的偏倚,有时一些小的细节也会改变调查的结果。在公共卫生相关调查中,需特别注意问题的措辞。比如一项针对吸毒的调查,如果采用"你是否曾经有过吸毒行为?",那么很可能由于对象的顾虑而得到错误的答案,如果要尽可能得到正确的答案,应该转换以上问题的措辞,比如改为"据你所知,你周围人群中有多少人有过吸毒行为?"则可以得到关于吸毒问题更为准确的答案。另外,应注意避免使用诱导性语言,比如"你最近两周身体不舒服吗?",研究对象的回答很可能是"不舒服",此时需要将问题转化为"你最近两周是否不适?"。

第四节　样本的可靠性与代表性

学习目标

● 理解参数、统计量的概念及其关系

● 理解样本抽样分布与总体分布的差异以及抽样分布对统计推断的重要性

● 理解统计量偏倚的概念和无偏估计量的特性

一项流行病学研究随机抽取 2500 名成年人进行有关体育锻炼与肥胖关系的调查,结果有 66% 的人认为器械锻炼既无聊又浪费时间,从这 2500 人组成的样本可得到这样一个结论。那么假定对全体中国成年人的总体进行普查又会得到什么样的结果? 样本是随机抽取的,所以有理由认为这 2500 个人可以较好地代表总体,研究人员将"66% 的人认为器械锻炼既无聊又浪费时间"的结论外推至总体,认为总体中也有相似比例的人认为器械锻炼既无聊又浪费时间。

统计推理的基本想法就是:用样本得到的结论来"猜测"总体的真相。从样本数据推理而得到关于总体的结论,该过程称为统计推断(statistical inference)。对于统计学"猜测",一个更为专业的术语叫做估计(estimation),即通过样本数据估计总体特征。

参数(parameter)

用于刻画总体的数值特征,如总体均数、总体中位数、总体标准差、总体率等。参数被看成总体某种特征的固定数值,通常参数的确切值未知。

统计量(statistic)

用于描述样本的数值特征,如样本均数、样本中位数、样本标准差、样本率等。当获得一个样本后就可以得到统计量的值,可用于估计未知参数的值。统计量的值随样本改变而改变。

针对器械锻炼的流行病学调查,研究者发现 2500 人的样本中有 1650 人表示不愿参与器械锻炼,所占比例为 $p = 1650/2500 = 0.66 = 66\%$,$p = 0.66$ 就是统计量。如果由全体中国成年人组成总体,则相应的参数就是总体人群中不愿参与器械锻炼的人所占的比例,称为 π。我们不知道 π,因此用 p 来估计它。

在"二胎"政策全面放开之前,有研究者对我国部分地区符合"单独二胎"政策条件的夫妇共 1870 人进行了调查,询问其生育二胎的意愿。结果约有 43% 表示愿意生育二胎。另一项样本量近万人的调查显示,符合"单独二胎"政策的夫妇中大约有 55% 愿意生育第二胎,为何两个调查的结果会不同呢? 上述两项研究中的总体应该是全部符合"单独二胎"政策条件的人,总体参数是有意愿生育二胎的比例,这个未知的参数就是总体率 π,用来估计参数的统计量就是样本率 p。前一项调查结果 p 为 43%,后一项调查结果 p 为 55%,两者均是样本率。两者不相同的原因可能有两个:一是两者来自同一个总体,差异是由抽样所致;二是两者来自不同的总体,例如分别代表社会经济发展水平不同的两个地区的人群,这两个总体人群有生育二胎意愿的比例确实并不相同。

通过上面例子可发现:当用统计量来估计总体参数时,统计量会随着抽样结果的不同而不同,该现象可能影响我们采用统计量来估计总体参数的质量。尽管如此,这种由抽样引起的统计量与统计量之间或者统计量与总体参数之间的变异不是无规律的,而是具有某种潜在的模式。那么如果随机抽取了许许多多样本,统计量会呈现怎样的特征? 它的分布规律如何? 本节将简要定性地回答上述问题并阐述其主要思想,在第五章中,我们将运用第四章所学的概率知识进一步定量地回答这些问题。

一、抽样分布

首先,我们需要弄清楚总体分布与统计量抽样分布的区别。变量的总体分布是总体中所有个体观测值的分布。统计量抽样分布是统计量的分布规律,描述了从同一总体重复抽样时,统计量会有些什么样的值,以及每个值出现的可能性大小。

以下例子可对比总体分布与统计量抽样分布的不同:某环境监测点 2015 年 1 月 1 日至 2 月 28 日对每小时 PM_{10} 浓度值进行监测,现该时间段的每小时 PM_{10} 浓度值为一个总体(共用 1415 个数据),计算总体平均浓度为 $\mu = 177.68\mu g/m^3$,标准差为 $\sigma = 99.04\mu g/m^3$,绘制频数分布图,见图 3-1(A)。第 1 次从该总体中随机抽取样本量为 10 的一个样本(即含 10 个时间点的 PM_{10} 浓度值),其均数 $\bar{x}_1 = 196.08\mu g/m^3$,第 2 次又随机抽取样本量为 10 的另一个样本,此时 PM_{10} 浓度值的均数 $\bar{x}_2 = 183.18\mu g/m^3$。两者不相等,是因为新样本包含了一组不同的 PM_{10} 浓度值。为了确定 $\bar{x}$ 的抽样分布,重复用简单随机抽样方法抽取样本量均为 10 的样本 1415 次,并计算每份样本对应的均值 $\bar{x}_i$,利用这 1415 份样本所对应的均值 $\bar{x}_i$ 绘制直方图,见图 3-1(B)。为了比较的方便,两图都有 1415 个数值,且横纵坐标尺度以及直方图组距完全相同,可以直接比较。

虽然图 3-1(A)与图 3-1(B)的横坐标尺度相同,但用的指标却是不同的,因此描述的分布也不同。图 3-1(A)采用的是某环境监测点 2015 年 1 月 1 日至 2 月 28 日两月内每小时的 PM_{10} 浓度值,描述的是总体分布。图 3-1(B)采用的是从这个总体中随机抽样(每次样本量为 10),共抽取 1415 次得到的 1415 个样本均数的分布。从图可见,样本均数的离散程度远小于个体观测值的离散程度,图 3-1(A)呈偏态,而图 3-1(B)的分布相对集中,说明了样本均数的变异程度小于个体观测值。

用统计量来估计总体参数的前提是要了解统计量的分布规律,为此就需要从同一个总体中进行多次独立的重复抽样,重复抽样过程具体步骤如下:

1. 从总体中进行简单随机抽样,每次抽取的样本量为 n;
2. 计算出统计量(样本均数 $\bar{x}$ 或者样本率 p);
3. 重复上述两步,即从同一个总体中反复多次独立地随机抽样后获得多个统计量;
4. 展示多个统计量(样本均数 $\bar{x}$ 或样本率 p)的分布特征。

重复抽样过程可用图 3-2 和图 3-3 来展示,其中图 3-2 展示的是对连续变量的总体进行抽样,统计量为样本均数;图 3-3 展示的是对二分类变量的总体进行抽样,统计量为样本率。

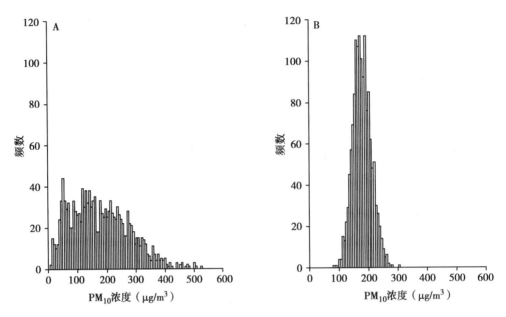

图 3-1

（A）所有个体测量值分布图（总体分布）；（B）样本均数的抽样分布图

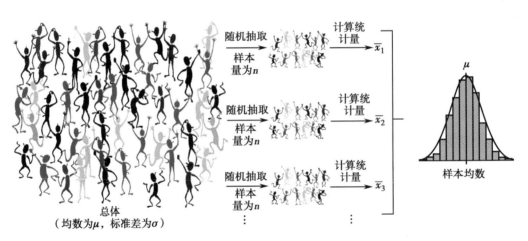

图 3-2

重复抽样过程（统计量为样本均数）

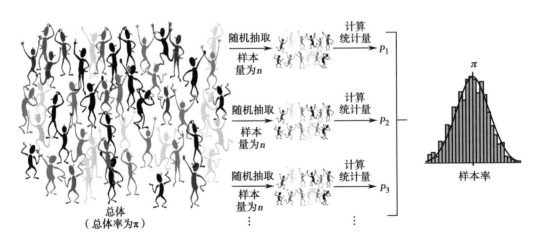

图 3-3

重复抽样过程（统计量为样本率）

二、抽样误差

统计量的值在重复随机抽样的样本中各不相同,这种统计量随着样本的变化而变化的现象称为抽样变异(sampling variability)。抽样变异更常用的说法是抽样误差(sampling error)。抽样误差表达了统计量与待估计总体参数之间不完全相等的事实,而抽样变异则形象地说明了不同样本间的统计量存在变异,两者各有侧重。从某种意义上说,抽样变异是一个更好的专业术语,因为变异是客观存在的,来源于抽样过程,统计量与待估计总体参数不等也属于变异。总的来说,相比于误差,变异的表述更为贴切。本节采用抽样变异的说法,之后章节仍沿用抽样误差的说法,以便与当前主流中文术语相吻合。

如果从同一个总体中抽取了多个相同大小的样本,我们会发现由抽样引起样本间统计量与统计量或者统计量与总体参数之间差异并不是无规律的,而是具有潜在模式的,大量重复下会呈现某种潜在的规律。我们可使用计算机产生的随机数字表实现这一抽样过程(第四章将进行详细介绍)。就器械锻炼的流行病学调查而言,假设人群中实际有60%的人抵触器械锻炼。可用计算机设计程序抽取多个简单随机样本,为每个样本计算出一个样本率 p,将所有的样本率 p 的值绘制成直方图,并展示出从率为0.6的总体中分别抽取1000个样本量为100的简单随机样本的样本率 p 的分布;再从相同的人群中抽取1000个样本量为2500的简单随机样本,并重新计算得到1000个样本率 p,并绘制出直方图。比较两个直方图,可以看出增加样本量对样本率 p 抽样分布的影响。

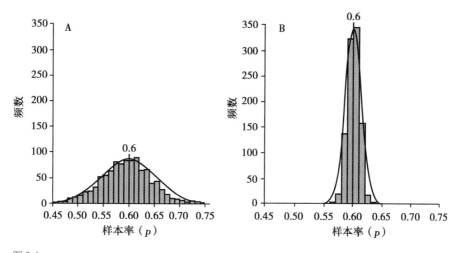

图3-4
(A)1000次抽样的样本率($n=100$);(B)1000次抽样的样本率($n=2500$)

我们可以简单地理解为,从同一总体中重复抽取样本量相同的样本,这些统计量的值构成的分布即为抽样分布,其概率特征将在后面章节具体讨论。严格地说,统计量的抽样分布是从一个总体中反复抽取样本而得到的一个理论模式。而在真实实验中重复抽样的次数有限,获得的仅仅是抽样分布的一个近似。

这里,我们可以运用第一章学习的知识来描述任何抽样分布:①形状:图3-4近似对称且中间高两边低;②集中位置:图 3-4 的两种抽样方式中,样本率 p 的值在样本间各不相同,但它们均集中在 0.6,p 是估计 π 的一个无偏统计量(解释见下文);③离散趋势:从样本量为 2500 的样本得到的 p 的变异比从样本量为 100 的样本得到的变异小很多。

标准误(standard error)

标准误就是统计量的标准差,反映了由抽样引起的统计量与总体参数之间或统计量取值之间的差异,定量刻画了抽样误差的大小。

为了与个体观测值的标准差相区别,通常把样本均数的标准差称为均数的标准误(standard error of mean,SEM)。它反映的是由抽样引起的样本均数与样本均数之间,或样本均数与总体均数之间的差异,反映了均数抽样误差的大小。同样的,样本率的标准差称为率的标准误(standard error of proportion),用于反映率抽样误差的大小。因此,用样本均数估计总体均数时,可以借助均数标准误的大小来帮助判断估计的可靠性。均数的标准误愈小,用样本均数估计总体均数的可靠性愈好;反之,均数的标准误愈大,用样本均数估计总体均数的可靠性愈差。同理,率的标准误愈小,用样本率估计总体率的可靠性愈好;率的标准误愈大,用样本率估计总体率的可靠性愈差。在第五章中,我们将利用第四章的概率知识定量地计算标准误的值。

我们常常期望降低统计量的抽样变异从而获得对总体参数更可靠的估计。为了控制变异,可以通过抽取一个足够大的样本让随机变异减小到所期望的水平。

最后强调一点,来自随机样本的统计量,其变异大小不依赖于总体的大小。可以将抽样想象成类似于用勺子插进大量玉米粒中获得一勺玉米。勺子并不知道自己是被一袋玉米还是被一卡车玉米包裹,只要玉米很好地混合(使勺子随机选择一个样本),结果的变异只取决于勺子的大小。统计量的变异由样本量控制,从上亿个成年人中抽取样本量为 2500 的简单随机样本和从上百万个成年人中抽取同样大小的样本得到的结果的可靠性是近似的。

三、偏倚

关于上述器械锻炼的流行病学调查,如果是在大学进行抽样调查,就有可能得到相对较小的 p,因为在校学生会有更多人愿意参与器械锻炼。此时,与 $\pi = 0.6$ 存在一定偏倚。同样,医学试验中的研究对象选择偏差等都可能导致得到的统计量具有偏倚。在数据的产生和获取过程中,偏倚和抽样变异是两个十分重要的问题,偏倚有时甚至更为重要。

统计量的偏倚(bias of a statistic)

抽样分布的均值与待估计参数的差值称为统计量的偏倚,当偏倚为零时,则称该统计量是相应参数的无偏估计。偏倚关注的是抽样分布的集中位置。

我们可以理解为,如果研究结果与真实结果之间存在方向性的偏离,那么这项研究就存在偏倚,样本不具备代表性。

我们可以想象总体参数值就是打靶目标的靶心,统计量则像射出的箭,图 3-5 展示了统计量的偏倚与变异的不同情形。具有偏倚意味着偏离了目标,箭都持续地落在了与靶心有一定距离的一个方向上;具有大的变异意味着重复的射击结果是分散的。

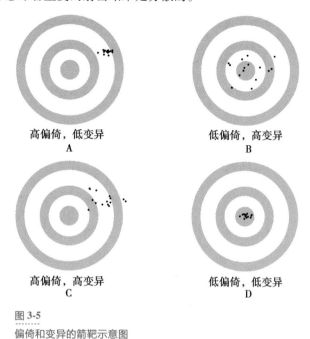

高偏倚,低变异
A

低偏倚,高变异
B

高偏倚,高变异
C

低偏倚,低变异
D

图 3-5
偏倚和变异的箭靶示意图

小的变异(重复射击点彼此相近)可以伴随大的偏倚(箭头都持续的偏向于靶心的另一个方向),如图 3-5(A)。小的偏倚(箭头都集中在靶心附近)也可以伴随大的变异(重复射击点彼此分散),如图 3-5(B)。最理想的抽样策略,就像一个好的弓箭手,必须既保证偏倚较小,又保证变异不大,如图 3-5(D)。简单随机抽样等方法可以降低偏倚,此时计算得到的统计量值在无限重复的条件下,既不会一直高估总体参数,也不会总是低估总体参数。有关抽样误差和偏倚的理论是统计推断的核心问题,在接下来的章节中,将用更加专业的术语和定量的计算阐明关于抽样分布以及基于抽样分布的统计结论。

在现实中仅仅抽取了一个样本,我们一般无法知道这个样本得到的统计量与真实值有多接近,因为总体参数往往未知,但是大型随机样本通常能给出一个靠近真实值的估计值。

第五节　伦理问题

学习目标

- 了解基本数据伦理和伦理审查委员会的作用
- 理解研究中知情同意和个人隐私的重要性
- 理解临床试验以及行为学和社会学研究中的伦理学问题

数据的产生和使用与其他人类行为一样,涉及伦理道德问题。尤其是当我们收集的是关于人的数据时,伦理学问题往往十分复杂。施加在人体上的处理既可能是有益的,也可能是有害的。下面给出无论是抽样调查或者试验研究都必须遵守的伦理学基本准则。

基本的数据伦理

1. 保证所有进入研究的个体在数据收集之前均知情同意(informed consent)。

2. 保证所有研究个体的数据保密性(confidential),仅人群水平的统计汇总报告可以公开。

3. 所有计划实施的研究必须通过伦理审查委员会(institutional review board)的审查,避免研究对象受到可能的伤害。

虽然研究者都有共识必须遵守这些原则,但很难清楚地界定应用这些原则的具体细节。审查委员会的目的不是决定研究是否有价值,或者判断结果是否具有意义,而是为了保护参与研究的人群受试者的权利和福利。审查委员会将审查研究计划并提出修改意见,重点了解知情同意的执行方案,以确保受试者了解研究的性质和任何可能的潜在风险。一旦研究开始,伦理审查委员会还会对研究进程进行监督。

一、知情同意与个人隐私

"知情同意"是指受试者在参与试验前需充分了解研究的性质和任何潜在风险。抽样调查中一般不太可能存在物理伤害,但受试者应当被告知这项研究会提出哪些问题,以及会花费他们多少时间。受试者必须事先了解该研究的性质和目的,以及任何可能存在的风险,然后填写书面同意。

在一些情形下很难获得知情同意。例如年幼的孩子不能给予完全的知情同意,所以通常是征询他们父母的意见。对于有精神疾病的人,怎样在开展干预研究时进行知情同意询问? 对于昏迷或中风的患者,怎样在开展急诊治疗时进行知情同意询问? 另一方面,在一些医学试验中,研究者甚至认为知情同意是患者参与研究的一个障碍。研究者或许不会向潜在受试者解释所有可能的风险,或不愿意指出还有其他更好的治疗策略。再者,提及每个可能的风险会导致整个过程冗长。一些研究对象不会仔细去看打印了整整五六页的文件,还有一些人被各种可能出现的危险吓住因而拒绝参加研究。

《赫尔辛基宣言》中提出,任何以人体为对象的试验研究均需获得试验对象的知情同意。然而,对如学校、医疗单位或社区这样的大群体,"获得每个人同意"是很困难的。同时,观察对象虽然有权拒绝参与试验,但是他们不能完全避免在群体水平上进行干预所带来的危险。为此,国际医学委员会建议使用下面的方法:对在社区水平上进行的研究,需征得对此试验负责的卫生行政部门的知情同意。以医院为研究单位时,应当获得当地伦理审查委员会的同意。当研究单位是学校、工作场所或社区时,一般情况下,应征得有关负责人的同意;同时,尽可能告知社区民众该试验的研究目的、预期收益和可能的不方便或危险,并告知不同意的人如何免受干预措施的影响。

即使某项研究已经获得伦理审查委员会批准,得到了研究对象的同意,并实际收集到受试者的数据,新的伦理问题又将产生,此即保密问题。违反保密的行为都是严重违背数据伦理的行为。最好的做法就是将数据中能识别研究对象的信息分开或删除。

值得指出,保密和匿名是不一样的。匿名意味着受试者是匿名的,即使是这项研究的顶层人员,也不知道受试者信息。匿名在研究中十分罕见,其显著缺点是无法后续追踪调查对象。

二、临床试验的伦理问题

临床试验通常是研究药物治疗患者是否安全和有效的试验研究。药物可以治愈患者,也可能对患者造成伤害,因此临床试验关注以患者为研究对象的伦理问题。①随机对照试验是目前研究新药疗效的唯一方法。若不进行新药试验,有风险的治疗还不如安慰剂更能让人接受。②临床试验会带来较大的益处,但这些益处大多是对于未来患者而言的,而试验风险都是由当前参与研究的受试者承担的。因此我们必须平衡将来的效益和当前的风险。③医学伦理学和国际人权标准都强调“受试者的利益必须始终高于科学的利益”。

关于最不道德的医学试验例子均是那些忽视了受试者权益的例子。在 1930 年的美国,梅毒在南部农村的黑人中十分普遍,他们几乎没有得到任何医疗援助。公共卫生服务机构开展塔斯基吉研究,招募了 399 名梅毒患者和 201 名正常人,以观察梅毒在没有进行医疗干预的条件下是如何发展的。在 1943 年,青霉素可以大批量生产用于治疗梅毒,但该机构阻止了研究中的受试者接受任何治疗。直到 1970 年由于消息泄露,此项研究被迫终止。

因为必须始终以受试者的利益为准,只有当药物对参与试验的患者有益时,临床试验中的药物研究才会被允许通过。当然,如果已经有证据表明某种治疗有效且安全,就不再存在伦理问题了。

哈佛大学医学院 Hennekens 博士曾领导了一项大型临床试验验证了阿司匹林可以减少心脏病突发的风险,他表示,“判断做与不做随机化临床试验有一个微妙的平衡点。一方面,研究机构必须对药物有足够的信心从而对一半的受试者进行新药物治疗。另一方面,必须对新药物有充分的怀疑而将另一半的受试者分配到对照组”。为什么对对照组进行安慰剂治疗是符合伦理的? 首先我们知道安慰剂不仅无害反而可能常常有正向作用,所以在 Hennekens 博士描述的“平衡怀疑状态”中,安慰剂治疗有可能是比新药治疗更好的处理。因此当我们不知道是安慰剂有效还是新药物更有效时,对不同的患者分别进行两种处理并进行比较是符合伦理学标准的。

三、行为学和社会学的伦理问题

当进行行为学和社会学研究时,对研究对象产生的直接风险往往并不是很严重,但仍然存在伦理问题。例如,心理学家发现每个人都有自己的“私人空间”,当其他人靠得太近时,他们就会感到很反感。例如,当其他桌空着的时候,人们不喜欢陌生人坐在自己这桌。

有心理学家想研究当侵犯一个人的私人空间时,是否会给他的身心带来影响? 为回答此问题,调查人员对男性洗手间进行了改造,封锁其他小便池,仅保留两个相邻的小便池;而对照组保留了两个位置较远的小便池。其中一个研究者佯装正在使用其中一个小便池,而另一个试验者则在厕所用潜望镜观察并测试人们多久才开始排泄和排泄的时间。此时如告知受试对象研究的目的与过程,受试对象的反应将不会是其真实情形下的体现。私人空间的例子阐述了这类研究所面临的困难:①当物理伤害不太可能发生时,我们应当保护研究对象的什么权益,是情感或尊严不受伤害还是隐私得到保护? ②知情同意是什么? 许多行为学试验的进行都依赖隐藏研究的真正目的。如果事先告诉了研究对象想要寻求的内容,那么受试者就会改变他们的行为。受试者是基于模糊的信息同意参与试验的,他们通常是在试验后才接收到完整的信息。

美国心理协会的"道德原则"要求研究的观察行为只能局限在公共场合,要避免研究中不必要的欺骗行为,不能隐藏可能会影响研究对象参与意愿的信息,并尽快地向研究对象进行解释。

（夏结来）

 本章小结

1. 实验设计的基本原则是对照、随机化和重复。 通过对照控制潜在因素的混杂影响;通过随机化使各处理组研究对象的基本情况相近;通过重复减少随机误差。

2. 抽样调查是指从感兴趣的总体中抽取一部分作为样本的一种调查方式。 概率抽样采用随机的方式来选择样本。 最基本的概率抽样是完全随机抽样,它是指以相等的机会抽取每一个可能的个体。

3. 用于描述总体特征的数值称为参数,由样本数据计算得出的特征数值为统计量。 抽样调查或实验的目的通常是进行统计推断,即用统计量估计未知的总体参数。

4. 来自随机抽样的统计量都有其抽样分布,抽样分布回答了如果重复多次抽样得到什么规律。 统计推断正是基于样本的抽样分布进行的。

5. 用统计量估计总体参数时,由于偏倚或变异将导致结果不准确或不可靠。 偏倚表示抽样分布的集中位置偏离总体参数的真实值的差异,变异反映了由抽样引起的统计量与总体参数之间或统计量取值之间的差异。 抽样误差的大小用标准误进行刻画。

6. 在抽取样本或将实验对象分配到处理组时采用随机化方式,可降低统计量的偏倚。通过增大样本量可降低统计量的变异。

7. 试验对象在参与试验之前均需知情同意,研究者需保证保密性;涉及以人类或动物作为研究对象的试验研究,需通过伦理审查委员会批准。

第二篇

概率与推断基础

第四章

基本概率理论

　　不确定性充满了生活的方方面面。"重点高中的学生读重点大学的可能性大,但未必所有重点高中的学生都能读重点大学"。这句话告诉了我们两点:可能性事件的结果存在不确定性;不确定性仍具有某种潜在的规律性。本章将解释机会(或概率)是如何描述事件的不确定性的,以及由其衍生的相关概念,并介绍如何运用这些概念来认识客观事物及其规律的思维方法。最后还将介绍基于计算机模拟抽样产生随机数的方法,这一方法是对概率理论的具体实现,有助于理解和领悟概率理论的抽象概念,同时也可辅助解决实际问题。

第一节　概率

学习目标

● 理解概率的性质及其基本运算法则

● 掌握条件概率及其树状图表示方法

● 学会运用条件概率确定两个事件是否独立

一、机会与不确定性

　　假设投掷一枚完美的硬币(即硬币质地均匀、两面完全对称),观察硬币落地时是否正面朝上。在投掷硬币前,可能大家都觉得正面朝上的机会为1/2,因为正面和反面两种结果具有相同的可能性,此时机会被用于描述我们对不确定性事物的看法。另一方面,如将此硬币抛向空中并在其落地时迅速盖住,此时我们并不知道硬币朝上的是正面还是反面,有人可能仍会采用机会的思想来推测这次投掷的结果,仍认为这枚硬币投掷结果为正面的可能性为1/2。而另一些人则认为此时的实验结果是确定的,硬币要么是正面要么是反面,也就是说出现正面的机会要么是 1 要么是 0。这两种论断似乎都有道理。

　　以上的机会(chance)常被称为随机性(stochastic),其被用于刻画事件的不确定性(uncertainty),它们的反义词是"确定性"或"必然性",即在给定条件下某种现象的结果是必然的。随机现象常用可能性或比例加权的方式预测一组可能的结果。随机事件常常指那些尚未发生的实验结果,如投掷均匀的硬币前,一般认为出现两种结果的可能性相同,但投掷前并不知道其结局;有时即使实验已发生,但由于不知道实验的结果,我们仍会使用机会的概念来表达未知事物的不确定性。简言之,投掷硬币现象本身是随机或确定已不是那么重要,是否把该现象看作随机现象或确定现象是由观察该现象的人决定,如观察者无法确定现象的结果,则机会是一种对观察者主观不确定性的表达方式。

上述提到的机会、不确定性、随机、可能性等词语其实都可用"概率"(probability)进行表达。当可以不断重复某种机会现象,使得机会变得可掌握时,我们就可以利用数学来了解这个机会现象的规律模式。概率论是数学中专门研究"不确定性"的一门分支。一切随机或不确定的事件,都是概率论研究的范畴。概率为本章的主题,如何得到概率? 掌握机会? 这些概念和方法将在下面进行详细阐释。

二、概率的定义与基本性质

概率论起源于对游戏中机会的研究。掷骰子、洗牌和旋转轮盘都是随机的,当 17 世纪法国赌徒向数学家 Blaise Pascal 和 Pierre de Fermat 寻求帮助时,作为数学分支的概率论兴起了。这里我们利用机会游戏作为简单的例子来展示概率的法则。

投掷一枚硬币或者从一人群中进行一次随机抽样,其结果都无法提前预测,因为当你重复投掷硬币或抽取样本时结果会发生变化。尽管如此,大量的重复结果仍会呈现出一定的规律,这个规律仅在多次重复后才会清晰地出现。以上简单事实是概率的基础。

例 4-1　每轮实验投掷一枚均匀硬币 5000 次,图 4-1 展示了两轮实验的结果。该图描述了每轮实验结果为正面的累计比例随实验次数的变化情况,横坐标表示投掷次数,纵坐标表示投掷结果为正面的累计比例。

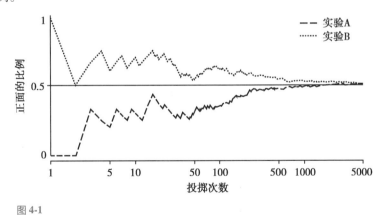

图 4-1

重复两轮实验投掷硬币 5000 次结果出现正面的比例

实验 A 以反面结果开始,然后是反面、正面、反面,可以发现实验 A 中正面的比例在前 2 次投掷时为 0,第 3 次投掷后正面的比例增加到 0.33。实验 B 与实验 A 不同,第一次投掷是正面,然后是反面、正面、正面,所以前两次投掷后正面的比例为 0.5,第 3 次投掷后正面的比例增加到 0.67,第 4 次投掷后正面的比例增加到 0.75。实验 A 正面的比例开始时低而实验 B 的比例高,可看出投掷硬币所产生的正面的比例在开始时差异较大。当投掷次数越来越多时,两个实验正面的比例都趋近于 0.5 并保持稳定。

图 4-1 的横坐标并非等比例变化,刚开始的横坐标的间距较大,后面横坐标的间距逐渐缩

小。这样安排是为了显示短期实验结果的变异很大,但随着实验次数的增加,两者结果趋于一致。

如果再做投掷这枚硬币5000次的第三轮实验,正面的比例最终会再次落在0.5。这时我们称0.5是正面的概率。概率0.5用图中水平实线进行表示。这里为什么可以说0.5就是投掷硬币正面的概率呢?下面从随机现象入手对概率进行解释。

服从特定的因果规律,从一定的条件出发,一定可以推出某一结果,这类现象称为“确定性现象”,也叫做必然现象。在自然界和社会还大量存在着另一类现象,我们称之为随机现象。随机现象(random phenomenon)是指在个别实验中结果不能预测但在大量重复实验后结果展现出一定规律的现象。例4-1的随机现象为投掷一枚硬币,在大量重复实验后,正面出现的比例趋于某个特定值即出现某种规律。在生活中经常遭遇不可预测性,但是我们很少看见同种随机现象有足够多的重复,即很少观察到随机现象中所描述的大量实验,这种实验就像例4-1中大量重复投掷硬币,该实验只不过是把一个抽象的概念形象化了。概率为0.5意味着“在一次非常大量重复的实验中,该现象发生了一半”。随机实验的不同结果往往称为随机事件(random event),投掷硬币实验中出现正面就是一个随机事件。随机事件是随机现象中的一种结果或一组结果。换言之,随机事件是随机现象中所有可能结果的一个子集。随机事件通常也简称为事件,一般采用大写字母A、B、C等来表示事件。在实验中必定发生的事件,称为必然事件;在实验中不可能发生的事件,称为不可能。

随机现象用数学语言来描述就叫概率模型。当投掷一枚硬币时,要么正面朝上要么反面朝上。如硬币是均匀的,可以认为任何一个结果出现的概率为1/2。对投掷硬币的描述可以分为两部分:①列出所有可能的结果;②列出每个结果出现的概率。

对这两部分的描述是一个概率模型的起点。让我们从描述一个随机现象的结果开始,然后学习怎样给结果分配概率。

概率(probability)

度量事件发生可能性大小的数量指标,称为概率。随机现象中的概率可被定义为随机实验无限重复中某随机事件所占的比例。

在一个概率模型中,事件有概率,本书采用 Pr 表示。事件概率分配所必须具有的属性是什么?即任何概率模型都应有的基本性质是什么?

概率的基本性质

1. 任何概率取值为0~1。

2. 所有可能的结局的概率加起来必须等于1。

3. 如两个事件互斥(没有共同可能的结局),两个事件至少一个发生的概率就是两个事件单独发生的概率之和,即概率的加法原则。

4. 一个事件不会发生的概率等于 1 减去这个事件会发生的概率。

对概率性质做进一步解释:①任何比例取值为 0~1,所以任何概率取值也为 0~1,一个事件的概率为 0 意味着这个事件不会发生,如果一个事件的概率为 1 意味着这个事件必然发生,一个事件的概率为 0.5 意味着在长期实验中这个事件发生占了总实验次数的一半;②因为每次实验都会产生一个结果,所以所有可能结果的概率之和必须精确地等于 1;③互斥事件指两个事件不可能同时发生。比如有红、黄、蓝三个球,如只能选一个的话,选红和选黄两个事件互斥,不会同时发生。如选红球的概率为 1/3,选黄球的概率也为 1/3,那么选到红球或黄球的概率就为 2/3;④如果事件为选择红球或黄球,其概率为 2/3,那么这个事件不会发生的概率就是剩下的 1/3,即选蓝球的概率。一个事件发生或不发生的概率加起来总是 1。

三、事件的概率运算

通过前面的讨论,我们学习了计算一些简单事件的概率,比如投掷一枚骰子时,我们知道每一种结果的概率都是 1/6。但我们常常会面临更为复杂的随机事件,它们通过种种关系与简单事件联系起来:例如投掷骰子时掷出的结果小于 2 或大于 4 的概率是多少? 在这里,"小于 2 或大于 4"就是一个复杂事件,它与简单事件(即每种可能的结果)联系起来,这时我们想设法利用这种联系,用简单事件的概率来计算复杂事件的概率,这就需要用到概率运算的基本法则来建立这种联系。

(一) 加法法则

事件 A 与事件 B 的和是指事件 A、B 中任意一个事件发生,用 Pr(A)表示事件 A 的发生概率。我们很容易理解概率具有以下特性:如果事件 A 和事件 B 是两个互斥事件,那么有两者之和的概率 Pr(A 或 B)= Pr(A)+ Pr(B)。掷骰子时,掷出的结果"小于 2"和"大于 4"是两个互斥事件,所以:

$$\Pr(X<2 \text{ 或 } X>4) = \Pr(X<2) + \Pr(X>4) = \frac{1}{6} + \frac{1}{3} = \frac{1}{2}$$

同样,如果求多个互斥事件的和,例如有事件 A、事件 B 和事件 C 及更多是互斥的,那么有 Pr(A,B,C 或更多事件)= Pr(A)+Pr(B)+Pr(C)+⋯。

例 4-2　用随机数发生器生成一个 0 到 1 的均匀分布的随机数 X,那么小数点后第一位是奇数的概率是多少?

"X 小数点后第一位是奇数"这个事件是下面 5 个互斥事件的和:$\{0.10 \leq X < 0.20\}$、$\{0.30 \leq X < 0.40\}$、$\{0.50 \leq X < 0.60\}$、$\{0.70 \leq X < 0.80\}$、$\{0.90 \leq X < 1.00\}$。由于 X 是 0 到 1 的一个均匀分布的随机数,所以以上概率均为 0.10,由此可得 5 个事件的和对应的概率等于 5 个事件概率的总和即 0.50。正如我们预期,随机数小数点后第 1 位有相同机会以奇数或偶数数字开始。

(二) 条件概率

概率计算中一个非常重要的话题就是事件的条件概率。要了解条件概率,往往从独立性开始。我国在 20 世纪 60 年代尚未实施计划生育政策时,多子女家庭并不少见。张先生和太太有 4 个孩子,都是女儿。一天张太太说:"我希望我们的下一个孩子不是女孩。"张先生的反应是:"在生了 4 个女儿之后,下一个肯定是儿子。"我们的问题是,张先生所说"再生一个肯定是儿子"对吗? 现实生活中,人们经常凭直觉对事物规律作出推测,这样的推测科学吗? 假设投掷一枚均匀的硬币两次,两个感兴趣的事件为

$$A = \{第一次投掷是正面\}$$
$$B = \{第二次投掷是正面\}$$

独立事件(independent event)

事件 A 是否发生对事件 B 发生的概率没有影响,这样的两个事件称为相互独立事件。

这里,第一次投掷硬币为正面(事件 A)是否发生对第二次投掷硬币为正面(事件 B)显然是没有影响的,所以两次投掷硬币的结果是相互独立的,两个事件之间是没有交集的。一般认为生儿生女的事件应是相互独立的,因此张先生的直觉可能有问题。

图 4-2 展示了另一种情形,两个事件不独立,即事件 A 和事件 B 有交集,此时 A 的发生可能改变或影响事件 B 的发生,这就涉及我们马上要开始学习的条件概率的概念。

在第二章第六节分类变量相关部分,我们讨论了利用了数据的边缘分布、条件分布等探索分类变量的相关问题。此处我们将正式定义条件概率。某一事件发生的概率可能会因为我们知道某个其他事件发生时而改变。例如在一场扑克比赛中,一名选手已手握 4 张牌但是他不知道牌面内容,他现在要推测:下一张拿到一张 A 的概率是多少? 此时包括他手上拿到的牌一共有 52 张牌,由于他不知道手上的牌,所以在他看来,他得到的

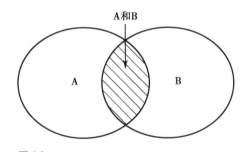

图 4-2
事件 {A 和 B} 的示意图

下一张牌可能是 52 张牌中的任何一张牌。我们知道 52 张牌有 4 个 A,所以他推测下一张牌拿到一张 A 牌的概率为:$\Pr(A) = \dfrac{4}{52} = \dfrac{1}{13}$。

以上计算的假设是该选手对自己的牌一无所知。现在,我们假设他已知道手上的 4 张牌的牌面内容并且其中 1 张是 A,此外他对其他的 48 张牌一无所知,只知道还有 3 个 A 牌在其中,那么该选手根据这些已知的信息推测下一张牌是 A 牌的概率为:

$$\Pr(A | 已经知道手上的 4 张牌,其中 1 张是 A) = \frac{3}{48} = \frac{1}{16}$$

可见,如果该选手在知道了 4 张牌中有 1 张 A 牌而其他 3 张非 A 的时候,那么他推测下一张牌是 A 牌的概率将会发生改变。

条件概率(conditional probability)

符号 $\Pr(A | B)$ 表示条件概率,它指在知道另一个事件 B 发生的情况下,某一事件 A 发生的概

率,符号"|"可理解为"考虑到"或"在什么条件下"。

条件概率是给定条件的概率,为理解和运用概率模型提供了另外一个视角。

接下来用条件概率来思考两个事件的积,如果事件 A 和事件 B 同时发生,则称为两个事件的积,记作{A 和 B}。假设网络用户中通过网络下载音乐为事件 A,网络用户中关心版权问题为事件 B,那么网络用户中通过网络下载音乐并且关心版权问题就称为两个事件的积。如果 29% 的网络用户通过网络下载音乐,而通过网络下载音乐的网民中 67% 关心版权保护问题,那么很容易计算在网络用户中通过网络下载音乐并且关心版权问题的网民所占的比例为 0.67×0.29 = 0.1943 = 19.43%。因此,有如下乘法法则。

乘法法则

假设 $\Pr(B|A)$ 是 A 发生时 B 发生的条件概率,那么事件 A 和事件 B 的积的概率即两个事件同时发生的概率,可以通过下面的公式得到:

$$\Pr(A \text{ 和 } B) = \Pr(A)\Pr(B|A) \qquad \text{式}(4\text{-}1)$$

可以将乘法法则扩展到多个事件同时发生的概率的计算,例如事件 A、事件 B、事件 C 的积的概率为:

$$\Pr(A \text{、} B \text{ 和 } C) = \Pr(A)\Pr(B|A)\Pr(C|A \text{ 和 } B) \qquad \text{式}(4\text{-}2)$$

例 4-3 调查显示,高中男运动员中只有 5% 在大学阶段继续运动生涯;而在大学阶段继续运动生涯的运动员中只有 1.7% 进入职业运动联盟;进入职业运动联盟的运动员中只有 40% 的人有超过 3 年的职业运动生涯,那么一名男高中运动员在大学阶段继续运动生涯然后进入职业联盟并有超过 3 年的职业运动生涯的概率为多少? 求解这个问题或许有助于高中运动员衡量学习和运动训练哪个更重要。

定义事件如下:

$$A = \{\text{在大学继续运动生涯}\}$$
$$B = \{\text{进入职业运动联盟}\}$$
$$C = \{\text{职业运动生涯超过 3 年}\}$$

$\Pr(A) = 0.05, \Pr(B|A) = 0.017, \Pr(C|A \text{ 和 } B) = 0.40$,那么可以计算 $\Pr(A \text{、} B \text{ 和 } C) = \Pr(A)\Pr(B|A)\Pr(C|A \text{ 和 } B) = 0.05 \times 0.017 \times 0.40 = 0.00034$。也就是说每 1 万名高中运动员只有约 3 个运动员可以在大学继续运动生涯进入职业联盟并有超过 3 年的运动生涯。

此外,根据乘法法则公式 $\Pr(A \text{ 和 } B) = \Pr(A)\Pr(B|A)$,我们可以用 $\Pr(A)$ 和 $\Pr(A \text{ 和 } B)$ 计算条件概率 $\Pr(B|A) = \dfrac{\Pr(A \text{ 和 } B)}{\Pr(A)}$。概率 $\Pr(B|A)$ 是在事件 A 发生的条件下计算的,如果事件 A 永远不发生,那么计算条件概率 $\Pr(B|A)$ 就没有意义,所以当我们说到 $\Pr(B|A)$,就要求 $\Pr(A) > 0$。

我们还可以用条件概率来定义事件的独立性。因为事件 A 的发生通常为我们提供了事件 B 是

否发生的一些额外信息,所以条件概率 Pr(B|A) 通常不等于无条件概率 Pr(B)。但如果知道 A 发生并没有提供 B 是否发生的额外信息,那么 A 和 B 就是独立事件,也就是有 Pr(B|A)= Pr(B),那么两个事件独立。

(三) 条件概率与树状图

实际的概率问题往往更加复杂,经常需要同时利用条件概率和乘法法则进行更加复杂的计算,那么有没有一种更直观简便利于理解的方法呢?下面我们用树状图来辅助解决一些问题。

例 4-4   微信聊天现已成为年轻人的主流聊天方式,调查显示在 18 岁以上的成年手机用户中,18 到 29 岁的手机用户中有 47% 进行微信聊天,30 到 49 岁的手机用户中有 21% 进行微信聊天,50 岁及以上的手机用户中有 7% 的人进行微信聊天。此外成年手机用户的年龄构成如下:29% 的手机用户在 18~29 年龄段,47% 的手机用户在 30~49 年龄段,剩下 24% 的手机用户是 50 及以上年龄段的。那么对于随机选择的一个成年手机用户,他使用微信聊天的概率是多少?

这是一个较复杂的概率问题,我们用图 4-3 的树状图来辅助回答这个问题,写在每条横线上的是条件概率。

这名成年手机用户在 3 个年龄阶段的概率分别为:

$$Pr(A_1)= 0.29, Pr(A_2)= 0.47, Pr(A_3)= 0.24。$$

采用 C 和 C^c 表示参与和不参与微信聊天的事件。18 到 29 岁年龄段的手机用户中参与微信聊天的概率为 $Pr(C|A_1)= 0.47$,而不参与微信聊天的概率为 $Pr(C^c|A_1)= 1-0.47 = 0.53$。

图 4-3 中表示了从年龄段 A_1 分支后是否微信聊天的分支的条件概率,其他两个年龄段分支后的各分支的条件概率也是如上的计算方法,每个年龄段分支后是否微信聊天分支的概率之和为 1。

有三条路径可以到达事件 C。通过加法法则可以计算 C 事件的概率为三条路径代表的互斥事件之和 Pr(C),通过 18 岁到 29 岁路径到达事件 C 的概率:

$$Pr(C \text{ 和 } A_1)= Pr(A_1)Pr(C|A_1)= 0.29×0.47 = 0.1363$$

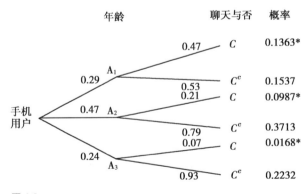

图 4-3

不同年龄段手机用户微信聊天的条件概率与树状图

同样，$\mathrm{Pr}(C\ \text{和}\ A_2) = \mathrm{Pr}(A_2)\mathrm{Pr}(C|A_2) = 0.47 \times 0.21 = 0.0987$

$\mathrm{Pr}(C\ \text{和}\ A_3) = \mathrm{Pr}(A_3)\mathrm{Pr}(C|A_3) = 0.24 \times 0.07 = 0.0168$

所以，$\mathrm{Pr}(C) = 0.1363 + 0.0987 + 0.0168 = 0.2518$，即图4-3*号表示的部分。因此随机选择一名成年手机用户，那么他约有25%的概率使用微信聊天。

第二节　概率分布

学习目标

- 理解离散型和连续型随机变量的概率分布
- 掌握随机变量的均数和方差的概念及其计算方法
- 掌握二项分布的概念、特征及其适用条件
- 掌握正态分布的概念及特征、正态曲线下面积规律及68-95-99.7法则

投掷4次硬币的结果可以记录为正面朝上（S）和反面朝上（F）组成的一个字符串，例如SFFS。但在统计中，我们希望尽量用数字来表示这类结果，比如在这个例子中，可以将结果记录为投掷4次硬币时正面朝上的次数。

可以发现使用数字去记录这类结果非常方便：令 X 为正面朝上的次数，如果结果为SFFS，则 $X = 2$；如果结果是FFFS，则 $X = 1$。X 的值是投掷4次硬币时正面朝上的结果，且结果随着实验的重复而不同。如果投掷次数为4，那么 X 的取值范围就为0、1、2、3、4。但是当投掷次数发生改变时，X 的取值范围就会随之发生变化，我们称这类变量 X 为随机变量。

随机变量（random variable）

随机实验中产生的结果用数值表示的变量叫随机变量。

在投掷硬币的例子中，随机实验是投掷4次硬币，而随机变量是正面朝上的次数。

通常用一些大写字母如 X 或 Y 表示随机变量；而小写形式 x 表示随机变量 X 的具体取值。例如硬币投掷试验中关心正面朝上的次数，X 表示硬币朝上的次数为一随机数字，可以取到诸多具体的 x 值。假设投掷2次硬币出现1次朝上的概率为0.3，则其对应的符号记为 $\mathrm{Pr}(X=x) = 0.3, x = 1$。在第一章与第二章中，我们使用的符号均为小写形式 x，表示此时的数据不再随机，而是通过实验或调查获得了具体值。而本章均使用大写形式 X，表示尚没有观察到数据，而在研究未来潜在数据的概率规律。后续章节中符号的大小写区分一般也将采用此规则。

一、离散型随机变量

我们已经学习了概率的运算法则，了解了计算某一事件概率的方法：即先得到组成某个事件的每一种结果的概率，再将各个结果的概率相加即可得到该事件的概率。当这些结果用数值来表示的话，它们就是随机变量的取值。在上述投掷4次硬币的例子中，当用 X 表示正面朝上的次数来表示

实验的结果时, X 是随机变量。在这个例子中, X 的取值是可以一一列出的,它的取值范围为 0、1、2、3、4。此时随机变量的取值是离散的,而非连续的实数区间。

离散型随机变量(discrete random variable)**及其概率分布**(probability distribution)

离散型随机变量 X 所有可能的取值可以像下表一样被罗列出来,其概率分布列出了所有取值及对应的概率。

X 取值范围	x_1 x_2 x_3 $\cdots$
概率	π_1 π_2 π_3 $\cdots$

其中,概率 π_i 必须满足以下两个条件:

1. 概率 π_i 的取值范围为 0 到 1。

2. $\pi_1 + \pi_2 + \cdots = 1$。

计算某个事件的概率只需要将构成这个事件各个结果的概率相加即可。

在大多数情况下,随机变量取值个数都是有限的,如上述投掷 4 次硬币正面朝上的次数 X 只有 5 个可能取值:0、1、2、3、4,该变量就为离散型。在有些情况下,随机变量的取值可能是无限的,比如投掷硬币直到出现正面朝上的结果前投掷的硬币次数 X,理论上这些值可以毫无遗漏地一个接一个地排列出来,所以这种情况下 X 也是离散型随机变量。

例 4-5 假设一个离散型随机变量 X 为投掷 4 次硬币时正面朝上的次数,那么该随机变量 X 的概率分布是什么?

首先作以下两个假设:①硬币是均匀的,即投掷硬币时正面朝上(S)和反面朝上(F)是有相同机会发生的。②硬币没有记忆,即每次投掷硬币的实验之间相互独立。

通过独立事件的乘法法则,理论上出现 SFFS 结果的概率为:

$$\Pr(\text{硬币序列} = \text{SFFS}) = \frac{1}{2} \times \frac{1}{2} \times \frac{1}{2} \times \frac{1}{2}$$

可以知道,按照 SFFS 的形式罗列结果,一共可以罗列 16 个可能的结果,16 种可能结果的概率都为 1/16。而当用投掷 4 次硬币正面朝上的次数 X 来表示结果时, X 的可能值为 0、1、2、3 和 4,并且可以知道这些值是不等可能的,比如 $\{X = 0\}$ 只有一种形式即 FFFF,所以

$$\Pr(X = 0) = \frac{1}{16} = 0.0625$$

而 $\{X = 2\}$ 有六种发生形式,所以,

$$\Pr(X = 2) = \frac{X = 2 \text{ 发生的情况}}{16} = \frac{6}{16} = 0.375。$$

可以用相同的思路求出每个 X 取值的概率, X 的概率分布为:

X 取值范围	0	1	2	3	4
概率	0.0625	0.25	0.375	0.25	0.0625

根据变量 X 的概率分布,列出如图 4-4 所示的概率分布示意图:

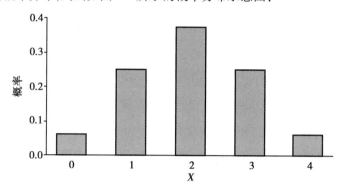

图 4-4

投掷 4 次硬币正面朝上次数的概率分布示意图

此示意图是该实验的理论概率分布,是重复无限多次实验时结果的理想化的概率分布,可以看出此概率分布是完全对称的。通过直方图可以直观地比较两个不同的概率分布。

下面我们运用概率法则计算 $\Pr(X \geqslant 2)$ 和 $\Pr(X \geqslant 1)$。

可以通过 X 的概率分布计算出投掷硬币时至少两个正面朝上的概率是:

$$\Pr(X \geqslant 2) = 0.375 + 0.25 + 0.0625 = 0.6875$$

至少一个正面朝上的概率可以通过补集法则得到:

$$\Pr(X \geqslant 1) = 1 - \Pr(X = 0) = 1 - 0.0625 = 0.9375$$

在实验中,当使用简单随机抽样从一个总体中选择 n 个样本并一一询问答案是或否的问题时,可以考虑上述投掷硬币 n 次的模型。

例 4-6 一所大学对英语课程的成绩分布进行研究。在最近一学期的英语课程中,成绩分布如下:得 A 的占 31%,B 占 40%,C 占 20%,D 占 4%,E 占 5%。随机选择一名学生,所谓"随机选择"是指每个学生都有相同的机会被选到。将选到的学生的成绩记为随机变量 X,那么随机变量 X 的概率分布是怎样的?

根据题意,随机变量 X 的概率分布如下:

X 取值范围	A	B	C	D	E
概率	0.31	0.40	0.20	0.04	0.05

此外,从随机变量 X 的概率我们还可以得到一些其他信息,根据概率的加法法则,你能计算随机选到的学生获得 B 或更好等级的概率吗?

二、连续型随机变量

上述的变量 X 为投掷 4 次硬币正面朝上的次数,这个变量的取值是可以一一列出的,而在生活中会遇到很多 X 的取值无法——列出的情况,例如测量学生身高时,学生的身高为随机变量 X,显然变量 X 的取值是无穷多的,并且不能毫无遗漏地逐一排列,而是充满某个数值区间。

当从 0 到 9 之间的整数中随机选择一个数字,选出的数字为随机变量 X,这是一个离散型随机变量,按照其概率分布,10 个可能结果中每一个结果 0,1,2,3,4,5,6,7,8,9 出现的概率均为 1/10。但假设从 0 到 1 之间随机选择任意一个数,允许 0 到 1 之间的任何数字作为结果,结果就无法像上面一样——列出,这一过程我们可以通过后述蒙特卡罗模拟中的随机数发生器模拟实现抽样这个过程。图 4-5 所示的转盘可辅助我们思考随机数的选择问题:指针代表选择的随机数,它可以停在从 0 到 1 的任意位置,也就是该变量的取值范围是从 0 到 1 的整个区间。

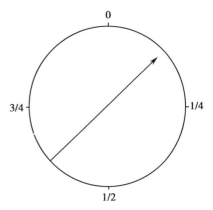

图 4-5
0 到 1 之间的随机数转盘图

这里,$\{0.3 \leqslant X \leqslant 0.7\}$ 这个随机事件的概率为多少? 可以知道的是所有随机数字都是等可能被选择的,但我们却不能像离散型随机变量的概率模型一样预先得到每一个独立结果的概率然后相加得到 $\{0.3 \leqslant X \leqslant 0.7\}$ 的概率,因为该事件包含了无限多的可能值。所以我们需要了解另一种分配概率的方式——概率密度曲线下的面积。

概率密度曲线(probability density curve)

概率密度曲线是位于横轴上方用于描述概率分布的曲线,该曲线下面积为 1,对应概率为 1。某事件在概率密度曲线下对应某一区间的面积即为该事件的概率。

在第一章第一节,我们知道直方图是描述数据整体分布的方法,如图 4-6 所示,概率密度曲线可看成是直方图一种平滑的近似。

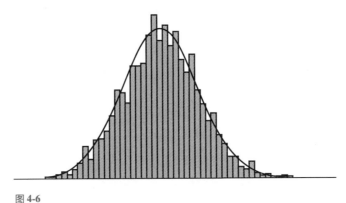

图 4-6
概率密度曲线与直方图关系的示意图

连续型随机变量(continuous random variable)及其概率密度曲线

连续型随机变量X是取值范围充满某一数值区间的变量,即连续型随机变量在忽略测量精度的条件下可以取到该区间中的任意一个值。X的概率分布由概率密度曲线表示。某事件的概率可以通过概率密度曲线下对应的面积得到。

根据连续型随机变量的解释,上述随机数转盘实验中$\Pr(0.3 \leqslant X \leqslant 0.7)$的计算需先绘制出其概率密度曲线。图4-7中绘制出了该实验的概率密度曲线,因为[0,1]区间内的随机数被选择的可能性相等,而其他区间内随机数被选择的概率为0,所以概率密度曲线在区间[0,1]的高度应该相等,而在其他区间高度为0。[0,1]区间的长度为1,而又需要整个区间[0,1]的概率密度曲线下总面积为1,所以曲线在该区间内的高为1。该实验中各个事件的概率可以通过该事件对应区间的面积求出。事件$\{0.3 \leqslant X \leqslant 0.7\}$对应的矩形面积如图4-7(A)所示,随机数发生器产生在0.3和0.7之间的数字X的概率$\Pr(0.3 \leqslant X \leqslant 0.7) = 0.4$。

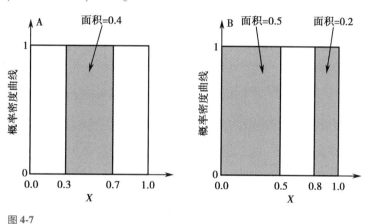

图 4-7

0到1之间均匀随机数的概率密度曲线

类似地,如图4-7(B)所示,通过概率密度曲线下面积,我们可以得到$\Pr(X \leqslant 0.5) = 0.5$,$\Pr(X > 0.8) = 0.2$,$\Pr(X \leqslant 0.5$ 或 $X > 0.8) = 0.7$。

图4-8展示了一般情况下连续型随机变量的概率密度曲线的形式。

连续型概率分布中某一个具体结果的概率都趋近于0,只有在一个区间内才有概率。这点与离散型随机变量的概率分布不同,其概率值不是赋予一个个具体的结果而是充满了某个区间。为了验证这个说法,我们考虑上述图4-5的随机数转盘的$\Pr(X = 0.8)$的值,我们已知道该例中某一事件的概率可以用该事件对应区间的长度表示,例如随机数在[0.79,0.81]的概率为0.02,在区间[0.799,0.801]的概率为0.002,在区间[0.799 999,0.800 001]的概率为0.000 002。由此可见越接近0.8这个点,其概率越趋近0。

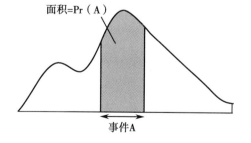

图 4-8

一般情况下的概率密度曲线

　　另外值得一提的是连续型变量是一种数学上的抽象概念。在现实中,变量一般都有某种度量单位,只能在该单位下测量到一定的精度,如身高,实际操作中如果用厘米做单位,精度一般为小数点后一位。故实际操作测量后得到的这类变量必然是离散的。但实际的情况是即使两个相等的值通常也只是近似相等,例如172.1001cm与172.1002cm,小数点后一位两者是相等的,但真实的情况是两者的差异受限于测量精度而无法体现。另外一个使用连续型随机变量的原因是其更容易进行统计处理。

三、随机变量的均数与方差

　　常说赌博的输赢靠的是运气,但最后赢钱的却总是赌场老板。短期来看,输赢的确无规律可言,但长期下来就能体现出一个平均输赢。

　　例4-7　在每一局赌博中,老板的赢钱概率为6/11,赌徒的赢钱概率为5/11,两者赌注均为11元,如果赌博结果为赢钱则赌徒获得老板的赌金,反之则输掉11元。看似大家赢钱的机会差不多,如果只进行几局赌博,结果有可能是赌徒赢也有可能是老板赢,也就是我们说的全凭运气。但是如果将此赌博进行10万次以上,结果几乎一定是老板赢钱,并且平均下来每局会赢1元。通过这部分的学习,就可以了解赌博的危害。

　　描绘随机变量的概率分布图和密度曲线类似于前面我们对数据分布的描绘。我们采用统计图表和统计指标如均数和标准差来描述数据,也将采用同样的方式来描述随机变量的概率分布。但注意这里用于描述概率分布特征的统计量(如均数和方差),讲的是具有某种概率分布的随机实验无限次重复后得到的特征指标,如将赌博进行10万次以上,这10万次随机实验包括输赢两种结果,其中赢的比例为6/11,输的比例为5/11,因为实验次数足够多,所以可以把这一比例看成是相应的概率,然后通过均数这个数值型指标对此分布进行描述。类似地,我们也可以算出看似碰运气的赌博游戏中输赢的方差。在本节我们将学到更多如何计算这些描述指标的方法以及它们所遵循的法则。

(一) 随机变量的均数

　　在第一章中,我们讲到均数 $\bar{x}$ 是指某样本所有观测值的平均值,是描述样本数据特征的一个统计量。在本章定义的随机变量是指某个随机实验的数值型结果,如果将某个随机实验大量重复足够多次并且记录这个随机变量的结果值,那么可以把这个随机变量的均数看作是一个非常大样本的平均值,在这里我们可以把这些结果值的相对频率看成是它们的概率。如果把全部随机实验看成是相应的总体,那么这些随机变量的均数就是这个总体的一个参数(这里的参数是指描述总体分布的特征数值,详见第四章),它表示长期大量重复某随机实验的情况下,随机变量 X 的平均取值。这里我们需要将随机变量的均数与第一章中样本数据的均数 $\bar{x}$ 加以区分。

　　随机变量的均数与样本均数:正如概率是对长期大量重复某实验后某个事件发生频率的理想描述,概率分布的均数同样描述的是长期大量重复实验后的平均值,因此我们不能把这个均数也用符号 $\bar{x}$ 表示,而需要一个不同的符号加以区分,用于表示概率分布均值的常用符号是希腊字母 μ。需要注意,我们经常会用 μ_x 而不是简单的 μ 来表示随机变量 X 的均数,这样有利于我们理解描述的到底是哪一个随机变量。对于一个特定总体而言,样本观测值会随抽取的样本不同而变化,相应的样本均数也会因样本的不同而变化。但是随机变量 X 的均数是一个描述总体特征的参数,它是随机变量所有可能取值的平均值。例如我们想了解某地区某一年龄段青少年的平均身高是多少,这里某地区这一年龄段所有青少年的身高就是我们研究的特定总体人群,假定随机抽取 100 名青少年作为一次抽样,抽样过程导致抽出的每个青少年的身高为一个随机变量,不同的抽样包含的青少年对象不同,因此每次抽样的样本均数也随之变化。但是随机变量的均数是概率分布特征的一个参数,是一个客观存在的固定数值,并不会随着抽样样本的不同而发生改变。此时随机变量 X 的均数就是某地区所有青少年的平均身高,这是一个客观存在的数值,描述的是该总体人群的平均身高水平。更一般地,随机变量 X 的均数是指随机变量所有可能值的平均,但它不是一般意义下的平均,而是要把每个取值都按照它的概率来加权之后的平均,每个可能取值的权重就是 X 取这个值的概率。换句话说,不能简单地将所有可能值直接取平均,因为每个可能值出现的概率有可能不相等。

随机变量 X 的均数也常被称作 X 的期望值(expectation),但该术语可能产生歧义,因为我们并不期望随机抽取一个观测值就能接近 X 的期望值,我们强调的是随机变量 X 的均数或者期望值是在长期大量重复某随机实验产生的所有结果值的平均,所以本书使用均数这个术语以便于理解。

例 4-7 续 X 表示一局赌博中赌场老板的平均收入,那么这一随机变量的概率分布和它的均数是怎样的?

随机变量 X 概率分布为:

X 取值范围	11	-11
概率	6/11	5/11

此随机实验由输和赢两种情况构成,则总体就包括输和赢两种结果,在这个例子中每种结果出现的概率如上表所示。如果赌博结果为赢钱则随机变量 X 取值为 11,反之则取 -11。

多局赌博后他的平均收入是多少呢?两种可能结果 11 元和 -11 元的一般平均值是 0 元,显然这样简单取平均值是没有意义的,因为有可能赢 11 元的概率和输 11 元的概率不相同。在很多局赌博后他赢的概率为 6/11,输的概率为 5/11,那么很多局赌博后他的平均收入应为 $11 \times 6/11 + (-11) \times 5/11 = 1$ 元,即长期赌博下去这位老板平均每局会赢 1 元。

可以通过上例那样算出任何一个离散型随机变量的均数,因为它是随机变量所有可能结果值赋予相应概率权重后的加权平均。所有的概率总和为 1,所以我们将总权重 1 分散在所有的结果中。如果某个结果出现的次数占一半则它的概率为 1/2,在计算均数时该结果得到 1/2 的权重。

1. 离散型随机变量的均数 下面是离散型随机变量均数的一般性定义:

离散型随机变量的均数

设 X 是离散型随机变量,其概率分布如下:

X	x_1	x_2	x_3	$\cdots$	x_K
概率	π_1	π_2	π_3	$\cdots$	π_K

每个可能的取值与其概率的乘积之和就是所求的 X 的均数：

$$\mu_X = x_1\pi_1 + x_2\pi_2 + \cdots + x_K\pi_K$$

$$= \sum x_i\pi_i \tag{式(4-3)}$$

将概率 π_i 作为相应取值的权重说明了均数就是长期大量重复实验下随机变量的平均值这一含义。

再次强调的是,在计算随机变量的均数时一定要考虑概率这个权重,下面通过两个例子来展示不同取值的概率是如何影响均数的位置的。

例 4-8　如果每个随机数字的首位数都以相同的概率出现,各随机数字的首位数字 X 的概率分布如下：

X	1	2	3	4	5	6	7	8	9
概率	1/9	1/9	1/9	1/9	1/9	1/9	1/9	1/9	1/9

则 X 的均数为

$$\mu_X = 1\times\frac{1}{9} + 2\times\frac{1}{9} + 3\times\frac{1}{9} + 4\times\frac{1}{9} + 5\times\frac{1}{9} + 6\times\frac{1}{9} + 7\times\frac{1}{9} + 8\times\frac{1}{9} + 9\times\frac{1}{9} = 5$$

例 4-9　本福特定律(Benford's law)作为一种概率分布,描述了很多实际情况下一些数字的首位数有不同的概率分布,下面计算本福特定律下首位数字分布的均数。下面是服从本福特定律的首位数字概率分布。用字母 V 表示这一随机变量以区分上例中的随机变量 X,那么随机变量 V 的分布如下：

V	1	2	3	4	5	6	7	8	9
概率	0.301	0.176	0.125	0.097	0.079	0.067	0.058	0.051	0.046

则 V 的均数为 $\mu_V = 3.441$。

图 4-9 分别在两个概率密度分布图中展示了变量 X 和 V 的均数。离散型均匀分布的图 4-9(A)是对称的,即随机抽取的 1 到 9 之间的数字的时候,其均数正好落在对称中心。但是我们不能直观地从图 4-9(B)中看出服从本福特定律的右偏态分布的均数位置。

上面讲解了离散型随机变量的均数计算过程,连续型随机变量均数的解释与离散型随机变量一致,但其具体计算需要用到微积分等高等数学知识,所以这里不对连续型随机变量的情况展开阐述。

2. 随机变量之和的均数计算法则

例 4-10　银行某职员每个月的工资构成是底薪加提成,由于每个月的业绩不同,工资也时高时低,但是长期下来,平均每个月的工资收入约为 5000 元,此外他还利用周末时间出去开网约车,虽然每次出去开车挣的钱时多时少,但是长期下来,他每个月周末开网约车的平均收入是 2000 元。那么

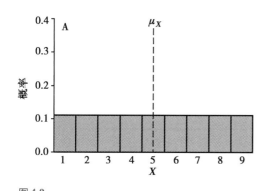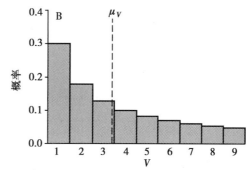

图 4-9

不同概率分布示意图中的均数位置

他平均每个月总的收入是多少呢?

以更正式的语言来表述,该职员月工资是随机变量 X,其值随其每月业绩不同而不同。我们知道每月的平均工资 $\mu_X = 5000$ 元。每个月周末开网约车是另一个随机变量 Y,其均数为 $\mu_Y = 2000$ 元。他每个月总的收入是另外一个随机变量,即 $X+Y$。其均数 μ_{X+Y} 是工资收入和开网约车收入之和的平均数,这涉及到一条很重要的随机变量均数的运算法则。

随机变量均数的加法法则

如果 X 和 Y 是两个随机变量,随机变量 X 与 Y 的和记为随机变量 Z,即 $Z=X+Y$,则随机变量 Z 的均数 μ_Z 可表示为 μ_{X+Y},那么随机变量 X 与 Y 之和的均数就等于 X 的均数加上 Y 的均数,即:

$$\mu_{X+Y} = \mu_X + \mu_Y \qquad\qquad 式(4\text{-}4)$$

例 4-10 续 该职员平均每月的总收入为

$$\mu_{X+Y} = \mu_X + \mu_Y = 7000 \text{ 元}$$

这里 μ_{X+Y} 表示他平均每个月的总收入,是长期下来的一个平均水平,其结果等于平均每个月的工资收入加上平均每个月的周末网约车收入。

(二)随机变量的方差(variance)

均数是对分布集中位置的测量,基本的数值型描述还要求对分布的离散程度或变异程度进行测量。当选择均数来测量集中趋势时,与之对应,方差和标准差常用来测量离散程度。如同均数一样,我们也需要一个简洁明了的符号来区分随机变量的方差和某个数据集的方差 s^2,我们将随机变量 X 的方差记为 σ_X^2,此时下标提示我们记录的是哪一个变量。随机变量方差的定义类似于第一章样本方差 s^2 的定义,也就是随机变量 X 的离均差平方和的平均值。就均数而言,考虑到各种结果发生的概率可能不等,因此平均数是指每个结果值都赋予了相应概率权重后算出的各结果值的加权平均数。随机变量的方差同样如此,它是每个结果值与均数的差值(即离均差)的平方乘以该值的概率后再相加得到的平均值,即各结果值的概率就是该值的离均差平方的权重,而标准差就是方差的平方根。

1. 离散型随机变量的方差 如同随机变量的均数计算,由于离散型随机变量的取值可以一一列举出来,那么只要知道各个可能取值的概率,我们就可以用公式计算离散型随机变量的方差,下面是其定义。

离散型随机变量的方差

假定 X 是一个离散型随机变量,其分布如下:

X	x_1	x_2	x_3	$\cdots$	x_K
概率	π_1	π_2	π_3	$\cdots$	π_K

X 的方差等于每个可能取值与均数差值的平方,与该值概率相乘之和,即

$$\sigma_X^2 = (x_1-\mu_X)^2\pi_1 + (x_2-\mu_X)^2\pi_2 + \cdots + (x_K-\mu_X)^2\pi_K$$
$$= \sum(x_i-\mu_X)^2\pi_i \qquad\qquad 式(4\text{-}5)$$

$(x_i-\mu_X)^2$ 表示 X 取值为 x_i 时与均数 μ_X 距离的平方,σ_X^2 表示该平方值的平均数,最终描述了随机变量 X 的离散程度。

例 4-11　求标准差和方差:假设艺术学院学生秋季学期选课数量的分布如下:

选课数量 X	1	2	3	4	5	6
概率	0.05	0.05	0.13	0.26	0.36	0.15

设随机变量 X 是秋季学期的选课数量,x_i 是 X 的可能取值,π_i 是 $X=x_i$ 时的概率,则可以通过下面表 4-1 表格形式排列计算过程来求得 X 的均数和方差。其中,μ_X 和 σ_X^2 是指表中的列和。

表 4-1　学生秋季选课数量的均数和方差

x_i	π_i	$x_i\pi_i$	$(x_i-\mu_X)^2\pi_i$
1	0.05	0.05	$(1-4.28)^2\times0.05 = 0.53792$
2	0.05	0.10	$(2-4.28)^2\times0.05 = 0.25992$
3	0.13	0.39	$(3-4.28)^2\times0.13 = 0.21299$
4	0.26	1.04	$(4-4.28)^2\times0.26 = 0.02038$
5	0.36	1.80	$(5-4.28)^2\times0.36 = 0.18662$
6	0.15	0.90	$(6-4.28)^2\times0.15 = 0.44376$
合计	1.00	$\mu_X=4.28$	$\sigma_X^2=1.662$

得到 X 的方差 $\sigma_X^2=1.662$,X 的标准差即为 $\sigma_X = \sqrt{1.662} = 1.289$。标准差是对学生秋季所选课程数量变异程度的测量。后面将学到一种重要的连续型随机变量的概率分布——正态分布,在正态分布中,将更加容易和深刻地理解标准差的含义。

虽然可以直接利用公式计算出离散型随机变量的方差,但是对于连续型随机变量的方差计算需要用到微积分等高等数学知识,所以这里不对连续型随机变量的情况展开阐述,但是其方差计算的

思想与离散型随机变量的方差完全相同。

2. 方差和标准差的两条法则　　前面讲到随机变量和的均数总是等于它们均数的和,但是对于方差而言这种相加规则仅适用于某些特殊情况。为了理解其中缘由,用 X 表示一个家庭收入的开销比例,Y 表示家庭收入的存款比例。随着 X 的增加,Y 则以相同的数量减少。尽管 X 和 Y 可能随不同的年份变异很大,但是它们的和 $X+Y$ 总是等于100%且恒定不变。但是变量 X 和 Y 之间的相关性导致它们的方差不能直接相加计算。

(1)相关性:当随机变量之间相互不独立时,它们和的方差取决于它们之间的相关性和它们各自的变异性。在上述家庭财务问题中,$Y=100-X$。这是一个斜率为负的完全线性相关,所以 $X+Y$ 和的方差不能简单通过 X 的方差与 Y 的方差相加得到。

(2)独立性:如果随机变量之间相互独立,这些变量值之间的此种关联性就不存在了,那么它们的方差就可以直接相加。如果仅包含变量 X 的某个事件发生与否,没有告诉我们仅包含变量 Y 的任一事件发生与否的相关信息,那么我们就说这两个随机变量 X 和 Y 相互独立。此时两个相互独立的随机变量之间的相关系数为0。当随机变量描述表面上看起来彼此互不影响的两个事件时,概率模型通常假定相互独立。但是在每一个实际问题中,都应考虑相互独立的假设是否合理。这里只考虑相互独立的情况,不独立的情况参见相关概率论书籍。下面是这种情形下经常用到的两条方差法则。

相互独立随机变量方差的加法法则

1. 如果 X 是一个随机变量且 b 是常数,随机变量 X 与常数 b 的乘积记为随机变量 Z,即 $Z=bX$,将随机变量 Z 的方差 σ_Z^2 表示为 σ_{bX}^2,则随机变量 X 与常数 b 的乘积的方差就等于 X 的方差乘以常数 b 的平方,即:

$$\sigma_{bX}^2 = b^2 \sigma_X^2 \qquad\qquad \text{式}(4\text{-}6)$$

2. 如果 X 和 Y 是相互独立的两个随机变量,随机变量 X 与 Y 的和记为随机变量 Z,即 $Z=X+Y$,随机变量 Z 的方差 σ_Z^2 可表示为 σ_{X+Y}^2,则 X 与 Y 的和的方差就等于 X 的方差加上 Y 的方差,即:

$$\sigma_{X+Y}^2 = \sigma_X^2 + \sigma_Y^2 \qquad\qquad \text{式}(4\text{-}7)$$

这就是相互独立的随机变量之间方差的加法法则。

通过取方差的平方根可以求得标准差。

以上法则可作如下解释:

(1)因为方差是离均差平方和的平均值,当 X 乘以一个常数 b 时,其均值 $\mu_{bX}=b\mu_X$,根据方差的定义有

$$\sigma_{bX}^2 = \frac{\sum (bx_i - \mu_{bX})^2}{N} = \frac{b^2 \sum (x_i - \mu_X)^2}{N} = b^2 \sigma_X^2$$

(2)对于相互独立的随机变量,因为其相关系数为0,即随机变量 X 的发生情况对 Y 的发生情况没有任何影响,那么随机变量 X 的变异与 Y 的变异无关,其和 $X+Y$ 的变异也就等于 X 的

单独变异加上 Y 的单独变异,即相互独立的随机变量之和的方差等于各随机变量方差之和。

如同数据描述,相比方差,我们更偏好用标准差来测量某个随机变量的变异程度。方差的第二条规则表明了独立随机变量之间的标准差不具有相加性。例如,X 和 Y 的标准差都等于 σ,它们之和的标准差为 $\sqrt{2}\sigma$,而非 2σ。

现实中,常常会遇到不同的方案抉择,这时不仅要考虑均值大小,也要考虑变异程度如方差大小。下面是一个关于投资方案的例子:

例 4-12　某投行现有甲乙两个备选项目投资,随机变量 X 表示甲项目的盈利,随机变量 Y 表示乙项目的盈利,其具体分布如下表所示,分别计算它们的均数和方差以及总的均数和方差,并以此提出两个项目同时投资的建议。

甲项目:

X(万元)	0	500	1000
概率	0.2	0.5	0.3

乙项目:

Y(万元)	300	600	800
概率	0.35	0.4	0.25

根据离散型随机变量的均数和方差计算公式,甲项目的均数和方差分别为:

$$\mu_X = 0 \times 0.2 + 500 \times 0.5 + 1000 \times 0.3 = 550$$

$$\sigma_X^2 = (0-550)^2 \times 0.2 + (500-550)^2 \times 0.5 + (1000-550)^2 \times 0.3 = 122\,500$$

乙项目的均数和方差分别为:

$$\mu_Y = 300 \times 0.35 + 600 \times 0.4 + 800 \times 0.25 = 545$$

$$\sigma_Y^2 = (300-545)^2 \times 0.35 + (600-545)^2 \times 0.4 + (800-545)^2 \times 0.25 = 38\,475$$

由于甲项目的盈利情况与乙项目的盈利情况没有任何关系,所以随机变量 X 和随机变量 Y 可以看作满足相互独立的条件,则根据均数和方差的加法法则,甲项目和乙项目盈利之和的均数与方差分别为:

$$\mu_{X+Y} = \mu_X + \mu_Y = 550 + 545 = 1095$$

$$\sigma_{X+Y}^2 = \sigma_X^2 + \sigma_Y^2 = 122\,500 + 38\,475$$
$$= 160\,975$$

甲项目平均盈利 550 万略多于乙项目的平均盈利 545 万,但是甲项目的方差 122 500 远大于乙项目的方差 38 475,即甲项目盈利情况的变异要大得多,如果投资者相对保守,则可能偏好乙方案,但如果投资者充满冒险精神,或许也可考虑甲方案。如同时投资,则平均盈利 1095 万,方差为 160 975万^2。

四、二项分布与 Poisson 分布

前面学到概率分布是用来描述随机现象的基本工具,也是统计推断的基础。任何统计推断方法都离不开概率分布的概念和各种具体分布的性质。在概率论中,离散型随机变量是指其所有可能取值为有限个数或者是可以列表的随机变量,离散型随机变量的概率分布是指给出随机变量 X 所有可能的取值以及相应的概率。这里将介绍两种重要的离散型分布,二项分布与 Poisson 分布,我们将详细讲解前者而后者仅简单介绍其基本含义。

例 4-13 考试中的"瞎蒙",假设某同学在考试中有 5 道四选一的选择题完全不会,答案全凭"瞎蒙",那么该同学至少猜对 3 道题的概率是多少呢?

有没有现成的结论直接计算求得 X 的概率分布呢? 二项分布可以帮助我们来解答这个问题。

(一) 二项分布的概念

伯努利实验(Bernoulli trial)是只有两种可能结果的单次随机实验,其结果可能为"成功"或"失败"。这里实验结果定义为"成功"还是"失败"由研究者决定,如果我们感兴趣的某种结果发生了,我们就记为"成功",否则记为"失败"。例 4-13 中每一道题的答案只有正确(即"成功")和错误(即"失败")两种互斥结果,我们可以把每回答一道题看作一次伯努利实验,由于全凭瞎蒙,填写 4 个选项的概率相等,而正确答案只有一个,所以每道题猜对的概率均为 1/4,这就构成了伯努利概率模型。一共进行了 5 次实验,且各次实验相互独立。用随机变量 X_1 表示第一道题的结果,如果实验结果为蒙对了,则 $X_1 = 1$,如果实验结果为蒙错了,则 $X_1 = 0$。那么 X_1 的概率分布为:

X_1	1	0
概率	π	$1-\pi$

其中 π 是实验结果为"成功"的概率,在本例中为 1/4。我们称随机变量 X_1 为伯努利随机变量,其概率分布称为伯努利分布。根据前面讲述的离散型随机变量均数与方差的计算方法,可算出一次伯努利实验中随机变量 X_1 的均数为:$\mu_{X_1} = 1 \times \pi + 0 \times (1-\pi) = \pi$,方差为:$\sigma_{X_1}^2 = (1-\pi)^2 \pi + (0-\pi)^2 (1-\pi) = \pi(1-\pi)$。

二项分布描述的是 n 次伯努利实验中"成功"次数的分布,如果 n 次实验中有 k 次成功,$(n-k)$ 次失败,则其概率为 $\pi^k(1-\pi)^{n-k}$。但是,k 次成功可以在 n 次实验的任何地方出现,因此,X 次成功分布在 n 次实验中共有 C_n^k 个不同的方式。现将以上推理总结如下。

二项分布(Binomial distribution)

将一个"成功"概率为 π 的伯努利实验独立地重复 n 次,令 X 表示在这 n 次实验中"成功"出现的次数,X 可能取的值是 $0,1,2,\cdots,n$,根据 n 次伯努利实验中"成功"总次数等于 k 的概率计算公式,得到 X 的概率分布为:

$$\Pr(X=k)=\frac{n!}{k!\,(n-k)!}\pi^{k}(1-\pi)^{\,n-k},k=0,1,2,\cdots,n \qquad\qquad 式(4\text{-}8)$$

其中 $\pi\in[0,1]$。称此分布为二项分布,它的两个参数是 n 和 π。

图 4-10 展示了 n 和 π 取不同值时二项分布的概率分布。

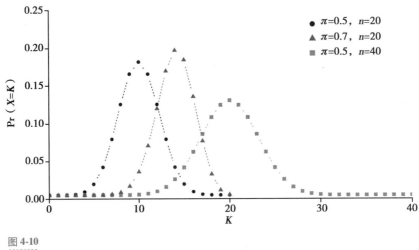

图 4-10
二项分布概率分布

随机变量 X 服从参数为 n 和 π 的二项分布,常记作 $X\sim B(n,\pi)$。不难看出,n 是人为设定的,π 是二项分布的参数,n 决定了 X 的取值范围,n 和 π 决定了 X 的概率分布。显然,伯努利分布是 $n=1$ 时的二项分布。

简言之,二项分布描述的是 n 次伯努利实验中"成功"次数的分布。

（二）二项分布的性质

根据上节随机变量之和的均数、方差的加法法则,当各随机变量相互独立时,各随机变量和的均数、方差等于各随机变量均数的和、方差的和。单次伯努利实验中,X_1 的均数 $\mu_{X_1}=\pi$,方差 $\sigma^2_{X_1}=\pi(1-\pi)$,即 n 次伯努利实验中随机变量 X 的均数、方差是单次伯努利实验 X_1 的均数、方差的 n 倍。而标准差是相应总体方差的平方根。不同的 n 和 π 决定了不同的二项分布,但它们都有一些共同的性质。

二项分布的性质

设 X 服从二项分布 $B(n,\pi)$,则 X 具有如下性质:

1. X 的均数 $\mu_X=n\pi$。

2. X 的方差 $\sigma^2_X=n\pi(1-\pi)$。

3. X 的标准差 $\sigma_X=\sqrt{n\pi(1-\pi)}$。

例 4-13 续　设 X 为答对的题数,则 X 服从 $n=5$、$\pi=1/4$ 的二项分布,记为 $X\sim B(5,1/4)$,其概率分布为:

$$\Pr(X=k) = \frac{5!}{k!\,(5-k)!}\left(\frac{1}{4}\right)^{k}\left(\frac{3}{4}\right)^{5-k}, k=0,1,2,3,4,5$$

因此,该同学至少能猜对 3 道题的概率为

$$\Pr(X \geqslant 3) = \Pr(X=3) + \Pr(X=4) + \Pr(X=5) \approx 0.1035$$

也就是说,该同学完全靠猜的话,5 道题中至少能答对 3 道题的概率近似 1/10。同时我们也可以算出本例中随机变量 X 的均数为 $\mu_X = n\pi = 5 \times (1/4) = 5/4$,对这个数值的解释可表述为:每猜 5 道题就是一次随机实验,当大量重复此随机实验时,比如同时有数以万计的学生都来参加考试并且都全凭运气猜这 5 道题,那么考试结果就是平均每个学生猜对的题数是 5/4。

（三）二项分布的适用条件

若随机变量 X 服从二项分布 $B(n, \pi)$,则 X 需满足如下条件:

1. 互斥性　每次随机实验只会发生两种对立的可能结果之一(成功或失败),即伯努利实验的结果。

2. 稳定性　在相同实验条件下,每次实验产生某种结果(如成功)的概率固定不变。实际工作中,参数 π 往往未知,但可以通过大量的重复实验,根据观测值的样本率 p 来估计参数 π。因为当某随机实验重复很多次时,某结果发生的频率可看作是它的概率。

3. 独立性　重复实验是相互独立的,即每次实验产生何种结果不受其他各次实验的影响。

注意:二项分布是离散型随机变量概率分布中重要的一部分,在应用二项分布时最重要的环节是区分什么情况下能用二项分布,什么情况下不能用二项分布。通过检查二项分布的适用条件,我们可以做到这一点。

例 4-14　现在考察以下情形是否属于二项分布?

(1)孩子从父母获得基因,某对特定父母的每个孩子血型是 O 型的概率是 0.25,如果这对父母有 3 个孩子,想知道血型为 O 型的孩子数? 这就等同于在一个每次实验的"成功"概率均为 0.25 的 3 个独立实验中结局为"成功"的实验数。于是,结局为"成功"的计数 X 服从 n 为 3, π 为 0.25 的二项分布,即 $B(3, 0.25)$。

(2)如果人工心脏瓣膜置换 15 年仍然功能完备的概率是 0.77,那么 15 年内其功能失效的概率是 0.23。假设不同患者置换人工心脏瓣膜失败与否是相互独立的,那么在一个有 500 例患者的小组中,在 15 年内需要再次置换一个人工心脏瓣膜的人数服从 n 为 500, π 为 0.23 的二项分布,即 $B(500, 0.23)$。

(3)为评价一个新的手术治疗方案而设计了一个多中心临床试验,对 540 个患者实施该手术治疗,记录下了手术后 30 天内遭遇心血管不良事件的患者人数。因为这些患者的手术是不同医院的不同外科医生做的,并不满足每一个患者遭遇心血管不良事件的概率相同的这一条件,因此,手术后 30 天内遭遇心血管不良事件的患者人数 X 不服从二项分布。

（四）Poisson 分布

Poisson 分布常用于稀有事件的发生次数的概率分析,例如单位空间中粉尘颗粒数,各区县出生肢短畸形儿数量等。我们还可从另外一个视角认识 Poisson 分布:二项分布在"成功"概率 π 很小,

样本含量(试验次数)n 趋向于无穷大时,近似于 Poisson 分布。

Poisson 分布

若离散型随机变量 X,其取值为 $0,1,2,\cdots$,相应的概率为:

$$\Pr(X=k) = \frac{e^{-\mu}\mu^k}{k!}, k=0,1,2,\cdots \qquad \text{式}(4\text{-}9)$$

则称此分布为服从参数为 μ 的 Poisson 分布,式中 $e=2.71828$ 为自然对数的底,是常数;μ 是其唯一参数,为 Poisson 分布的均数($\mu>0$)。

图 4-11 展示了 μ 取不同值时 Poisson 分布的概率分布。

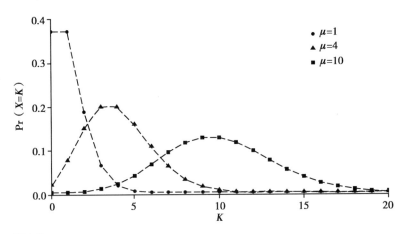

图 4-11
Poisson 分布概率分布

数学上可验证,Poisson 分布的方差与均数相等,均为 μ。

五、正态分布

在概率论中,连续型随机变量的取值充满某个数值区间,一般用概率密度曲线来描述连续型随机变量可能取值的区间及其在该区间取值的概率。在上一节中,我们学习了一种重要的离散型分布——二项分布,这一节将介绍一种最重要的连续型分布——正态分布(normal distribution)。

我们先来看一个历史上运用正态分布的事件。1917 年美国决定赴欧洲参战,急需解决三百万大军的军装、军鞋应该按什么尺寸规格才能在短期内最快的加工出来。美国电话研究所的 Shewhart 通过抽样调查,发现军衣、军鞋的尺寸规格分布与正态曲线形状相类似,于是按照两头小中间大的排列规则,把军衣、军鞋的高矮胖瘦和大小分为十档进行加工制作,结果与参战军人体形基本吻合,及时保证了军需供应。这是历史上运用正态分布的一个经典例子,而在我们生活中也大量存在正态分布的情形。那么究竟什么是正态分布呢?我们先来看正态分布的一种特殊情况:标准正态分布(standard normal distribution)。

（一）标准正态分布

标准正态分布的概率密度函数为 $f(x)=\dfrac{1}{\sqrt{2\pi}}e^{-\frac{1}{2}x^2}$，$-\infty<x<\infty$，此时称随机变量 X 服从均数为 0，标准差为 1 的标准正态分布，记为 $X\sim N(0,1)$，其图形称为标准正态曲线（normal curve），是一条高峰位于中央，两侧逐渐下降并完全对称，曲线两端永远不与横轴相交的钟形曲线，见图 4-12。

对于标准正态分布的随机变量 X，如想计算 X 取值在区间 a 和 b 之间的概率，即 $\Pr(a\leqslant X\leqslant b)$，这个概率就等于密度函数曲线 $f(x)$ 与两条垂直线段 $x=a$，$x=b$ 在 x 轴上方围成的面积，表达为：

$$\Pr(a\leqslant X\leqslant b)=\Pr(X\leqslant b)-\Pr(X\leqslant a)$$

上式中右侧的两个概率可用通式 $\Pr(X\leqslant c)$ 表达，因此如果我们可对任意 c 求出 $\Pr(X\leqslant c)$，则对于任意的 a 和 b，概率 $\Pr(a\leqslant X\leqslant b)$ 也可求出，见图 4-12。

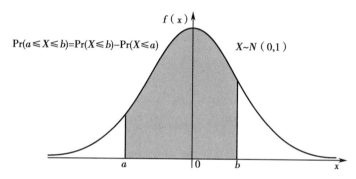

图 4-12

给定区间时标准正态分布的概率计算示意图

由图 4-13 可知，因为标准正态随机变量的概率分布以均数 $\mu=0$ 左右对称分布，所以对于任意 $c>0$，有 $\Pr(X\leqslant -c)=\Pr(X\geqslant c)=1-\Pr(X\leqslant c)$。由此知道，如果能计算所有 $c\leqslant 0$ 时 $\Pr(X\leqslant c)$ 的值，我们就知道了 C 取所有值时 $\Pr(X\leqslant c)$ 的值。

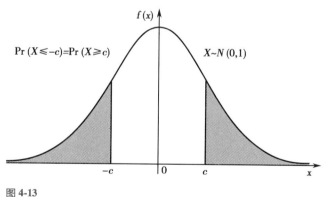

图 4-13

正态曲线下的面积对称规律

为了计算的方便，前人已经编制出计算 $c\leqslant 0$ 时 $\Pr(X\leqslant c)$ 的标准正态分布界值表（见附表 1）。因此对于服从标准正态分布的随机变量，可根据附表 1 或统计软件求出任何一个取值区间的概率以及找出对应百分位数的观测值，这类似于第一章学习的样本百分位数，一个概率分布的 k 分位数是一个值，随机变量小于等于该值的概率为 k。

标准正态变量的概率计算过程中,有 3 个特殊的概率界值可以帮助我们粗略估计出观测值的概率大小或在图形中的位置,而不用每次都要查表或进行繁琐的计算,这就是接下来要讲的68-95-99.7法则。

标准正态分布的 68-95-99.7 法则

如果随机变量 $X \sim N(0,1)$,则有:

1. 约 68% 的可能性 X 分布在区间 $(-1,1)$ 之内。

2. 约 95% 的可能性 X 分布在区间 $(-2,2)$ 之内。

3. 约 99.7% 的可能性 X 分布在区间 $(-3,3)$ 之内。

图 4-14 展示了 $N(0,1)$ 分布曲线的 68-95-99.7 法则:

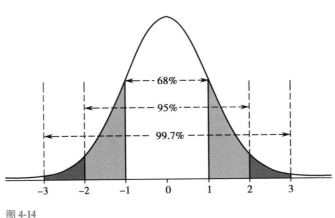

图 4-14

正态分布的 68-95-99.7 法则

对于标准正态分布而言,图 4-14 说明 X 的取值几乎集中在区间 $(-3,3)$ 内。

（二）一般正态分布

1. 标准正态分布变量与一般正态分布变量 标准正态分布的一个重要性在于,任何一个一般的正态变量都可以通过标准变换转化为标准正态变量,我们也可以通过简单的函数变换将标准正态分布转换为一般正态分布,回顾高中所学的函数变换知识,即:

$$y=f(x) \xrightarrow{\ y\text{ 向右平移 } \mu \text{ 个单位}\ } y=f(x-\mu) \xrightarrow{\ y\text{ 的水平相对位置变宽 } \sigma \text{ 倍}\ } y=f\left(\frac{x-\mu}{\sigma}\right)$$

经此变换,可得到均数和标准差为任意值的正态分布,其概率密度函数为 $f(x)=\dfrac{1}{\sigma\sqrt{2\pi}}e^{-\frac{1}{2}\left(\frac{x-\mu}{\sigma}\right)^2}$,$-\infty<x<\infty$,我们就称随机变量 X 服从均数为 μ,标准差为 σ 的正态分布,记为 $X \sim N(\mu,\sigma^2)$,函数变换后再除以 σ 是为了将密度曲线下面积标准化为1。

正态分布变量的特征可以通过正态分布概率密度曲线对其特点进行描述:以 x 为横坐标,$f(x)$ 为纵坐标,则可以得到不同的正态分布图（图 4-15）。针对每一个特定的正态分布,其密度曲线图形由均数 μ 和标准差 σ 决定。当只改变均数 μ 时,曲线只是在水平方向发生了位置变化,但其形状没有改变。标准差 σ 决定了曲线的陡峭程度。当 σ 较大时,曲线趋于扁平,当

σ 较小时,曲线趋于高耸。也就是说,σ 反映了分布的离散程度。图 4-15 描述了正态分布密度曲线图形的特点。

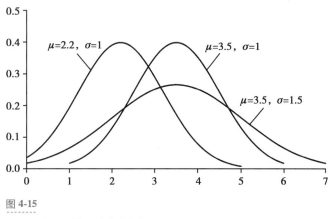

图 4-15

不同 μ 和 σ 时的正态密度曲线

正态曲线特点

1. 曲线形状为单峰、钟形,以均数 μ 为对称轴,左右对称。

2. $x=\mu$ 时,正态分布概率密度函数 $f(x)$ 取得最大值,两边逐渐减少。

3. 曲线尾端不与横轴相交。

4. 曲线由 μ 和 σ 两个参数决定,μ 决定曲线的峰值位置,σ 决定曲线的形状。

在现实中,我们遇到的许多随机现象都服从或近似服从正态分布,比如某地区成年男子的身高和体重、农作物产量、测量误差的分布等。这些值大多数都位于均数附近,少部分的值偏离均数较远。比如某次期末考试的成绩分布,高分和低分都占少数,大部分都处于中间状态,人们常说的智商,绝大部分人的智商值都差不多,只有少部分人智力偏低或智力超群。它们的频数直方图或概率密度曲线图就会呈现出"两头小、中间大、左右对称"的特点。这些随机变量都有一个共同的特点,它们可以看成许多微小的、独立的随机因素的总和,而每种因素在正常情况下都不会发挥绝对主导作用。具有这种特点的变量一般都可以认为服从或近似服从正态分布。但我们需小心,有时感觉看似正态的变量未必服从正态分布,比如说人们的收入,尽管人均收入这个指标常用,但深究就会发现人们收入的分布其实是呈右偏的,大部分人的收入处于中等偏下的水平,但是由于少部分人的收入非常高,导致分布曲线的右尾拉得很长,从而拉高了平均收入水平。因此对于任一随机变量是否服从正态分布,我们首先需要画出它的频数直方图或概率密度曲线,当呈现出正态分布趋势后才能加以运用。

在概率论中,连续型随机变量在任一区间内取值的概率等于该概率密度曲线下此区间的面积,因此服从正态分布的随机变量 X 在某区间取值的概率可以用正态分布曲线下面积表示。无论 μ、σ 取什么值,正态分布曲线下的面积分布有以下规律:①正态曲线与横轴间的面积恒等于 1 或 100%;②以直线 $x=\mu$ 为对称轴,$X>\mu$ 与 $X<\mu$ 范围内曲线下面积相等,各占 50%。

2. 一般正态分布变量的概率计算　　上面回答了标准正态分布变量的概率计算问题,但是对于一般的正态变量,又该如何计算它某个区间的概率呢? 当然可以利用统计软件内置的函数直接进行概率计算,但是有没有更加简洁的方法呢? 前面提到标准正态分布的一个重要性在于,任何一个一般的正态变量都可以通过标准变换转化为标准正态变量,那么只要能够解决标准正态分布的概率计算问题,所有正态分布的概率计算也就得到了解决。因此,现在我们需要解决的就是如何把一个一般的正态变量变换为标准正态变量。

任意正态分布变量的标准变换

设随机变量 $X \sim N(\mu, \sigma^2)$,则

$$Z = \frac{X-\mu}{\sigma} \sim N(0,1) \qquad\qquad 式(4\text{-}10)$$

这种将变量 X 先减去分布的均数再除以标准差完成的变换称为标准化变换,而经标准化变换后的变量 Z 就是服从标准正态分布 $N(0,1)$ 的标准正态随机变量,称为 X 的标准化变量或称为 Z 分数。通过实验或调查观察到具体数值后,Z 分数的具体取值记作小写情形,即 z 分数。

因此,可以通过将 X 标准化为标准正态变量 Z 后再结合附表 1 求得任意正态分布的某一区间取值概率。

对 z 分数可以理解为它与均数之间的差值是标准差的多少倍。比如 z 分数为 1 的意思就是它所对应的观测值在均数之上一个标准差的位置。观测值的 z 分数为 -2 就表示该观测值在均数之下距离均数两个标准差的位置。因此 z 分数不仅可以用来解决一般正态变量的概率计算问题,还可以用来比较不同正态分布中的观测值所对应的概率大小。

前面讲到了标准正态分布的 68-95-99.7 法则,因为任何一个一般正态分布都可以通过标准变换转化为标准正态分布,所以在一般正态分布中此法同样适用,且应用广泛。

一般正态分布的 68-95-99.7 法则

如果随机变量 $X \sim N(\mu, \sigma^2)$,则有:

1. 约 68% 的观测值分布在距离均数的 1 个标准差之内的范围,即 $(\mu-\sigma, \mu+\sigma)$。

2. 约 95% 的观测值分布在距离均数的 2 个标准差之内的范围,即 $(\mu-2\sigma, \mu+2\sigma)$。

3. 约 99.7% 的观测值分布在距离均数的 3 个标准差之内的范围,即 $(\mu-3\sigma, \mu+3\sigma)$。

记住这 3 个数字后,就可以粗略估计观测值的概率大小或在正态分布图中的位置。对于一般的正态分布 $N(\mu, \sigma^2)$,其取值几乎全部集中在区间 $(\mu-3\sigma, \mu+3\sigma)$ 内,这在统计学上称作 "3σ 准则"(三倍标准差准则),这个准则经常用于产品质量控制中。一般情况下,实验中的测量误差服从正态分布,因为正态曲线下区间 $(\mu-2\sigma, \mu+2\sigma)$ 内的面积约为 95%,区间 $(\mu-3\sigma, \mu+3\sigma)$ 内的面积约为 99.7%,故常以样本数据的 $\bar{x}\pm2s$ 作为实验观测值的上警戒限和下警戒限,以 $\bar{x}\pm3s$ 作为实验观测值的上控制限和下控制限。但需注意,实际情况中的随机变量一般

都是近似服从正态分布,比如考试分数、正常人的舒张压等,因此,68-95-99.7 法则都只是大致正确。

例 4-15　不同省份的考题难易程度不一,很难直接用分数高低来比较不同学生的成绩优劣。某年高考中,甲省 A 考生考了 580 分,乙省 B 考生考了 525 分。那么他们在各省的排名到底谁高谁低。假定已知甲省的分数大致服从均数为 500,标准差为 80 的正态分布,乙省的分数大致服从均数为 450,标准差为 50 的正态分布。那么谁考得比较好呢?

我们可以利用 z 分数和 68-95-99.7 法则来大致计算出两位考生成绩在总体中的分布位置并作出比较。

A 的 z 分数是:

$$z = \frac{580-500}{80} = 1.0$$

B 的 z 分数是:

$$z = \frac{525-450}{50} = 1.5$$

也就是说,A 的分数比均数高了 1.0 个标准差,而 B 的分数比均数高了 1.5 个标准差,因此 B 在乙省的排名高于 A 在甲省的排名。

可以将 z 分数转换为百分位数来进行更为具体的比较。我们知道正态分布曲线均数以下所有观测值的概率是 50%,即均数就是正态分布的第 50 百分位数,根据 68-95-99.7 法则,距离均数 1 个标准差范围之内的概率约为 68%,那么均数到均数以上的 1 个标准差范围的概率约为 34%,那么在均数以上 1 个标准差的那个值(即 z 分数为 1)就是大约第 84 百分位数。同理,均数以上 2 个标准差的那个值就是大约第 97.5 百分位数。在附表 1 中可以查到不同 z 分数对应的百分位数。

本例中,A 的 z 分数为 1.0,可以理解为他的分数比当地 84% 的学生都高,B 的 z 分数为 1.5,通过查附表 1 可知他的分数比当地 93% 的学生都高,因此 B 在乙省的排名高于 A 在甲省的排名。

进一步,如果随机抽取一位甲省考生,希望了解他的分数在 450 到 550 之间的概率是多少? 根据正态曲线下面积规律,可以通过标准变换和附表 1 计算。

$$\Pr(450 \leq X \leq 550) = \Pr\left(Z \leq \frac{550-500}{80}\right) - \Pr\left(Z \leq \frac{450-500}{80}\right) \approx 0.47$$

那么,他的分数在 450 到 550 之间的概率约为 0.47。

（三）正态分布的重要性

为什么正态分布如此重要? 主要因为其应用广泛,理由如下。

1. 正态分布能够很好地描述一些实际数据的分布,比如生物的许多特征、测量误差、考试得分等等。

2. 正态分布可以很好地近似许多随机事件的结果,比如多次投掷硬币的结果。

3. 正常人体的很多生物学指标服从正态分布,可以利用正态分布制定这些指标的"医学参考值范围"。

4. 根据 68-95-99.7 法则,可以制定相应的质量控制线和警戒线。

5. 建立在正态分布基础上的很多统计推断过程也适用于其他近似对称分布。

正态分布也称为高斯分布(Gaussian distribution),其早期应用仅限于天文和地理中的测量误差处理问题,后来逐步扩展到许多自然和社会科学领域。如果说这个世界充满了偶然性,那么正态分布就让这个看似纷乱无章的世界显得井然有序一些了,它使得许多偶然性现象通过数学工具量化进行计算和预测成为可能。

第三节　蒙特卡罗模拟

学习目标
- 了解蒙特卡罗模拟的基本思想与主要过程
- 了解模拟正态分布、二项分布随机数产生的实验

一、蒙特卡罗模拟的基本思想

蒙特卡罗(Monte Carlo)模拟方法也称为计算机随机模拟方法,是一种基于"随机数"的计算方法。这一方法源于美国在第二次世界大战中研制原子弹的"曼哈顿计划"。该计划的主持人之一、数学家 Neumann 用赌城"蒙特卡罗"来命名这种方法,但其实蒙特卡罗模拟方法的基本思想很早以前就被人们所发现和应用。早在 17 世纪,人们就知道用事件发生的"频率"来确定事件的"概率";19 世纪人们用投米粒实验的方法来决定圆周率 π,这是学习蒙特卡罗模拟的非常简单而且十分经典的例子。为了理解蒙特卡罗模拟的基本思想,我们以计算圆周率 π 为例加以说明。

图 4-16 描述了单位圆(半径 $r=1$)与单位正方形(边长为 1)的关系:一个边长为 1 的正方形恰好包住一个半径 $r=1$ 的 1/4 圆(阴影部分)。

(1)根据圆的面积计算公式,半径为 1,单位圆的面积为 π,则图 4-16 阴影部分(1/4 个单位圆)的面积为 $\pi/4$。我们知道单位正方形的面积为 1,最终可得阴影部分占整个正方形面积的比例为 $\pi/4$。

(2)如大量重复"投米粒实验"(即等可能性投掷一颗米粒至正方形内),理论上在大量的重复实验后,被投米粒落在阴影部分的概率为 $\pi/4$。如实验次数重复足够多,例如 1000 次,其中有 n 次掉入了阴影部分,则 $n/1000$ 近似应等于 $\pi/4$,上面的比例乘以 4 可得到 π 的模拟近似解。

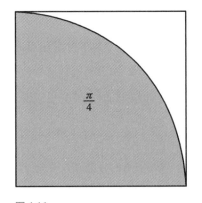

图 4-16

投米粒实验求圆周率 π 的模型

从以上讨论可知,估计 π 的关键在于"投米粒实验"的实现。最原始的办法是找一颗米粒在图 4-16 上投掷 1000 次,并记录下每次的结果,一些统计学前辈已经做过了许多类似的实验。

计算机技术的兴起特别是近年来高性能计算机的出现,使得用数学方法在计算机上大量、快速

地模拟类似的大量实验成为可能,从而为类似实验提供了高效的替代解决方案。描述实验中米粒掉落的位置是否在圆内这个概率过程,我们需要将整个正方形的两边看成二维坐标系,米粒掉落的位置可以由坐标(x,y)描述。由于米粒掉落于正方形内任意位置完全等可能,换言之,米粒的坐标x和y各自均服从区间$[0,1]$内的均匀分布且x和y相互独立,x和y的确立可通过$[0,1]$内的均匀分布的模拟抽样解决。根据几何知识,我们可以将"米粒是否落入阴影部分"这个事件用$x^2+y^2\leq 1$进行判断,即如果$x^2+y^2\leq 1$成立,则米粒在阴影内,如果$x^2+y^2\leq 1$不成立,则米粒不在阴影内。由此发现,蒙特卡罗模拟中非常关键的一个环节就是模拟抽样给定分布的随机数,我们将在下面介绍相关思想及技术,然后再学习π的蒙特卡罗模拟计算。

二、常见分布的模拟抽样

这里将学习运用 Excel 2013 进行一些常见分布的随机数模拟抽样。除 Excel 外,SPSS、SAS、R 等专业统计软件都可以实现蒙特卡罗模拟抽样。我们将首先需要学习如何运用 Excel 2013 进行随机数模拟抽样的操作方法,再初步验证抽样的数据是否服从指定的概率分布。这些方法产生的随机数将为下节利用蒙特卡罗模拟解决具体科学问题奠定基础。

首先需要设置 Excel,见图 4-17:

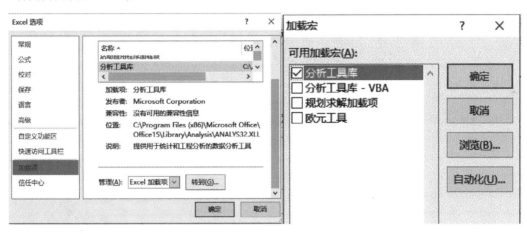

图 4-17
Excel"分析数据库"加载项

(一)正态分布随机数的模拟抽样

标准正态分布 $N(0,1)$ 的模拟抽样中,需设置随机数发生器的参数。具体而言,需设置"分布"为"正态",即让生成的随机数服从正态分布;设置正态分布的参数为平均值 = 0,标准偏差 = 1,即$\mu=0,\sigma=1$,产生 1000 个以上随机数的过程见图 4-18 的步骤③。

为了验证产生的随机数确为我们期望的标准正态分布 $N(0,1)$,计算此 1000 个随机数的均值与标准差,看其是否分别接近 0 和 1,具体实施过程见图 4-18 的步骤④~⑥。计算结果发现 1000 个随机数的均数为 0.027 069 574,标准差为 1.01,这两个数值与设定值相近,由此发现随机数的确来自指定概率分布。

类似的,可利用上述方法模拟服从正态分布 $N(10,10^2)$ 的随机数,其中步骤③的设置略作修改即可,设置正态分布的参数为平均值=10,标准偏差=10。所得结果如图4-19,发现抽样1000个随机数的均数为9.55,方差为117.16,与总体参数接近。

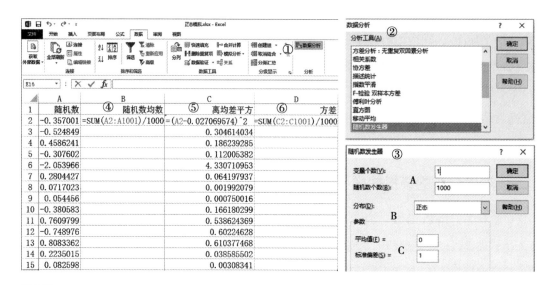

图 4-18

正态分布随机数产生的模拟抽样实验

	A	B	C	D
1	随机数	随机数均数	离均差平方	方差
2	6.7082886	9.55315277	8.093252355	117.159108
3	2.5496695		49.04877772	
4	3.3310164		38.71498085	
5	6.1744152		11.41586775	
6	0.269248		86.19088827	
7	-10.78541		413.6571362	
8	1.2145995		69.53147057	
9	-1.751445		127.7939221	
10	12.168395		6.839489466	
11	0.1791853		87.87126686	
12	17.591416		64.61367337	
13	12.422871		8.23528357	
14	12.064348		6.306103174	
15	10.623481		1.145603281	
16	17.874064		69.23756482	

图 4-19

正态分布随机数产生的模拟实验结果

（二）二项分布随机数的模拟抽样

可用类似方法进行二项分布$B(8,0.5)$的模拟抽样,后述例4-16的硬币投掷实验将会用到此处的知识。对随机数发生器作如图4-20的设置:设置参数$\Pr(A)=0.5$,"试验次数"=8。

其余验证该分布参数的步骤同上,如图4-20所示,最后产生的1000个随机数的均数为3.98,方差为2.01;与二项分布总体参数$\mu=8\times0.5=4,\sigma^2=8\times0.5\times(1-0.5)=2$接近。

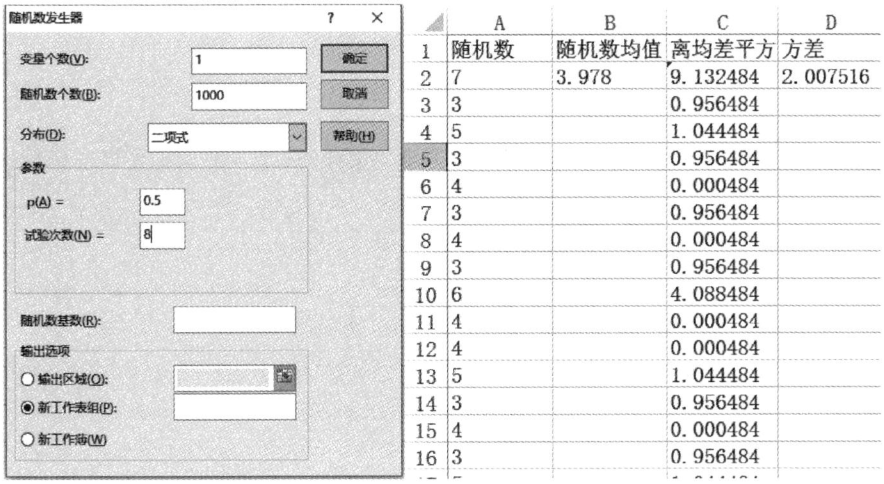

图 4-20

二项分布随机数产生的模拟实验随机数发生器设置及实验结果

	A 随机数	B 随机数均值	C 离均差平方	D 方差
1	随机数	随机数均值	离均差平方	方差
2	7	3.978	9.132484	2.007516
3	3		0.956484	
4	5		1.044484	
5	3		0.956484	
6	4		0.000484	
7	4		0.956484	
8	4		0.000484	
9	4		0.956484	
10	6		4.088484	
11	4		0.000484	
12	4		0.000484	
13	5		1.044484	
14	4		0.956484	
15	4		0.000484	
16	3		0.956484	

三、蒙特卡罗模拟的主要步骤和应用

根据第一节的原理,我们需要通过模拟抽样描述实验中米粒掉落的位置是否在圆内这个概率过程:将整个正方形的两边看成二维坐标系,米粒掉落的位置以坐标(x,y)描述,为了使得米粒掉落于正方形内任意位置概率完全相等,所以米粒的坐标x和y各自均服从区间$[0,1]$的均匀分布,且x和y相互独立,根据几何知识,将"米粒是否落入阴影部分"这个随机事件定义为$x^2+y^2 \leqslant 1$。

接下来我们用前述的 Excel 来实现抽样过程:调用随机数生成器的步骤与图 4-18 中的步骤①和②相同,随机数产生的设置如图 4-21 的步骤③所示:由于米粒的坐标x、y各自均服从$[0,1]$的均匀分布,所以设置"变量个数"为2,两个变量的"分布"为"介于 0 与 1 的均匀分布"。

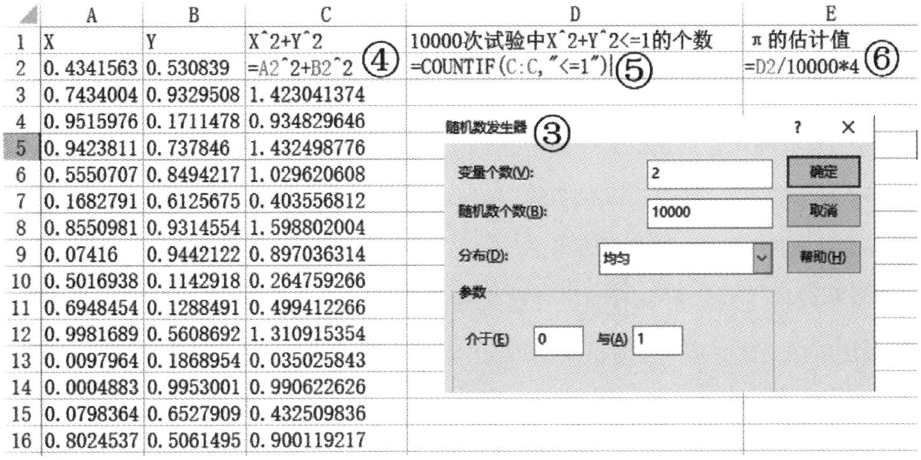

	A X	B Y	C X^2+Y^2	D 10000次试验中X^2+Y^2<=1的个数	E π的估计值
1	X	Y	X^2+Y^2	10000次试验中X^2+Y^2<=1的个数	π的估计值
2	0.4341563	0.530839	=A2^2+B2^2 ④	=COUNTIF(C:C,"<=1") ⑤	=D2/10000*4 ⑥
3	0.7434004	0.9329508	1.423041374		
4	0.9515976	0.1711478	0.934829646		
5	0.9423811	0.737846	1.432498776		
6	0.5550707	0.8494217	1.029620608		
7	0.1682791	0.6125675	0.403556812		
8	0.8550981	0.9314554	1.598802004		
9	0.07416	0.9442122	0.897036314		
10	0.5016938	0.1142918	0.264759266		
11	0.6948454	0.1288491	0.499412266		
12	0.9981689	0.5608692	1.310915354		
13	0.0097964	0.1868954	0.035025843		
14	0.0004883	0.9953001	0.990622626		
15	0.0798364	0.6527909	0.432509836		
16	0.8024537	0.5061495	0.900119217		

图 4-21

均匀分布随机数产生的模拟实验

如图 4-21 所示,第④步得到第二行x^2+y^2的 10 000 次实验的x^2+y^2的结果。第⑤步判断所有 10 000次模拟实验中满足$x^2+y^2 \leqslant 1$条件的个数。根据前述的整体规划,我们知道 10 000 次实验满足

$x^2+y^2 \leq 1$ 的比例即为 $\pi/4$ 的估计值,第⑥步得到 π 的估计值,如图 4-22 所示,本次模拟得 $\pi=3.144$,与 π 的真实值 3.1415…相差不大。

	A	B	C	D	E
1	X	Y	X^2+Y^2	10000次试验中X^2+Y^2<=1的个数	π的估计值
2	0.434156	0.530839	0.470281701	7860	3.144
3	0.7434	0.932951	1.423041374		
4	0.951598	0.171148	0.934829646		
5	0.942381	0.737846	1.432498776		
6	0.555071	0.849422	1.029620608		
7	0.168279	0.612568	0.403556812		
8	0.855098	0.931455	1.598802004		
9	0.07416	0.944212	0.897036314		
10	0.501694	0.114292	0.264759266		
11	0.694845	0.128849	0.499412266		
12	0.998169	0.560869	1.310915354		
13	0.009796	0.186895	0.035025843		
14	0.000488	0.9953	0.990622626		
15	0.079836	0.652791	0.432509836		
16	0.802454	0.506149	0.900119217		

图 4-22
投米粒实验的 Excel 模拟实验结果

我们已经知道,随机现象中的概率被定义为随机实验无限次重复中某随机事件发生的频率,所以当实验次数足够大时,可将大量实验中某事件的频率作为某事件的概率的近似,这是蒙特卡罗模拟实验的基础。上述例子可以看出蒙特卡罗模拟的基本思想和原理如下:当所求解问题是某随机事件 A 出现的概率,或者是某随机变量 B 的平均值。可以通过某种"实验"的方法,得出事件 A 出现的频率,以此估计出事件 A 出现的概率,或者得到随机变量 B 的平均值。蒙特卡罗模拟方法通过抓住事物运动的几何数量和几何特征,用数学方法来加以模拟,即进行一种模拟实验,以一个概率模型为基础,按照模型进行模拟实验并得到结果,作为所求解的问题的近似解。

根据投米粒实验,现总结蒙特卡罗模拟的主要步骤如下:

1. 整体规划　根据需要制定解决问题的步骤,包括确定需要的计算目标以及将不具有随机性质的问题构造为具有随机性质的问题。如上述例子中我们的目的是估计圆周率 π,为了计算我们构造如图 4-16 所示的模型并设计"投米粒实验"将问题转化为具有随机性质的概率问题,通过投米粒实验计算 1/4 圆的面积所占的比例即 $\pi/4$。

2. 描述概率过程　对本身具有随机性质或构造的具有随机性质的问题,需要正确描述这个概率过程。如上述的投米粒实验中,为了描述实验中米粒掉落的位置是否在圆内这个概率过程,我们将整个正方形的两边看为二维坐标系,米粒的位置用坐标 (x,y) 描述,由于米粒等可能掉落于正方形内任意位置,所以米粒的坐标 x 和 y 各自均服从 $[0,1]$ 的均匀分布且相互独立,而"米粒是否落入阴影部分"这个随机事件,我们可以用 $x^2+y^2 \leq 1$ 是否成立进行判断。

3. 实现从已知概率分布抽样　构建概率模型后,由于每种概率模型都可以看作是由各种各样的概率分布构成的,因此产生已知概率分布的随机变量就成为实现蒙特卡罗模拟实验的基本手段。以本例而言,x 和 y 两个变量理论上服从均匀分布 $[0,1]$,所以在区间 $[0,1]$ 产生两个服从均匀分布的随机数作为投米粒的坐标(x,y)即可。任何概率分布产生随机变量的方法都是以产生随机数为前提的，由此可见，随机数是实现蒙特卡罗模拟的基础。

4. 重复多次并综合结果估计 在大量的重复实验后，实验的结果可以作为需要解决的问题的近似答案，就上例而言，10 000 次实验中满足$\{x^2+y^2\leqslant 1\}$次数的比例就是$\pi/4$的近似值，从而得到的π近似值。

例 4-16 运用蒙特卡罗模拟实验的方法了解投掷 8 次硬币时出现 2 次及更少次正面朝上事件的概率。

这个例子中，我们知道硬币正面朝上的次数$X\sim B(n,\pi)$，而$\pi=0.5$，$n=8$，可以通过计算确切概率求得$\Pr(X\leqslant 2)=\sum_{x=0}^{2}\Pr(x|\pi=0.5,n=8)=0.1445$。下面我们通过蒙特卡罗模拟的方法来求$\Pr(X\leqslant 2)$。

方法 1：利用均匀分布随机数

整体规划：投掷 8 次硬币时出现 2 次及更少次正面朝上事件的概率$\Pr(X\leqslant 2)$可以用 10 000 次、每次产生变量数为 8 的实验中，8 个变量数出现 2 个及更少个阳性变量数的实验次数所占的比例进行估计。

描述概率过程：将每一次硬币投掷结果设为变量Y，变量Y可以看作服从均匀分布$[0,1]$，正面朝上记为阳性结果$\{Y>0.5\}$，反面朝上记为阴性结果$\{Y\leqslant 0.5\}$；每次实验有 8 个硬币Y，正面朝上$\{Y>0.5\}$的个数设为变量X，模拟实验 10 000 次，$\Pr(X\leqslant 2)$即 10 000 次试验中$\{X\leqslant 2\}$的比例。

实现从已知概率分布中的抽样：每次实验的变量数设为 8，每个变量Y服从均匀分布$[0,1]$，共 10 000 次试验。具体的随机数发生器设置与图 4-18 中的步骤①和②相同。

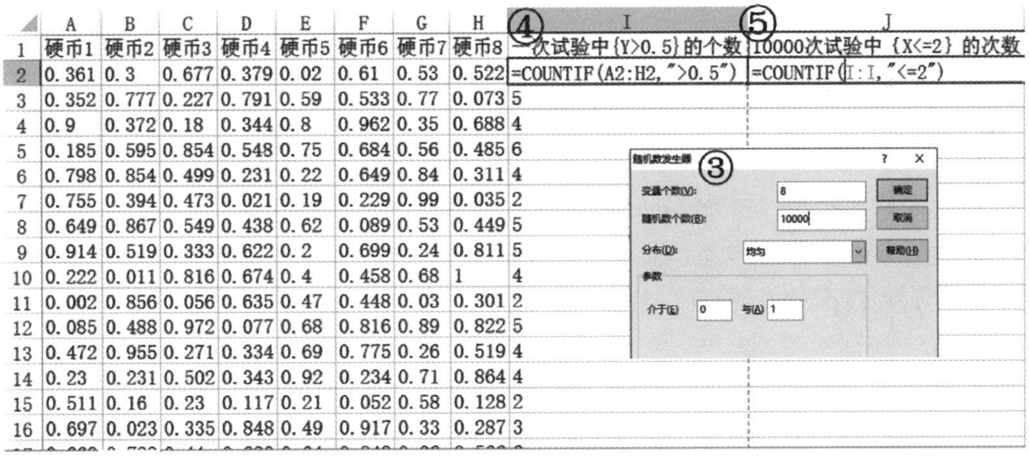

	A	B	C	D	E	F	G	H	④ I	⑤ J
1	硬币1	硬币2	硬币3	硬币4	硬币5	硬币6	硬币7	硬币8	一次试验中{Y>0.5}的个数	10000次试验中 {X<=2} 的次数
2	0.361	0.3	0.677	0.379	0.02	0.61	0.53	0.522	=COUNTIF(A2:H2,">0.5")	=COUNTIF(I:I,"<=2")
3	0.352	0.777	0.227	0.791	0.59	0.533	0.77	0.073	5	
4	0.9	0.372	0.18	0.344	0.8	0.962	0.35	0.688	4	
5	0.185	0.595	0.854	0.548	0.75	0.684	0.56	0.485	6	
6	0.798	0.854	0.499	0.231	0.22	0.649	0.84	0.311	4	
7	0.755	0.394	0.473	0.021	0.19	0.229	0.99	0.035	2	
8	0.649	0.867	0.549	0.438	0.62	0.089	0.53	0.449	5	
9	0.914	0.519	0.333	0.622	0.2	0.699	0.24	0.811	5	
10	0.222	0.011	0.816	0.674	0.4	0.458	0.68	1	4	
11	0.002	0.856	0.056	0.635	0.47	0.448	0.03	0.301	2	
12	0.085	0.488	0.972	0.077	0.68	0.816	0.89	0.822	5	
13	0.472	0.955	0.271	0.334	0.69	0.775	0.26	0.519	4	
14	0.23	0.231	0.502	0.343	0.92	0.234	0.71	0.864	4	
15	0.511	0.16	0.23	0.117	0.21	0.052	0.58	0.128	2	
16	0.697	0.023	0.335	0.848	0.49	0.917	0.33	0.287	3	

图 4-23
硬币正面朝上次数的模拟实验

重复多次并综合结果估计：通过图 4-23 的第④～⑤步骤的操作，计算本次估计得$\Pr(X\leqslant 2)=0.1435$。

方法 2：利用二项分布随机数

整体规划：投掷 8 次硬币出现 2 次及更少次正面朝上事件的概率$\Pr(X\leqslant 2)$可以用 10 000 次 8 重伯努利实验中$\{X\leqslant 2\}$的比例估计，变量$X\sim B(8,0.5)$。

描述概率过程：每次实验中投掷 8 次硬币，每一次硬币正面朝上的概率为 0.5，各次实验相互独立。可以看作变量$X\sim B(8,0.5)$，$\Pr(X\leqslant 2)$即 10 000 次 8 重伯努利实验中$\{X\leqslant 2\}$的比例。

实现从已知概率分布中的抽样:如本节开始讲述的二项分布随机数产生模拟实验的操作方法,只是注意由于本例在规划时的实验次数为 10 000 次,所以在第 3 步随机数发生器设置时如图 4-24 所示,产生"变量个数"为 1,"随机数个数"(实验次数)为 10 000 次的服从 $B(8,0.5)$ 分布的随机数。

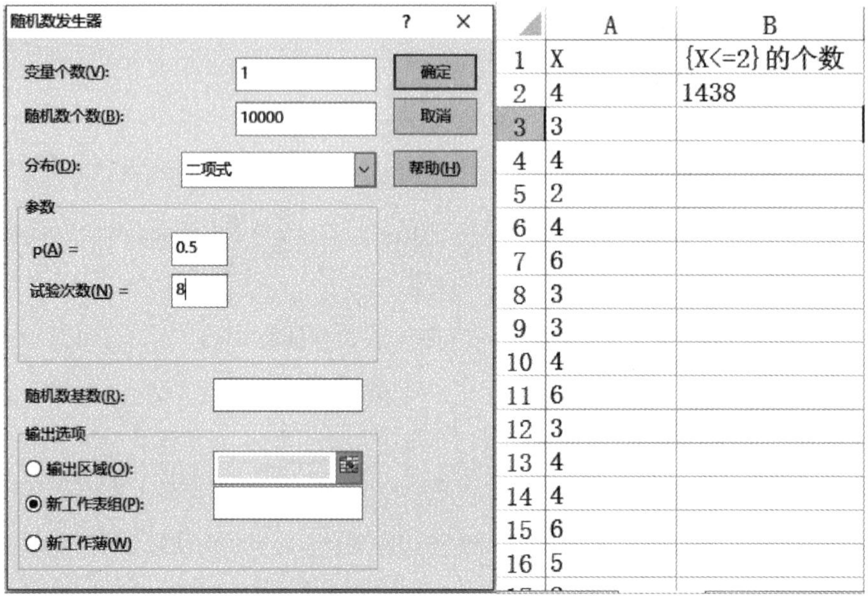

随机数发生器				A	B
			1	X	{X<=2} 的个数
变量个数(V):	1	确定	2	4	1438
随机数个数(B):	10000	取消	3	3	
分布(D): 二项式		帮助(H)	4	4	
参数			5	2	
p(A) =	0.5		6	4	
试验次数(N) =	8		7	6	
			8	3	
			9	3	
随机数基数(R):			10	4	
输出选项			11	6	
○ 输出区域(O):			12	3	
● 新工作表组(P):			13	4	
○ 新工作簿(W)			14	4	
			15	6	
			16	5	

图 4-24
二项分布随机数产生的模拟实验随机数发生器设置及实验结果

重复多次并综合结果估计:计算 10 000 次实验中 $\{X\leqslant 2\}$ 的次数,得到的次数除以 10 000 即为 $\Pr(X\leqslant 2)$ 的估计值,估计值 $\Pr(X\leqslant 2)=0.1438$。

蒙特卡罗模拟方法在生物医学、金融工程学、宏观经济学、计算物理学(如粒子输运计算、量子热力学计算、空气动力学计算)等领域应用广泛。现代电子计算机的出现和应用使得大量实验变为可能,因此对那些由于计算过于复杂而难以解决的问题,蒙特卡罗模拟方法是一种高效的解决方案。在下一章统计量的抽样分布学习中,蒙特卡罗模拟将辅助我们深入理解抽样分布及其结论。

(李晓松 高 培)

 本章小结

1. 随机现象是指在个别实验中结果不能预测但在大量重复实验后结果呈现出一定规律的现象。

2. 随机事件是指在一定条件下,可能发生也可能不发生,但在大量重复实验中呈现某种规律性的事件。

3. 概率是度量事件发生可能性大小的数量指标,随机事件的概率可被定义为随机实验无限重复中某随机事件发生所占的比例。

4. 概率的基本法则:

乘法法则: $\Pr(A \text{ 和 } B)=\Pr(A)\Pr(B|A)$。

如果 A 和 B 是互斥的，即 Pr（A 和 B）= 0，两事件加法法则就变为 Pr（A 或 B）= Pr（A）+Pr（B）。

如果 A 和 B 是独立的，即 Pr（B|A）= Pr（B），两事件乘法法则就变为 Pr（A 和 B）= Pr（A）Pr（B）。

如果 Pr（A）>0，即 Pr（A）≠0，B 的条件概率为 Pr（B|A）= $\dfrac{\text{Pr（A 和 B）}}{\text{Pr（A）}}$。

5. 随机变量是由随机现象的结果而决定的数值变量。随机变量 X 的概率分布告诉我们 X 有哪些可能的取值以及如何给这些变量值分配相应的概率。离散型随机变量的所有可能取值可以用一个有序列表——列出来，它的概率分布赋予每个变量值相应的概率；连续型随机变量的所有取值充满某个数值区间，其概率分布用密度曲线来描述，任何事件的概率对应此密度曲线下构成此事件的所有取值的区间面积。

6. 随机变量 X 的均数 μ 是概率密度分布图或密度曲线上的集中位置。如果 X 是离散的，其可能的取值 x_i 的概率为 π_i，则均数是指赋予了各个取值相应的概率权重后变量 X 的平均值，即：$\mu_X=x_1\pi_1+x_2\pi_2+\cdots+x_K\pi_K$。方差 σ_X^2 是各变量值的离均差平方和的平均值。对于离散型随机变量，其方差计算公式为：$\sigma_X^2=(x_1-\mu_X)^2\pi_1+(x_2-\mu_X)^2\pi_2+\cdots+(x_K-\mu_X)^2\pi_K$。连续型随机变量的均值和方差计算需要更高等的数学知识。标准差 σ_X 是方差的平方根，代表了分布的变异程度。

7. 随机变量的均数和方差遵循以下规则：如果 b 是固定的数值，则 $\mu_{bX}=b\mu_X$，$\sigma_{bX}^2=b^2\sigma_X^2$；如果 X 和 Y 是两个随机变量，则 $\mu_{X+Y}=\mu_X+\mu_Y$；如果 X 和 Y 之间相互独立，则 $\sigma_{X+Y}^2=\sigma_X^2+\sigma_Y^2$。

8. 二项分布描述的是 n 次伯努利实验中"成功"次数的分布，通常用于二分类随机变量。当随机变量 X 满足二项分布的三个条件（互斥性、稳定性和独立性）时，则 X 服从二项分布。如果随机变量 $X\sim B(n,\pi)$，则 X 的总体均数 $\mu_X=n\pi$；X 的总体方差 $\sigma_X^2=n\pi(1-\pi)$。

9. 正态分布是应用最广泛的一种连续型分布，可以通过单峰、对称、钟形的密度曲线描述，由均数 μ 和标准差 σ 两个参数刻画。其中均数 μ 位于对称中心，决定中心水平方向的位置；标准差 σ 决定曲线的陡峭（"胖瘦"）程度。68-95-99.7 法则适用于所有的正态分布，任意正态分布都可以通过标准化变换为标准正态分布，任意正态分布某区间值的概率都可以通过结合附表 1 或相关软件计算。

10. 通过某种"实验"的方法，得出 A 事件出现的频率，以此估计出 A 事件出现的概率，这种"实验"的方法就是蒙特卡罗模拟实验。蒙特卡罗模拟的步骤：整体规划→描述概率过程→实现从已知概率分布抽样→重复多次并综合结果估计。其中描述概率过程是最关键的一步。

第五章

统计量的抽样分布

为了解总体的某参数,通常从总体中进行随机抽样并利用统计量去推测未知的总体参数。第三章定性地阐释了抽样分布可反映样本均数推测总体均数的好坏,即通过偏倚和变异的大小来反映代表性和可靠性两个方面。若每次抽样得到的计算结果都在真实总体参数周围且波动较小,那么根据某次抽样得到的样本数据就可以对总体参数进行较好推测;反之,则很难相信某次抽样结果对总体特征的推测。本章将进一步运用第四章学习的概率知识,定量地阐释样本抽样分布的代表性和可靠性等重要话题。

第一节　样本率的抽样分布

学习目标

● 学会应用二项分布概率公式、运用统计表计算样本率的概率分布

● 理解利用蒙特卡罗模拟产生多个样本进而描述样本率抽样分布的过程

● 理解应用正态近似的条件

第三章第四节描述的重复抽样过程表明统计量(如样本均数)的具体取值会随着样本的变化而变化,强调了统计量的抽样分布特征(偏倚与标准误)对统计推断的重要性。统计量的本质为随机变量,本章将定量地归纳统计量的概率分布规律。

在学习抽样分布的数理结论时,可能会涉及较多抽象的高等数学知识。为了阐明核心思想,避免复杂运算,本节将按照如下思路对统计量的抽样分布进行介绍。

1. 小样本量下抽样分布的精确计算　在总体分布已知的情形下,从样本量较小的例子开始,归纳出统计量的抽样分布规律(即用概率公式或统计表计算统计量可能取值的概率值),计算其均数和标准差(根据第三章第四节知识,样本统计量的标准差也称为标准误,如样本均数的标准差称为均数的标准误,样本率的标准差称为率的标准误),并观察统计量的抽样分布与对应总体参数的关系。

2. 大样本量下抽样分布的蒙特卡罗模拟　鉴于实际工作中样本量往往相对较大,统计量可能取值的组合种类数也会较大,其概率分布的直接计算将比较困难。因此我们将采用蒙特卡罗模拟方法,从已知总体中实施大量重复模拟抽样,获得大量的样本统计量,从而对得到的样本统计量进行描述,计算其均数和标准差,描述其分布及绘制直方图。观察模拟实验得到的统计量的分布特征与已知总体参数的关系,并观察模拟实验下统计量的均数和标准差随着样本量 n 的变化而变化的情况。

通过以上结果,归纳出关于统计量抽样分布的一般数理结论。

一、样本率的概率分布——利用概率公式计算

通过第四章的学习,我们知道如果每个观察对象"成功"的概率为 π,"失败"的概率为 $1-\pi$,并且各个观察对象的结果相互独立,那么样本量为 n 的简单随机样本中"成功"的频数 X 服从二项分布 $B(n,\pi)$。若感兴趣的是样本率,由于其概率分布不易直接求解,我们可通过其与样本频数的关系来简化计算。

样本率与样本频数

在样本量为 n 的简单随机样本中,"成功"的频数 X 服从二项分布 $B(n,\pi)$。由于"成功"的样本率等于"成功"样本频数 X 除以样本量 n(即 $p=X/n$),所以若想了解样本率 p 的抽样分布,可将关于样本率 p 的概率计算问题转换为"成功"频数 X 的概率计算问题。

下面是求解样本率抽样分布的一个简单例子。

例 5-1　假定投掷一枚质地不均匀的硬币,其正面朝上的概率为 0.6,每次投掷的结果是独立的,投掷这枚硬币 3 次中正面朝上频率为 p,其为样本率。此时样本率 p 的概率分布是怎样的?

在这里:①目的是想描述"投掷 3 次硬币正面朝上的样本率 p"这个统计量的概率分布,即要描述这个统计量会取什么值,以及每个值出现的概率。②参数为硬币正面朝上的概率,已知该参数为 0.6(即总体率 $\pi=0.6$),则出现反面朝上的概率为 $1-\pi=0.4$;投掷 3 次表示进行 3 次实验,样本量 $n=3$。③投掷硬币正面朝上的次数服从二项分布,可以把样本率的概率计算转换为样本频数的概率计算,即先计算 3 次投掷正面朝上次数(用 X 表示)的概率,X 可能的取值为 0、1、2、3,然后再计算出样本率并归纳样本率的概率分布。具体分 4 步进行:

第一步:罗列各种可能出现的情况。列出 3 次投掷正面朝上的所有可能情况:有 0 次为正面,有 1 次为正面,有 2 次为正面,3 次均为正面。

第二步:根据第四章二项分布公式,计算以上每一种情况的概率。

采用公式 $\Pr(X=k)=\dfrac{n!}{k!\ (n-k)!}\pi^k(1-\pi)^{n-k}$,$k=0,1,2,\cdots,n$ 计算,结果如下:

$\Pr(X=0)=0.064$;$\Pr(X=1)=0.288$;$\Pr(X=2)=0.432$;$\Pr(X=3)=0.216$

第三步:计算每一种情况的样本率。针对以上 4 种情况,用投掷硬币正面朝上的次数除以 3 得到 4 个样本率,即投掷 3 次出现 0 次、1 次、2 次、3 次正面朝上的样本率 p 分别为:0、1/3、2/3、1。

第四步:归纳出样本率 p 的概率分布如下:

表 5-1　投掷 3 次硬币正面朝上的样本率 p 的概率分布

投掷 3 次正面朝上的样本率取值(p_i)	概率
0/3	0.064
1/3	0.288
2/3	0.432
3/3	0.216

由于样本率也是一个随机变量,按照第四章离散型随机变量均数和方差的计算方法,可以计算出样本率的均数和标准差:

样本率的均数:

$$0×0.064+(1/3)×0.288+(2/3)×0.432+1×0.216=0.6$$

样本率的标准差:

$$\sqrt{(0-0.6)^2×0.064+[(1/3)-0.6]^2×0.288+[(2/3)-0.6]^2×0.432+(1-0.6)^2×0.216}=0.2828$$

可见,样本率的均数等于总体率 π,样本率的标准差为 0.2828,刻画了样本率的离散程度。

此例样本量为 3,计算相对简单,但有些时候手工计算难以进行。试想如果投掷这枚硬币 100 次,其手工计算将十分繁杂。此时,可以通过查阅相应统计表来获取对应的概率值。

二、样本率的概率分布——利用统计表

用二项分布表(附表 2)来查找概率值需先在表中最左列找到对应的样本量 n 所在位置,然后在第一行中找到已知总体率 π 所在位置,两者交叉处即为 $k=0,1,2,\dots,n$ 所对应的概率值。二项分布表只提供了 π 小于等于 0.5 时的值,π 大于 0.5 时的值可以转换为求"失败"的概率,即先通过 $1-\pi$ 查附表 2,然后再将所得概率值对应到"成功"情况下。

例如,查附表 2 获得例 5-1 中的概率值,已知硬币正面朝上的概率 $\pi=0.6$(大于 0.5),则转换为查 $1-\pi=0.4$ 时各种情况的概率值。即:

$$\Pr(X=0)=0.2160;\Pr(X=1)=0.4320$$

$$\Pr(X=2)=0.2880;\Pr(X=3)=0.0640$$

需注意,以上结果为 $1-\pi=0.4$ 时的概率值,为了和前面手工计算的结果(表 5-1)进行对比,需将该结果按如下对应关系进行转换:

3 次投掷 0 次为正面的概率	⇔	3 次投掷 3 次为反面的概率	→ 0.0640
3 次投掷 1 次为正面的概率	⇔	3 次投掷 2 次为反面的概率	→ 0.2880
3 次投掷 2 次为正面的概率	⇔	3 次投掷 1 次为反面的概率	→ 0.4320
3 次投掷 3 次为正面的概率	⇔	3 次投掷 0 次为反面的概率	→ 0.2160

可见,查表的结果与手工计算的结果完全一致,并且查阅二项分布表比手工计算简单快捷。但该表仅包含了样本量在 8 以内的概率值,如果 n 超过了 8 甚至更大,应该怎么办?此时蒙特卡罗模拟提供了可行的解决方案。

三、样本率的概率分布——利用模拟实验

(一)模拟实验与概率公式计算结果的比较

应用概率公式或查阅二项分布表可得样本率 p 的概率分布,其可理解为:如果从总体中进行无限重复抽样,得到每个样本率 p 的频率恰好就是对应的概率。现在我们利用蒙特卡罗模拟实验具体实现这一抽样过程。

1. 整体规划 此时需要解决的问题是"投掷一枚质地不均匀硬币 3 次,正面朝上的样本率 p 的概率分布"。"投掷一枚质地不均匀硬币"是一个随机事件,"投掷 3 次这枚硬币正面朝上的样本率 p"属于随机变量。"投 3 次这枚硬币后计算 3 次中正面朝上的样本率 p"是一次实验,可以得到一个样本率,想要获得这个样本率的概率分布,可以利用模拟实验产生大量的样本率,然后描述其分布特征,并计算其均数和标准差。

2. 实现从已知概率分布抽样 "投掷一枚质地不均匀硬币正面朝上的次数"是一个服从二项分布 $B(n,\pi)$ 的随机变量,已知 $n=3,\pi=0.6$,因此按照二项分布的概率模型来产生随机数。

3. 重复多次并综合结果 以上模拟过程重复进行 1000 次,可看作从总体中进行 1000 次抽样,然后计算出每份样本的样本率,最后利用这 1000 个样本率绘制直方图,计算其均数和标准差。具体实施过程如下:①模拟数据的产生:参见第四章第三节"常见分布的模拟抽样"部分;②计算每个样本率 p;③总结样本率 p 的频率分布表。表 5-2 是样本率的频率分布表,将其与前面采用概率公式计算的结果进行比较可发现:两种方法的结果是相似的,例如样本率 p 为 2/3 的可能性均最大(表 5-2)。而此时经过计算,样本率的均数为 0.6017,与总体率 0.60 间仅相差 0.0017。样本率的标准差为 0.2812,刻画了样本率的变异程度。

表 5-2 模拟实验得到的频率与用概率公式计算的结果对比

样本率 p	模拟抽样的频率(%)	概率公式的计算结果(%)
0	5.8	6.4
1/3	29.8	28.8
2/3	42.5	43.2
1	21.9	21.6

(二)样本量较大时的模拟实验

模拟实验的优势在于可以对样本量很大的样本进行多次重复抽取,并且抽样的次数也可以根据需要来调整。因此,现利用模拟实验观察样本量较大的情况下,样本率的概率分布又如何?

例 5-2 仍然投掷例 5-1 中的质地不均匀的硬币,其正面朝上的概率为 0.6,利用两个模拟实验产生重复抽样 1000 次,每次样本量为 30 及 150 的模拟数据,分别描述投掷该枚硬币 30 次和 150 次时正面朝上的样本率 p 的概率分布特征。

1. 模拟数据的产生和样本频数的计算 因为模拟数据的产生思路、产生过程及计算样本率的步骤等均与投掷 3 次是一样的,唯一不同的是计算样本率时的分母不同(若计算投掷 30 次正面朝上

的率时,分母为30;若计算投掷150次正面朝上的率时,分母为150),此处不赘述。

2. 样本率的均数与标准差随样本量增加的变化情况   计算两个模拟实验得到的样本率均数,并且分别与总体率进行比较。结果发现:投掷该硬币30次的模拟实验的1000个样本率均数为0.6006,与总体率0.60间仅相差0.0006,标准差为0.0879。投掷该硬币150n次的模拟实验的1000个样本率均数为0.5995,与总体率0.60间仅相差0.0005,标准差为0.0405。

为了更好地进行对比,将上述3个模拟实验的结果进行归纳,见表5-3:

表5-3   3个模拟实验得到的样本率与总体率比较

模拟实验编号	总体率(π)	样本量(n)	抽样次数	样本率(p)的均数	样本率(p)的标准差	样本率(p)均数与总体率(π)之差
1	0.6	3	1000	0.6017	0.2812	0.0017
2	0.6	30	1000	0.6006	0.0879	0.0006
3	0.6	150	1000	0.5995	0.0405	0.0005

从上表可见,随着样本量n的增大,样本率p的均数越来越接近总体率π,而样本率p的离散程度随着样本量的增加而逐渐变小。因此,来自较大样本的样本率p一般更接近总体率π。

四、样本率抽样分布的正态近似

通过模拟实验发现随着样本量的增加,样本率的标准差越来越小,这就表明用样本率来估计总体率的可靠性越来越高。如果样本量继续增加,样本率的分布会呈现什么变化规律?该规律和总体参数是否具有某种联系?我们可通过改变模拟实验中的π和n来呈现变化规律。

(一)采用模拟实验呈现正态近似的过程及条件

已知一个总体的总体率为π,现从中随机抽取n例个体,观察样本率p,通过模拟实验(模拟重复独立抽样10 000次),依次变化π和n,π分别取0.6和0.25,n分别取5、10、20,然后观察样本率的概率分布(也称为二项分布图)。图中横轴是样本率p的所有可能取值,纵轴是样本率p的频率。

可见,每个二项分布图的高峰都在$\mu_p = \pi$处或附近。固定$n=5$时,$\pi=0.25$的图形不对称,而$\pi=0.6$的图形近似对称;无论$\pi=0.25$还是$\pi=0.6$,随着n的增加,分布的对称性都在逐渐改善;固定$\pi=0.25$,观察n对分布的影响,可见随着n依次增大,分布逐渐趋向于正态分布;固定$\pi=0.6$时,也是随着n的增大,分布逐渐趋向于正态分布。

一般认为,在n比较大,而π不接近0和1时,可认为样本率近似服从正态分布,经验规则为$n\pi>5$且$n(1-\pi)>5$时,样本率近似服从正态分布。

现在通过下面这个模拟实验来加深对正态近似条件的理解。

例5-3   根据历史数据,某校卫生统计学期末考试包含一道计算机结果解释题,学生有8%的可能性答错该题。现从一次期末考试的所有试卷中简单随机抽取一个样本进行核查,该样本含有150份试卷,如果想了解150份试卷中答错样本率p的概率分布,我们应该如何做?其分布是否服从正态分布?由于答错频数除以150就等于答错率,所以答错频数的概率分布可以反映答错率的概率分布。

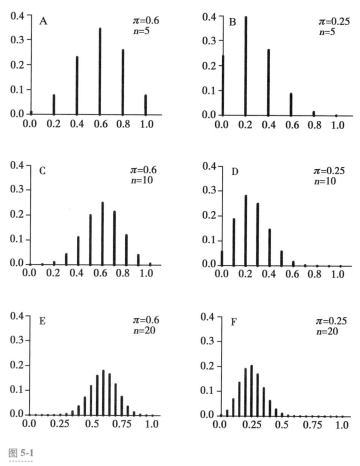

图 5-1

$\pi = 0.6$ 和 $\pi = 0.25$ 时，不同 n 值对应的二项分布图

这里，有 8% 的可能性答错计算机结果解释题表示总体率已知，即 $\pi = 0.08$。样本量 $n = 150$，则回答错误的人数 X 服从二项分布 $B(150, 0.08)$。我们想知道的是样本率（150 个回答中出错的比例）的概率分布，可通过模拟实验每次抽取 150 个观察个体，重复独立抽样 10 000 次，计算出每一次抽样的回答错误的人数，然后再绘制直方图并在图中添加对应的正态分布概率密度曲线描述其概率分布。

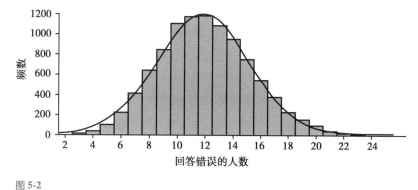

图 5-2

当 $n = 150$，$\pi = 0.08$ 时回答错误的人数的直方图和正态近似曲线

从图 5-2 中可见：正态曲线与直方图描述相符，150 份试卷回答错误的频数（样本率 p）的概率分布近似服从正态分布，此时 $n\pi = 150 \times 0.08 = 12 > 5$，$n(1-\pi) = 150 \times 0.92 = 138 > 5$ 满足 $n\pi > 5$ 且

$n(1-\pi)>5$的经验规则。

（二）近似正态分布的连续性校正

仔细观察图 5-2，你会发现直方图与正态分布曲线并未完全重合，说明二项分布与正态分布曲线之间仍有一定差异。如果要提高采用正态分布近似法的准确性，还需进行校正。图 5-3 展示了提高正态近似法计算二项分布累积概率准确性的思路。

如果例 5-3 中感兴趣的问题是最多有 10 位同学回答错误的概率，则累积概率 $\Pr(X \leqslant 10)$ 为图 5-3 中 0~10 的直条所包含的区域，但仔细观察图 5-3 可发现 $X=10$ 的直条跨度为 9.5 到 10.5。由于离散型二项分布只对整数计算概率，所以 $\Pr(X \leqslant 10) = \Pr(X \leqslant 10.5)$，但正态分布中 $\Pr(X \leqslant 10)$ 与 $\Pr(X \leqslant 10.5)$ 是不同的，所以正态近似存在误差，需进行校正。

在图 5-3 中，正态曲线下 0~10 阴影部分与直方图中的直条基本吻合，但边界值并非 10 而是 10.5。因此，在用正态近似法计算 $\Pr(X \leqslant 10)$ 时，应该用 $\Pr(X \leqslant 10.5)$ 代替。另一方面，如要计算 $\Pr(X<10)$，应该用 $\Pr(X \leqslant 9.5)$ 代替。

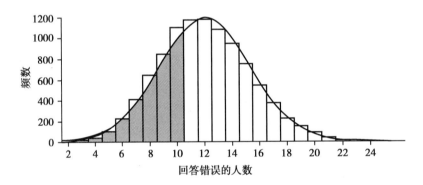

图 5-3
对例 5-3 中概率所作的正态近似曲线下的区域

根据以上校正方法，计算最多有 10 个同学回答错误的概率步骤如下：

（1）由于离散型二项分布只对整数计算概率，则：

$$\Pr(X \leqslant 10) = \Pr(X \leqslant 10.5)$$

（2）由正态近似，得出：

$$\Pr(X \leqslant 10.5) = \Pr\left(\frac{X-12}{3.3226} \leqslant \frac{10.5-12}{3.3226}\right) = \Pr(Z \leqslant -0.45) = 0.3264$$

通过正态近似地连续性校正方法计算最多有 10 个同学回答错误的概率为 0.3264，与二项分布公式精确计算结果 0.3384 仅差 0.0120。

因此，当利用二项分布的正态近似来计算累积概率时，可以对需要计算的"成功"次数的整数实施加 0.5 或减 0.5 后再采用正态分布近似法来计算，这样可以提高近似的准确性，此类方法称为近似正态分布的连续性校正。

五、数理结论

（一）可采用公式计算样本率 p 的均数和标准差

样本频数 X 的分布服从二项分布,而样本率 p 的分布并不服从二项分布,样本率 p 概率分布可转换为样本频数 X 的问题来求解。二项分布有两个参数(n 和 π),参数 n 是观测例数,π 是在任意一个观察中"成功"的概率。X 的可能值是从 0 到 n 的所有整数,将以上简写为 X 的分布是 $B(n, \pi)$,则 X 的均数为 $n\pi$,X 的标准差为 $\sqrt{n\pi(1-\pi)}$。因为样本率等于样本频数除以样本量 n(即 $p = X/n$),结合随机变量均数和方差的加法法则,可得如下结论:

样本率的均数和标准差

从"成功"率为 π 的总体中随机抽取样本量为 n 的样本,其样本"成功"率用 p 表示,则 p 的均数和标准差为:

$$p \text{ 的均数} = \pi$$

$$p \text{ 的标准差} = \sqrt{\frac{\pi(1-\pi)}{n}}$$

样本率 p 的集中位置用其均数来描述,离散程度用其标准差来描述。从以上计算样本率标准差的公式可知:样本率的标准差与样本量的平方根成反比,即可通过增大样本量来减少样本率的标准差,即减少抽样误差。因此,用样本率 p 来估计总体率 π 时,估计的可靠性随着样本量的增加而增强。

（二）$n\pi > 5$ 且 $n(1-\pi) > 5$ 时，样本率的分布近似正态分布

模拟实验结果显示,在 n 比较大,而 π 不接近 0 和 1 时,特别是 $n\pi > 5$ 且 $n(1-\pi) > 5$ 时,可认为样本率近似服从正态分布,这也是中心极限定理的结论(见下一节)。

样本率抽样分布的正态近似

从"成功"率为 π 的总体中随机抽取样本量为 n 的样本,其样本"成功"率用 p 表示。当 $n\pi > 5$ 且 $n(1-\pi) > 5$ 时,p 近似服从 $N\left(\pi, \frac{\pi(1-\pi)}{n}\right)$。

在计算累积概率时,当样本量不大时,正态分布近似法计算二项分布累积概率结果会有一定偏差,此时可考虑应用统计软件或近似正态分布的连续性校正。

近似正态分布的连续性校正

对"成功"次数 X 加 0.5 或减 0.5 后,再采用正态分布近似法叫做正态近似的连续性校正。

第二节　样本均数的抽样分布

学习目标

● 熟悉如何应用概率理论计算样本均数的概率分布

● 熟悉如何利用蒙特卡罗模拟产生多个样本以描述样本均数的抽样分布

● 理解正态分布近似计算法的应用条件

上一节学习了样本率的抽样分布,本节将介绍样本均数的抽样分布。举例说明,某高校想了解本校学生暑期每天参与社会志愿服务的时长,于是在该校全体 6 万名学生中随机调查了 50 人,通过这部分学生来推测全校学生平均每天服务时长,即由样本统计量(此处为样本均数)来推断总体参数(此处为总体均数)。如前所述,样本统计量的值将随着样本的变化而变化,是一个随机变量,要用该随机变量进行统计推断,需对它有充分的了解。本例中样本均数可能的取值有哪些? 样本均数与总体均数可能相差多大? 若干样本均数之间可能相差多大? 这些问题即是本节要探讨的核心问题。

一、样本均数的概率分布——利用概率公式计算

为讲解方便,我们将上面的例子简化,说明如何描述样本均数的概率分布。

例 5-4　假设该校仅有 4 名学生(此处是为了讲解方便,将原总体的 6 万名学生简化为 4 名学生。但无论总体大小,描述统计量抽样分布的基本思路是一致的),这 4 名学生暑期每天服务时长分别是 2.5 小时、4.0 小时、2.5 小时、3.5 小时。现随机抽取样本量 $n=2$ 的一个样本,那么该样本的均数可能的取值是什么? 它与真实的总体均数相差多大? 如果再随机抽取样本量 $n=2$ 的一个样本,那么第二个样本均数与第一个样本均数相差多大?

该例中,总体是 4 名学生每天服务时长的集合,即 $\{2.5,4.0,2.5,3.5\}$。随机调查 2 名学生,并询问他们暑期每天服务时长,即一个随机样本由总体中任 2 个数值组成。若要回答上述问题,应列出所有可能的样本组合并计算每个样本的均数。具体步骤如下:

第一步:列出所有可能的样本组合。本例中总体包含 4 个个体,每次随机抽取的样本量等于 2,因此共有 $C_4^2=6$ 种组合。由于总体中有 2 个值相同,因此所有可能的样本组合可以归纳为 4 种,见表 5-4 第 2 列。

第二步:计算每种样本的概率。总体中有 2 个值相等(2.5),因此包含单个 2.5 的样本(即表 5-4 中第 1、3 个样本)被抽中的概率是 $\dfrac{2}{C_4^2}=\dfrac{1}{3}$,而第 2、4 个样本被抽中的概率是 $\dfrac{1}{C_4^2}=\dfrac{1}{6}$,见表 5-4 第 3 列。

表5-4　随机样本（$n=2$）所有可能组合及概率

序号（1）	样本内个体（2）	概率（3）	样本均数（4）
1	4.0,2.5	1/3	3.25
2	2.5,2.5	1/6	2.50
3	3.5,2.5	1/3	3.00
4	4.0,3.5	1/6	3.75

第三步：计算每种样本的样本均数。样本均数的计算方法与总体均数类似，本例中所有可能的样本组合对应的均数见表5-4第4列。这4个样本均数的实际含义是：在总体中随机调查2名学生并计算他们的平均每天服务时长，将等于这4个数中的任一个。

第四步：归纳出样本均数的概率分布。表5-4和图5-4是对本例样本均数概率分布的描述。需要注意的是，这是在样本量$n=2$（即每次随机调查2名学生）情况下的样本均数的概率分布。如果调整样本量（如$n=3$），样本均数的概率分布将不同。

从表5-4和图5-4均可看出，从总体$\{2.5,4.0,2.5,3.5\}$中随机抽取样本量$n=2$的样本，样本均数的取值包括2.50、3.00、3.25和3.75这4种情况。就单次抽样而言，1个样本只对应1个样本均数$\bar{x}$，$\bar{x}$可能等于2.50、3.00、3.25和3.75中的任一值，但取值为3.00和3.25的可能性更大。从图5-4还可看出，样本均数的概率分布呈现出中间高、两边低、左右对称的形态，事实上这是样本均数的正态近似性。

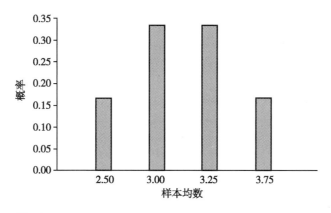

图5-4
样本均数的概率分布（$n=2$）

样本均数是一个随机变量，对应多个数值，可以用均数和标准差来描述样本均数的集中趋势和离散趋势。本例中，样本均数的均数（即表5-4中每行第3列与第4列相乘的加和）等于3.125，与总体均数$(2.5+4+2.5+3.5)/4=3.125$相等。样本均数是总体均数的无偏估计。这一性质将广泛应用于统计推断中。

例5-4中，为了阐明样本均数的概率分布，列出了固定样本量下样本所有可能的组合，并计算出每种样本的均数，以及每种样本被抽中的概率。该例情形较简单，尚可手工计算。但是在现实研究中，情况往往较复杂，一般借助计算机来描述样本均数的抽样分布。

例 5-4 验证了样本均数为总体均数的无偏估计。类似地,也可验证第一章分母为 $n-1$ 的样本方差 s^2 是总体方差的无偏估计量,而分母为 n 的样本方差是总体方差的一个有偏估计量。

二、样本均数的概率分布——利用模拟实验

对例 5-4,若进行 1000 次随机抽样(样本量依然等于 2),并计算 1000 个样本对应的均数,可以想象,这 1000 个样本均数的取值仍是 2.50、3.00、3.25 和 3.75 这 4 种情况。完成 1000 次随机抽样后,可以计算出每一种情况出现的频率,进而估计出每种样本均数的概率。显然,可以运用蒙特卡罗模拟实验实现这一过程。

(一)整体规划

例 5-4 中的总体已知,要了解的是"重复随机抽样得到的样本均数将呈现怎样的概率分布?"每次抽到的 2 个个体的均数即是样本均数;要获得样本均数的概率分布,就要进行大量的抽样,即利用计算机模拟并计算样本均数,以及样本均数的每个取值对应的频率,从而描述样本均数的分布特征。

(二)实现从已知概率分布抽样

本例中总体是已知的,即 $\{2.5, 4.0, 2.5, 3.5\}$,抽样方法是简单随机抽样,因此总体中每个个体被抽中的概率是相等的,均为 0.25。样本均数是总体 $\{2.5, 4.0, 2.5, 3.5\}$ 中任 2 个数值的均数,因此其取值仍是 2.50、3.00、3.25 和 3.75 这 4 种情况中任一种。

(三)重复多次并综合结果

设定抽样次数为 1000 次。经过 1000 次随机抽样后,样本均数出现的频率将逐渐接近概率,即随着抽样次数趋于无穷,样本均数的频率分布将近似图 5-4 所示的抽样分布。

最后,我们统计 1000 个样本均数出现的频率,即可得到样本均数的概率分布。本例中,$\Pr(\overline{X}=2.50)=0.173$,$\Pr(\overline{X}=3.00)=0.313$,$\Pr(\overline{X}=3.25)=0.358$,$\Pr(\overline{X}=3.75)=0.156$。这一结果与第一节运用概率理论计算的样本均数概率分布是近似的。

例 5-5   随机选取 50 名学生,以这 50 名学生的平均每天服务时长来推测该校全部 6 万名学生的平均每天服务时间。因讲解需要,假定总体均数 $\mu=3.6$,总体标准差 $\sigma=0.9$,但注意在实际研究中总体参数往往是未知的。那么,样本量为 50 的样本均数的抽样分布是何种形式呢?

该校 6 万名学生是总体,从总体中随机选取的 50 名学生是一个样本,由这 50 名学生计算出的平均每天服务时间即该样本的均数。若进行多次简单随机抽样,那么每次得到的随机样本将包含不同的 50 名学生,也将得到不同的样本均数。一一列举随机样本所有可能的组合(总共 C_{60000}^{50} 种可能性)并计算样本均数和相应概率是不现实的。

仍运用蒙特卡罗模拟实验实现这一过程,这里将抽样次数设置为 1000 次,当然也可以设置更多的抽样次数。模拟抽样 1000 次,每次样本量为 50 的过程与前述例 5-4 相似,不再赘述。基本思想是产生 1000 组随机数,每组包含 50 个随机数,即构成一个样本含量为 50 的随机样本。

最后计算 1000 个样本的样本均数,并统计它们出现的频数,即得到样本均数的概率分布。

用图形表示样本均数的抽样分布将更加直观,如图 5-5 所示。

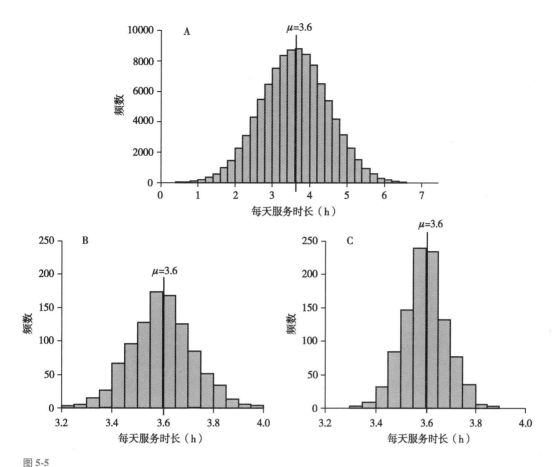

图 5-5

（A）6万名大学生每天服务时长（总体分布）；（B）例 5-5 样本均数的抽样分布（抽样次数＝1000，样本量 $n=50$）；（C）例 5-5 样本均数的抽样分布（抽样次数＝1000，样本量 $n=200$）

例 5-5 中，6 万名大学生每天服务时间的分布见图 5-5(A)，由图可看出总体服从正态分布。设置样本量 $n=50$，样本均数的抽样分布见图 5-5(B)，从该图看出样本均数围绕总体均数 3.6 呈左右对称分布，且比总体分布更集中。如将样本量设置为 200（即每次随机调查 200 名学生），我们将得到不同的抽样分布，见图 5-5(C)。由图可见，样本量增大后，样本均数的离散程度减小，其均数近似总体均数。

三、样本均数抽样分布的正态近似

例 5-5 中，设置了样本量为 50 和 200 两种情形，均做了 1000 次随机抽样。由图可见，随着样本量增大，样本均数的变异减小。那么样本均数抽样分布的形态与样本量之间有什么关系？

例 5-6 某环境监测点 2015 年 1 月 1 日至 2 月 28 日每小时 CO、PM_{10} 浓度的总体分布和抽样分布分别见图 5-6、图 5-7。

可以看出，样本均数的离散程度远小于总体分布的离散程度，即样本均数的标准差远小于总体的标准差；样本均数的取值随样本变化，但分布围绕总体均数 μ 基本左右对称，且中间高、两边低，呈近似对称；样本量不同时，样本均数的抽样分布是不同的，且样本量越大，样本均数的变异程度越小。实际上，无论总体分布如何，随着样本量 n 增加，样本均数的抽样分布都将近似正态分布。

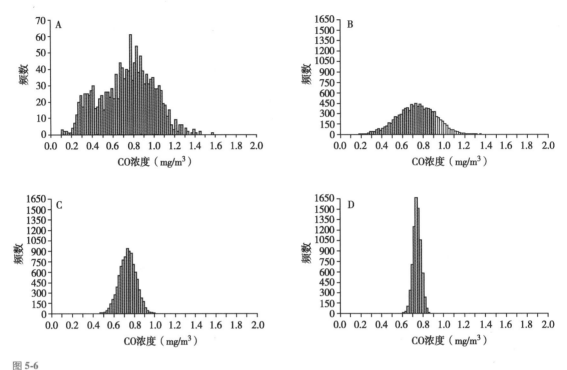

图 5-6

例 5-6 中 CO 浓度

（A）总体概率分布；（B）样本均数的抽样分布（抽样次数 = 10000，$n = 2$）；（C）样本均数的抽样分布（抽样次数 = 10000，$n = 10$）；（D）样本均数的抽样分布（抽样次数 = 10000，$n = 50$）

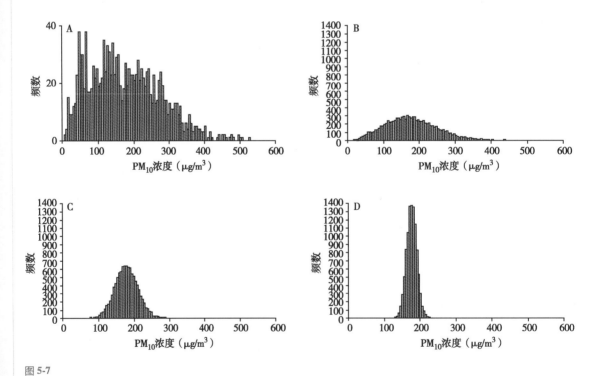

图 5-7

例 5-6 中 PM_{10} 浓度

（A）总体概率分布；（B）样本均数的抽样分布（抽样次数 = 10000，$n = 2$）；（C）样本均数的抽样分布（抽样次数 = 10000，$n = 10$）；（D）样本均数的抽样分布（抽样次数 = 10000，$n = 50$）

四、数理结论

（一）样本均数 $\overline{X}$ 是一个连续型随机变量，可用公式计算其均数和标准差

根据第四章均数加法法则：如果 X 和 Y 两个是随机变量，则 $\mu_{X+Y}=\mu_X+\mu_Y$，可知样本均数的均数为：

$$\mu_{\overline{X}}=\frac{1}{n}(\mu_{X_1}+\mu_{X_2}+\cdots+\mu_{X_n})$$

$$=\frac{1}{n}(\mu+\mu+\cdots+\mu)=\mu$$

即样本均数 $\overline{X}$ 这个随机变量的均数等于总体均数 μ。

当总体中的个体数远远大于样本量时，认为样本之间是相互独立的，根据第四章知识，如果 X 和 Y 是相互独立的两个随机变量，则 $\sigma_{X+Y}^2=\sigma_X^2+\sigma_Y^2$，所以可加性同样适用于方差，并且根据方差的加法法则：如果 X 是一个随机变量并且 a 和 b 是常数，则 $\sigma_{a+bX}^2=b^2\sigma_X^2$，可以计算样本均数的方差为：

$$\sigma_{\overline{X}}^2=\left(\frac{1}{n}\right)^2(\sigma_{X_1}^2+\sigma_{X_2}^2+\cdots+\sigma_{X_n}^2)$$

$$=\left(\frac{1}{n}\right)^2(\sigma^2+\sigma^2+\cdots+\sigma^2)$$

$$=\frac{\sigma^2}{n}$$

样本均数的均数和标准差

从一个均数等于 μ，标准差等于 σ 的总体中抽取样本量为 n 的简单随机样本，其样本均数 $\bar{x}$ 服从均数为 $\mu_{\overline{X}}$，标准差为 $\sigma_{\overline{X}}$ 的抽样分布。

$$\mu_{\overline{X}}=\mu$$

$$\sigma_{\overline{X}}=\frac{\sigma}{\sqrt{n}}$$

从上面公式可见，均数的标准差与样本量的平方根成反比，即可通过增大样本量来减少样本均数的标准差，从而减少抽样误差。随着样本量逐渐增大，样本均数的变异逐渐减小。因此，大样本的样本均数更接近总体均数 μ。

（二）当样本量 n 很大时，无论总体分布形态如何，样本均数 $\overline{X}$ 的抽样分布近似正态分布

样本均数的分布形态取决于总体分布的形态。如果总体分布是正态的，那么样本均数的分布也服从正态分布。在现实中，许多总体分布并不是正态的，但样本均数也服从正态分布。例如，图 5-7（A）中 PM_{10} 浓度的总体分布呈偏态，而图 5-7（D）显示样本量为 50 的样本均数的分布更加接近正态分布。可见，样本量足够大时，样本均数 $\overline{X}$ 近似服从正态分布，无论总体分布形态如何都可得到这一结论，这就是中心极限定理。

中心极限定理（central limit theorem）

从任意均数等于 μ，方差等于 σ^2 的一个总体中抽取样本量为 n 的简单随机样本。当样本量 n 很大时，无论总体分布形态如何，样本均数 $\overline{X}$ 的抽样分布近似正态分布：

$$\overline{X} \text{ 近似服从正态分布 } N\left(\mu, \frac{\sigma^2}{n}\right)$$

上一节的样本率同样遵循了这个定理。根据第四章二项分布定义可知，二项分布可看成多次伯努利实验的和：用 $S_i = 1$ 时表示第 i 次实验结果"成功"，$S_i = 0$ 时表示第 i 次实验结果"失败"，可以将各个 S_i 相加得到总的"成功"次数（即 $X = S_1 + S_2 + \cdots + S_n$），而"成功"率为 $p = (S_1 + S_2 + \cdots + S_n)/n$，可将其看作一个均数，即样本量为 n 的样本率可以用取值为 0 和 1 变量的样本均数来表示，因此其同样也遵循中心极限定理。

（李晓松）

 本章小结

1. 统计量是一个随机变量，可用统计量的均数反映其集中位置，标准误反映其离散程度。标准误刻画抽样误差的大小，随着样本量的增大而减小。

2. 从一个总体率为 π 的总体中随机抽取样本量为 n 的简单随机样本，样本中"成功"次数（即样本频数）为 X，其样本"成功"率（样本率）的抽样分布并不服从二项分布，但样本频数的抽样分布服从二项分布 $B(n, \pi)$。并且 X 的均数为 $n\pi$，X 的标准差为 $\sqrt{n\pi(1-\pi)}$，"成功"率 p 与"成功"次数 X 间有如下关系：$p = X/n$，有：

$$p \text{ 的均数} = \pi$$

$$p \text{ 的标准差} = \sqrt{\frac{\pi(1-\pi)}{n}}$$

3. 当 $n\pi > 5$ 且 $n(1-\pi) > 5$ 时，有 n 个观察对象的样本中，"成功"次数近似服从正态分布，即 p 近似服从 $N(\pi, \pi(1-\pi)/n)$。

4. 从一个总体均数等于 μ，总体标准差等于 σ 的总体中抽取样本量为 n 的简单随机样本，其样本均数 $\overline{X}$ 的均数和标准差为：

$$\mu_{\overline{X}} = \mu$$

$$\sigma_{\overline{X}} = \frac{\sigma}{\sqrt{n}}$$

5. 样本均数 $\overline{X}$ 的变异小于个体观测值的变异，样本均数比个体观测值更接近正态分布。

6. 对于任一均数等于 μ，标准差等于 σ 的总体，无论总体分布如何，随着样本量 n 增加，样本均数的抽样分布都近似正态分布 $N(\mu, \sigma^2/n)$。

第六章

统计推断

第一至三章介绍了如何认识和描述样本数据,第四、五章介绍了总体参数已知时样本数据的变化规律,而本章将介绍在总体参数未知时如何利用观察到的样本数据推断总体参数。在科学研究中,研究者通常需要回答明确的科学问题,例如"牙膏加氟能否预防龋齿",此时收集和分析数据的目的就是推断牙膏加氟预防龋齿的效果。利用样本均数直接推测总体均数是直观的方法,但显然具有一定局限性,因为这难以表达出推断结果的不确定性。本章将学习两类统计推断方法:置信区间估计与假设检验,基于样本数据分别刻画参数估计的不确定性和对科学假设进行判断。

第一节　置信区间估计

学习目标

- 掌握置信区间的含义与计算原理
- 理解置信度如何影响误差范围
- 理解样本量与置信区间的关系

一、统计信心

统计推断是基于样本统计量对总体参数作出统计学结论。以均数为例,样本均数用 $\bar{x}$ 表示,总体均数用 μ 表示,一般用 $\hat{\mu}$ 表示 μ 的估计值。通常情况下我们认为 $\hat{\mu}=\bar{x}$,用样本均数去直接估计总体均数。此时,还应知道到底有多大的信心认为该结论是正确的,回答此问题有多种方式,本章将介绍最常用的两种统计推断方法:置信区间估计和假设检验。

在学习这两种统计推断方法的过程中,一般会因数据类型的不同而有不同的计算公式,但核心思想一样。为避免繁杂的计算而掩盖统计推断的基本逻辑和核心思想,我们以总体方差已知的情形为例,叙述推断总体均数的过程(在后续章节中,将对常用的统计推断方法进行具体介绍)。尽管总体方差已知的情形与现实情况有一定的差距,但由于其运算简单,更容易理解和领悟统计推断的核心思想,因此选择以该情形为例进行阐释。

假设想要估计某高中全部男生的平均身高。随机抽取 500 名该校男生,计算得到其平均身高 $\bar{x}=168.5\text{cm}$。那么对于总体,即该高中全部男生的平均身高 μ,我们能作出怎样的推断和解释?

我们知道样本均数 $\bar{x}$ 是总体未知均数 μ 直观的估计值。更重要的是,随样本量的增加,样本均数逐渐与总体均值接近。因此,$\bar{x}=168.5\text{cm}$ 可认为是对总体男生平均身高的合理估计。但这一估计到底有多大的把握?如果我们再从该高中抽取另一个样本量为 500 人的样本不太可能再次得到完全相同的样本均数 168.5cm,此现象即第三章所阐述的抽样误差现象。抽样误差可能较大也可能较小,抽样误差小的时候,我们用样本均数来估计总体均数会有较大的信心;反之,抽样误差大时,我们不敢贸然使用任何一个样本均数来估计总体均数。总之,如果直接用样本均数来估计总体均数而不考虑抽样误差,这种估计的意义不大。一个准确的估计值关注的重点在于样本抽样分布的集中位置,而变异则是由样本抽样分布的离散程度表示。

如果总体平均身高的均值为 μ,标准差为 σ,那么根据第五章统计量抽样分布的知识,以样本量为 500 重复抽样所得的样本均数 $\bar{X}$ 应服从 $N\left(\mu, \dfrac{\sigma^2}{500}\right)$。注意:此处样本均数记为 $\bar{X}$ 而非 $\bar{x}$ 是因为不是针对一个观察到的样本,而是所有可能样本的样本均数,其为一个随机变量而非固定值。假设已知该高中男生总体身高的标准差 σ 为 3cm(第七章将介绍当 σ 未知时如何进行操作),这意味着,在重复抽样过程中,$\bar{X}$ 近似服从正态分布 $N\left(\mu, \dfrac{9}{500}\right)$,即此正态分布以未知总体均数 μ 为中心,样本均数的标准差 $\sigma_{\bar{x}} = \sqrt{9/500} = 0.13$,见图 6-1。

根据图 6-1,可以得到以下结论:①根据第四章正态分布的"68-95-99.7 法则",样本均数 $\bar{X}$ 这个随机变量将有 95% 的可能性在总体均数 $\mu \pm 0.26$ 之间,其中 0.26 为两倍的样本均数标准差 $2\sigma_{\bar{x}}$;②事件 $\{\mu - 0.26 \leqslant \bar{X} \leqslant \mu + 0.26\}$ 等价于事件 $\{\bar{X} - 0.26 \leqslant \mu \leqslant \bar{X} + 0.26\}$;③根据①和②,$\bar{X} \pm 0.26$ 区间有 95% 的概率包含 μ。

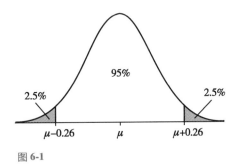

图 6-1
样本量为 500 时 $\bar{X}$ 的抽样分布

在本例中,一次抽样得到的样本均数 $\bar{x} = 168.5$cm,我们可以说该高中全部男生平均身高有 95% 的置信度位于 168.24~168.76 之间(168.5±0.26)cm。但是,注意该区间与 μ 的关系只能有两种情况:168.24~168.76 之间要么包含要么不包含真实的总体平均身高 μ,而我们并不知道抽样结果属于哪一种。因此,95% 置信度的准确解释和含义应该是指:100 次抽样结果的 100 个 95% 置信区间中,平均而言有 95 个置信区间包含了真实的总体均数。

二、置信区间

在上例中,区间 $\bar{x} \pm 0.26$ 称为总体均数 μ 的 95% 置信区间(confidence interval,CI),通常记为:

$$\text{估计值} \pm \text{误差范围}$$

估计值是指对未知总体参数的推测,误差范围与估计值的变异程度有关,反映了估计的准确程度。图 6-2 描述了从均数为 μ 的正态分布总体中进行重复抽样,所得的置信区间的分布。其中各置信区间中间的圆点表示样本均数,不同抽样的均数各有不同,样本均数的抽样分布见于该图顶端,也属于正态分布,反映了大量重复抽样下样本均数的分布规律。25 次简单随机抽样的 95% 置信区间($\bar{x} \pm$误差范围)见图 6-2 下端,各置信区间的箭头长短表明了样本置信区间的大小。同时 $\bar{x}$ 距 μ 的远近不同,有的比较接近总体均数 μ,有的离 μ 较远,这反映了样本均数 $\bar{x}$ 的变异。

实际上,我们并不知道 μ 的真实值,但是经过大量的抽样,可以推测这些抽样的置信区间中有多

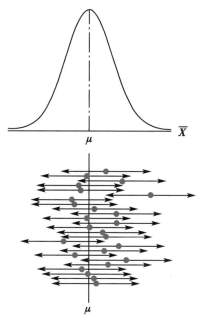

图 6-2
来自同一总体的 25 次抽样及其 95% 置信
区间

大比例包含了总体均数 μ。统计学家基于不同的抽样方法,设计了多种参数置信区间的估计方法。这些置信区间具有以下两个特点:①置信区间 (a,b) 中的 a 与 b 均由样本数据计算而得;②置信区间包含未知总体参数的可能性可以理解为置信度。后续章节将详细介绍。

这里概率值 95% 称为置信度,常用 C 表示,如 95% 置信度可表示为 $C=0.95$。

（一）已知 σ 时 μ 的置信区间

此部分将利用样本量为 n 的简单随机抽样数据,估计总体均数 μ 的置信区间,计算过程将基于样本均数的抽样分布。根据第五章抽样分布的知识,当总体分布服从 $N(\mu,\sigma^2)$ 时,样本均数 $\overline{X}$ 服从正态分布 $N(\mu,\sigma^2/n)$。一个置信度为 C 的置信区间的构造过程如下:找到在正态分布 $N(\mu,\sigma^2/n)$ 曲线中间面积为 C 的区域;即需要找到一个数字 z',使得 $\mu \pm z'\sigma/\sqrt{n}$ 之间的概率为 C。这意味着"$\overline{X}$ 在 $\mu \pm z'\sigma/\sqrt{n}$ 之间的概率为 C",同时由于事件 $\{\mu- z'\sigma/\sqrt{n} \leq \overline{X} \leq \mu+ z'\sigma/\sqrt{n}\}$ 等价于事件 $\{\overline{X}- z'\sigma/\sqrt{n} \leq\mu\leq \overline{X}+ z'\sigma/\sqrt{n}\}$,所以"$\mu$ 在 $\overline{X}\pm z'\sigma/\sqrt{n}$ 之间的概率为 C"。对于一个观察到的样本,μ 的置信度为 C 的置信区间为 $\overline{x}\pm z'\sigma/\sqrt{n}$,其中 $\overline{x}$ 为 μ 的估计值,$z'\sigma/\sqrt{n}$ 为误差范围。

z' 和 C 的关系为 C 越大则 z' 越大。例如,要计算 μ 的 95% 置信区间,根据正态分布的"68-95-99.7 法则"此处的 z' 值为 2。为了叙述的方便,我们将以标准正态分布 $N(0,1)$ 为例。图 6-3 反映了 C 与标准正态分布曲线下面积对应的界值 z' 之间的关系,表 6-1 也反映了几个重要的 z' 值所对应的 C。需注意,在

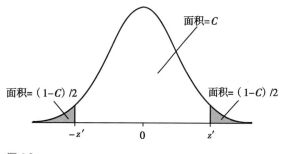

图 6-3
C 与 z' 之间的关系

"68-95-99.7法则"中，计算95%置信区间时z'为2，而此处使用了更为精确的数字1.96。根据附表1的内容，可计算出更多不同z'值所对应的C。

表6-1　C 与 z' 之间的关系

z'	1.64	1.96	2.58
C	90%	95%	99%

例6-1　某大学开展了一个题为"大学生每月手机上网流量"的调查计划。在2015年的调查中，随机抽取了600名学生进行调查，有532名应答，应答者的数据被视为一个随机样本，不存在应答偏倚。手机每月平均上网流量为755M，中位数为196M，可知该数据属于典型的偏态分布。虽然如此，由于该样本量较大，根据抽样分布知识，该样本均数抽样分布也近似服从正态分布。现根据样本数据计算该大学所有大学生每月手机上网流量平均值的95%置信区间。假设总体方差为$(1130M)^2$，$z'=1.96$，可得均数的95%置信区间的误差范围为：

$$m = z' \times \frac{\sigma}{\sqrt{n}} = 1.96 \times \frac{1130}{\sqrt{532}} = 96.02 \approx 96$$

因此，μ 的95%置信区间为 $\bar{x} \pm m = 755 \pm 96 = (659, 851)$M。

（二）置信区间的误差范围

在置信区间的常规应用中，误差范围$z'\sigma/\sqrt{n}$具有几个重要的特点。当确定了置信度时，误差范围也随之确定，高置信度与较小的误差范围是较为理想的结果。高置信度是指结果准确性高，误差范围较小是指结果精确性高。当所得到的置信区间误差范围$z'\sigma/\sqrt{n}$较大时，可使用以下方法来减小：①选择较低的置信度，从而得到更小的z'；②选择更大的样本量n；③减小σ。

对于第①种方法而言，大多数情况下，置信度可取90%、95%或99%，相应的z值分别是1.64、1.96或2.58，表6-1与图6-3显示置信度越小，z'越小。如果n与σ不变，z'越小误差范围越小。假设例6-1中，置信度选择为99%，则z'应为2.58。相应误差范围与置信区间如下：

$$m = z'\frac{\sigma}{\sqrt{n}} = 2.58 \times \frac{1130}{\sqrt{532}} = 126.40 \approx 126$$

$$\bar{x} \pm m = 755 \pm 126 = (629, 881)$$

与上例相比，误差范围从96增加至126，图6-4展示了两个置信区间的差异。

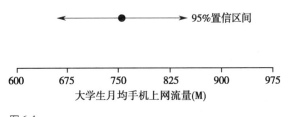

图6-4

不同置信度下置信区间的比较

同理,对于第②种方法中的样本量 n 而言,当置信度固定时,选择较大的样本量也会减小误差范围。假设例 6-1 中样本均数不变,样本量发生变化,置信区间将如何发生变化? 在例 6-1 中,学生每月平均上网流量为 755M,总体标准差为 1130M。假定样本量只有 133,在这样的情况下:

$$m = z' \frac{\sigma}{\sqrt{n}} = 1.96 \times \frac{1130}{\sqrt{133}} = 192.05 \approx 192$$

$$\bar{x} \pm m = 755 \pm 192 = (563, 947)$$

可见,该置信区间误差范围比样本量 532 时宽近一倍。

对于第③种方法而言,σ 反映的是总体的变异程度。例如在进行仪器测量时,可通过调整仪器的精度从而得到更加精确的测量值。有时在实际应用中,可以通过限定研究总体来减小 σ,如只研究总体某个亚群,此时会得到较小的 σ。

三、置信区间与样本量

合理的研究设计应在进行数据收集前先确定好统计推断方法,确定足够的样本量可使得后期置信区间的误差范围较小。根据误差范围的计算公式,样本量大小可影响误差范围。如果预期得到误差范围为 m,则根据前述的置信区间误差范围计算公式 $z'\sigma/\sqrt{n} = m$,可得简单随机抽样的样本量计算公式如下:

$$n = \left(z' \frac{\sigma}{m} \right)^2$$

例如,例 6-1 中希望 95% 的置信区间误差范围是 50M,共需调查多少大学生? 根据上述计算公式:

$$n = \left(z' \frac{\sigma}{m} \right)^2 = \left(\frac{1.96 \times 1130}{50} \right)^2 = 1962.14$$

因此选择样本量为 1963 人。通过调查 1963 名大学生,可以在预期的误差范围内得到每月平均上网流量。从上例中可知,样本量越大,误差范围越小。样本量计算是为了得到足够精确的结果,然而在实际应用中,样本量大小的选择,除上述公式计算结果外,还应考虑其他因素,如数据收集过程中所花费的成本等,确保研究方案实施的可行性。如当上例中的误差范围变为 40M 时,样本量就需要 3066 人。另一方面,在实际研究中,最后获得数据的样本量往往低于设计时的样本量,如部分被调查者不配合导致无应答,数据质量不合格等情形,这些都需在研究前加以考虑。严谨的设计通常会事先假定一个无应答率(无应答个体数占样本量的比例),并以此校正样本量的计算。例如,在上例调查中,事先估计应答率只有 80%,那么在计算样本量时,需要将计算的样本量除以 0.8,得到结果为 2454 人,从而控制无应答率对研究结果的影响。

四、注意事项

虽然用于估计总体均数置信区间的公式 $\bar{x} \pm z'\sigma/\sqrt{n}$ 十分简单,但其仅在特定的应用条件下适用,如条件不满足则无法应用。置信区间有以下常见注意事项:①公式 $\bar{x} \pm z'\sigma/\sqrt{n}$ 不适用于所有抽样方法,不同的抽样方法需采用不同的均数置信区间估计公式。②数据须来自相应总体的简单随机抽样,个体间相互独立是使用上述估计公式的前提。③对于来自随意收集且偏倚较大的数据,没有恰当的方法进行统计推断,统计分析无法拯救糟糕的数据。④由于样本均数的稳定性不高,易受到异常值影响,所以相应置信区间的计算结果会受到较大影响。因此,在计算置信区间之前需要找出异常值,并尝试校正或剔除。如异常值无法剔除,可应用对异常值不太敏感的方法(如第一章第五节的方法)。⑤如果样本量较小且总体并非正态分布,实际得到的置信度可能与理论置信度不同。因此,在计算前应检查数据是否服从正态分布。⑥公式 $\bar{x} \pm z'\sigma/\sqrt{n}$ 是事先假定总体标准差 σ 已知,实际研究中很可能无法得到总体标准差 σ。当样本量较大时,可选用样本标准差 s 估计 σ,对应置信区间可用公式 $\bar{x} \pm z's/\sqrt{n}$ 近似估计,详见第七章。

　　此外还需注意:首先,实际操作中的问题(如无应答与失访)会给抽样研究带来额外的误差,这些误差可能比随机抽样误差大得多,并且研究结果中这些误差并不能被误差范围所反映;其次,基于上述简单随机抽样得到学生身高的95%置信区间为168.24至168.76,但这并不意味着总体均数有95%的概率在168.24至168.76之间。在一次特定抽样与置信区间计算完成后,随机性就不存在了。真实的总体均数只能是在或不在168.24至168.76之间。统计推断的概率是指该方法重复进行的正确频率,即在100次抽样中,平均而言95%置信区间有95次包含了总体均数,但并不知道某一次结果的正确性;最后,置信区间还需考虑所有统计方法均需注意的问题。从数理统计角度,很容易给出使用每种统计方法的理想条件,但在实际应用中这些理想条件很难完全满足,例如很少有数据完全符合正态分布条件。因此在选用统计方法前往往需先对数据进行探索性分析。简言之,统计学与数学的差异为:数学定理是真理,而统计方法的正确应用往往需要一定的技巧。

第二节　假设检验

学习目标
- 理解假设检验的基本思想
- 掌握假设检验的基本步骤
- 理解假设检验的结果解释

　　上一节介绍了总体均数的估计方法——置信区间估计,它属于统计推断的内容之一,本节介绍另一类重要的统计推断方法——假设检验(hypothesis test)。

一、基本思想

　　假设检验中的假设是指我们对总体特征(如参数、分布)的某种推测,从而用概率来判断样本数据所提供的信息和我们对总体特征猜想的一致性,进而结合专业知识判断这一猜想的正确性。例如,为了解某高校在校大学生2015年平均网上购物花费情况。随机抽取该校500名大一和500名大四的学生,调查他们2015年网上购物花费情况,算得大一平均花费516元,大四平均花费642元。

能否从这些数据中推断出该校大一与大四学生平均网上购物花费不同？在这个问题中，两个不同年级的平均购物花费相差 126 元，差异相对较大，但我们知道 516 元和 642 元这两个数字分别是随机抽取的 500 名大一和 500 名大四学生的平均网上购物花费，如果抽取的样本不同，得到的平均花费也会不一样。回答该问题的一种方法是在假设两个总体均数没有差异的前提下，计算出现两个样本均数之差的绝对值为 126 元以及更大差值的概率（此处的处理方式将在后面进行详细解释），通过计算（计算方法见后）得出这个概率为 0.18，由于这个概率不是特别小，因此当两个总体均数相等时分别在两个总体中抽样，得到两个样本均数的差值为 126 元不足为奇。在本例中，样本数据没有提供足够的证据来表明大一和大四学生的平均网上购物花费不同。

若还想了解 2015 年该校男生和女生网上购物花费的差异情况，可在该校随机抽取 500 名男生和 500 名女生。调查结果发现：女生平均花费为 771 元，而男生平均花费则为 478 元。一般而言，女生网上购物的花费会高于男生，不太可能低于男生，所以对于这所高校，欲验证问题是女生的平均网上购物花费是否比男生高？而不会是男生的花费是否高于女生，这与之前大一大四的问题有所不同。在这个问题中，两个样本均数的差值为 293 元，正如前例，样本数据之间的差异并不一定有足够的证据推断出总体均数之间也存在差异。同样，我们也是在假设两个总体均数没有差异的前提下计算概率来回答这个问题。通过样本数据计算出现 293 元以及更大差值的概率是 0.0002。这个概率足够小，因此我们就有证据说明女生平均网上购物花费比男生高。以上两个例子的关键点是什么？

第一，都是从总体均数是否存在差异这个问题开始的。在上述两个例子中，均试图回答两个总体均数是否存在差异，换言之，即两个总体均数差值是否等于 0。

第二，都是用样本均数差值与假设总体均数相差 0 元（即两个总体均数没有差异）进行比较。该高校大一与大四平均花费相差 126 元，男生与女生平均花费相差 293 元分别与假设两个总体均数相差 0 元进行比较。

第三，都是用概率来表示比较的结果。前一个例子计算的概率是 0.18，后一个例子计算的概率是 0.0002。0.18 这个概率值不是特别小，因此从大一和大四两个均数相等的总体中抽取两个样本，其均数相差绝对值为大于或等于 126 元的可能性不小。在后一个例子中，算得的概率非常小（0.0002），这意味着在男生和女生两个均数相等的总体中进行 10 000 次抽样，平均只会出现 2 次样本均数相差为 293 元或更大。对于这一结果，我们可以有两种解释：①我们的假设正确——两个总体均值之间没有差异，但十分罕见的情况发生了；②我们的假设不正确。这一解释是当前假设检验逻辑下的结论，即假设检验采用了小概率反证法思想。小概率思想是指小概率事件（一般指概率小于等于 0.05）在一次实验中基本上不会发生；反证法思想是先提出待检验的假设，如果样本信息不支持该假设，就拒绝该假设。在这个例子中，女生与男生平均网上购物花费相差 293 元或更大的概率为 0.0002，小于 0.05，判定为小概率事件，这种情况在一次抽样中基本不会发生，因此我们的假设女生和男生平均网上购物花费没有差异是值得怀疑的，我们更相信女生的平均网上购物花费高于男生。

假设检验过程中，概率是在假设两个总体均数没有差异的前提下利用样本数据计算得到的。如

图 6-5,两个例子的抽样分布(大一与大四学生平均花费之差、男生与女生平均花费之差)均是以 0 为中心的正态分布。图 6-5(A)阴影部分可见,样本均数之差为 126 元或更大所对应正态分布曲线下的面积较大,即概率较大,这种情况在两个总体均数没有差异的前提下出现的可能性较大;而图 6-5(B)的阴影部分面积非常小,样本均数之差为 293 元或更大时对应正态分布曲线下的面积非常小,即概率很小,表示这种情况在两个总体均数没有差异的前提下不太容易出现。

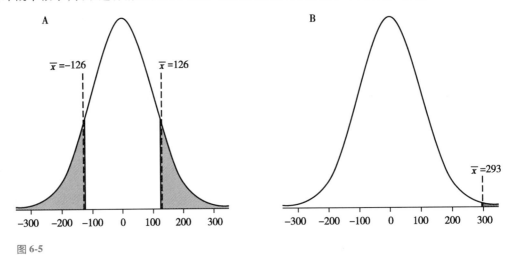

图 6-5
(A)大一与大四学生平均花费之差的抽样分布;(B)女生与男生平均花费之差的抽样分布

需要注意的是,上述结论未否定假设,但并不能说明假设一定成立,只能说明根据抽样数据所计算出来的概率没有达到事先规定的小概率事件(检验水准)。这类似司法实践中的无罪推定原则:在证实被告有罪之前先假定被告是无罪的,如果在合理的推测下,没有足够的证据证明被告有罪,则认为被告无罪,但认为被告无罪并不意味着被告一定是无辜的,而只是表示目前尚没有足够的证据证明其有罪。

二、基本步骤

(一)建立检验假设,确定检验水准

在上面两个例子中,如果真实情况都是两个总体均数相等,现在观察到两个例子的样本均数差值分别为 126 元和 293 元,有可能出现这样的差异吗? 要回答这一问题,首先需要假设两个总体均数没有差异,也就是假设两个总体均数之间的真实差值为 0 元,记作 $d=0$。其次,进一步思考样本数据所提供的证据是否足够否定之前的假设。如果是,那么就有证据支持推断两个总体均数存在差异,记作 $d \neq 0$。通常情况下,假设检验的第一步是从我们希望观察到的某种结果的反面提出一个假设,即零假设。

零假设(null hypothesis)

假设检验中,被用来检验的假设称为零假设。通常表述为"没有差异"或"无效",常用符号 H_0 表示。

零假设是在我们没有证明某现象之前作出的保守推测。例如,我们想知道温室气体排放的增加和全球变暖之间的关系,而之前我们可能没有对此问题进行过任何研究,此时最保守的策略就是认为这两者之间没有关系,这就是零假设。在研究大一与大四学生平均网购花费是否有差异时,其零假设为:

$$H_0:两个总体均数无差异,即 \mu_d = 0$$

在假设检验过程中,被检验的假设 H_0 或者被拒绝,或者未被拒绝。如果未被拒绝,则意味着样本信息没有提供足够的证据拒绝 H_0,如果 H_0 被拒绝,则说明样本信息不支持 H_0,从逻辑上讲,这就更有利于另外一个与零假设有联系且相互对立的"假设",通常称其为"备择假设"(alternative hypothesis),常用符号 H_1 表示。在比较大一与大四学生网购花费是否有差异时,显然"备择假设"描述的就是两个总体均数不同,表示为:

$$H_1:两个总体均数有差异,即 \mu_d \neq 0$$

在现实研究中,H_1 描述的往往是我们希望看到的结果,但是,正确描述 H_1 常常是比较困难的,特别是在确定 H_1 应该是单侧还是双侧检验问题的时候,经常需要根据研究目的和专业知识加以确定。如对这所高校大一和大四学生平均网购花费是否存在差异进行假设检验时,其备择假设为 $H_1:\mu_d \neq 0$。这个假设包括两方面的情况,即大一学生的平均花费大于大四学生($\mu_d>0$)以及大一学生的平均花费小于大四学生($\mu_d<0$),这时称此检验为双侧检验(two-sided test)。在另外一个例子中,如要回答女生平均网上购物花费是否会高于男生,此时备择假设 H_1 是女生的平均花费高于男生($\mu_d>0$),这时称此检验为单侧检验(one-sided test)。注意,这里将其确定为单侧检验,其暗含了人们对问题的一般见解,即人们通常认为女生比男生更喜欢网购,但有时候这种常识和见解可能并不可靠。单侧检验不仅考虑有无差异,而且还考虑差异的方向。对同一数据作单侧检验时,比双侧检验更容易获得拒绝 H_0 的结论。因此,在实际研究中,如果没有专业背景知识说明的情况下,采用双侧检验较为保守。

此外,还需要事先人为地规定一个小的概率值,称之为检验水准。

检验水准(level of a test)

它是人为规定的,表示拒绝实际上成立的 H_0 的最大允许概率,常用符号 α 表示。

在假设检验中,α 常作为小概率的标准,其大小可根据不同的研究目的给予不同的设置,通常取 0.05,它表示如果真实情况是 H_0 成立,我们根据样本信息错误拒绝 H_0 的概率不超过 5%。

（二）检验统计量的选择与计算

假设检验是根据检验统计量(test statistic)对设立的待检验假设作出判断,通常情况下检验统计量与利用置信区间估计总体参数所采用的统计量相同。当 H_0 为真时,我们希望样本信息与 H_0 一致。为方便讲述,我们将 H_0 所假设的总体参数值称为假设检验值。如果根据样本得到的参数估计值(简称估计值)与假设检验值相差很远,则样本信息与 H_0 不一致程度很高。

检验统计量是对估计值与假设检验值之间的差异进行标准化转换,从而评估总体参数之间是否存在差异,通常情况下,在两组均数的差异性检验中,检验统计量的计算形式如下:

$$Z = \frac{估计值-假设检验值}{估计值的标准误}$$

在这个公式中,估计值的标准误即样本的抽样误差。该公式将总体参数估计值与假设检验值的差值和样本的抽样误差进行比值运算。如果比值较大,表明样本抽样误差不足以解释总体参数估计值与假设检验值差异的原因,因此推断总体参数与假设检验值存在差异,因而拒绝 H_0。如果比值较小,表明总体参数估计值与假设检验值的差异在样本抽样误差可以解释的范围内,因此不能推断总体参数与假设检验值存在差异,因而不拒绝 H_0。因此,检验统计量用于测量 H_0 与样本信息的一致性,它是一个随机变量,其分布是已知的,我们根据这个分布来计算其概率。在前面的例子中,两个总体均数之间差异估计值是 126 元,如果估计值的标准误已知是 95 元,带入上述检验假设公式为:

$$z = \frac{126-0}{95} = 1.33$$

（三）计算 P 值,作出统计推断

根据上述检验统计量所服从的分布来计算现有样本统计量以及更极端情况的概率,这个概率值就是 P 值。

P 值

在 H_0 成立的条件下,计算现有样本统计量以及更极端情况的概率,称为假设检验的 P 值。

计算 P 值的关键是检查检验统计量的抽样分布,其详细讨论见第五章,而对于本节所讨论的问题,只涉及服从标准正态分布的 Z 统计量。例如,想要知道大一和大四学生平均网购花费是否不同,根据样本计算出来的差值是 126 元,$z = 1.33$。该问题是一个双侧检验问题,拒绝 H_0 的证据是计算标准正态分布下比 ± 1.33 以及更极端情况曲线下的面积,即 $\Pr(Z \geq 1.33)$ 与 $\Pr(Z \leq -1.33)$ 之和,也就是 P 值。

如果 H_0 为真,Z 值应服从标准正态分布 $N(0,1)$,图 6-6 说明了这一计算过程。在正方向上出现 $z = 1.33$ 以及更大值的概率为:

$$\Pr(Z \geq 1.33) = 1 - 0.9082 = 0.0918$$

因为标准正态分布以 0 左右对称,因此在负方向上出现 $z = -1.33$ 以及更小值的概率与在正方向上出现 $z = 1.33$ 以及更大值的概率相同,即

$$\Pr(Z \leq -1.33) = 0.0918$$

因此,P 值为:

$$P = 2 \times \Pr(Z \geq 1.33) = 2 \times 0.0918 = 0.1836$$

该值就是前面所说的 P 值,其含义为:如果两个总体均数的差值为 0,有 18.36% 的可能性观察到两个样本均数的差值为 126 元或更大。

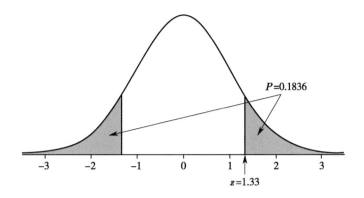

图 6-6

大一与大四学生平均网购花费是否有差异的 P 值计算

通过检验统计量计算出 P 值后,将它与事先确定的检验水准 α 值进行比较,即可得出假设检验结论。

统计推断结论

若 $P \leqslant \alpha$,按照 α 水准拒绝 H_0,接受 H_1,可以认为总体参数之间的差异有统计学意义。

若 $P > \alpha$,按照 α 水准不拒绝 H_0,尚不能认为总体参数之间的差异有统计学意义。

需强调,假设检验下结论时不能说接受 H_0,只能说尚未发现有足够的证据拒绝 H_0。因为当 $P > \alpha$ 时,对于两总体均数相同(即 H_0)这一结论无任何概率保证,所以我们不能说接受 H_0。

前面例子的结论可以这样表述:" $z = 1.33$, $P = 0.1836 > 0.05$,不拒绝 H_0,差异无统计学意义,尚不能认为这所高校大一和大四学生平均网购花费不同。"在检验这所高校女生平均网购花费是否大于该校男生时,经计算检验统计量 $z = 3.55$,其 P 值为 0.0002,如图 6-7。通过 P 值可以知道,出现这样的结果是极为罕见的,因此拒绝零假设。由于样本均数的差值为正,可作如下解释:" $z = 3.55$, $P = 0.0002 \leqslant 0.05$,拒绝 H_0,差异具有统计学意义,可以认为该校女生平均网购花费高于男生"。

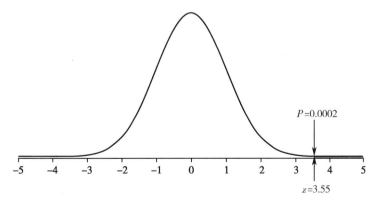

图 6-7

女生和男生网购花费是否有差异 P 值计算

三、假设检验与置信区间

假设检验与置信区间估计都属于统计推断方法,置信区间估计用于推断总体参数所在的范围,而假设检验用于推断总体参数之间是否不同,两者既有区别,又有联系。

通常情况下,置信区间估计总体参数所采用的统计量与假设检验的检验统计量相同。对于同一个样本数据,若假设检验的结果是 $P \leqslant \alpha$,则其按照相应置信度 C 的置信区间必定不包括 H_0 所定的总体参数。反之,如果 $P > \alpha$,则其按照相应置信度 C 的置信区间必定包括 H_0 所定的总体参数。例如,计算大一与大四学生平均网购花费差值的 95% 置信区间: $\bar{x} \pm z' \sigma_{\bar{x}} = 126 \pm 1.96 \times 95 = (-60.2, 312.2)$。由此可见,平均网购花费均数的差值为 $0(H_0 : d = 0)$ 在此区间之内,这与假设检验结果不拒绝 H_0 的推断结论是一致的,因此,可以说置信区间能够回答假设检验的问题。双侧检验时,置信区间确定的 z' 与检验水准 α 确定的检验统计量分布的界值相同,因此,在双侧检验时 $C = 1 - \alpha$。

但是,置信区间还可以提供假设检验所不能提供的信息,置信区间在回答差别有无统计学意义时,还可以提示差别是否具有实际意义。例如,降血压药至少要使血压平均降低 10mmHg 以上才认为具有临床治疗意义,则说 10mmHg 是具有实际意义的值。在图 6-8 中,置信区间(a)~(c)均不包含原假设 H_0,意味着相应的差异具有统计学意义:(a)提示差异具有实际意义;(b)提示可能具有实际意义;(c)提示实际意义不大;置信区间(d)与(e)均无统计学意义,但(d)提示可能样本量不足,(e)属于尚不能拒绝零假设的情况。

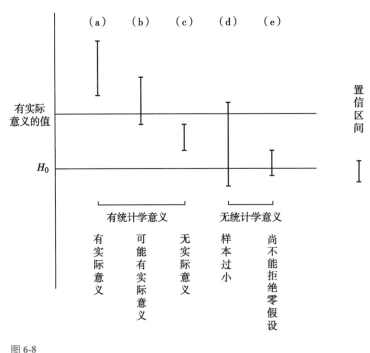

图 6-8
置信区间提供的信息

综上所述,置信区间与假设检验是相辅相成的,两者结合起来,可以提供更为全面的统计推断信息。因此,研究论文在报告假设检验结论的同时,需要报告相应的置信区间估计结果。

四、假设检验的正确使用

假设检验执行过程通常很简单,利用统计软件能够轻松地得到 P 值。然而,正确使用假设检验方法却并不简单。每一种假设检验方法都仅在某些条件下才是有效的,需要严谨的研究设计及恰当的数据分析。例如,假设检验仍需注意置信区间的注意事项(见本章第一节的最后部分),其他的假设检验方法也有类似的注意事项。还需注意在假设检验之前探索数据分布规律并关注异常值,避免事先不对数据进行探索性分析就盲目地利用软件进行假设检验。由于研究者常常对科学假设感兴趣,所以假设检验被广泛地应用于各种研究报告和学术论文中。在这一背景下,H_1 通常是研究者感兴趣的问题,即认为某项研究具有一定效应或者差异。这里有几点关于使用假设检验的说明与建议,在报告研究结果时需要特别加以注意。

（一）选择合适的检验水准

假设检验需要给出一个"明确"的结论,拒绝或是不拒绝零假设 H_0。如果拒绝 H_0,P 值其实衡量了基于样本所提供的证据来拒绝零假设的可信程度。常见的做法就是报告 P 值,并当 $P \leq 0.05$ 时则报告研究结果具有统计学意义。但是,"有统计学意义"和"无统计学意义"之间并没有严格的界限。同时报告 P 值和是否拒绝 H_0,可以基于数据下一个更好的结论。例如,对于总体均数为 0 的双侧检验,计算得到的检验统计量 $z = 1.95$。根据标准正态分布曲线下面积表,我们可以得到 $P = 2 \times [1 - Pr(Z \leq 1.95)] = 2 \times (1 - 0.9744) = 0.0512$,该值没能达到检验水准 $\alpha = 0.05$。但是,基于 P 值提供的信息可知,该结果仅和这个标准有毫厘之差。这就提示,如果该研究问题很重要,我们应再设计一个更加科学的研究来进一步探索或验证它。

另外一个例子也表明 P 值提供的有用信息不仅限于是否拒绝零假设。例如,对于总体均数为 0 的双侧检验,计算得到的检验统计量 $z = -4.66$,P 值为 0.000003。这意味着在 1 000 000 次观察中平均只有 3 次出现样本均数绝对值大于或等于零假设中的 μ 值。在零假设为真的条件下,这种情况基本上不可能发生。我们经常报告较小的 P 值,例如上例中的 $P < 0.001$。这相当于 1/1000 的机会,足以让我们明确地拒绝零假设。通常使用 $\alpha = 0.05$ 的原因是受到现代统计学之父 R. A. Fisher 的巨大影响,之后人们习以为常地使用这一界值,仅是约定俗成。

（二）统计学意义并不意味着具有实际的专业意义

当一个零假设("无差异"或"无效应")在常用的检验水准 $\alpha = 0.05$ 情况下被拒绝,这表明是有效应存在的。但是,这个效应可能十分微弱。在大样本条件下,有时尽管只有十分微小的差异,但该差异也会有统计学意义。例如,图 6-9 展示了 400 例 (x, y) 配对样本,其相关系数为 0.1。我们检验两变量之间无相关性(即总体相关系数为 0)的假设,在检验水准 $\alpha = 0.05$ 的水平下,400 例样本相关系数 $r = 0.1$ 具有统计学意义(样本相关系数的统计推断详见第十一章),即可以认为总体相关系数并不为 0。

但是,就实用性而言,我们可能会觉得 $r = 0.1$ 的意义不是很大,如图 6-9 所示两变量间并没有显示出明显的相关性。虽然有证据($P < 0.05$)表明总体相关系数不为 0,但统计学意义与实际意义并不完全相同。为避免过分关注 P 值,我们还需注重结果的专业意义。

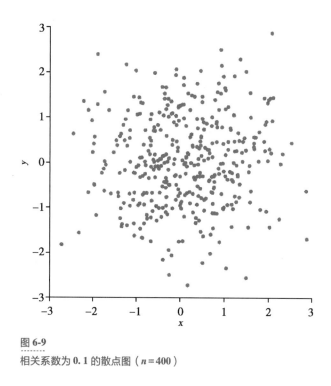

图 6-9

相关系数为 0.1 的散点图（$n=400$）

（三）不要忽略无统计学意义的结果

当 P 值没有达到 0.05 的标准时，研究者经常会作出无效应或无差异的结论。*British Medical Journal* 编辑 Alderson 发表的一篇题为 *Absence of Evidence Is Not Evidence of Absence* 文章来说明这一问题。以下是该文中的例子，在一项以降低 HIV-1 感染为目的的随机干预试验中，干预组与对照组 HIV-1 感染率之比为 1，这意味着干预组和对照组的 HIV-1 感染率相同。该参数的 95% 置信区间为 $(0.63, 1.58)$，假设检验的结果无统计学意义。该文指出，基于该结果得出干预对 HIV-1 感染没有效果的结论可能是一种误导。置信区间提示该干预可能达到了降低 37% 感染的作用，同时，也提示该干预可能是有害的，且可能导致 58% 的感染上升。无疑这是一个重要而严肃的问题，我们显然需要更多的研究和数据来区别这两种可能性。

更为严重的是，某些领域的研究只有在 $\alpha=0.05$ 水平有统计学意义才可能发表。对美国心理学会的 4 本学术期刊调查结果显示，294 篇论文使用了统计学检验，只有 8 篇结果没有达到 0.05 的检验水准，即 P 大于 0.05，调查指出没有达到 0.05 检验水准的科学研究远不止这 8 篇。很多研究由于没有统计学意义被拒，或是由于担心可能被拒就根本没有投稿。在某些领域的研究，可能只在大样本条件下才得到很小的效应，但这个小效应可能具有很大的实际意义。例如在下结论说某种新药对少部分人有危及生命的后果之前，需要从大量服用这种新药的病人中收集更多的数据，由此需要发表一些没有统计学意义的研究结果。

另一方面，有时一些有实际意义的结果并没有统计学意义。例如，一个样本量为 10 的研究得到两变量间的相关系数 $r=0.5$。该双侧检验的 P 值为 0.102。多数情况下，这一相关系数有意义且值得进一步研究。有的时候，当需要花费很高的成本来收集样本时，研究者通常使用类似的小样本研究作为预实验。当条件成熟时，研究者可以再进行一个更大规模的研究。

（四）统计推断并非对所有数据有效

不正确的调查设计或实验设计通常无法获得有效的数据或结果。这里需要强调的是，统计推断无法纠正设计本身的缺陷。一个常见的设计缺陷是除了研究因素的设置不同外，对比的两组不具有可比性，即存在混杂因素的影响（详细讨论见第二章第七节）。例如，想研究大学选修第二外语（除英语外的其他外语）对英语词汇考试结果的影响，选择一个班里选修过第二外语的同学和未选修过第二外语的两组同学对比。此时的对比就可能存在问题，因为第二外语的选修可能就是因为其英语成绩比较好，拟研究的真实效应受到所选两组同学之间的差异的混杂影响。随机对照实验可能区分语言学习的真实效应，使得结果更有意义。但是由于伦理学的问题，在很多情形下随机对照实验难以进行，所以此时的统计推断并不一定有效。

假设检验和置信区间估计是以概率理论为基础的，随机化抽样或者随机化实验确保了这些规律的适用性，但通常分析的数据并非来自随机抽样或者随机实验。要对这样的数据进行统计推断，我们必须了解相应的统计分析方法。

（五）谨慎追求统计学意义

研究者都渴望获得具有统计学意义的结果。由于成功发现新的科学现象往往以具有统计学意义为标准，这种过于追求统计学意义的现象是由于研究者对研究做统计推断的本身意义不清楚而造成。有很多种方式可以让检验结果具有统计学意义，但这不符合严谨的科学研究规范。比如，在基因组学研究中，通常会评估数以万计的基因在病例组和健康人群组表达的差异，以找到具有防治价值的基因，具体操作为对每个基因都分别做假设检验，并认为 P 值小于 0.05 的基因具有统计学意义且有防治价值。但以上结论没有实际意义，因为即使真实情况是没有相应的生物学效应，由于抽样误差的存在仍然约有 5% 的情况有统计学意义。

此外，以上问题的出现通常也由于不能正确区分探索性研究和验证性研究的性质而造成的。通常情况下，不能在产生假设的数据上检验该假设。探索性数据分析在科研工作中非常重要，很多重要发现的线索是来自于偶然现象的观察与数据分析。虽然探索性数据分析是统计的重要组成部分，但一旦建立了假设，那么就应该重新设计一个研究来验证该假设，如果验证研究的结果是有统计学意义的，那么就获得了有意义的证据。

第三节 检验效能与基于决策的推断

学习目标

- 理解检验效能的含义
- 掌握计算检验效能的方法
- 理解基于决策的推断中两类错误的含义
- 理解两类错误、检验水准及检验效能之间的关系

在上一节中，我们解释了假设检验是基于小概率反证法思想，并联合使用检验水准与 P 值从而作

出统计推断,而不是简单的拒绝或接受假设。而本节将学习决策推断(拒绝或接受假设)的思维方式,这将有助于理解如何保证假设检验具有足够的能力发现错误的零假设,并有助于理解统计决策理论。

一、检验效能

假设检验本质上是一个决策的过程,要么拒绝 H_0,要么不拒绝 H_0。这两种情况都有可能发生,但其可能正确也可能不正确。

一方面,若 H_0 成立,研究者期望不要拒绝 H_0。如以 0.05 为检验水准且 H_0 成立,重复进行实验将会有5%拒绝 H_0 的决策,这5%的决策是错误的。检验水准 α 的意义是在此情况下提高正确决策的能力,即防止过多拒绝真实的 H_0。

另一方面,若 H_1 成立,研究者还关心使用假设检验方法能够拒绝 H_0 的能力。检验效能的意义是在此情况下提高正确决策的能力,即尽量拒绝错误的 H_1。

检验效能(power of test)

检验水准为 α,当 H_1 为真时,假设检验能够拒绝 H_0 的概率称为能发现该 H_0 的检验效能。

例 6-2　为研究6个月的运动项目是否能够增加年轻女性的总骨矿含量(total body bone mineral content,TBBMC)的问题。基于前期研究结果,某研究组假设在为期六个月的锻炼中年轻女性 TBBMC 改变百分比的标准差为2(%)。并且,专业上认为 TBBMC 增加1(%)才有实际意义,故希望有一个较高的概率能够探测到1(%)这个变化。那么对于该项研究,25例样本的检验效能是多少?

计算检验效能包含以下三步:

(1)确定 H_0、H_1(备择假设,希望检测到的效应)以及检验水准 α。

(2)找到能拒绝 H_0 的样本均数 $\bar{x}$ 的取值范围(也被称为拒绝域)。

(3)计算 H_1 为真时样本均数位于拒绝域的概率,即发现该 H_1 的检验效能。

第一步:以 μ 表示 TBBMC 百分比改变的均值,H_0 为锻炼对 TBBMC 无作用,H_1 为锻炼能增加 TBBMC,所以检验为单侧:

$$H_0 : \mu = 0$$
$$H_1 : \mu > 0$$
$$\alpha = 0.05$$

第二步:在 $\alpha = 0.05$ 时 Z 检验能拒绝 H_0 等价于观察到样本均数 $\bar{x}$ 满足下式

$$z = \frac{\bar{x} - \mu}{\sigma / \sqrt{n}} = \frac{\bar{x} - 0}{2 / \sqrt{25}} \geq 1.64$$

因为 H_1 为单侧假设所以此处选用 1.64,且标准正态分布的 95% 分位数为 1.64。得出 $\bar{x} \geq 0.656$。

第三步:本研究中,由于专业上认为 TBBMC 增加 1(%) 才有实际意义,所以我们关注 $\mu = 1(1\%)$ 时能发现 H_1 的检验效能。根据检验效能定义,

$$\Pr(\overline{X} \geqslant 0.656 \mid \mu = 1) = \Pr\left(\frac{\overline{X} - \mu}{\sigma / \sqrt{n}} \geqslant \frac{0.656 - 1}{2 / \sqrt{25}}\right)$$

$$= \Pr(Z \geqslant -0.86) \approx 0.81$$

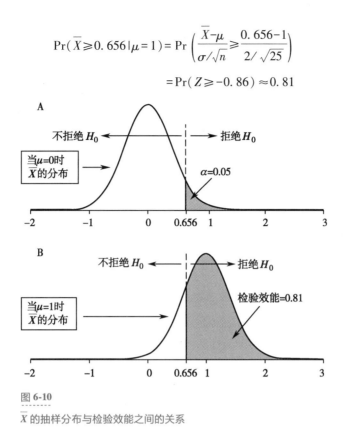

图 6-10

$\overline{X}$ 的抽样分布与检验效能之间的关系

图 6-10 展示了当 $\mu = 0$ 和 $\mu = 1$ 时 $\overline{X}$ 的抽样分布与检验效能。当真实效应为锻炼能够使 TBBMC 增加 1(%)时,以上假设检验有 81% 的概率能够拒绝错误的 H_0。

通过图 6-10,可发现检验效能受以下因素的影响:①检验水准 α:如 α 减小,则图 6-10(A)中的临界值向右移动,从而图 6-10(B)临界值右侧的面积更小,从而检验效能更小;②H_1 与 H_0 的差异大小:如差异增加,则图 6-10(B)的概率分布整体向右移动而临界值不变,从而得到更大的检验效能;③样本量:临界值不变时更多的数据会使得图 6-10(B)的离散程度减小,从而增加图 6-10(B)临界值右侧面积而得到更大的检验效能;④σ:减小图 6-10(B)对应数据的离散程度,从而增加图6-10(B)临界值右侧面积以得到更大的检验效能。

检验效能的计算在研究设计中十分重要,即使真实值距 H_0 的值很远,使用一个低效能的检验也不大可能发现有统计学意义的结果。很多基金要求所资助的研究在 5% 的检验水准下能够具有 80% 及以上的检验效能。

二、基于决策的推断与两类错误

在本章第二节中,假设检验作为评价拒绝 H_0 证据强弱的方法,其评价依据为 P 值。H_0 在其中具有特殊地位(即寻找证据拒绝它),而 H_1(通常是我们希望验证的假设)本身对是否拒绝 H_0 没有任何影响,只能拒绝 H_0,接受 H_1。在该推理框架中,由于假设检验的结论不可能接受 H_0,那么也就不存在"H_0 本身不成立而假设检验的结论认为其成立"这种情况。如果检验结论错误,只有可能是"H_0 本身成立而假设检验的结论认为其不成立"这种错误。

在本节中,我们将介绍另一种方式来思考假设检验问题——基于决策进行推断。基于决策进行推断的观点与此前的假设检验用到的推理过程有所不同,此时决策有两种:接受 H_0 或接受 H_1,必须在二者中接受其一,H_0 与 H_1 的地位对等。通过抽样数据进行质量控制是基于决策推断的经典应用。例如,手机销售商和制造商都认可每批手机应符合相应质量标准。当一批手机到货,手机销售商随机选择一些(例如 25 个)手机样本进行检测。手机销售商将基于样本检测结果,决定接受或者拒绝这批手机。手机销售商必须基于手机的抽样信息在 H_0 和 H_1 中作出决策。

H_0:这批手机符合质量标准

H_1:这批手机不符合质量标准

这里有两个假设 H_0 和 H_1,但与本章第二节中仅可能接受 H_1 的推理思路不同,此时的决策必须在二者中接受其一,即手机销售商作出拒绝或接受某批次手机的决定。制造商、销售商和消费者都希望决策正确,从而不损害消费者、销售商与制造商的利益。有时决策可能错误:接受不满足质量标准的某批手机,或拒绝满足质量标准的某批手机。前者将会造成消费者的损失,而后者将会造成生产者的损失。

与本章第二节中只可能有一种错误不同,此时就可能存在两类错误:一类仍然是"H_0 本身成立而决策结论认为其不成立",而另一类为"H_1 本身成立而决策结论认为其不成立"。这两类错误概率的计算为本部分的主要内容。

第 I 类错误(type I error)和第 II 类错误(type II error)

当 H_0 为真拒绝 H_0(接受 H_1),此时的错误称为第 I 类错误;当 H_1 为真接受 H_0(拒绝 H_1),此时的错误称为第 II 类错误。

表6-2　决策推断的两类错误

基于样本的决定	总体真实情况	
	H_0 为真	H_1 为真
接受 H_1	第 I 类错误	正确决定
接受 H_0	正确决定	第 II 类错误

表6-2汇总了各种决策推断与总体真实情况的可能组合。每一次决策仅可能犯一种错误。表6-3将两类错误的概念应用于质量控制。

表6-3　抽样质量控制的两类错误

抽检手机的决定	该批手机真实情况	
	满足质量标准	不满足质量标准
拒绝该批手机	第 I 类错误	正确决定
接受该批手机	正确决定	第 II 类错误

两种类型错误的概率将决定基于决策的推断行为。手机质量抽查可能拒绝满足质量标准的手机(第Ⅰ类错误),或者可能接受不满足质量标准的手机(第Ⅱ类错误)。但是通过随机抽样和概率知识,我们能够得到犯两类错误的概率。下面我们将通过例6-3解释如何计算第Ⅰ类错误和第Ⅱ类错误的概率。

例6-3　某品牌手机的屏幕尺寸的变异服从正态分布,其总体均值是119.38mm,标准差是0.1mm。手机制造商生产线上的某个环节产生的差错可能导致产出的手机屏幕尺寸的总体均值为119.47mm,假设标准差仍为$\sigma = 0.1$mm。

当一批手机到货时,手机销售商进行了一个简单随机抽样,从中抽取了25个手机并进行测量,并以样本均数的大小作为判断此批次手机是否合格的标准。如果在5%的检验水准下,手机尺寸的样本均数与119.38mm的差异有统计学意义,则销售商将会拒绝这批手机。

对于某批次手机,手机销售商只能通过25个样品决定接受或拒绝该批次所有手机,其对应的两种决策为:认为该批次手机尺寸的均值是119.38;认为该批次手机尺寸的均值为119.47,可表达如下

(1)候选决策:

$$H_0 : \mu = 119.38$$

$$H_1 : \mu = 119.47$$

$$\alpha = 0.05$$

(2)决策规则:在5%的检验水准下,25个手机尺寸的均数$\bar{x}$与119.38mm的差异有统计学意义,等价于Z统计量的绝对值大于等于1.96,

$$\left| z = \frac{\bar{x} - 119.38}{0.1 / \sqrt{25}} \right| \geq 1.96$$

所以决策规则具体为:

- $\bar{x} \leq 119.3408$或$\bar{x} \geq 119.4192$时,销售商将会拒绝这批手机(接受H_1);
- 而当$119.3408 < \bar{x} < 119.4192$时,销售商则会接受这批手机(接受$H_0$)。

(3)基于决策规则的第Ⅰ类错误的概率:在该例中,决策规则是通过设置第Ⅰ类错误的概率为0.05而得到的,即$H_0 : \mu = 119.38$成立时,$\bar{x} \leq 119.3408$或$\bar{x} \geq 119.4192$成立的概率为0.05。

(4)基于决策规则的第Ⅱ类错误的概率:当$\mu = 119.47$,即手机来自产生差错的生产线,应该拒绝这批手机。第Ⅱ类错误为样本数据的$\bar{x}$满足$119.3408 < \bar{x} < 119.4192$从而接受$H_0$,其概率为$\Pr(119.3408 < \overline{X} < 119.4192) | H_1 : \mu = 119.47)$,计算得该概率为0.0055。计算过程如下,根据抽样分布规律,$\overline{X} \sim N(119.47, (0.1 / \sqrt{25})^2)$,因此有

$$\Pr(119.3408 < \overline{X} < 119.4192 | H_1 : \mu = 119.47)$$

$$= \Pr\left(\frac{119.3408 - \mu}{\sigma / \sqrt{n}} \leq \frac{\overline{X} - \mu}{\sigma / \sqrt{n}} \leq \frac{119.4192 - \mu}{\sigma / \sqrt{n}} \right)$$

$$= \Pr\left(\frac{119.3408-119.47}{0.1/\sqrt{25}} \leqslant Z \leqslant \frac{119.4192-119.47}{0.1/\sqrt{25}} \right)$$

$$= 0.0055$$

（5）检验效能：根据检验效能的定义可发现，其等于 1 减去犯第 Ⅱ 类错误的概率。因此本例中的检验效能为 $1-0.0055=0.9945$。

检验水准和第 Ⅰ 类错误

检验水准 α 就是犯第 Ⅰ 类错误的概率。也就是说，α 是当零假设 H_0 为真时，假设检验拒绝零假设的概率。

检验效能和第 Ⅱ 类错误

固定检验水准下的检验效能就是 1 减去犯第 Ⅱ 类错误的概率。常用 β 表示犯第 Ⅱ 类错误的概率，$1-\beta$ 表示检验效能。

第 Ⅰ 类错误的概率和第 Ⅱ 类错误的概率可用于评价决策过程正确的可能性。

两种类型的错误以及它们的概率赋予了检验水准和检验效能另外一种解释。假设检验和基于决策的推断之间的区别不在于计算过程，而在于推理思想，具有以下区别与联系：①对于前者我们关注单一假设（H_0），而对于后者我们关注两种假设（H_0 与 H_1）；②前者的目的是衡量拒绝 H_0 的样本证据的强弱。如果不能拒绝 H_0，我们的结论仅仅是尚无充分证据证明 H_0 是错误的，而不是 H_0 为真。此时，计算检验效能是衡量假设检验的敏感性。而后者的目的是基于样本证据给出在两种假设中做抉择的依据，必须选择其中一个假设，并且不能以证据不足为由放弃选择。③前者我们只关注单一概率（P 值），而后者我们必须同时关注两类错误的概率，且控制两类错误的概率处于同等重要的地位。

三、实际应用中检验的一般策略

明确假设检验和基于决策推断两者思维方式的区别有助于理解假设检验中的思想与诸多概念。而在实际的应用中，这两种方法是合并使用的。实际应用中检验的一般策略混合了基于决策的推断和假设检验的推理方法：①使用假设检验的 H_0 和 H_1 术语；②考虑实际问题时使用基于决策的推断思维，从而可使用第 Ⅰ 类错误和第 Ⅱ 类错误的概念；③第 Ⅰ 类错误的概念更加严谨。选择了 α（检验水准）后假设检验的第 Ⅰ 类错误概率不会大于 α；④基于第③点产生的所有可能检验规则，从中选择一个使得 β 尽可能小的检验（即效能尽可能大的检验）。常见的控制 β 的方法为增加样本量。

目前广泛使用的假设检验实际上就是上述方法的混合。R. A. Fisher 是假设检验的开创者。Neyman 和 Pearson 于 1928—1938 年间提出了许多基于决策推断的经典数学理论。两者本身存在一定的冲突，其根源是来自于科学方法论的冲突，前者更注重归纳而后者更注重演绎。时至今日两种争论仍在继续，但在实际应用中，人们常将两种思想结合起来辅助理解假设检验的过程和结果。

（李晓松）

本章小结

1. 置信区间估计的目的是描述一个未知参数估计值的准确性以及我们有多大把握认为该结果正确。任何置信区间均由两个部分组成，一个是由数据计算而得的区间，一个是置信度，可记录为估计值 ± 误差范围。

2. 置信度是指所用统计方法包含正确答案的概率，如 95% 置信区间是指，100 次计算中，平均而言有 95 次区间包含了总体均数，但是无法知道某一次结果的正确性。误差范围可由置信度 C，正态分布总体标准差 σ 以及简单随机抽样的样本量 n 计算而得。

$$m = z' \frac{\sigma}{\sqrt{n}}$$

z' 可根据置信度 C 由附表 1 查得。C 是指在标准正态分布中，$\pm z'$ 之间的概率。置信区间可记录为 $\bar{x} \pm m$。如果总体分布并不是正态分布，但样本量很大，那么该公式所得到的置信区间近似正确。误差范围随着置信度 C 或总体标准差降低而降低，也随着样本量增加而降低。

3. 如想使某一置信区间的误差范围为 m，其样本量计算公式如下：

$$n = \left(z' \frac{\sigma}{m} \right)^2$$

置信区间计算公式有其特定的适用条件，大多数条件涉及数据产生的方式，其他因素如总体的分布形式也十分重要。因此，在进行任何统计推断前，应事先考察数据是否满足相应的适用条件。

4. 假设检验的核心思想是比较样本信息与总体参数的一致程度。假设检验中的假设是对总体参数的某种猜想，用概率来判断样本数据所提供的信息和我们对总体参数某种假设的一致程度，从而得出假设检验的结果。

5. 基于决策的推断视 H_0 和 H_1 两者的地位相同，且必须从中选择一个。在 H_0 与 H_1 之间做抉择时，决策分析基于两类错误的概率制定决策规则。第 Ⅰ 类错误为当 H_0 为真时，拒绝 H_0；在固定检验水准 α 的假设检验中，检验水准 α 即为第 Ⅰ 类错误概率。第 Ⅱ 类错误为当 H_1 为真时，接受 H_0，其概率为 β。

6. 检验效能是当备择假设为真时拒绝 H_0 的概率，其值为 $1-\beta$。检验效能的计算需掌握在备择假设条件下检验统计量的抽样分布。当检验水准保持不变时，样本量的增加会增加检验效能。

7. 置信区间估计与假设检验都属于统计推断的范畴，两者相辅相成，将两者结合起来，可以提供更为全面的统计推断信息。因此在报告假设检验结果时，需要同时报告相应的置信区间估计结果。

8. P 值相比于在检验水准为 α 的条件下直接给出拒绝或者不拒绝 H_0 提供了更多的信息。

很小的效应也可能有很强的统计学意义（很小的 P 值），尤其是对一个大样本进行检验，但有统计学意义的效应并不一定具有实际意义。 无统计学意义也并不意味着 H_0 是成立的。

9. 假设检验并不总是有效。 错误地收集数据，数据中的异常点以及基于提出此假设的数据来检验该假设等，都可能导致无效的假设检验。 即使很多零假设都是真实的，许多假设检验同时进行可能会产生一些仅由机会造成的有统计学意义的结果。

第三篇

常用推断方法

第七章

基本情形的参数推断

刻画特定总体分布特征的参数较多,定量数据最基本的参数是中心位置参数与变异程度参数;分类数据最基本的参数是某事件的总体发生率。有的研究会涉及两个总体,此时研究者可能会对两个总体参数之间的定量关系感兴趣。本章将运用第六章学习的统计推断理论,利用样本数据对以上参数进行统计推断。

第一节 单个总体均数

学习目标

- 掌握 t 分布特征及其与标准正态分布的关系
- 掌握估计总体均数置信区间及检验 H_0 是否成立的方法
- 掌握估计配对设计两总体均数差值置信区间及是否为 0 的检验方法

在第六章介绍了如何在总体标准差 σ 已知(如可通过查阅文献、预实验等方式获得)的前提条件下,利用样本均数 $\overline{X}$ 的抽样分布 $N(\mu, \sigma^2/n)$ 进行正态分布总体均数 μ 的置信区间估计与假设检验。当总体标准差 σ 未知时,我们可通过样本标准差 S 估计 σ,但此时样本均数的抽样分布不再服从正态分布,而服从 t 分布。

一、t 分布

t 分布是 Student-t 分布(Student's t-distribution)的简称,最早由英国统计学家 Willam S. Gosset 于 1908 年以笔名 Student 发表,被统计学界誉为统计推断理论发展史上的里程碑。之后,t 分布理论著名统计学家 R. A. Fisher 将其发展推广并命名为 Student-t 分布。t 分布是对总体均数 μ 以及两总体均数之差 $(\mu_1-\mu_2)$ 进行统计推断的理论基础。同时,t 分布还广泛用于回归系数、相关系数等多种参数的统计推断中。

(一)t 分布的概念

图 7-1 概括说明了样本均数的抽样分布、标准正态分布 $Z \sim N(0,1)$ 和 t 分布三者之间的关系,解释如下。

(1)如随机变量 $X \sim N(\mu, \sigma^2)$,经正态分布的标准变换后,统计量 $(X-\mu)/\sigma$ 服从标准正态分布 $N(0,1)$,如图 7-1(A)→7-1(B)。

(2)从 X 的总体 $N(\mu, \sigma^2)$ 中进行样本含量为 n 的多次随机抽样,样本均数 $\overline{X}$ 这一随机变量服从正

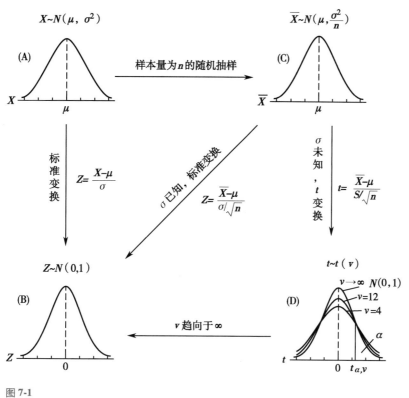

图 7-1

单个样本均数的抽样分布与 t 分布

态分布 $N(\mu, \sigma^2/n)$，经标准变换后统计量 $\dfrac{\overline{X}-\mu}{\sigma/\sqrt{n}}$ 服从标准正态分布，如图 7-1(A)→7-1(C)→7-1(B)。

（3）在实际工作中，当总体标准差 σ 未知时，常用样本标准差 S 代替。此时，对正态变量 $\overline{X}$ 的不再是标准变换，而是 t 变换。统计量 $\dfrac{\overline{X}-\mu}{S/\sqrt{n}}$ 不再服从标准正态分布，而是服从自由度（degree of freedom, df）为 $\nu=n-1$ 的 t 分布，记作 $t \sim t(\nu)$，如图 7-1(C)→7-1(D)所示。

如 $X \sim N(\mu, \sigma^2)$，且进行样本量为 n 的随机抽样，则有单样本 t 统计量：

$$t = \frac{\overline{X}-\mu}{S/\sqrt{n}} \sim t(n-1) \qquad\qquad 式(7\text{-}1)$$

$t(n-1)$ 表示自由度 $\nu=n-1$ 的 t 分布。

（二）t 分布的特征及其稳健性

t 分布密度函数只有一个参数即自由度 ν，所以只要给定自由度 ν，就可求得任意 t 值对应的函数值，从而绘制 t 分布的概率密度函数曲线，如图 7-1(D)。由图可见，t 分布是一簇曲线，当自由度 ν 不同时，曲线的形状不同。概括起来，t 分布图有如下特征：①单峰分布，以 0 为中心，左右对称；②t 分布的曲线形态取决于自由度 ν 的大小，自由度 ν 越小，则 t 值越分散，曲线的峰部越矮而尾部越高；③随着 ν 逐渐增大 t 分布逐渐接近标准正态分布；当 ν 趋近 ∞ 时，t 分布趋近标准正态分布，故标准正态分布可看作 t 分布的特例。

对于正态分布，应用中往往关心给定区间的曲线下面积，该面积给出了随机变量落在相应区间的概率。与其类似,t 分布曲线下面积也表示 t 统计量落在该区间的概率。为使用方便,附表 3 给出了不同自由度 ν 下的 t 界值。在 t 界值表中,横标目为自由度 ν,纵标目为概率 P。一侧尾部面积称为单侧概率或单尾概率,两侧尾部面积之和称为双侧概率或双尾概率,即表右上方图例中的阴影部分。表中数字表示给定 ν 和 P 时,对应的 t 界值,其中单侧概率的 t 界值用 $t_{\alpha,\nu}$ 表示,双侧概率的 t 界值用 $t_{\alpha/2,\nu}$ 表示。由于 t 分布以 0 为中心左右对称,表中只列出了正 t 值。

虽然图 7-1 中强调了 $X \sim N(\mu,\sigma^2)$,即样本数据需来源于正态分布的总体,此时随机样本计算的统计量 t 才服从自由度为 $n-1$ 的 t 分布。然而,统计理论和蒙特卡罗模拟证明,即使从非正态总体中随机抽样,只要样本含量 n 足够大,$\bar{X}$ 就近似服从正态分布,因此统计量 t 仍近似服从自由度为 $n-1$ 的 t 分布,这种性质被称为 t 统计量的稳健性。t 统计量的稳健性解释如下:

(1)根据中心极限定理,从均数为 μ,方差为 σ^2 的总体中抽取样本量为 n 的简单随机样本,当样本量 n 很大时,无论总体分布形态如何,样本均数 $\bar{X}$ 仍近似服从正态分布,即 $\bar{X} \sim N(\mu,\sigma^2/n)$。

(2)当总体标准差 σ 未知时,可用样本标准差 S 估计 σ,此时统计量需采用 t 统计量。

尽管理论上样本量 n 很大时 t 统计量才具有上述稳健性,但实践证明可遵循如下规则。

单样本 t 统计量的稳健性

1. 样本量 $n<15$ 时,数据必须服从正态分布,t 统计量才具有稳健性,否则不能用 t 分布。

2. 样本量 $15 \leqslant n \leqslant 40$ 时,除非数据具有异常值或呈强偏态分布,t 统计量仍然近似稳健,此时仍可用 t 分布。

3. 样本量 $n>40$ 时,即使数据呈明显的偏态分布,t 统计量仍近似稳健,此时仍可用 t 分布。

当样本量足够大时($n>50$)时,t 分布近似服从正态分布,此时可运用正态分布规律进行参数的统计推断。

二、单样本的情形

单样本总体均数推断包括:①估计总体均数 μ 的 $1-\alpha$ 置信区间;②检验样本均数 $\bar{x}$ 所代表的总体均数 μ 是否与某给定 μ_0 存在差异。观测到的样本均数 $\bar{x}$ 从未知总体中随机抽取,是随机变量 $\bar{X}$ 的某次具体取值,需结合图 7-1 所示的正态分布或 t 分布原理对未知总体均数 μ 进行统计推断。

(一)总体均数的置信区间估计

根据图 7-1 的抽样分布原理,总体标准差 σ 已知时,$\bar{X}$ 的抽样分布可转化为标准正态分布,第六章已学习了此时 μ 的置信区间的计算方法,而总体标准差 σ 未知时,$\bar{X}$ 的抽样分布则可转化为 t 分布,此时 μ 置信区间的计算方法如下。

1. 总体标准差 σ 未知且样本量 n 不大的情形   根据 t 分布的原理可得,$\Pr\left(-t_{\alpha/2,\nu} < \dfrac{\bar{X}-\mu}{S/\sqrt{n}} < t_{\alpha/2,\nu}\right) =$

$1-\alpha$,进一步可表示为 $\Pr\left(\bar{X}-t_{\alpha/2,\nu}\dfrac{S}{\sqrt{n}} < \mu < \bar{X}+t_{\alpha/2,\nu}\dfrac{S}{\sqrt{n}}\right) = 1-\alpha$。观测到样本数据后,我们只需将理论的随

机变量 $\bar{X}$ 和 S 替换为观测到的样本均数 $\bar{x}$ 与样本标准差 s。所以,观察到数据后总体均数 μ 的 $1-\alpha$ 置信区间为

$$\left(\bar{x}-t_{\alpha/2,\nu}\frac{s}{\sqrt{n}},\bar{x}+t_{\alpha/2,\nu}\frac{s}{\sqrt{n}}\right) \qquad 式(7-2)$$

其中,自由度 $\nu=n-1$,$t_{\alpha/2,\nu}$ 是自由度为 ν、双侧概率 α 的 t 分布下的 t 界值。

例 7-1 某地区常规检测当地居民血常规指标,共检测 36 人血白细胞计数,其 $\bar{x}=6.76\times10^9$ 个/L,$s=1.36\times10^9$ 个/L。现求该地区人群血白细胞总体均数 μ 的 95% 置信区间。

一般情况下人群血白细胞含量服从正态分布,结合 t 统计量稳健性原则,该地区人群血白细胞总体均数 μ 的 95% 置信区间可按式(7-2)计算。

本例 $n=36$,则 $\nu=35$,查附表 3,双侧 $t_{0.05/2,35}=2.030$,其 95% 置信区间为:

$$\bar{x}\pm t_{\alpha/2,\nu}\frac{s}{\sqrt{n}}=6.76\times10^9\pm2.030\times\frac{1.36\times10^9}{\sqrt{36}}=(6.30\times10^9,7.22\times10^9)$$

根据计算,可推断该地区人群血白细胞的总体均数 μ 的 95% 置信区间为 $6.30\times10^9\sim7.22\times10^9$ 个/L。

2. 总体标准差 σ 未知,但 n 足够大的情形 由图 7-1 可见,当样本 n 足够大时,例如 $n>50$,t 分布近似标准正态分布,可用标准正态分布代替 t 分布,即用 $z_{\alpha/2}$ 代替式(7-2)中的 $t_{\alpha/2,\nu}$,按式(7-3)对总体均数 μ 的 $1-\alpha$ 置信区间进行近似计算:

$$\left(\bar{x}-z_{\alpha/2}\frac{s}{\sqrt{n}},\bar{x}+z_{\alpha/2}\frac{s}{\sqrt{n}}\right) \qquad 式(7-3)$$

其中,$z_{\alpha/2}$ 为标准正态分布双侧概率 α 的 z 界值。

例 7-2 某医生于 2014 年在某市随机抽取 90 名 19 岁的健康男性大学生,测得其平均身高为 172.2cm,标准差为 4.5cm,试估计该市 2014 年 19 岁健康男性大学生平均身高的 95% 置信区间。

本例 $n=90>50$,可按式(7-3)计算总体均数的 95% 置信区间:

$$\bar{x}\pm z_{\alpha/2}\frac{s}{\sqrt{n}}=172.2\pm1.96\times\frac{4.5}{\sqrt{90}}=(171.3,173.1)$$

故该市 2014 年 19 岁健康男性大学生平均身高的 95% 置信区间为 $171.3\sim173.1$cm。

（二）总体均数的假设检验

有时我们想判断样本均数 $\bar{x}$ 所代表的总体均数 μ 是否与某给定数值 μ_0 有差别,如例 7-1 中,该人群的白细胞平均数是否高于一般水平(4×10^9 个/L)。这时由于仅涉及一个样本(或者说其对应的总体),此时的检验称为单样本均数的假设检验。第六章已学习了标准差 σ 已知时的单样本均数的假设检验,总体标准差 σ 未知时,$\bar{X}$ 的抽样分布转化为 t 分布,此时单样本均数的假设检验的计算方法如下。

单样本均数 t 检验的检验统计量按式(7-1)计算,即 $t=\dfrac{\bar{x}-\mu_0}{s/\sqrt{n}}$,$\nu=n-1$。此时,依据 t 分布原理,得到给定检验水准 α 下的 t 分位数界值 $t_{\alpha,\nu}$,若 $t\geq t_{\alpha,\nu}$,则 $P\leq\alpha$,按给定检验水准 α,拒绝 H_0,样本均数代表的未知总体均数 μ 与给定 μ_0 有差别;否则不拒绝 H_0,尚不能认为其有差别。

例 7-3　现求例 7-1 中,该人群的白细胞平均数是否高于一般水平($4×10^9$ 个/L)?

一般情况下人群血白细胞含量服从正态分布,结合 t 统计量稳健性原则,为比较该人群白细胞总体均数是否高于一般水平,可按式(7-1)进行单样本 t 检验如下:

(1)建立检验假设,确定检验水准

$H_0:\mu=\mu_0$,该人群的白细胞总体均数与一般水平相同

$H_1:\mu>\mu_0$,该人群的白细胞总体均数高于一般水平

$\alpha=0.05$

(2)计算检验统计量

本例 $\mu_0=4×10^9$ 个/L,$n=36$,$\bar{x}=6.76×10^9$ 个/L,$s=1.36×10^9$ 个/L,

$$t=\frac{\bar{x}-\mu_0}{s/\sqrt{n}}=\frac{6.76-4}{1.36/\sqrt{36}}=12.18,\nu=36-1=35$$

(3)确定 P 值,作出推断

查附表 3 得 $t_{0.05,35}=1.690$,$t>1.690$,$P<0.05$,按 $\alpha=0.05$ 检验水准拒绝 H_0,接受 H_1,差异有统计学意义,根据本资料可认为该人群的平均白细胞含量高于一般人群。

最后需注意,根据单样本 t 统计量的稳健性,应用式(7-1)进行假设检验和应用式(7-2)进行置信区间估计的条件是样本数据来源于正态分布,或者即使样本数据不服从正态分布,但样本量足够大(一般需大于 40)也可采用以上计算方法,当样本量足够大(如 $n>50$)时,t 分布近似服从正态分布,此时可使用近似正态法进行统计推断。

三、配对设计的情形

为了消除非处理因素的影响,将实验对象按某些重要特征如性别、年龄等相近的原则配对,再将每对中的两个实验对象随机分配到 2 个不同的处理组,以保证不同组间的可比性,这种设计称为配对设计,其具体介绍见第十五章第二节。配对设计中,研究者关心的变量常常是对子效应均值的差值($\mu_d=\mu_1-\mu_2$)而不是各自的效应值 μ_1 和 μ_2。在进行配对数据的参数推断时统计量包括:d_i 为第 i 对数据的差值,$\bar{d}$ 为差值的样本均数,S_d 为差值的标准差,n 为对子数。然后,将配对设计的参数推断问题转化为由样本均数 $\bar{d}$ 推断总体均数 μ_d。其推断的基本任务仍包括:①估计未知总体均数 μ_d 的 $1-\alpha$ 置信区间;②检验样本均数 $\bar{d}$ 所代表的未知总体均数 μ_d 是否等于 0。理论依据仍为图 7-1 中的正态分布或 t 分布原理,通过样本统计量对未知总体均数 μ_d 进行推断。

(一)配对总体差值 μ_d 的置信区间估计

类比式(7-2),不难推得配对总体差值 μ_d 的置信区间估计公式为

$$\left(\bar{d}-t_{\alpha/2,\nu}\frac{s_d}{\sqrt{n}},\bar{d}+t_{\alpha/2,\nu}\frac{s_d}{\sqrt{n}}\right) \qquad \text{式(7-4)}$$

其中,自由度 $\nu=n-1$,n 为对子数。该式同样要求样本差值数据 $d_1,d_2,\cdots,d_n$ 服从正态分布或样本量(即对子数)n 足够大,以确保样本差值均数 $\bar{d}$ 服从或近似服从正态分布。

例7-4　对某地区因患大骨节病进行换膝手术的患者进行术后效果评价,共纳入11名患者,每名患者分别在术前、术后各测量一次下肢力线角度(下肢力线角度定义为:股骨机械轴与胫骨机械轴的夹角)并分别求出与标准角度(180°)的差别,同一患者术前和术后的差别可视为配对资料,数据如表7-1所示。术前、术后下肢力线角度与标准角度分别获得的偏差度数的差值服从正态分布。现估计术前术后下肢力线角与标准角度偏差度数的差值的95%的置信区间。

表7-1　11名患者术前术后下肢力线角度(°)比较

编号	术前下肢力线角与标准角度偏差度数	术后下肢力线角与标准角度偏差度数	差值(d)	d^2
1	4.66	1.18	3.48	12.11
2	8.93	1.52	7.41	54.91
3	8.49	1.01	7.48	55.95
4	9.88	0.46	9.42	88.74
5	9.57	1.32	8.25	68.06
6	4.42	1.07	3.35	11.22
7	9.41	2.46	6.95	48.30
8	7.90	0.49	7.41	54.91
9	6.62	0.27	6.35	40.32
10	8.87	1.46	7.41	54.91
11	9.03	0.45	8.58	73.62
合计	—	—	76.09	563.05

此研究采用配对设计,且差值d服从正态分布,可按式(7-4)计算差值的95%置信区间:

本例$n=11,\bar{d}=6.92°,s_d=1.92°$

$\nu=11-1=10$,查附表3,$t_{0.05/2,10}=2.228$,95%置信区间为:

$$\bar{d}\pm t_{\alpha/2,\nu}\frac{s_d}{\sqrt{n}}=6.92\pm2.228\times\frac{1.92}{\sqrt{11}}=(5.63,8.21)°$$

根据样本计算,可推断该地区大骨节病患者术前术后下肢力线角与标准偏差度数差值的95%置信区间为(5.63,8.21)°。

（二）配对t检验

配对样本均数的t检验又称配对t检验(paired/matched t-test),适用于配对设计的定量数据的两样本均数比较,其比较目的是检验两配对样本均数所代表的未知总体均数是否有差别。若两总体均数无差别,理论上配对设计中差值d的总体均数μ_d应为0,故其检验假设为$H_0:\mu_d=0$,类似式(7-1)可构造如式(7-5)所示的配对t检验的检验统计量。

配对设计的t检验统计量:

$$t=\frac{\bar{d}}{s_d/\sqrt{n}},\nu=n-1 \qquad\qquad 式(7-5)$$

例7-5　对于例7-4,术前和术后下肢力线角与标准角度偏差度数是否存在差别?

该研究采用自身配对设计,一般情况下该差值服从正态分布,为比较术前、术后偏度数是否存在差异,可按式(7-5)进行配对 t 检验如下:

(1)建立检验假设,确定检验水准

$H_0:\mu_d=0$,术前、术后下肢力线角与标准角度偏差度数均值相同

$H_1:\mu_d\neq0$,术前、术后下肢力线角与标准角度偏差度数均值不同

$\alpha=0.05$

(2)计算检验统计量

本例 $n=11,\bar{d}=6.92°,s_d=1.92°$

$$t=\frac{\bar{d}}{s_d/\sqrt{n}}=\frac{6.92}{1.92/\sqrt{11}}=11.95,\nu=10$$

(3)确定 P 值,作出推断

查附表3得 $t_{0.001/2,10}=4.587,t>4.587,P<0.001$,按 $\alpha=0.05$ 检验水准拒绝 H_0,接受 H_1,可认为两组下肢力线角与标准角度偏差度数的差别有统计学意义,又因为 $\bar{d}=6.92°>0$,所以可认为术后下肢力线角与标准角度偏差度数低于术前下肢力线角与标准角度偏差度数。

四、非正态数据的情形

在小样本情形下,若样本数据或配对设计的样本差值不服从正态分布,可采用以下方法对总体参数 μ 或 μ_d 进行推断:①非参数统计方法,这是一类不依赖于变量分布的方法,详见第十章。②蒙特卡罗模拟参数推断方法(simulation-based inference),当样本数据的分布未知或不服从正态分布时,常常采用该方法进行参数估计和假设检验。常用的基于蒙特卡罗模拟的推断方法包括置换法(permutation method)、自助法(bootstrap method)和刀切法(Jacknife)等,具体可参阅有关文献。③数据转换方法,将原始数据转化为正态分布数据,利用转化后的数据,采用上述公式分别估计转化数据的置信区间,然后再通过逆变换将转化数据的置信区间还原为原始数据的置信区间。常用的变量转换方法有对数变换(logarithm transformation)、平方根反正弦变换(arcsine square root transformation)、平方根变换(square root transformation)等。针对不同数据的特征,合理选择这些变换转换方法,常常可以达到正态化的目的。详见有关专著。

第二节　两个总体均数

学习目标

- 理解两独立样本均数之差的抽样分布及其与 t 分布关系
- 掌握估计两总体均数之差置信区间及检验 H_0 是否成立的方法

两样本总体均数推断的基本任务包括:①估计两个总体均数之差($\mu_d=\mu_1-\mu_2$)的 $1-\alpha$ 置信区间;

②检验两样本均数 $\bar{x}_1$ 和 $\bar{x}_2$ 所代表的总体均数 μ_1 和 μ_2 是否相等（即 $H_0:\mu_1=\mu_2$ 是否成立）。依据两样本均数之差的抽样分布原理，借助样本统计量对未知总体均数 μ_d 进行统计推断。

一、两样本均数之差的抽样分布及其 t 统计量

与图 7-1 所示的单样本均数的抽样分布原理类似，图 7-2 说明两样本均数差值的抽样分布及其与 t 统计量的关系。

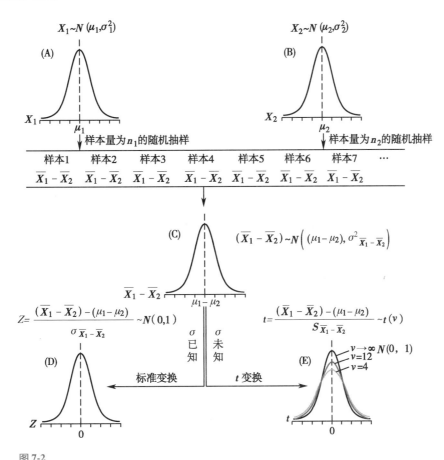

图 7-2
两样本均数之差的抽样分布及其 t 统计量

如随机变量 X_1 和 X_2 相互独立，且 $X_1 \sim N(\mu_1,\sigma_1^2)$，$X_2 \sim N(\mu_2,\sigma_2^2)$，以样本量 n_1 从图 7-2（A）所示的总体 $X_1 \sim N(\mu_1,\sigma_1^2)$ 中随机抽样，获得样本均数 $\bar{X}_1$ 及样本标准差 S_1；与此同时，以样本量 n_2 从图 7-2（B）所示的总体 $X_2 \sim N(\mu_2,\sigma_2^2)$ 中随机抽样，获得样本均数 $\bar{X}_2$ 及样本标准差 S_2。重复多次上述抽样过程，获得如图所示的多个均数之差（$\bar{X}_1-\bar{X}_2$）。

（1）由于变量 X_1 与 X_2 相互独立且均服从正态分布，其样本均数 $\bar{X}_1$ 和 $\bar{X}_2$ 仍服从正态分布，根据数理统计中服从正态分布的两独立变量加减后仍然服从正态分布的原理，统计量（$\bar{X}_1-\bar{X}_2$）服从如图 7-2（C）所示的正态分布，即（$\bar{X}_1-\bar{X}_2$）$\sim N(\mu_1-\mu_2,\sigma_{\bar{X}_1-\bar{X}_2}^2)$；其中，$\sigma_{\bar{X}_1-\bar{X}_2}^2=\dfrac{\sigma_1^2}{n_1}+\dfrac{\sigma_2^2}{n_2}$ 为两均数差值的总体方差。

（2）将服从正态分布的统计量（$\bar{X}_1-\bar{X}_2$）作标准变换后，统计量 $\dfrac{(\bar{X}_1-\bar{X}_2)-(\mu_1-\mu_2)}{\sigma_{\bar{X}_1-\bar{X}_2}}$ 服从标准正态

分布,如图 7-2(C)→7-2(D)。

(3)实际工作中由于总体标准差 σ_1 和 σ_2 常常未知,所以只能用其相应的样本标准差 S_1 和 S_2 代替而得到两样本均数差的样本标准差 $S_{\overline{X}_1-\overline{X}_2}$。此时,统计量$\dfrac{(\overline{X}_1-\overline{X}_2)-(\mu_1-\mu_2)}{S_{\overline{X}_1-\overline{X}_2}}$不再服从标准正态分布。与单样本情形类似,此时统计量$\dfrac{(\overline{X}_1-\overline{X}_2)-(\mu_1-\mu_2)}{S_{\overline{X}_1-\overline{X}_2}}$服从 t 分布,如图 7-2(C)→7-2(E)。

从两个独立总体 $X_1 \sim N(\mu_1,\sigma_1^2)$,$X_2 \sim N(\mu_2,\sigma_2^2)$抽样,则有两样本 t 统计量:

1. 两总体方差相等($\sigma_1^2=\sigma_2^2$)时,

$$t=\frac{(\overline{X}_1-\overline{X}_2)-(\mu_1-\mu_2)}{S_{\overline{X}_1-\overline{X}_2}}\sim t(\nu) \qquad \text{式}(7\text{-}6)$$

其中,自由度 $\nu = n_1 + n_2 - 2$,$S_{\overline{X}_1-\overline{X}_2}=\sqrt{S_c^2\left(\dfrac{1}{n_1}+\dfrac{1}{n_2}\right)}$ 为两样本均数之差的标准差,$S_c^2=\dfrac{(n_1-1)S_1^2+(n_2-1)S_2^2}{n_1+n_2-2}$为合并样本方差。

2. 两总体方差不等($\sigma_1^2\neq\sigma_2^2$)时,

$$t'=\frac{(\overline{X}_1-\overline{X}_2)-(\mu_1-\mu_2)}{\sqrt{S_1^2/n_1+S_2^2/n_2}}\sim t(\nu') \qquad \text{式}(7\text{-}7)$$

其中,$\nu'=\dfrac{(S_1^2/n_1+S_2^2/n_2)^2}{(S_1^2/n_1)^2/(n_1-1)+(S_2^2/n_2)^2/(n_2-1)}$为校正自由度。

两样本 t 统计量的稳健性与单样本 t 统计量类似,即使从两独立非正态总体中随机抽样,只要样本含量 n 足够大,两样本均数差值的 t 统计量仍近似服从 t 分布,解释如下:

(1)当变量 X_1 和 X_2 不服从正态分布,根据中心极限定理,只要样本量 n_1 和 n_2 均足够大,$\overline{X}_1$ 和 $\overline{X}_2$ 服从正态分布,由于两样本独立,则 $\overline{X}_1-\overline{X}_2 \sim N(\mu_1-\mu_2,\sigma_{\overline{X}_1-\overline{X}_2}^2)$仍然成立。

(2)当总体方差 $\sigma_{\overline{X}_1-\overline{X}_2}^2$ 未知,用样本方差 $S_{\overline{X}_1-\overline{X}_2}^2$进行估计时,此时两样本 t 统计量服从 t 分布。

两样本 t 统计量的稳健性具体可参考下面的经验规则。

两样本 t 统计量的稳健性

1. 样本量 $n_1+n_2<15$ 时,两样本需来自正态分布总体,统计量 t 才具有稳健性;否则,不能用 t 分布。

2. 样本量 $15\leqslant n_1+n_2\leqslant 40$ 时,除非样本数据具有离群值或呈强偏态分布,统计量 t 仍近似稳健,仍可用 t 分布。

3. 样本量 $n_1+n_2>40$ 时,即使样本数据呈明显的偏态分布,统计量 t 仍较稳健,仍可用 t 分布。

在实际过程中,两样本均数差值的 t 统计量要比单样本均数的 t 统计量更稳健。蒙特卡罗模拟证明:当两样本相等($n_1=n_2$)且两总体分布形状相似时,即使样本量不大,t 统计量仍服从 t 分布。当两总体分布形状明显不同时,只要样本量足够大,t 统计量仍服从 t 分布。

二、两总体均数之差的置信区间

实际工作中,常常需要估计两总体均数差值的大小。例如:艾滋病患者与正常人的血清 CD4 平均相差多少? 正常成年男女的红细胞数平均相差多少? 高血压患者经某药物治疗后,试验组与对照组的总体血压降低均值相差多少? 此时,可以用两样本均数之差 $\bar{x}_1 - \bar{x}_2$ 推断两总体均数之差 $\mu_1 - \mu_2$ 的置信区间。

(一)两总体方差相等情形

根据两样本均数抽样分布原理以及式(7-6),$\Pr(-t_{\alpha/2, v} < t < t_{\alpha/2, v}) = 1 - \alpha$,故观察到数据后 $\mu_1 - \mu_2$ 的置信度为 $1 - \alpha$ 的置信区间如下:

两总体方差相等情形下,$\mu_1 - \mu_2$ 的 $1-\alpha$ 置信区间估计:

$$(\bar{x}_1 - \bar{x}_2 - t_{\alpha/2, (n_1 + n_2 - 2)} s_{\bar{x}_1 - \bar{x}_2}, \bar{x}_1 - \bar{x}_2 + t_{\alpha/2, (n_1 + n_2 - 2)} s_{\bar{x}_1 - \bar{x}_2}) \qquad \text{式}(7-8)$$

当两样本的样本含量均较大时(n_1, n_2 均大于 50),t 分布近似于正态分布,在式(7-8)中的 $t_{\alpha/2, v}$ 可用相应的 $z_{\alpha/2}$ 代替,$s_{\bar{x}_1 - \bar{x}_2}$ 也可用 $\sqrt{s_1^2/n_1 + s_2^2/n_2}$ 来计算。

例 7-6　Rodrigo 等人为了解硒补充剂对治疗儿童大骨节病的疗效,在西藏拉萨地区开展多项双盲随机对照试验。该地区 5~15 岁儿童大骨节病流行率较高,约为 13%~100%,平均流行率为 56%。其中一项试验的研究对象为 92 名患有大骨节病的 5~15 岁儿童,随机分入安慰剂组和硒补充剂组,12 个月后观察两组儿童身体生长指标,并评估补充剂的治疗效果。表 7-2 提供了两组儿童的体重改变情况,现估计两组儿童体重之差的 95% 置信区间。

表7-2　两组儿童体重资料(kg)

分组	n	$\bar{x}$	s
安慰剂组	44	27.2	0.9
硒补充剂组	48	27.3	0.8

本例中体重指标来自随机分组实验研究,经检验资料两组方差齐性,根据稳健性原则,可按式(7-8)计算两组儿童体重之差的 95% 置信区间。

本例安慰剂组 $n_1 = 44$,$\bar{x}_1 = 27.2$,$s_1 = 0.9$;硒补充剂组 $n_2 = 48$,$\bar{x}_2 = 27.3$,$s_2 = 0.8$。则 $v = 44 + 48 - 2 = 90$,查附表 3 得 $t_{0.05/2, 90} = 1.987$,计算如下:

置信区间下限:$(27.3 - 27.2) - 1.987 \times \sqrt{\dfrac{(48-1) \times 0.8^2 + (44-1) \times 0.9^2}{48 + 44 - 2} \left(\dfrac{1}{48} + \dfrac{1}{44} \right)}$

置信区间上限:$(27.3 - 27.2) + 1.987 \times \sqrt{\dfrac{(48-1) \times 0.8^2 + (44-1) \times 0.9^2}{48 + 44 - 2} \left(\dfrac{1}{48} + \dfrac{1}{44} \right)}$

根据样本计算,可推断两组平均体重之差的 95% 置信区间为 $(-0.25, 0.45)$ kg,置信区间包含 0,说明两组体重无明显差异。

（二）两总体方差不等情形

根据两样本均数抽样分布原理以及式(7-7)，由于 $\Pr(-t_{\alpha/2,\nu} < t < t_{\alpha/2,\nu}) = 1-\alpha$，故观察到数据后 $\mu_1-\mu_2$ 的置信度为 $1-\alpha$ 的置信区间为：

两总体方差不相等情形下，$\mu_1-\mu_2$ 的 $1-\alpha$ 置信区间估计：

$$\left(\bar{x}_1-\bar{x}_2-t_{\alpha/2,\nu'}\ \sqrt{s_1^2/n_1+s_2^2/n_2},\ \bar{x}_1-\bar{x}_2+t_{\alpha/2,\nu'}\ \sqrt{s_1^2/n_1+s_2^2/n_2}\right) \qquad 式(7-9)$$

例 7-7　Rodrigo 等人为了解碘补充剂对治疗儿童大骨节病的疗效，在西藏拉萨地区开展另一项双盲随机对照试验。研究形式及背景与例 7-6 介绍的硒补充剂相似，该项研究将 39 名 5~15 岁儿童随机分入对照组和碘补充剂组，12 个月后观察并计算两组儿童骨骼延迟指数(年龄-放射骨龄)。现估计两组儿童骨骼延迟指数差值的 95% 置信区间。对照组：$n_1=10, \bar{x}_1=2.9, s_1=0.3$；碘补充剂组：$n_2=29, \bar{x}_2=2.8, s_2=0.1$。

经检验本例中对照组和碘补充剂组的骨骼延迟指数总体方差不等(见例 7-10)，需用式(7-9)计算两组骨骼延迟指数之差的 95% 置信区间。

(1)求均数之差及其标准误

本例 $\bar{x}_1=2.9, \bar{x}_2=2.8, n_1=10, n_2=29, s_1=0.3, s_2=0.1$

两样本均数之差 $\bar{x}_1-\bar{x}_2=2.9-2.8=0.1$

均数之差的标准误 $s_{\bar{x}_1-\bar{x}_2}=\sqrt{s_1^2/n_1+s_2^2/n_2}=\sqrt{0.3^2/10+0.1^2/29}=0.1$

(2)求校正的自由度

$$\nu'=\frac{(s_1^2/n_1+s_2^2/n_2)^2}{(s_1^2/n_1)^2/(n_1-1)+(s_2^2/n_2)^2/(n_2-1)}=\frac{(0.3^2/10+0.1^2/29)^2}{(0.3^2/10)^2/9+(0.1^2/29)^2/28}\approx 10$$

(3)求 95% 置信区间

$t_{0.05/2,10}=2.228$，则按式(7-9)计算置信区间：

$$(\bar{x}_1-\bar{x}_2)\pm t_{\alpha/2,\nu'}s_{\bar{x}_1-\bar{x}_2}=0.1\pm2.228\times0.1=(-0.123,0.323)$$

通过样本计算，可推断对照组和碘补充剂组的骨骼延迟指数之差的 95% 置信区间为(-0.123, 0.323)，因置信区间包含 0，故尚不能认为对照组和碘补充剂组的骨骼延迟指数有差异。

三、两总体均数比较的假设检验

实际工作中，常常对两独立样本的总体均数是否相等感兴趣。例如：正常成年男女的红细胞数是否一致？高血压患者经某药物治疗后，试验组与对照组的总体平均血压是否存在差异？此时，可以用两样本均数比较的假设检验判断两总体均数是否存在差异。

（一）两总体方差相等的情形

当两总体方差相等时，通常采用两独立样本均数比较的 t 检验，又称成组 t 检验(two-sample/group t-test for independent samples)，它适用于完全随机设计两独立样本均数的比较。根据图 7-2 中两样本均数抽样分布原理，在 $H_0: \mu_1=\mu_2$ 成立的假设前提下，有 $\mu_1-\mu_2=0$，可代入式(7-6)计算检验统计量。

例 7-8　将 19 只雌性大白鼠随机分为 2 组,分别喂以高蛋白和低蛋白饲料 8 周,各鼠体重的增加克数如下。不同饲料组大白鼠的增重有无差别?

高蛋白组(X_1):134,146,104,119,124,161,107,83,113,129,97,123

低蛋白组(X_2):70,118,101,85,107,132,94

该研究采用完全随机设计,由于两组大白鼠体重增量服从正态分布,为比较两组大白鼠体重增量是否存在差异,进行 t 检验如下:

(1)建立检验假设,确定检验水准

$H_0:\mu_1=\mu_2$,高蛋白组和低蛋白组大白鼠的体重增量总体均数相同

$H_1:\mu_1\neq\mu_2$,高蛋白组和低蛋白组大白鼠的体重增量总体均数不同

$\alpha=0.05$

(2)计算检验统计量

本例 $n_1=12$,$\bar{x}_1=120g$,$s_1=21.39g$,$n_2=7$,$\bar{x}_2=101g$,$s_2=20.62g$,

经方差齐性检验,推断两总体方差齐,可按式(7-6)计算:

$$s_c^2=\frac{21.39^2\times(12-1)+20.62^2\times(7-1)}{12+7-2}=446.12$$

$$s_{\bar{x}_1-\bar{x}_2}=\sqrt{446.12\times\left(\frac{1}{12}+\frac{1}{7}\right)}=10.05$$

$$t=\frac{(\bar{x}_1-\bar{x}_2)}{s_{\bar{x}_1-\bar{x}_2}}=\frac{120-101}{10.05}=1.89$$

$$\nu=12+7-2=17$$

(3)确定 P 值,作出推断

查附表 3 得双侧 $t_{0.05/2,17}=2.110$,$t<t_{0.05/2,17}$,$P>0.05$,按 $\alpha=0.05$ 检验水准,不拒绝 H_0,两组雌性大白鼠体重增量的差别无统计学意义,尚不能认为两种饲料对雌鼠的体重增量不同。

（二）两总体方差不等的情形

前述成组 t 检验时,若两总体方差不等,即 $\sigma_1^2\neq\sigma_2^2$ 时,可采用数据变换或 t' 检验或基于秩次的非参数检验。数据变换是将原始数据作某种函数转换(如对数变换、平方根变换、平方根反正弦变换)使得数据满足成组 t 检验的方差齐性和正态分布要求,但有时函数转换值仍不满足方差齐性和正态分布要求。本节介绍 t' 检验。

若两总体方差不等($\sigma_1^2\neq\sigma_2^2$),在 $H_0:\mu_1=\mu_{12}$ 成立的假设前提下,有 $\mu_1-\mu_2=0$,可代入式(7-7)。

例 7-9　实验室检测发现男性和女性血液淋巴细胞比率(W-SCR)资料如表 7-3,两组数据均服从正态分布。现估计男性和女性两组的淋巴细胞比率有无差别?

表 7-3　男性和女性淋巴细胞比率

分组	n	$\bar{x}$	s
男性	25	0.345	0.053
女性	15	0.362	0.083

该数据为两独立样本,由于男性和女性 W-SCR 服从正态分布,为比较男性和女性 W-SCR 是否存在差异,进行 t 检验如下:

(1)建立检验假设,确定检验水准

$H_0:\mu_1=\mu_2$,男性和女性两组的淋巴细胞比率总体均数相同

$H_1:\mu_1\neq\mu_2$,男性和女性两组的淋巴细胞比率总体均数不同

$\alpha=0.05$

(2)计算检验统计量

本例 $n_1=25,\bar{x}_1=0.345,s_1=0.053;n_2=15,\bar{x}_2=0.362,s_2=0.083$

经方差齐性检验,可以推断两总体的方差不相等,故应选 t' 统计量,按式(7-7)计算:

$$t'=\frac{(\bar{x}_2-\bar{x}_1)}{\sqrt{s_1^2/n_1+s_2^2/n_2}}=\frac{(0.362-0.345)}{\sqrt{0.053^2/25+0.083^2/15}}=0.711$$

自由度为

$$v'=\frac{(s_1^2/n_1+s_2^2/n_2)^2}{(s_1^2/n_1)^2/(n_1-1)+(s_2^2/n_2)^2/(n_2-1)}$$

$$=\frac{(0.053^2/25+0.083^2/15)^2}{(0.053^2/25)^2/(25-1)+(0.083^2/15)^2/(15-1)}=20.956\approx21$$

(3)确定 P 值,作出推断

查附表3,得双侧 $t_{0.05/2,21}=2.080,t'<t_{0.05/2,21},P>0.05$,按 $\alpha=0.05$ 检验水准,不拒绝 H_0,两组 W-SCR的差别无统计学意义,尚不能认为男性和女性的 W-SCR 不同。

最后需注意,根据两样本 t 统计量的稳健性,应用式(7-6、7-7)进行假设检验和应用式(7-8、7-9)进行置信区间估计的条件是样本数据来源于正态分布;或者即使样本数据不服从正态分布,但样本量足够大(根据上述 t 分布的稳健条件,一般需大于40)也可采用以上计算方法。当样本量 n_1 和 n_2 均足够大(n_1,n_2 均大于50)时,t 分布近似服从正态分布,此时可运用正态近似法进行两独立样本总体参数的统计推断。当小样本情形下样本数据呈非正态的情形时,可采用其他处理办法,可参考本章第一节第四部分。

第三节　两个总体方差

学习目标

● 理解两样本方差之比的抽样分布原理及其 F 分布

● 掌握两样本方差齐性检验的方法

如前所述,两样本比较的目的是推断其所代表的总体的参数是否不同,通常需要推断两总体均数是否相等或两总体方差是否不等,而后者通常是前者的前提条件,即在进行两样本均数比较的 t 检验时要求两样本来自方差相等的两个总体。

由于抽样误差的存在,即使从方差相等的两个总体中分别抽样,两样本方差往往不等,但不会相差很大;若二者相差悬殊,则其来自方差不等的总体的可能性较大。当两样本方差分别代表的总体

方差相等时称两样本方差齐;反之,称两样本方差不齐,本节将介绍方差齐性检验中常用的 F 检验。

一、两样本方差之比的抽样分布原理及其 F 分布

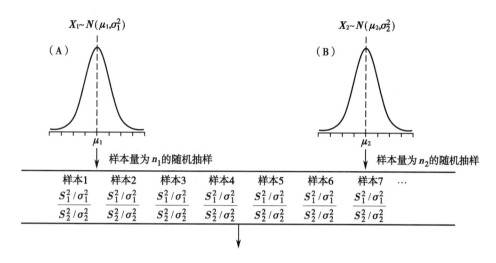

$$\frac{S_1^2/\sigma_1^2}{S_2^2/\sigma_2^2} \sim F(\nu_1 = n_1-1, \nu_2 = n_2-1)$$

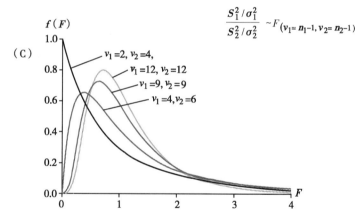

图 7-3

两样本方差之比的抽样分布原理及其 F 分布

图 7-3 说明了两样本方差之比的抽样分布原理及其 F 分布。如随机变量 X_1 和 X_2 相互独立,且 $X_1 \sim N(\mu_1, \sigma_1^2)$,$X_2 \sim N(\mu_2, \sigma_2^2)$,以样本量 n_1 从图 7-3(A)所示的总体 $X_1 \sim N(\mu_1, \sigma_1^2)$ 中随机抽样,获得样本均数 $\overline{X}_1$ 及样本方差 S_1^2;以样本量 n_2 从图 7-3(B)所示的总体 $X_2 \sim N(\mu_2, \sigma_2^2)$ 中随机抽样,获得样本均数 $\overline{X}_2$ 及样本方差 S_2^2。重复多次上述抽样过程,获得如图 7-3(C)所示的多个样本方差 S_1^2, S_1^2, $S_1^2, \cdots$ 和 $S_2^2, S_2^2, S_2^2, \cdots$。数理结论有:

两独立正态样本方差之比的 F 统计量服从 F 分布:

$$F = \frac{S_1^2/\sigma_1^2}{S_2^2/\sigma_2^2}, \quad \nu_1 = n_1-1, \quad \nu_2 = n_2-1 \qquad 式(7\text{-}10)$$

F 分布是一种连续性分布,只要在给定分子自由度(ν_1)和分母自由度(ν_2)的条件下,即可求出特定 $F_{(\nu_1, \nu_2)}$ 值对应的函数值,从而可绘制其密度曲线图。

F 分布的分位数:与前述 t 分布类似,由 F 分布曲线可以求出从 0 到某给定 F 值的面积(概率)。当 ν_1 和 ν_2 确定后,F 分布曲线下右侧尾部的面积为指定 α 时,横轴上相应的界值 F,记做 $F_{\alpha(\nu_1,\nu_2)}$,称为 F 分布的分位数,可由 F 界值表(附表 4)查得。例如,由附表 4 可查得,$F_{0.10(10,40)}=1.76$,其含义是,在自由度为 $\nu_1=10$ 和 $\nu_2=40$ 的 F 分布下随机抽样,抽得的统计量 F 值中,理论上有 90% 比 1.76 小,而有 10% 比 1.76 大。

二、两总体方差的齐性检验

判断两总体方差 σ_1^2 与 σ_2^2 的齐性等价于检验 $H_0:\sigma_1^2=\sigma_2^2$ 是否成立,由两样本方差之比的抽样分布原理及 F 分布可知,在 H_0 成立的前提下,有 $S_1^2/S_2^2 \sim F_{(\nu_1,\nu_2)}$,因此有两独立正态总体方差齐性检验的 F 统计量:

两独立正态总体方差齐性检验的 F 统计量:

$$F=\frac{S_1^2(\text{较大})}{S_2^2(\text{较小})},\nu_1=n_1-1,\nu_2=n_2-1 \qquad \text{式(7-11)}$$

式中 S_1^2 为较大的样本方差,S_2^2 为较小的样本方差,分子的自由度为 ν_1,分母的自由度为 ν_2。求得 F 值后,查附表 4 的 F 界值表可得 P 值(F 值愈大,P 值愈小),然后按所取的 α 水准作出统计推断。

为查表方便,方差齐性检验的 F 统计量规定以较大方差作分子式(7-11),如此求得的 F 值大于 1,故附表 4 只给出不对称 F 分布的右侧界值,实则对应双侧概率 P 值。

例 7-10   检验例 7-7 对照组与碘补充剂组儿童骨骼延迟指数是否方差齐。

(1)建立检验假设,确定检验水准

$H_0:\sigma_1^2=\sigma_2^2$,对照组与碘补充剂组儿童骨骼延迟指数方差齐

$H_1:\sigma_1^2\neq\sigma_2^2$,对照组与碘补充剂组儿童骨骼延迟指数方差不齐

$\alpha=0.10$

(2)计算检验统计量

$$F=\frac{0.3^2}{0.1^2}=9$$

(3)确定 P 值,作出推断

本例 $\nu_1=10-1=9$,$\nu_2=29-1=28$,查附表 4(因方差齐性检验为双侧检验,故应查检验水准为 $\alpha/2$ 的 F 界值表),得 $F_{0.05(9,28)}=2.24$,本例 $F>2.24$,所以按双侧检验,故 $P<0.10$,按 $\alpha=0.10$ 检验水准,拒绝 H_0,接受 H_1,故可认为两总体方差不齐。

除 F 检验外,Levene 检验和 Bartlett 检验也是常用的检验方法。F 检验和 Bartlett 检验要求数据服从正态分布;Levene 检验不依赖总体分布的具体形式,更为稳健。F 检验只用于两样本方差齐性检验,Bartlett 检验和 Levene 检验既可用于两样本方差齐性检验也可用于多样本方差齐性检验,Levene 检验参考第八章。

第四节　单个总体率

学习目标

- 理解样本率的抽样分布及其正态近似条件
- 掌握估计总体率置信区间和检验 H_0 是否成立的方法

大小写符号区分规则

按照第四章的符号使用规则,第五章与第六章都采用了大写字母表示统计量的抽样分布,此时统计量为随机变量,而采用小写字母表示其对应样本观测值,此时统计量为固定值。

由于前面章节中一般使用 p 表示样本率,故此处应采用 P 表示样本率为随机变量的情形,但其与 P 值符号存在冲突,所以后续章节将采用 p 同时表示随机变量与样本观测值两种情形,两者的区分根据上下文一般易于判断。

该规则同样适用于后续章节的其他统计量。

第五章中通过蒙特卡罗模拟说明了单个样本率 p 的抽样分布在样本量较大时近似服从正态分布。

本节将基于该近似理论与其他方法,介绍如何进行总体率的统计推断。总体率的统计推断的基本任务包括:①估计总体率 π 的 $1-\alpha$ 置信区间;②检验样本所代表的总体率 π 是否与给定的总体率 π_0 有差别(即 $H_0: \pi=\pi_0$ 是否成立)。

一、总体率的置信区间估计

（一）二项分布法(查表法)

为方便应用,统计学家根据二项分布原理,编制了在样本量 $n \leqslant 50$ 时,样本例数为 n 与阳性例数为 X 时,总体率的95%和99%置信区间表(附表5)。因此,在 $n \leqslant 50$ 时,可直接查附表5得总体率的95%或99%置信区间。

例7-11　2014年6~7月在对西藏昌都地区大骨节病重病区的病情监测中,从某村人群中随机抽取的42名成人中,Ⅰ度以上检出者有9名,现估计该地区成人大骨节病Ⅰ度以上检出率的95%置信区间。

本例数据来自随机抽样研究,样本例数小于50,阳性事件发生率小于50%。查附表5,在横行 $n=42$ 和纵列 $X=9$ 的交叉处,有两组数值,上行为95%置信区间,其数值为10~37。即该地区成人大骨节病Ⅰ度以上检出率的95%置信区间为(10%,37%)。

例7-12　2011年9月在西藏昌都地区随机抽取500名成年人进行调查,确诊为肱骨短小症16例,采集血液样本检测提示其中9例有血缘关系,现求该地区患肱骨短小症人群中有血缘关系所占全部患病人数比例的95%置信区间。

本例数据来自随机抽样研究,样本例数小于50,阳性事件发生率大于50%。

本例 $n=16$，有血缘关系人数为 9 人，多于 8 人，先以 $n=16$ 和无血缘关系人数 $X=7$ 查附表 5，在横行有两组数值，上行为 95% 置信区间，其数值为 $20\sim70$，得无血缘关系的 95% 置信区间为（20%，70%），用 1 减去此区间的上、下限，即得该地区患肱骨短小症人群中有血缘关系占全部患病人数比例的 95% 置信区间为（30%，80%）。

（二）正态近似法

根据第五章知识，当阳性事件和阴性事件发生次数均较大时，一般 $n\pi>5$ 且 $n(1-\pi)>5$ 时（也有文献资料提出 $n\pi>10$ 且 $n(1-\pi)>10$），样本率 p 的抽样分布近似服从正态分布，即 $p\sim N(\pi,\pi(1-\pi)/n)$。具体而言，当总体率 $\pi=0.05$，或 $n\pi$ 和 $n(1-\pi)$ 均大于 5 时，有：

$$Z=\frac{p-\pi}{\sqrt{\sigma_p^2}}=\frac{p-\pi}{\sqrt{\pi(1-\pi)/n}} \qquad\text{式（7-12）}$$

Z 近似服从标准正态分布。当总体率的方差未知时，常用样本率 p 代替总体率 π 计算得到方差 $S_p^2=p(1-p)/n$ 代替上式中的 σ_p^2。

因此，可按上述正态近似式（7-12），推得求解总体率 $1-\alpha$ 置信区间的计算公式。

样本量较大时，单个总体率 π 的 $1-\alpha$ 置信区间估计的近似正态法

$$(p-z_{\alpha/2}\sqrt{p(1-p)/n},\ p+z_{\alpha/2}\sqrt{p(1-p)/n}) \qquad\text{式（7-13）}$$

其中 p 为样本率。

根据第五章样本率的正态近似条件可知，式（7-12）、（7-13）中的正态近似条件为 $n\pi$ 和 $n(1-\pi)$ 均较大［一般规定 $n\pi$、$n(1-\pi)$ 均大于 5］，反之当该条件不满足时，可采用校正样本率的正态近似，以下不再赘述。

例 7-13　例 7-11 随机抽样研究中从另一村人群中随机抽取的 166 名成人中，Ⅰ度以上检出者有 41 名，现据此估计该地区成人大骨节病Ⅰ度以上检出率的 95% 的置信区间。

本例数据来自随机抽样研究，样本例数 $n=166$，$x=41$，样本率 $p=41/166=24.70\%$，满足 np 与 $n(1-p)$ 均大于 5。根据式（7-13）计算该地区成人大骨节病Ⅰ度以上检出率的 95% 的置信区间如下

$$24.70\%\pm1.96\times\sqrt{24.70\%(1-24.70\%)/166}=(18.13\%,31.27\%)$$

即该地区成人大骨节病Ⅰ度以上检出率的 95% 置信区间为（18.13%，31.27%）。

（三）校正样本率的正态近似法

当 $n\pi$ 或 $n(1-\pi)$ 不太大时，二项分布的概率不再近似服从正态分布。此时，蒙特卡罗模拟显示，若对样本率 p 实施"分子+2，分母+4"的校正，可转换得到近似正态的统计量，该方法也称为"+4 估计方法（plus four estimate）"，具有较高的稳健性。具体如下：

$$Z=\frac{\tilde{p}-\pi}{\sqrt{\tilde{p}(1-\tilde{p})/(n+4)}}，其中 \tilde{p}=(x+2)/(n+4) \qquad\text{式（7-14）}$$

由此，可从对样本率实施"分子+2，分母+4"校正的近似正态统计量（式 7-14），推得求解总体率 $1-\alpha$ 置信区间的计算公式。

样本量不大时,单个总体率 π 的 $1-\alpha$ 置信区间估计的校正近似正态法

$$(\tilde{p}-z_{\alpha/2}\sqrt{\tilde{p}(1-\tilde{p})/(n+4)},\tilde{p}+z_{\alpha/2}\sqrt{\tilde{p}(1-\tilde{p})/(n+4)}) \qquad \text{式(7-15)}$$

其中,$\tilde{p}=(x+2)/(n+4)$ 是对样本率"分子+2,分母+4"校正后的校正样本率。

例 7-14 某医生分别于 1998 年和 2001 年对陕西省千阳县 50 例大骨节病患者进行手术治疗。为了解手术治疗效果,对术后患者进行随访,随机抽取膝内翻大骨节病患者 8 例,将术后效果情况分为良好和其他,其中术后效果良好的有 5 例。现估计该地区膝内翻大骨节病患者手术治疗后效果良好率的 95% 置信区间。

本例中,样本例数小于 50,$n(1-p)$ 小于 5。

(1)计算校正样本率

本例 $n=8,x=5$

校正样本率 $\tilde{p}=(x+2)/(n+4)=7/12=0.58$

(2)计算校正样本率 95% 置信区间,按式(7-15)计算:

$$0.58\pm1.96\times\sqrt{0.58\times0.42/12}=(0.30,0.86)$$

即该地区膝内翻大骨节病患者手术治疗后效果良好率的 95% 置信区间为(30%,86%)。

二、总体率的假设检验

服从二项分布数据的样本率与总体率比较的目的是推断样本率所代表的未知总体率 π 与给定总体率 π_0 是否存在差异。根据数据的具体情况,可选用如下 2 种方法。

(一)确切概率计算

确切概率计算的基本思路是根据二项分布概率函数直接求出累计概率,即 P 值,再与所取检验水准比较,作出统计推断。

与给定总体率 π_0 比较时 P 值的计算:

最多有 k 例阳性的概率:

$$\Pr(X\leqslant k)=\sum_{x=0}^{k}\Pr(x) \qquad \text{式(7-16)}$$

最少有 k 例阳性的概率:

$$\Pr(X\geqslant k)=\sum_{x=k}^{n}\Pr(x)=1-\sum_{x=0}^{k-1}\Pr(x) \qquad \text{式(7-17)}$$

其中 $\Pr(x)=\dfrac{n!}{x!(n-x)!}\pi_0^x(1-\pi_0)^{n-x}$

应用中,根据备择假设选择式(7-16)与式(7-17)中一个计算 P 值,此方法尤其适用于样本量较小或 π_0 不靠近 0.5 时作单侧检验的情形。

例 7-15 例 7-12 抽样研究中,随机抽取的 500 名成人中有 16 名被确诊为肱骨短小症患者。2012 年中国卫生和计划生育统计年鉴显示 2011 年全国成人肱骨短小症患病率约为 0.43%。该地区肱骨短小症患病率是否高于全国水平？

本例数据来自随机抽样研究,总体中事件发生率 π_0 偏离 0.5 较远,且样本阳性数 X 较小,作单侧检验。

（1）建立检验假设,确定检验水准

$H_0: \pi = \pi_0$,该地区肱骨短小症的患病率与全国水平相同

$H_1: \pi > \pi_0$,该地区肱骨短小症的患病率高于全国水平

$\alpha = 0.05$

（2）计算 P 值,作出推断

本例 $\pi_0 = 0.0043, 1 - \pi_0 = 0.9957, n = 500$,依题意要求该 500 名成人中至少有 16 例肱骨短小症的概率,按式（7-17）

$$\Pr(X \geqslant 16) = \sum_{x=16}^{500} \Pr(x) = 1 - \sum_{x=0}^{15} \Pr(x) = 1 - \sum_{x=0}^{15} \frac{500!}{x!(500-x)!} \times 0.0043^x \times 0.9957^{500-x} = 1.11 \times 10^{-9}$$

经计算,P 值为 1.11×10^{-9},按 $\alpha = 0.05$ 检验水准,拒绝 H_0,差异有统计学意义,可以认为该地区肱骨短小症的患病率高于全国。

（二）正态近似法

如前述,当 $n\pi$、$n(1-\pi)$ 均大于 5,二项分布逼近正态分布,可基于式（7-12）构造二项分布的正态近似检验统计量 Z,检验样本率 p 所代表的未知总体率 π 与给定总体率 π_0 是否相等。

样本量较大时,样本所代表的总体率与给定总体率 π 比较（正态近似法）：

$$Z = \frac{p - \pi_0}{\sigma_p} = \frac{p - \pi_0}{\sqrt{\pi_0(1-\pi_0)/n}} \qquad \text{式（7-18）}$$

式中 p 为样本率,π_0 为给定总体率（常为理论值或标准值）,n 为样本含量。

例 7-16　1999 年调查结果显示西藏为全国大骨节病流行情况最为严重的地区,其中昌都地区尤其严重。从 2000 年开始,昌都地区推行了"换食非病区粮食"等防控措施。为评价防控效果,2014 年在西藏昌都地区洛隆县随机抽取 3909 名成人进行大骨节病筛查,检出 1121 人患有大骨节病。2015 年中国卫生和计划生育统计年鉴显示 2014 年西藏地区成人大骨节病检出率约为 7.39%。昌都地区洛隆县大骨节病检出率是否比西藏地区高？

此研究样本量为 3909,且 $n\pi_0 = 3909 \times 0.0739 \approx 289 > 5$,且 $n(1-\pi_0) \approx 3620 > 5$,可以利用正态近似法比较样本率与总体率。

（1）建立检验假设,确定检验水准

$H_0: \pi = \pi_0$,该地大骨节病检出率与西藏地区大骨节病检出率相等

$H_1: \pi > \pi_0$,该地大骨节病检出率比西藏地区大骨节病检出率高

$\alpha = 0.05$

（2）计算检验统计量

$$n = 3909, p = 1121/3909 = 0.2868, \pi_0 = 0.0739$$

$$z = \frac{p - \pi_0}{\sqrt{\pi_0(1-\pi_0)/n}} = \frac{0.2868 - 0.0739}{\sqrt{0.0739(1-0.0739)/3909}} = 50.88$$

（3）确定 P 值，作出推断

$z = 50.88 > 1.64$，$P < 0.05$，按 $\alpha = 0.05$ 检验水准，拒绝 H_0，接受 H_1，可以认为昌都地区洛隆县大骨节病检出率高于西藏地区。

第五节　两个总体率

学习目标

● 理解两总体率差值的抽样分布及其正态近似原理

● 掌握估计两总体率差值置信区间及检验 H_0 是否成立的方法

两个总体率统计推断的基本任务包括：①估计两个总体率之差 $\pi_1 - \pi_2$ 的 $1-\alpha$ 置信区间；②检验两个样本率 p_1 和 p_2 所代表的总体率 π_1 和 π_2 是否相等（即检验 $H_0:\pi_1 = \pi_2$ 是否成立）。由于两样本均是通过从两个未知总体随机抽样获得，两样本率之差为 $p_1 - p_2$，故可基于两样本率之差的抽样分布或其正态近似原理实现上述基本任务。

一、两样本率之差的抽样分布及其正态近似

（一）样本量较大时两样本率之差的正态近似

从阳性率为 π_1 的总体中随机抽取样本量为 n_1 的样本，阳性例数为 X_1，得样本率 $p_1 = X_1/n_1$，根据第四章介绍的二项分布原理，有 $X_1 \sim B(n_1, \pi_1)$。同时，从阳性率为 π_2 的另一总体随机抽取样本量为 n_2 的样本，阳性例数为 X_2，得样本率 $p_2 = X_2/n_2$，则 $X_2 \sim B(n_2, \pi_2)$；进而，求两样本率之差 $p_1 - p_2$。重复多次上述抽样过程，可获得多个样本率之差。此时有：

（1）由于两总体相互独立，类比单个样本率的抽样分布原理，当 $n_1 p_1$、$n_1(1-p_1)$、$n_2 p_2$、$n_2(1-p_2)$ 均较大时，多次重复抽样得到的若干两样本率之差的分布近似服从正态分布，统计量 $p_1 - p_2 \sim N(\pi_1 - \pi_2, \sigma_{p_1-p_2}^2)$，其中，$p_1 - p_2$ 的标准差 $\sigma_{p_1-p_2} = \sqrt{\pi_1(1-\pi_1)/n_1 + \pi_2(1-\pi_2)/n_2}$。

（2）在上述条件下，由于 $p_1 - p_2$ 仍近似服从正态分布，故可对 $p_1 - p_2$ 实施标准变换，即 $z = [(p_1 - p_2) - (\pi_1 - \pi_2)]/S_{p_1-p_2}$，此时统计量 Z 服从标准正态分布，即 $Z \sim N(0,1)$。

（3）当两个总体率 π_1 和 π_2 均未知时，根据中心极限定理，$p_1 - p_2$ 的标准差可用样本标准差进行估计，即 $S_{p_1-p_2} = \sqrt{p_1(1-p_1)/n_1 + p_2(1-p_2)/n_2}$，则有 $p_1 - p_2 \sim N(\pi_1 - \pi_2, S_{p_1-p_2}^2)$。

综上，即有：

两个样本率之差（p_1-p_2）的 Z 统计量

$n_1 p_1$、$n_1(1-p_1)$、$n_2 p_2$、$n_2(1-p_2)$ 均大于 5 时，

$$Z = \frac{(p_1 - p_2) - (\pi_1 - \pi_2)}{S_{p_1-p_2}} \sim N(0,1) \qquad \text{式（7-19）}$$

其中，$S_{p_1-p_2} = \sqrt{p_1(1-p_1)/n_1 + p_2(1-p_2)/n_2}$

式（7-19）中的近似条件为 n_1p_1、$n_1(1-p_1)$、n_2p_2、$n_2(1-p_2)$ 均大于 5，以下不再赘述。当该条件不满足时，可采用校正样本率的正态近似。

（二）校正样本率的正态近似

当 n_1p_1、$n_1(1-p_1)$、n_2p_2、$n_2(1-p_2)$ 不太大时，式（7-19）不再近似服从正态分布。此时，仿照上述单样本率的"分子+2，分母+4"的校正法，也可达到近似正态的效果。但此时采用的是在两组样本率 p_1 和 p_2 上分别实施"分子+1，分母+2"校正，以保持合并样本率仍然维持在"分子+2，分母+4"状态，即 $\tilde{p}_1 = (x_1+1)/(n_1+2)$，$\tilde{p}_2 = (x_2+1)/(n_2+2)$。蒙特卡罗模拟表明，统计量 $\tilde{p}_1 - \tilde{p}_2 \sim N(\pi_1-\pi_2, \sigma^2_{\tilde{p}_1-\tilde{p}_2})$。其中，总体率 π_1 和 π_2 给定时，总体率的标准差为 $\sigma_{\tilde{p}_1-\tilde{p}_2} = \sqrt{\pi_1(1-\pi_1)/(n_1+2) + \pi_2(1-\pi_2)/(n_2+2)}$，当总体率 π_1 和 π_2 未知时，用样本率代替总体率计算标准差，即 $S_{\tilde{p}_1-\tilde{p}_2} = \sqrt{\tilde{p}_1(1-\tilde{p}_1)/(n_1+2) + \tilde{p}_2(1-\tilde{p}_2)/(n_2+2)}$。此时，实施标准变换有 $Z = [(\tilde{p}_1 - \tilde{p}_2) - (\pi_1 - \pi_2)]/S_{\tilde{p}_1-\tilde{p}_2}$，可据此对两个总体率之差的置信区间进行估计（具体见下文）。

二、两总体率之差的置信区间估计

（一）正态近似法

由前述两个总体率之差 p_1-p_2 近似正态分布，因此根据上述正态近似式（7-19），推得求解两总体率之差 $\pi_1-\pi_2$ 的 $1-\alpha$ 置信区间计算公式。

两总体率之差 $\pi_1-\pi_2$ 的 $1-\alpha$ 置信区间估计（近似正态法）

$$(p_1-p_2-z_{\alpha/2}S_{p_1-p_2}, \ p_1-p_2+z_{\alpha/2}S_{p_1-p_2}) \qquad\qquad 式（7-20）$$

其中，$S_{p_1-p_2} = \sqrt{p_1(1-p_1)/n_1 + p_2(1-p_2)/n_2}$ 为两样本率之差的标准误。

例 7-17　例 7-16 抽样研究中，对西藏昌都地区洛隆和八宿两县成人进行大骨节病病情监测，其中洛隆县随机抽取 3909 人，检出大骨节病患者 1121 人，临床检出率为 28.68%；八宿县随机抽取 1430 人，检出大骨节病患者 313 人，临床检出率为 21.89%。现估计两个县成人大骨节病临床检出率之差的 95% 置信区间。

该研究两个县的样本量（$n_1 = 3909$，$n_2 = 1430$）均较大，检出率与未检出率都不太小，且 $n_1p_1 = 1121$，$n_1(1-p_1) = 2788$，$n_2p_2 = 313$，$n_2(1-p_2) = 1117$，均大于 5。可以采用正态近似法计算两总体率之差的 95% 置信区间。

洛隆、八宿两县成人大骨节病临床检出率分别为 $p_1 = 1121/3909 = 0.2868$，$p_2 = 313/1430 = 0.2189$。计算两样本率之差的标准误：

$$S_{p_1-p_2} = \sqrt{\frac{0.2868 \times (1-0.2868)}{3909} + \frac{0.2189 \times (1-0.2189)}{1430}} = 0.0131$$

按式（7-20）得其 95% 置信区间：

$$(0.2868-0.2189)\pm1.96\times0.0131=(0.0422,0.0936)$$

即两个县成人大骨节病临床检出率之差的95%置信区间为$(4.22\%,9.36\%)$。

（二）校正样本率的正态近似法

由前述，p_1、$p_1(1-p_1)$、p_2、$p_2(1-p_2)$不太大时，统计量p_1-p_2不再服从正态分布。此时，可对样本率实施"分子+2，分母+4"校正，推得求解两总体率之差$\pi_1-\pi_2$的$1-\alpha$置信区间计算公式。

两总体率之差 $\pi_1-\pi_2$ 的 $1-\alpha$ 置信区间估计（校正的近似正态法）：

$$(\tilde{p}_1-\tilde{p}_2-z_{\alpha/2}S_{\tilde{p}_1-\tilde{p}_2},\ \tilde{p}_1-\tilde{p}_2+z_{\alpha/2}S_{\tilde{p}_1-\tilde{p}_2}) \qquad\qquad 式（7-21）$$

其中，$\tilde{p}_1=(x_1+1)/(n_1+2)$，$\tilde{p}_2=(x_2+1)/(n_2+2)$为"分子+2，分母+4"校正的样本率，$S_{\tilde{p}_1-\tilde{p}_2}=\sqrt{\tilde{p}_1(1-\tilde{p}_1)/(n_1+2)+\tilde{p}_2(1-\tilde{p}_2)/(n_2+2)}$为校正的两样本率之差的标准误。

例7-18　为了解"切开关节清理+胫骨近端截骨术"联合治疗和全膝关节置换术两种手术方案治疗成人膝大骨节病的疗效，2008年选取具有手术适应证的7例成人膝大骨节病患者随机分为甲、乙两组，其中甲组4例行切开关节清理+胫骨近端截骨术，乙组3例行全膝关节置换术，术后随访1.5~5年。根据HSS关节评分法来反映手术治疗效果（评分等级：优良≥70分，其他<70分），甲组有3例患者治疗效果达到优良水平，乙组有2例患者治疗效果达到优良水平。现估计两种手术治疗方案成人膝大骨节病的优良率之差的95%置信区间。

该研究甲乙两组的样本含量均较小，$n_1p_1=3$、$n_1(1-p_1)=1$、$n_2p_2=2$、$n_2(1-p_2)=1$，均不大于5。可用校正样本率的正态近似法式（7-21）计算两种手术方案治疗成人膝大骨节病的优良率之差的95%置信区间。

（1）计算两样本率之差及标准误

本例中，$n_1=4$，$n_2=3$，$x_1=3$，$x_2=2$

校正之后的率为：

$$\tilde{p}_1=(x_1+1)/(n_1+2)=(3+1)/(4+2)=0.6667$$

$$\tilde{p}_2=(x_2+1)/(n_2+2)=(2+1)/(3+2)=0.6000$$

两样本率之差的标准误为

$$S_{\tilde{p}_1-\tilde{p}_2}=\sqrt{\tilde{p}_1(1-\tilde{p}_1)/(n_1+2)+\tilde{p}_2(1-\tilde{p}_2)/(n_2+2)}=0.2916$$

（2）计算95%的置信区间

$$(0.6667-0.6000)\pm1.96\times0.2916=(-0.5048,0.6382)$$

即两种手术方法治疗成人膝大骨节病的优良率之差的95%置信区间为$(-50.48\%,63.82\%)$。

三、两样本率比较的假设检验

两样本率比较的目的是检验其所代表的总体率π_1和π_2是否相等，即检验$H_0:\pi_1=\pi_2$是否成立。由式（7-19），统计量$Z=[((p_1-p_2)-(\pi_1-\pi_2)]/S_{p_1-p_2}$服从标准正态分布。在$H_0:\pi_1=\pi_2$成立的前提下，有如下两样本率比较的检验统计量。

两样本率比较的检验统计量（近似正态法）

$$Z=\frac{p_1-p_2}{S_{p_1-p_2}}=\frac{p_1-p_2}{\sqrt{p_c(1-p_c)(1/n_1+1/n_2)}}$$ 式（7-22）

其中，式中 p_1、p_2 分别为两个样本率，n_1、n_2 分别为两样本含量，$S_{p_1-p_2}$ 为两个样本率之差的标准误，$p_c=(x_1+x_2)/(n_1+n_2)$ 为两样本的合并率，x_1、x_2 为两个样本的阳性例数。

例7-19 检验例7-17两县成人大骨节病临床检出率是否相等。

（1）建立检验假设，确定检验水准

$H_0:\pi_1=\pi_2$，洛隆县和八宿县两地的大骨节病临床检出率相等

$H_1:\pi_1\neq\pi_2$，洛隆县和八宿县两地的大骨节病临床检出率不等

$\alpha=0.05$

（2）计算检验统计量

本例，$n_1=3909$，$x_1=1121$，$n_2=1430$，$x_2=313$，有

$$p_c=(1121+313)/(3909+1430)=0.2686$$

$$S_{p_1-p_2}=\sqrt{0.2686\times(1-0.2686)\times(1/3909+1/1430)}=0.0137$$

$$z=\frac{p_1-p_2}{S_{p_1-p_2}}=\frac{0.2868-0.2189}{0.0137}=4.9562$$

（3）确定 P 值，作出推断

本例 $z=4.9562>1.96$，$P<0.01$，按 $\alpha=0.05$ 检验水准，拒绝 H_0，可认为洛隆县和八宿县两地的大骨节病检出率的差别有统计学意义。

值得注意的是，当 n_1、n_2 较小时，此时无法使用上述正态近似法进行两样本率比较的假设检验，此时常见的方法是采用 Fisher 确切概率法，详见第八章。

（薛付忠 马 骏）

 本章小结

1. 单样本均数的 t 统计量为 $t=\dfrac{\overline{X}-\mu}{S/\sqrt{n}}$，$\nu=n-1$。必须明确，该统计量只有在随机抽样且样本均数 $\overline{X}$ 严格服从正态分布的条件下，统计量 t 才服从 t 分布 $f(t)$。其稳健性条件：①样本量 $n<15$ 时，X 必须服从正态分布，统计量 t 才具有稳健性，否则不能用 t 分布。②样本量 $15\leq n\leq40$ 时，除非在数据具有异常值或呈偏态分布，统计量 t 仍然近似稳健，此时可用 t 分布。③样本量 $n>40$ 时，即使数据呈明显的偏态分布，统计量 t 仍近似稳健，此时仍可用 t 分布。

2. 总体均数的置信区间：常用公式 $\left(\overline{x}-t_{\alpha/2,\nu}\dfrac{s}{\sqrt{n}},\overline{x}+t_{\alpha/2,\nu}\dfrac{s}{\sqrt{n}}\right)$，其适用条件是样本数据服从正态分布；或者样本数据不服从正态分布，但样本量足够大（根据上述 t 分布的稳健条件，一般需大于 40）。

3. 检验样本均数 $\bar{x}$ 所代表的未知总体均数 μ 是否与已知总体均数 μ_0 有差别，常用检验统计量为 $t = \dfrac{\bar{x} - \mu_0}{s/\sqrt{n}}$，$\nu = n-1$，该公式的适用条件：样本数据 X 服从正态分布或样本量 n 足够大。

4. 配对设计总体差值 μ_d 的置信区间估计：常用公式 $\left(\bar{d} - t_{\alpha/2,\nu}\dfrac{s_d}{\sqrt{n}}, \bar{d} + t_{\alpha/2,\nu}\dfrac{s_d}{\sqrt{n}}\right)$，该式要求样本差值数据 d 服从正态分布或样本量（即对子数）n 足够大。

5. 配对样本均数 t 检验的目的是检验两样本均数所代表的未知总体均数是否有差别，检验统计量为 $t = \dfrac{\bar{d}}{s_d/\sqrt{n}}$，$\nu = n-1$，适用于样本差值数据 d 服从正态分布或样本量（即对子数）n 足够大。

6. 在小样本情形下，若完全随机抽样的样本数据或配对设计的样本差值不服从正态分布，则需要采用非参数统计推断方法、基于蒙特卡罗模拟的参数推断方法或转换为正态分布的方法，对相应的总体参数 μ 或 μ_d 进行推断，包括置信区间估计和假设检验两个基本任务。

7. 两样本均数之差 $\bar{X}_1 - \bar{X}_2$ 的 t 统计量：① 在两总体方差相等情形下，$t = \dfrac{(\bar{X}_1 - \bar{X}_2) - (\mu_1 - \mu_2)}{S_{\bar{x}_1 - \bar{x}_2}}$，$\nu = n_1 + n_2 - 2$。② 在两总体方差不等情形下，$t' = \dfrac{(\bar{X}_1 - \bar{X}_2) - (\mu_1 - \mu_2)}{\sqrt{S_1^2/n_1 + S_2^2/n_2}}$，需对自由度进行校正得到 ν'。

8. 两总体均数之差的 $1-\alpha$ 置信区间估计：①在两总体方差相等情形下，采用公式 $(\bar{x}_1 - \bar{x}_2 - t_{\alpha/2,(n_1+n_2-2)} s_{\bar{x}_1-\bar{x}_2}, \bar{x}_1 - \bar{x}_2 + t_{\alpha/2,(n_1+n_2-2)} s_{\bar{x}_1-\bar{x}_2})$。②在两总体方差不相等情形下，采用 $(\bar{x}_1 - \bar{x}_2 - t_{\alpha/2,\nu'}\sqrt{s_1^2/n_1 + s_2^2/n_2}, \bar{x}_1 - \bar{x}_2 + t_{\alpha/2,\nu'}\sqrt{s_1^2/n_1 + s_2^2/n_2})$。必须明确，上述公式的适用条件是 $\bar{X}_1 - \bar{X}_2$ 服从正态分布。

9. 两独立样本均数的假设检验：①在两总体方差相等的情形下，t 统计量为 $t = \dfrac{(\bar{x}_1 - \bar{x}_2)}{s_{\bar{x}_1 - \bar{x}_2}}$，$\nu = n_1 + n_2 - 2$。②在两总体方差不等的情形下，采用 t' 统计量，$t' = \dfrac{(\bar{x}_1 - \bar{x}_2)}{\sqrt{s_1^2/n_1 + s_2^2/n_2}}$，自由度 ν' 需校正。必须明确，上述方法要求两样本数据均服从正态分布，但大样本（$n_1 + n_2 > 40$）时，可不强调两组样本数据服从正态分布。

10. 两个方差的齐性检验用于推断两样本方差 s_1^2 和 s_2^2 所分别代表的总体方差 σ_1^2 和 σ_2^2 是否相等，常用 F 检验。求得 F 值后，查附表4可得 P 值（F 值愈大，P 值愈小），然后按所取的 α 水准作出推断结论。

11. 单个样本率的近似正态 Z 统计量：①正态近似法：$Z = \dfrac{p-\pi}{\sigma_p} = \dfrac{p-\pi}{\sqrt{\pi(1-\pi)/n}}$，适用于 $n\pi$ 和 $n(1-\pi)$ 均大于 5 的情形（当总体率未知，用样本率 p 代替总体率 π 代入计算）。② "分子+2，分母+4" 校正的正态近似法：$Z = \dfrac{\tilde{p}-\pi}{\sqrt{\tilde{p}(1-\tilde{p})/(n+4)}}$，其中 $\tilde{p} = (x+2)/(n+4)$，适用于 $n\pi$、$n(1-\pi)$ 不大于 5 的情形。

12. 单个总体率的 $1-\alpha$ 置信区间估计：①近似正态法：$\left(p-z_{\alpha/2}\sqrt{p(1-p)/n},\ p+z_{\alpha/2}\sqrt{p(1-p)/n}\right)$，适用于 np 与 $n(1-p)$ 均大于 5 的情形。② "分子+2，分母+4" 校正的正态近似法：$\left(\tilde{p}-z_{\alpha/2}\sqrt{\tilde{p}(1-\tilde{p})/(n+4)},\ \tilde{p}+z_{\alpha/2}\sqrt{\tilde{p}(1-\tilde{p})/(n+4)}\right)$，其中 $\tilde{p} = (x+2)/(n+4)$，适用于 np 与 $n(1-p)$ 均不大于 5 的情形。

13. 服从二项分布数据的样本率与总体率比较的目的是推断样本率所代表的未知总体率 π 与给定总体率 π_0 是否相等，可以采用：①直接概率法：适用于 π 偏离 0.5 较远，且样本阳性数 x 较小作单侧检验的情形。②正态近似法：$Z = \dfrac{p-\pi_0}{\sigma_p} = \dfrac{p-\pi_0}{\sqrt{\pi_0(1-\pi_0)/n}}$，适用于 p 不太靠近 0 或 1，且 np 与 $n(1-p)$ 均大于 5 的情形。③ "分子+2，分母+4" 校正的正态近似法：$Z = \dfrac{\tilde{p}-\pi_0}{\sqrt{\tilde{p}(1-\tilde{p})/(n+4)}}$，式中 $\tilde{p} = (x+2)/(n+4)$ 为校正的样本率，适用于 np、$n(1-p)$ 不大于 5 的情形。

14. 两个样本率之差 p_1-p_2 的近似正态：①近似正态法：$Z = \dfrac{(p_1-p_2)-(\pi_1-\pi_2)}{S_{p_1-p_2}}$，$S_{p_1-p_2} = \sqrt{p_1(1-p_1)/n_1 + p_2(1-p_2)/n_2}$，适用于 $n_1 p_1$、$n_1(1-p_1)$、$n_2 p_2$、$n_2(1-p_2)$ 均大于 5 的情形。② "分子+2，分母+4" 校正的近似正态法：$Z = \dfrac{(\tilde{p}_1-\tilde{p}_2)-(\pi_1-\pi_2)}{S_{\tilde{p}_1-\tilde{p}_2}}$，$S_{\tilde{p}_1-\tilde{p}_2} = \sqrt{\tilde{p}_1(1-\tilde{p}_1)/(n_1+2) + \tilde{p}_2(1-\tilde{p}_2)/(n_2+2)}$，$\tilde{p}_1 = (x_1+1)/(n_1+2)$，$\tilde{p}_2 = (x_2+1)/(n_2+2)$，适用于 $n_1 p_1$、$n_1(1-p_1)$、$n_2 p_2$、$n_2(1-p_2)$ 不大于 5 的情形。

15. 两总体率之差 $\pi_1-\pi_2$ 的 $(1-\alpha)$ 置信区间估计：①近似正态法：$\left(p_1-p_2-z_{\alpha/2}S_{p_1-p_2},\ p_1-p_2+z_{\alpha/2}S_{p_1-p_2}\right)$，$S_{p_1-p_2} = \sqrt{p_1(1-p_1)/n_1 + p_2(1-p_2)/n_2}$。适用于 $n_1 p_1$、$n_1(1-p_1)$、$n_2 p_2$、$n_2(1-p_2)$ 均大于 5 的情形。② "分子+2，分母+4" 校正的近似正态法：$\left(\tilde{p}_1-\tilde{p}_2 \pm z_{\alpha/2}S_{\tilde{p}_1-\tilde{p}_2}\right)$，其中 $\tilde{p}_1 = (x_1+1)/(n_1+2)$，$\tilde{p}_2 = (x_2+1)/(n_2+2)$，$S_{\tilde{p}_1-\tilde{p}_2} = \sqrt{\tilde{p}_1(1-\tilde{p}_1)/(n_1+2) + \tilde{p}_2(1-\tilde{p}_2)/(n_2+2)}$，适用于 $n_1 p_1$、$n_1(1-p_1)$、$n_2 p_2$、$n_2(1-p_2)$ 不大于 5 的情形。

16. 两样本率比较的目的是检验两样本率 p_1 和 p_2 所代表的总体率 π_1 和 π_2 是否相等，可采用：①近似正态法：$Z = \dfrac{p_1 - p_2}{S_{p_1-p_2}}$，其中 $S_{p_1-p_2} = \sqrt{p_c(1-p_c)\left(\dfrac{1}{n_1} + \dfrac{1}{n_2}\right)}$，$p_c = (x_1 + x_2) / (n_1 + n_2)$，适用于 $n_1 p$，$n_1(1-p_1)$，$n_2 p_2$，$n_2(1-p_2)$ 均大于 5 的情形。② "分子+2，分母+4" 校正近似正态法：$Z = \dfrac{\tilde{p}_1 - \tilde{p}_2}{S_{\tilde{p}_1-\tilde{p}_2}}$，其中 $S_{\tilde{p}_1-\tilde{p}_2} = \sqrt{\tilde{p}_c(1-\tilde{p}_c)\left(\dfrac{1}{n_1} + \dfrac{1}{n_2}\right)}$，$\tilde{p}_1 = (x_1 + 1) / (n_1 + 2)$，$\tilde{p}_2 = (x_2 + 1) / (n_2 + 2)$，$\tilde{p}_c = (x_1 + x_2 + 2) / (n_1 + n_2 + 4)$，适用于 $n_1 p_1$、$n_1(1-p_1)$、$n_2 p_2$、$n_2(1-p_2)$ 不大于 5 的情形。

第八章

多个均数比较的方差分析

第七章已介绍了两个总体均数比较的检验,实际研究中经常遇到多个总体均数比较的问题,此时常用方差分析进行检验。本章介绍基本的完全随机设计和随机区组设计的方差分析,以及均数间的多重比较方法。

第一节　完全随机设计的方差分析

学习目标

- 掌握方差分析的基本思想
- 掌握完全随机设计方差分析总变异的分解方法
- 掌握方差分析的应用条件

两个总体均数间的比较我们可以使用 t 检验,而实际研究中经常遇到多个总体均数的比较问题。此时,是否仍然可采用 t 检验? 例如需进行 3 个均数的比较 $H_0:\mu_1=\mu_2=\mu_3$,如果采用 t 检验则需进行 3 次两两比较的 t 检验。如设 $\alpha=0.05$,每次 t 检验不犯第 I 类错误的概率为 0.95,那么 3 次均不犯第 I 类错误的概率则为 0.95^3,而完成这 3 次 t 检验,犯第 I 类错误的概率就变为了 $1-0.95^3\approx$ 0.14,远超过事先规定的 0.05 水准。这说明使用多次 t 检验进行多个均数的比较会增大发生第 I 类错误的概率。因此,t 检验不能直接用于多个均数的比较。

对于多个均数比较的常用方法是方差分析(analysis of variance,ANOVA),它由英国著名统计学家 R. A. Fisher 提出,也称为 F 检验,其目的是推断多个样本所代表的总体均数是否不等,对应零假设为 $H_0:\mu_1=\mu_2=\cdots=\mu_k$。实际应用中有多种设计类型的方差分析,本节将以基本的完全随机设计的类型为例,阐述方差分析的基本思想、F 统计量及应用条件。

完全随机设计(completely randomized design)的方差分析是指将研究对象通过完全随机化方法,分配至多个不同的处理组,比较多组的效应指标是否存在差别,亦称为单向方差分析(one-way ANOVA)。

一、方差分析的基本思想

我们知道方差是反映数据变异程度的统计指标,本章利用方差的概念对变异度进行分解,所以方差分析亦称为变异度分析,其基本思想为:根据研究目的和设计类型,将全部观察值的总变异分解为两个或多个部分,各部分的变异可由不同处理因素的影响效应或者误差的效应解释,将各影响因素产生的变异与随机误差变异进行比较,以推断该因素是否存在影响效应。本章中,方差计算公式与前面介绍的类似,但多称为均方(mean of square, MS),下面通过一个例子来介绍方差分析的基本思想。

例 8-1　研究显示脱氧雪腐镰刀菌烯醇可能对幼鼠关节软骨代谢产生影响。为探讨 DON 在大骨节病发病中的作用机制,将 24 只 20 日龄、初始体重为 $(90.3±7.8)$ g 的健康 Wistar 幼鼠完全随机地分配至对照(零剂量)组、DON 低剂量组和高剂量组,每组 8 只,每两天灌胃染毒 1 次。高、低剂量组分别给予 $0.25 \mu g/g$、$0.06 \mu g/g$ 的 DON,对照组给予相同容量生理盐水灌胃,连续 80 天后,免疫组化法检测小鼠软骨内 II 型胶原。以 IOD(integrated optical density)值表示II型胶原的相对含量(II型胶原含量反映软骨细胞和成骨细胞成熟状况,含量降低提示关节软骨损伤)。实验结果数据见表 8-1,试分析 DON 对关节软骨代谢是否存在影响。

表 8-1　不同剂量 DON 染毒后小鼠的 II 型胶原含量

	生理盐水 (0μg/g)	低剂量 (0.06μg/g)	高剂量 (0.25μg/g)	合计
x	6.82	5.66	2.13	
	5.73	4.82	2.71	
	7.19	5.53	2.50	
	7.93	4.98	2.67	
	7.62	4.40	3.60	
	7.77	4.18	3.36	
	7.90	4.07	2.33	
	7.89	4.11	2.85	
n_i	8	8	8	24(n)
$\bar{x}_i$	7.36	4.72	2.77	4.95($\bar{x}$)
s_i	0.77	0.63	0.50	2.02(s)

（一）数据的基本特征

在比较不同剂量 DON 组的 II 型胶原含量的平均水平是否存在差异前,首先我们了解一下数据的基本特征。图 8-1 直观显示了每组数据的分散程度以及与总均数(参考线为 24 个数据合计的样本均数 4.95)的分散程度。图 8-2 为三组数据的箱式图,数据基本对称的情况下,中位数与均数接近,箱式图提示三组数据的平均水平可能存在差异,但研究需对总体下结论:三组数据所代表的三个总体均数是否存在统计学差异。

各组的 II 型胶原 IOD 值的样本均数和标准差用 $\bar{x}_i$ 和 $s_i(i=1,2,3)$ 表示,所有 24 只幼鼠的均数和标准差用 $\bar{x}$ 和 s 表示,x_{ij} 表示相应第 i 组第 j 个观测个体值,相应均数和标准差的结果见表 8-1。

（二）总变异的分解

数据显示 24 个 II 型胶原 IOD 值各不相同,如果不考虑小鼠的窝别、体重以及机体活跃程度等潜在因素的影响,这种差异产生的原因可能是由于给予 DON 的剂量不同所致。而相同剂量的组内 8 只小鼠的 IOD 值也存在差异,这种差异归因于个体差异与测量误差,即随机误差。若 DON 对软骨代谢无影响,即三组总体均数相等,则组间的变异和组内变异相当,均反映的是随机误差的效应。

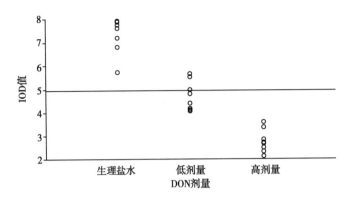

图 8-1

不同剂量的 DON 干预后小鼠的 Ⅱ 型胶原 IOD 值的分散程度

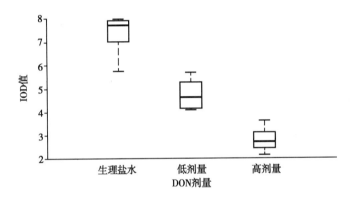

图 8-2

不同剂量的 DON 干预后小鼠的 Ⅱ 型胶原 IOD 值箱式图

对于每个个体观察值均有 $x_{ij}-\bar{x}=(\bar{x}_i-\bar{x})+(x_{ij}-\bar{x}_i)$，代数计算可以证明：

$$\sum_i \sum_j (x_{ij}-\bar{x})^2 = \sum_i \sum_j (\bar{x}_i-\bar{x})^2 + \sum_i \sum_j (x_{ij}-\bar{x}_i)^2 \qquad 式(8\text{-}1)$$

各部分变异的计算和解释如下：

（1）总变异：式（8-1）中 $\sum_i \sum_j (x_{ij}-\bar{x})^2$ 表示所有个体值总的离均差平方和，称为总变异（total variance），记为 $SS_{总}$，$SS_{总}$ 反映每个个体观测值与总均数之间的差异，该变异既包含了处理因素的效应也包含了随机误差的效应。

（2）组间变异：$\sum_i \sum_j (\bar{x}_i-\bar{x})^2 = \sum_i n_i(\bar{x}_i-\bar{x})^2$ 表示每组均数与总均数的离均差平方和，称为组间变异（variation between groups），记为 $SS_{组间}$。$n_i(\bar{x}_i-\bar{x})^2$ 表示第 i 组所有个体的组间变异之和，$\sum_i n_i(\bar{x}_i-\bar{x})^2$ 为各组样本均数与总均数间的差异，反映不同处理（组间）及随机误差的效应。

（3）组内变异：$\sum_i \sum_j (x_{ij}-\bar{x}_i)^2$ 表示组内每个个体与组内均数的离均差平方和，称为组内变异（variation within groups），记为 $SS_{组内}$，$SS_{组内}$ 反映随机误差的效应。

总变异可分解为两个部分：组间变异和组内变异

$$SS_{总} = SS_{组间} + SS_{组内}$$

对于例 8-1 有：

$$SS_总 = (6.82-4.95)^2+(5.73-4.95)^2+\cdots+(2.85-4.95)^2 = 93.460$$

$$SS_{组间} = 8\times(7.36-4.95)^2+8\times(4.72-4.95)^2+8\times(2.77-4.95)^2 = 84.811$$

$$SS_{组内} = (6.82-7.36)^2+\cdots+(7.89-7.36)^2+(5.66-4.72)^2+\cdots+(4.11-4.72)^2+(2.13-2.77)^2+\cdots+(2.85-2.77)^2 = 8.649$$

二、方差分析的 F 统计量

上述变异分解只考虑了变异的总和，而未考虑组数与组内个体数对变异的影响。例如，组内个体数目增加，$SS_{组内}$ 必然增加。为校正组数与组内个体数对变异的影响，我们在比较不同类型变异大小时，需考虑每种类型的平均变异。此处将 $SS_{组内}$ 除以自由度 $(k-1)$，从而得到组间的平均效应 $MS_{组间}$。

$$MS_{组间} = \frac{SS_{组间}}{\nu_{组间}}, \nu_{组间} = k-1 \qquad 式(8\text{-}2)$$

同理，随机误差的平均效应用 $MS_{组内}$ 表示，

$$MS_{组内} = \frac{SS_{组内}}{\nu_{组内}}, \nu_{组内} = n-k \qquad 式(8\text{-}3)$$

总的自由度 $\nu_总 = n-1$，n 为观测总例数。

其中，自由度是指有效的变异个数。类似于样本方差计算公式 $s^2 = \sum(x-\bar{x})^2/(n-1)$ 中的分母为 $n-1$（其取值为 $n-1$ 的原因是保证样本方差的无偏性，详见第 5 章）。

对于例 8-1 有：$\nu_总 = 24-1 = 23$

$$\nu_{组间} = 3-1 = 2$$

$$MS_{组间} = 84.811/2 \approx 42.406$$

$$\nu_{组内} = 24-3 = 21$$

$$MS_{组内} = 8.649/21 \approx 0.412$$

完全随机设计方差分析的零假设为 $H_0: \mu_1 = \mu_2 = \cdots = \mu_k$，即所有总体均数相等，备择假设为 $H_1:$ 总体均数不等或不全相等。在本例 8-1 中，若 H_0 成立，即不同剂量 DON 各组总体均数相等，DON 对软骨代谢不产生影响，则 $MS_{组间}$ 只反映随机误差的效应。那么，$MS_{组间}$ 与 $MS_{组内}$ 的比值理论上应非常接近 1。若比值远远超过 1，则有理由怀疑样本信息不支持 H_0，推断结论为拒绝 H_0。判断比值是否极端可采用第七章学习的 F 统计量。数理统计理论表明 $MS_{组间}/MS_{组内}$ 服从自由度为 $\nu_{组间}$ 和 $\nu_{组内}$ 的 F 分布。

$$F = MS_{组间}/MS_{组内} \sim F_{(\nu_{组间}, \nu_{组内})}$$

对于 F 分布，F 值越大，对应的 P 值越小。因此，根据 F 值，通过 F 分布界值表（附表 4）可获得等于及大于现有 F 值的概率（即 P 值），若 $P \leqslant \alpha$，则根据小概率事件原理拒绝 H_0，否则尚不能拒绝 H_0。从方差分析的原理来讲，这里的 F 分布界值应该是 α 水平下的单尾值。实际工作中，常把上述过程表达为方差分析结果表，见表 8-2。

表 8-2   完全随机设计的方差分析表

变异来源	离均差平方和 SS	自由度 ν	均方 MS	F 值
总变异	$SS_{总} = \sum_i \sum_j (x_{ij} - \bar{x})^2$	$\nu_{总} = n - 1$		
组间变异	$SS_{组间} = \sum_i \sum_j (\bar{x}_i - \bar{x})^2$	$\nu_{组间} = k - 1$	$MS_{组间} = \dfrac{SS_{组间}}{\nu_{组间}}$	$F = \dfrac{MS_{组间}}{MS_{组内}}$
组内变异	$SS_{组内} = \sum_i \sum_j (x_{ij} - \bar{x}_i)^2$	$\nu_{组内} = n - k$	$MS_{组内} = \dfrac{SS_{组内}}{\nu_{组内}}$	

例 8-1 中,其零假设为 $H_0 : \mu_1 = \mu_2 = \mu_3$,即不同剂量 DON 组 II 型胶原含量无差异;H_1:不同剂量 DON 组 II 型胶原含量有差异。$F = 42.406/0.412 \approx 102.927 \sim F_{(2,21)}$ 分布,F 值远大于 1,对应的 P 值远小于 0.001。因此,按 $\alpha = 0.05$ 水准,拒绝 H_0,接受 H_1,表明不同剂量 DON 组 II 型胶原含量存在差异,即 DON 对关节软骨代谢有影响。方差分析结果见表 8-3。

表 8-3   例 8-1 的方差分析表

变异来源	离均差平方和 SS	自由度 ν	均方 MS	F 值	P 值
组间变异	84.811	2	42.406	102.927	<0.001
组内变异	8.649	21	0.412		
总变异	93.460	23			

完全随机设计的方差分析只涉及一个研究因素,因此,除了用于随机分组的实验性研究外,也常用于基于随机抽样的观察性研究多个均数的比较。

例 8-2   为了解大骨节病与粮食中微量元素硒含量是否有关,调查了 4 个地区,其中渭源县、青州市为大骨节病区,泰山区、长清区为非大骨节病区。每个病区随机抽取 20 户农户采集面粉,检测面粉中硒元素含量($\mu g/kg$),数据如表 8-4 所示。现分析这 4 个地区面粉中硒含量是否存在差异。

表 8-4   4 个地区面粉中硒元素含量

	渭源县 大骨节病区 A		青州市 大骨节病区 B		泰山区 非大骨节病区 C		长清区 非大骨节病区 D		合计
x	66.51	48.17	52.04	53.16	75.00	105.71	98.69	80.56	
	37.10	42.71	61.71	40.68	52.70	84.55	85.62	105.67	
	52.27	58.97	64.58	43.94	99.43	84.40	77.57	107.56	
	62.63	57.12	64.17	56.48	97.69	98.41	82.23	104.93	
	72.80	54.91	57.13	68.75	89.35	76.44	96.16	76.15	
	46.32	71.01	51.79	61.05	72.06	80.35	105.51	79.32	
	56.48	43.92	47.72	64.68	110.50	112.94	103.42	84.06	
	67.91	48.74	50.92	50.54	83.87	84.33	98.22	83.12	
	74.81	62.13	33.93	67.79	77.07	77.92	83.72	62.23	
	63.08	54.63	51.31	69.30	74.86	74.82	104.54	91.73	
n_i	20		20		20		20		80(n)
$\bar{x}_i$	57.11		55.58		85.62		90.55		72.22($\bar{x}$)
s_i	10.60		9.75		14.77		12.79		20.00(s)

对于本例,图 8-3 和图 8-4 显示 4 组样本均数不同,统计推断其所代表的 4 个地区面粉中硒元素含量的总体均数是否不等。

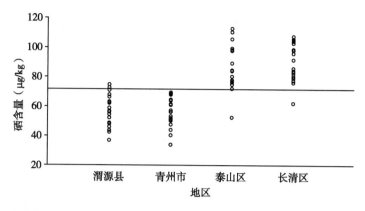

图 8-3

四个地区面粉中硒含量的分散程度

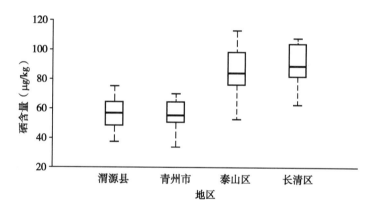

图 8-4

四个地区面粉中硒含量的箱式图

假设检验的具体步骤如下:

(1)建立检验假设,确定检验水准

$H_0: \mu_1 = \mu_2 = \mu_3 = \mu_4$,即 4 个地区面粉中硒元素含量无差异

$H_1: \mu_1, \mu_2, \mu_3, \mu_4$ 不全相等,即 4 个地区面粉中硒元素含量有差异

$\alpha = 0.05$

(2)计算检验统计量

通过统计软件得到 $F = 46.188$,方差分析结果见表 8-5。

表 8-5 4 个地区面粉中硒含量比较的方差分析表

变异来源	离均差平方和 SS	自由度 ν	均方 MS	F 值	P 值
组间变异	20415.012	3	6805.004	46.188	<0.001
组内变异	11197.215	76	147.332		
总变异	31609.660	79			

（3）确定 P 值,作出推断

本例 $P<0.001$,按照 $\alpha=0.05$ 水准,拒绝 H_0,接受 H_1,差异有统计学意义,可认为多个总体均数不全等,即至少有两个总体均数不等。此时,可进一步进行多个均数的两两比较,具体方法将在本章第三节中介绍。

三、方差分析的应用条件

从理论上讲,进行方差分析的数据应满足 3 个基本假设:

（1）独立性:各样本是相互独立的随机样本,个体观测值间相互独立。

（2）正态性:各样本均来自正态分布总体。

（3）方差齐性:各样本所对应的总体方差相等。

当样本含量较小时,对数据是否来自正态分布总体难以进行直观判断和检验,常常凭借经验和数据来源判断。当样本含量较大时,根据中心极限定理,样本均数的抽样分布往往服从或者近似服从正态分布。此时,只要满足方差齐性,方差分析的结果就具有稳健性。但当数据严重偏离正态分布时,则应考虑做数据转换改善其正态性,或采用后续章节中介绍的非参数方法。

方差分析中对方差齐性的要求较严格,通常采用方差齐性检验。第七章中介绍了 F 检验,此外,常用的方差齐性检验方法还有 Bartlett χ^2 检验(Bartlett χ^2 test)和 Levene 检验(Levene's test)等。Bartlett χ^2 检验通常要求数据满足正态性,而 Levene 检验不依赖数据的分布类型,结果更稳健,常用的统计软件进行方差齐性检验时多采用 Levene 检验。方差齐性检验时 α 通常设置为 0.1。

（一）Levene 检验——两个或多个总体方差齐性检验

Levene 方差齐性检验的基本原理:将原始观测值 x_{ij} 转换为相应的离差值 z_{ij},离差值一般采用公式 $z_{ij}=|x_{ij}-\bar{x}_i|$ 计算,也可采用公式 $z_{ij}=(x_{ij}-\bar{x}_i)^2$ 计算,然后对离差值 z_{ij} 进行单因素方差分析,若各组总体方差相等,则组间变异与组内变异接近,F 值接近于 1。

例 8-3 对例 8-1 数据进行方差齐性的 Levene 检验。其基本步骤为:

（1）建立检验假设,确定检验水准

$H_0:\sigma_1^2=\sigma_2^2=\sigma_3^2$,即 3 个总体方差齐

$H_1:\sigma_1^2,\sigma_2^2,\sigma_3^2$ 不全相等,即 3 个总体方差不齐

$\alpha=0.10$

（2）计算检验统计量

由统计软件得 Levene 检验的统计量的值为:$F=0.749,P=0.485$。

（3）确定 P 值,作出推断

本例 $P=0.485$,按 $\alpha=0.10$ 水准,$P>\alpha$,不拒绝 H_0,差异无统计学意义,尚不能认为 3 个总体方差有差异。

（二）残差图——图示法检验正态性和方差齐性

残差图可以同时考察正态性和方差齐性是否满足,是最为简单、直观和有效的可视化图形判断。

对于完全随机设计,假定方差分析模型为 $x_{ij}=\mu_i+\varepsilon_{ij}$,即每个观察值可以表示为处理的平均效应和不能由处理所解释的效应(残差或剩余)。通常用各组的样本均数 $\bar{x}_i$ 作为总体均数 μ_i 的估计值,每个个体的残差估计值为

$$e_{ij}=x_{ij}-\bar{x}_i \qquad\qquad 式(8\text{-}4)$$

若数据满足正态性和方差齐性,则各组残差值服从正态分布且方差齐,标准化的残差值服从标准正态分布,其残差值应该在±2之间随机波动,不具有特殊的分布结构。残差图常以处理组作为横轴,标准化的残差值为纵轴,绘制散点图;或者以各组平均效应的估计值(样本均数)为横轴,标准化的残差值为纵轴,绘制散点图。例8-1数据的残差图如图8-5所示,显示除生理盐水组存在一个较小的数据值外,各组基本满足正态性与方差齐性。

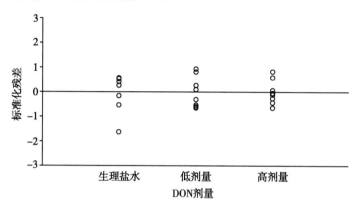

图 8-5

例 8-1 数据的残差图

第二节 随机区组设计的方差分析

学习目标

● 掌握随机区组设计方差总变异的分解方法

● 熟悉并辨识随机区组设计的适用情形

● 了解随机区组设计方差分析的应用条件

一、随机区组设计

随机区组设计(randomized block design)通常是将受试对象按影响实验效应的混杂因素特征(如动物的窝别、性别、体重等)相同或相近者组成 b 个区组(配伍组),每个区组中包含 k 个个体,再将其完全随机分配至 k 个不同的处理组,以保证混杂因素影响的组间均衡可比性,从而比较 k 个处理组效应的差异。随机区组设计的具体介绍见第十五章第二节。随机区组设计是按区组和处理组两个方向进行分析,b 个区组和 k 个处理组构成 $b\times k$ 个格子,每个格子只有一个数据 x_{ij},i 表示处理的水平数($i=1,2,\cdots,k$),j 表示区组的水平数($j=1,2,\cdots,b$)。处理组与区组的各水平

交叉格子没有重复例数,即总例数为 $n = kb$。因此,随机区组设计的方差分析也称为无重复数据的双向方差分析(two-way ANOVA)。

随机区组设计的方差分析多应用于以下 3 种情形的多个均数比较:①将 n 个研究对象按照影响研究效应的混杂因素特征配成区组,再将每个区组的 k 个个体随机分配至 k 个处理组。随机区组设计不只应用于实验研究,也可应用于观察研究。譬如,比较不同卫生服务人员(社区医生、社区护士以及公共卫生人员)的期望收入指数是否存在差别,将三类人群按社区中心、性别以及年龄先匹配为一个区组,再调查其期望收入指数情况,可控制地域、性别、年龄对收入期望不同的影响,并按照随机区组设计的方差分析进行比较。②将同一样品分成 k 份,分别采用 k 种不同的处理。例如将每个离体儿童龋牙,切割成四份,分别放置在 4 种酸蚀液中,比较不同腐蚀液的龋齿脱矿能力指数。③同一研究对象 k 个部位的处理效应比较。例如超声心动图对先天性心脏病右心室功能的评价中,比较右心室全显示切面、四腔心切面和右心室造影测量的右心室射血分数是否存在差异。

例 8-4　为比较 3 种外用烫伤膏的疗效是否存在差异,研究者将 36 只大白鼠分为 12 个区组,每个区组内 3 只大鼠同窝别同性别、体重也相近。区组内将每只大白鼠背部相同位置烫伤同样大小的一块面积,随机分至 3 种外用烫伤膏(A、B 和 C 药膏)治疗组中。治疗一周后,观测其创面治愈的百分比(%),数据见表 8-6。

表 8-6　三种烫伤药膏对大白鼠创面治愈的百分比(%)

区组	A 药	B 药	C 药	$\bar{x}_j$
1	58.02	71.90	66.27	65.40
2	52.70	56.35	60.59	56.55
3	60.22	70.08	66.12	65.47
4	44.49	56.60	55.36	52.15
5	59.31	68.25	53.39	60.32
6	56.23	63.36	52.34	57.31
7	55.16	66.12	55.16	58.81
8	42.48	50.16	58.64	50.38
9	50.84	66.97	44.01	53.94
10	49.38	67.05	52.49	56.31
11	55.16	69.89	59.99	61.68
12	53.47	61.08	61.08	58.54
n_i	12	12	12	36(n)
$\bar{x}_i$	53.12	63.97	57.12	58.07($\bar{x}$)
s_i	5.54	6.69	6.32	7.55(s)

本例中,区组水平数 $b = 12$,处理(烫伤药膏)水平数 $k = 3$,样本例数为 $36 = 12 \times 3$,各区组和处理水平数交叉情形下,只观察一个研究对象。每个区组中的 3 只大鼠窝别、性别及体重特征相同,随机

分配至 3 个处理组中,这样保证了 3 个处理组的可比性。

二、随机区组设计方差分析总变异的分解

基于完全随机设计方差分析的基本思想,随机区组设计的方差分析总变异可以分解为处理组间的变异、区组间的变异和误差三部分,即

总变异可分解为处理组间的变异、区组间的变异和误差三部分:

$$SS_{总} = SS_{处理} + SS_{区组} + SS_{误差}$$

$$\nu_{总} = \nu_{处理} + \nu_{区组} + \nu_{误差}$$

这里,处理组间的变异表现为各处理组均数相对总均数的离散程度,其离均差平方和 $SS_{处理}$ 和自由度 $\nu_{处理}$ 的计算与完全随机设计组间变异类同,处理组间均方反映处理因素的平均效应和误差效应;区组间的变异表现为各区组均数相对总均数的离散程度,区组均方 $MS_{区组}$ 反映区组的平均效应和误差效应。由此可以计算两个 F 值,一个是处理组的 $F_{处理}$,用于推断处理组间多个总体均数是否存在差异;另一个是区组的 $F_{区组}$,用于推断区组间多个总体均数是否存在差异。相关计算具体见表 8-7 的随机区组设计方差分析表。

表 8-7 随机区组设计方差分析表

变异来源	离均差平方和 SS	自由度 ν	均方 MS	F 值
总变异	$SS_{总} = \sum_i \sum_j (x_{ij} - \bar{x})^2$	$\nu_{总} = n - 1$		
处理组	$SS_{处理} = \sum_i n_i (\bar{x}_i - \bar{x})^2$	$\nu_{处理} = k - 1$	$MS_{处理} = \dfrac{SS_{处理}}{\nu_{处理}}$	$F_{处理} = \dfrac{MS_{处理}}{MS_{误差}}$
区组	$SS_{区组} = \sum_j n_j (\bar{x}_j - \bar{x})^2$	$\nu_{区组} = b - 1$	$MS_{区组} = \dfrac{SS_{区组}}{\nu_{区组}}$	$F_{区组} = \dfrac{MS_{区组}}{MS_{误差}}$
误差	$SS_{误差} = SS_{总} - SS_{处理} - SS_{区组}$	$\nu_{误差} = (k-1)(b-1)$	$MS_{误差} = \dfrac{SS_{误差}}{\nu_{误差}}$	

相比完全随机设计,随机区组设计的效率更高,样本量相同时,其处理组间均衡性好于完全随机设计。在总变异分解中,组间变异的计算与完全随机设计相同,但它分解出了区组的变异,从而使随机误差的变异降低。此时,$MS_{误差}$ 往往会减少,统计量 $F_{处理}$ 一般会增大,这样更易得出处理组多个总体均数差异有统计学意义的推断结果。因此,随机区组设计方差分析检验效能要高于完全随机设计。另外,完全随机设计的方差分析是两组 t 检验的扩展,对于两个独立均数比较的情形存在 $F = t^2$;随机区组设计的方差分析是配对 t 检验的扩展,对于两个处理组比较的情形也存在 $F = t^2$。

需要指出的是,当区组的检验结果为"不拒绝 H_0"即区组间的差异无统计学意义时,可考虑把 $SS_{区组}$ 与 $SS_{误差}$ 合并,重新计算处理组间的 F 值来做组间差异的比较。

三、随机区组设计方差分析的一般步骤

以例 8-4 数据阐述随机区组设计方差分析的具体步骤如下:

（1）建立检验假设,确定检验水准

对于处理组

H_0:3 种烫伤药膏治愈面积百分比的总体均数相同

H_1:3 种烫伤药膏治愈面积百分比的总体均数不全相同

对于区组

H_0:12 个区组治愈面积百分比的总体均数相同

H_1:12 个区组治愈面积百分比的总体均数不全相同

$\alpha = 0.05$

（2）计算检验统计量

通过统计软件得到 $F_{处理} = 14.82$,$F_{区组} = 2.74$,方差分析结果具体见表 8-8。

表 8-8　例 8-4 的方差分析表

变异来源	SS	v	MS	F 值	P 值
处理	722.736	2	361.368	14.82	<0.0001
区组	733.777	11	66.707	2.74	0.0214
误差	536.526	22	24.388		
总变异	1993.039	35			

（3）确定 P 值,作出推断

对于区组效应而言,$F = 2.74$,$P = 0.0214$,按 $\alpha = 0.05$ 水准,拒绝 H_0,接受 H_1,即可以认为区组间治愈面积百分比的总体均数存在差异。

对于处理效应而言,$F = 14.82$,$P < 0.0001$,按 $\alpha = 0.05$ 水准,拒绝 H_0,接受 H_1,即可认为 3 种外用烫伤膏的疗效存在差异。

四、随机区组设计方差分析的应用条件

随机区组设计方差分析的应用条件与完全随机设计相同。因随机区组设计为无重复的两因素设计,处理因素和区组因素各水平数交叉的格子内无重复数据,不能对格子间进行正态性和方差齐性检验。但至少处理组间、区组间数据应满足正态性和方差齐性。因此,可以分别对处理组间以及区组间进行正态性和方差齐性检验。若其中之一严重背离正态性或者方差齐性,则不满足方差分析的应用条件,可采用后续章节介绍的非参数检验。

对于例 8-4,三种药膏处理组间的方差齐性 Levene 检验 $F = 0.32$,$P = 0.73$,满足方差齐性;12 个区组间 Levene 检验 $F = 0.78$,$P = 0.66$,也满足方差齐性。

残差图也可考察随机区组设计数据是否满足方差分析的应用条件,其残差的计算公式为 $e_{ij} = x_{ij} - \bar{x}_i - \bar{x}_j + \bar{x}$,这里不再赘述,可参考回归分析相关章节。

第三节　多个样本均数间的多重比较

学习目标

- 熟悉多个均数的两两比较方法

- 了解每种方法的适用情形

前面的例 8-1 及例 8-2 经方差分析,组间差异都有统计学意义;例 8-4 经方差分析表明处理组间差异也有统计学意义。此时,如需要明确哪些组之间存在差异,则需进一步作均数的多重比较(multiple comparisons)。多重比较的方法较多,方法学上多类似于对 t 检验的合并方差和自由度进行调整,或者对检验水准进行调整,以保证整个多重比较犯第 I 类错误的概率不超过 α。本节仅介绍常用的 SNK 法、Dunnett-t 检验和 Bonferroni 法。

一、SNK 法

探索性研究设计实施时,常未考虑均数多重比较问题,经方差分析得出有统计学意义的结论后,才决定对之中的任意两个均数都进行比较,这时可采用 SNK 法(student-newman-keuls)。目的是比较每两个样本均数所代表的总体均数是否不同,其检验统计量为 q,又称 q 检验。

例 8-5　对例 8-1 的数据,现分析生理盐水、$0.06\mu g/g$ 低剂量 DON、$0.25\mu g/g$ 高剂量 DON 对小鼠软骨内 II 型胶原含量影响是否存在差异。

SNK 法的具体检验步骤如下:

(1)建立检验假设,确定检验水准

$H_0:\mu_A=\mu_B$,即任意比较的两组的总体均数相等

$H_0:\mu_A\neq\mu_B$,即任意比较的两组的总体均数不等

$\alpha=0.05$

(2)计算检验统计量

$$q=\frac{\overline{x}_A-\overline{x}_B}{s_{\overline{x}_A-\overline{x}_B}}=\frac{\overline{x}_A-\overline{x}_B}{\sqrt{\dfrac{MS_{误差}}{2}\left(\dfrac{1}{n_A}+\dfrac{1}{n_B}\right)}},\quad \nu=\nu_{误差} \qquad 式(8-5)$$

式(8-5)形式与两样本均数比较的 t 检验形似,不同之处在于其合并方差和自由度的计算不是采用两比较组的合并方差,而是采用方差分析计算中的误差均方和自由度。满足方差分析应用条件,在多个总体均数相同的零假设基础上,误差均方是多组总体合并方差的无偏估计。本例误差均方 $MS_{误差}=MS_{组内}=0.412$,自由度 $\nu=\nu_{误差}=21$,统计量 q 值结果具体见表 8-10。

q 检验确定 P 值时,除与统计量 q 值和自由度有关外,还与两对比组包含的组次数 a 有关。组次数编排见表 8-9。将例 8-1 的三个样本均数按照数值由大到小排列,编组次序。例如,若对比生理盐水组和高剂量 DON 组,则其包含的组次数为 1 至 3,即 $a=3$;若对比低剂量与高剂量组,则 $a=2$。

表 8-9　例 8-1 中三个样本均数的组次

组别	生理盐水	0.06μg/g 的 DON	0.25μg/g 的 DON
$\bar{x}_i$	7.36	4.72	2.77
组次	1	2	3

表 8-10　例 8-1 资料的 SNK 检验计算表

对比组 A 和 B (1)	两均数之差 $\bar{x}_A - \bar{x}_B$ (2)	两均数之差 标准误 $S_{\bar{x}_A - \bar{x}_B}$ (3)	q 值 $q=(2)/(3)$ (4)	对比组内 包含组数 a	q 的临界值 0.05	q 的临界值 0.01	P 值
1 与 3	4.59	0.227	20.22	3	3.58	4.64	<0.01
1 与 2	2.64	0.227	11.63	2	2.95	4.02	<0.01
2 与 3	1.95	0.227	8.59	2	2.95	4.02	<0.01

（3）确定 P 值，作出推断

根据计算的 q 值及误差自由度 ν，对比组包含的组次 a 查 q 界值表（附表 6），这里取接近的 $\nu = 20$ 确定的相应 q 界值，结果见表 8-10。提示生理盐水、低剂量、高剂量 DON 组间两两比较，差异均有统计学意义。随着 DON 剂量增加，软骨组织 Ⅱ 型胶原含量呈现降低趋势。若分析剂量反应关系是否为线性趋势，则需采用对比分析方法，可参阅相关专业书籍。

二、Dunnett-t 法

对于 k 个组，当需将其中的 $(k-1)$ 个实验组均与同一对照组进行比较，说明各实验组相对于对照间是否存在统计学差异时，只需进行 $(k-1)$ 次比较，通常采用 Dunnett-t 法。以例 8-1 为例，若研究者仅关心低剂量 DON 与生理盐水组、高剂量 DON 与生理盐水组的效应是否存在差异。此时，只需进行 2 次比较即可。

Dunnett-t 法的检验统计量为 t_D，其计算公式为

$$t_D = \frac{\bar{x}_T - \bar{x}_C}{s_{\bar{x}_T - \bar{x}_C}} = \frac{\bar{x}_T - \bar{x}_C}{\sqrt{MS_{误差}\left(\dfrac{1}{n_T} + \dfrac{1}{n_C}\right)}}, \quad \nu = \nu_{误差} \qquad 式(8-6)$$

式中 T 表示处理组，C 表示对照组。式 8-6 的 t_D 与 q 统计量的区别主要在分母合并方差的计算不同，查 t_D 界值表（附表 7）确定 P 值。

对于例 8-1 的数据，利用 Dunnett-t 法通过计算有：低剂量组与生理盐水组相比 $t_D = 8.23$，$P < 0.01$，高剂量组与生理盐水组相比 $t_D = 14.30$，$P < 0.01$，差异均有统计学意义。

三、Bonferroni 法

Bonferroni 提出，若每次检验水准为 α'，共进行 m 次比较，当 H_0 为真时，犯第 Ⅰ 类错误的累积概率不超过 $m\alpha'$，这就是著名的 Bonferroni 不等式。据此，欲控制多次比较所犯第 Ⅰ 类错误的累计概率不超过 α，则调整的检验水准为 $\alpha' = \alpha/m$。譬如有 3 组均数进行两两比较，比较的次数 $m = 3$，则调整

的检验水准为 $\alpha' = 0.05/3 = 0.017$，可保证 3 次比较累积犯错误的概率不超过 0.05。Bonferroni 法的检验统计量为

$$t = \frac{\overline{x}_A - \overline{x}_B}{s_{\overline{x}_A - \overline{x}_B}} = \frac{\overline{x}_A - \overline{x}_B}{\sqrt{MS_{误差}\left(\dfrac{1}{n_A} + \dfrac{1}{n_B}\right)}}, \quad \nu = \nu_{误差} \qquad 式(8\text{-}7)$$

以例 8-2 为例，4 个地区面粉硒含量存在统计学差异（$F = 46.188, P < 0.001$），采用 Bonferroni 法比较 4 个地区的总体均数是否两两间存在差异。4 组两两间需比较 6 次，即 $m = 6$，则调整检验水准 $\alpha' = \alpha/m = 0.05/6 = 0.0083$。多重比较的结果见表 8-11。结果提示，大骨节病区（渭源县和青州市）相比非大骨节病区（泰山区和长清区）差异有统计学意义，2 个大骨节病区面粉中的硒含量低于非大骨节病区，而相同类型的地区间比较，差异无统计学意义。提示硒元素可能对于罹患大骨节病有一定的保护作用。

表 8-11　例 8-2 数据 Bonferroni 法多重比较的结果

地区	硒含量 µg/kg ($\overline{x} \pm s$)	Bonferroni 法比较 P 值			
		(1)	(2)	(3)	(4)
渭源县（1）	57.11±10.60	—	0.960	<0.0001	<0.0001
青州市（2）	55.58±9.75		—	<0.0001	<0.0001
泰山区（3）	85.62±14.77			—	0.4360
长清区（4）	90.55±12.79				—

这里需要注意的是，Bonferroni 法是对检验水准进行调整，当比较的次数过多，如 m 超过 10 次以上时，调整的检验水准会过低，多重比较可能会出现不拒绝 H_0 的假阴性结果，即会增大犯第 II 类错误的概率。此时，不建议采用 Bonferroni 法。

（尹　平　曹明芹）

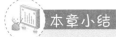 **本章小结**

1. 方差分析常用于多个均数的比较，它与研究目的和设计类型联系在一起，衍生为单因素和多因素方差分析，应用十分广泛。

2. 方差分析的基本思想：根据研究目的和设计类型，将全部数据的总变异进行分解，总的离均差平方和与自由度均可分解为相应的若干部分，每一部分离均差平方和可解释为某因素的效应和误差的效应。计算各部分的均方，均方等于离均差平方和除以自由度，构造统计量 F 值。在 H_0 成立时，F 值不会太大。为此，基于小概率事件原理，通过样本数据计算 F 值及对应的 P 值，可推断该因素是否存在效应，即组间是否存在差异。

3. 方差分析的假设检验为 H_0：各总体均数相等，即某因素各水平间的总体均数相同，该因素无效应；H_1：各总体均数不等或不全等，即某因素各水平间的总体均数不等或不全等，该因素存在效应。

4. 完全随机设计方差分析总变异的分解：$SS_总 = SS_{组间} + SS_{组内}$，$\nu_总 = \nu_{组间} + \nu_{组内}$；随机区组设计的方差分析总变异的分解：$SS_总 = SS_{处理} + SS_{区组} + SS_{误差}$，$\nu_总 = \nu_{处理} + \nu_{区组} + \nu_{误差}$。

5. 随机区组设计利用区组控制了可能的混杂因素，使处理组间均衡可比，提高了设计效率；并将区组变异从原组内变异中分解出来，使误差均方减少，提高检验效率。 但实际研究中，特别是临床或者人群研究中，随机区组设计实施存在较多困难。

6. 方差分析结果为 $P \leqslant \alpha$ 时，结论为各总体均数不全相等，需进一步进行均数间的多重比较。 常用的两两比较方法 SNK 法、Dunnett 法以及 Bonferroni 法，统计量与两均数比较的 t 统计量相似，只是采用 $MS_{误差}$ 调整合并方差，$\nu_{误差}$ 调整自由度，或者调整检验水准，控制累积犯第 I 类错误的概率不超过事先设定的 α。

7. 方差分析的应用条件与 t 检验相同，需满足独立性、正态性和方差齐性等应用前提。方差齐性一般采用 Levene 检验，也可利用残差图直观判断正态性和方差齐性是否满足。

第九章

分类变量的 χ^2 检验

在第二章中,介绍了分类数据交叉表的表达方式及如何采用条件分布来描述分类变量的相关性,第七章学习了单个总体率和两个总体率的统计推断方法。本章将基于 χ^2 分布介绍两个或多个率比较的检验、关联性检验、拟合优度检验,以及 Fisher 确切概率方法。

第一节　χ^2 检验的基本思想

学习目标
- 理解 χ^2 分布的定义和性质
- 掌握 χ^2 检验的基本思想及理论频数的计算

一、χ^2 统计量

医学研究中,研究者往往需要了解两组或多组样本的总体率(或构成比)之间的差别是否具有统计学意义,如:不同大骨节病区、不同年代的大骨节病检出率有无区别? χ^2 检验 (chi-square test)是解决此类问题较为常用的统计方法。χ^2 检验由英国著名统计学家 Karl Pearson 于 1900 年提出(因此也称为 Pearson χ^2 检验),是一种针对两组或多组分类变量的总体率或总体频数分布进行推断的方法,其应用十分广泛。这里通过一个大骨节病的实例以了解 χ^2 检验的基本思想。

例 9-1　为比较不同大骨节病区的大骨节病检出情况,分别随机抽取河水饮用区 377 人,泉水饮用区 301 人,采用 X 光拍片进行大骨节病诊断。结果见表 9-1。现检验两个病区的大骨节病检出率是否不同?

表 9-1　不同病区的大骨节病检出情况

地区	检出	未检出	合计	检出率（%）
河水饮用区	75	302	377	19.89
泉水饮用区	99	202	301	32.89
合计	174	504	678	25.66

注：选自《西藏藏族居民大骨节病发病及影响因素分析》部分数据

表 9-1 为独立样本 2×2 交叉表,亦称四格表(fourfold table)。通用格式如下:

表 9-2 独立样本数据 2×2 交叉表

组别	属性		合计
	属性 1	属性 2	
甲	$A_{11}(T_{11})$	$A_{12}(T_{12})$	n_{R1}(固定值)
乙	$A_{21}(T_{21})$	$A_{22}(T_{22})$	n_{R2}(固定值)
合计	n_{C1}	n_{C2}	n(总例数)

其中，$A_{ij}(i,j=1,2)$ 为实际频数（actual frequency），即研究中实际观察所得到的频数。n_{R1} 与 n_{R2} 为四格表的行合计，n_{C1} 与 n_{C2} 为四格表的列合计，n 为总例数。$T_{ij}(i,j=1,2)$ 为理论频数（theoretical frequency）。

按照假设检验的基本思想，统计量之间差别产生的原因，或者是因为来源于同一总体的抽样误差，或者是因为不同总体的本质差别。本例，首先假设两个病区大骨节病的总体检出率是相等的，即 $H_0:\pi_1=\pi_2$，反之，$H_1:\pi_1\neq\pi_2$。若 H_0 成立，河水饮用区的大骨节病检出率 P_1（19.89%）与泉水饮用区的大骨节病检出率 P_2（32.89%），即可看作是在同一总体中的两次随机抽样结果，而 P_1 与 P_2 之间的差别可解释为抽样误差所致。在此，不妨考虑将两样本联合，由更大样本所构成的频数分布作为未知总体分布的近似估计，即 $\pi_1=\pi_2=25.66\%$。

理论频数

在 H_0 成立的前提下，按照合并的样本率估算，各组应分配的平均频数。

依照上述定义，表 9-1 中四个格子的理论频数分别近似地等于：

$$T_{11}=n_{C1}\left(\frac{n_{R1}}{n}\right)=\frac{n_{R1}n_{C1}}{n}=\frac{377\times174}{678}=96.75$$

$$T_{12}=n_{C2}\left(\frac{n_{R1}}{n}\right)=\frac{n_{R1}n_{C2}}{n}=\frac{377\times504}{678}=280.25$$

$$T_{21}=n_{C1}\left(\frac{n_{R2}}{n}\right)=\frac{n_{R2}n_{C1}}{n}=\frac{301\times174}{678}=77.25$$

$$T_{22}=n_{C2}\left(\frac{n_{R2}}{n}\right)=\frac{n_{R2}n_{C2}}{n}=\frac{301\times504}{678}=223.75$$

由表 9-1 可知，在 H_0 成立条件下求出的各个理论频数与四格表中对应的实际频数均有差别，但它们之间的差值绝对值相等。故四格表中所有格子的实际频数 A_{ij} 和理论频数 T_{ij} 之间的差异，可用式（9-1）计算的 χ^2 统计量来衡量：

$$\chi^2=\sum_{i=1}^2\sum_{j=1}^2\frac{(A_{ij}-T_{ij})^2}{T_{ij}}\qquad\qquad 式（9-1）$$

可以证明，H_0 成立时，统计量 χ^2 服从自由度为 $\nu=1$ 的 χ^2 分布。自由度的计算公式为：$\nu=$（行数 -1）×（列数 -1），则四格表的自由度 $\nu=(2-1)\times(2-1)=1$。

为了方便，本教材也把式（9-1）简记为不带下标的形式：

$$\chi^2 = \sum \frac{(A-T)^2}{T} \qquad\qquad 式(9-2)$$

χ^2 分布是一种连续型随机变量的概率分布,自由度 ν 是其唯一参数,记为 $\chi^2(\nu)$。图 9-1 展示了不同自由度下 χ^2 分布的概率密度曲线。

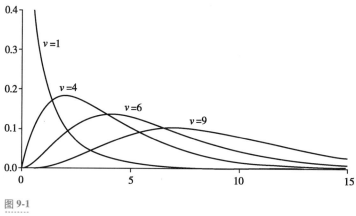

图 9-1
4 种自由度 χ^2 分布的概率密度曲线

二、χ^2 分布的性质

1. 设有 k 个相互独立的随机变量 $Z_1, Z_2, \cdots, Z_k$,其服从均数为 0,标准差为 1 的标准正态分布,则 $Z_1^2 + Z_2^2 + \cdots + Z_k^2$ 服从自由度为 $\nu(\nu=k)$ 的 χ^2 分布,记为 χ_ν^2。所以,χ^2 分布也可看作一种特殊的抽样分布。

2. χ^2 分布是一簇连续光滑曲线,不同的自由度决定 χ^2 曲线的形状各有不同。图 9-1 中展示了自由度 ν 取值为 1,4,6,9 时的 4 种 χ^2 分布概率密度曲线。可见,当自由度 ν 取值较小时,χ^2 分布越为偏斜,而随着 ν 取值的增大,曲线将逐渐趋于对称;当 ν 趋于 ∞ 时,χ^2 分布将逼近正态分布。各种自由度取值下 χ^2 分布右侧尾部面积(概率)为 α 时的临界值记为 $\chi_{\alpha,\nu}^2$,列于 χ^2 界值表(附表 8)。当 $\nu=1$ 时,$\chi_{0.05,1}^2 = 3.84$;当 $\nu=2$ 时,$\chi_{0.05,2}^2 = 5.99$。

3. χ^2 分布的期望值(均值)为自由度 ν,方差为 2ν。明显地,随着自由度 ν 的增大,χ^2 分布将随均值 ν 的增大向数轴右侧延伸,而分布曲线也将随方差 2ν 的增大越趋低阔。

对本例而言,若 $H_0:\pi_1=\pi_2$ 成立,两个样本之间的差别可认为由抽样误差所致,则理论频数 A 和实际频数 T 之间的吻合程度应该较高,χ^2 值不会太大;反之,若理论频数 A 和实际频数 T 之间的吻合程度较低,则 χ^2 值应偏大。

因此,χ^2 检验的基本思想实质是将对两个或多个总体率(构成比)的比较转化为实际频数与理论频数吻合程度的比较。由于在每一条自由度固定的 χ^2 分布曲线下,各个 χ^2 值与其特定概率 P 值相对应(图 9-2)。若 χ^2 值所对应的概率小于或等于事先所规定的检验水准,即可说明实际频数和理论频数吻合程度较差,从而有理由拒绝 H_0,接受 H_1,认为总体间的差别具有统计学意义;反之,若实际频数与理论频数的吻合程度较高,则不能拒绝 H_0,尚不能认为总体间存在明显的差别。

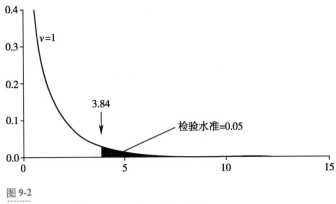

图 9-2

自由度为 1 的 x^2 分布及所对应的界值示意图

本例 $x^2 = 14.82$,根据图 9-2 可知 $x^2_{0.05,1} = 3.84$。因 $x^2 > x^2_{0.05,1}$,$P<0.05$,即可在 $\alpha = 0.05$ 水平上,拒绝 H_0,接受 H_1,认为两个病区大骨节病的检出率之间的差别具有统计学意义,且泉水饮用区的检出率较高。

第二节　率的比较

学习目标

● 掌握不同类型四格表 x^2 检验的适用条件及校正条件

● 掌握 $R \times C$ 交叉表数据 x^2 检验并了解 x^2 分割的思想

● 掌握 2×2 配对设计数据的 x^2 检验

一、2×2 交叉表数据的 x^2 检验

现结合例 9-1,简述四格表 x^2 检验的基本步骤。四格表对应的自由度为 1。

1. 建立检验假设,确定检验水准

$H_0:\pi_1 = \pi_2$,即河水饮用区和泉水饮用区大骨节病的总体检出率相同

$H_1:\pi_1 \neq \pi_2$,即河水饮用区和泉水饮用区大骨节病的总体检出率不同

$\alpha = 0.05$

2. 计算检验统计量

运用 x^2 检验的基本公式(9-2):

$$x^2 = \sum \frac{(A-T)^2}{T}$$

$$= \frac{(75-96.75)^2}{96.75} + \frac{(302-280.25)^2}{280.25} + \frac{(99-77.25)^2}{77.25} + \frac{(202-223.75)^2}{223.75} = 14.82$$

3. 确定 P 值,作出推断

查 x^2 界值表,$x^2_{0.05,1} = 3.84$。本例 $x^2 = 14.82>3.84$,即 $P<0.05$。在 $\alpha = 0.05$ 水平上拒绝 H_0,接受 H_1。可以认为两个病区大骨节病的检出率之间差别具有统计学意义,且泉水饮用区的检出率较高。

需要指出的是, x^2 检验本质是将连续型变量的分布用于分类变量的推断,故四格表 x^2 检验的基本公式和专用公式均有着较为严格的适用条件。一般地,

(1)若 $n \geq 40$,且任意一个格子的理论频数 $T_{ij} \geq 5$,可直接使用。

(2)若 $n \geq 40$,但出现 1 个格子的理论频数 $1 \leq T_{ij} < 5$ 时,则需对 x^2 值按式(9-3)进行连续性校正。

$$x^2 = \sum \frac{(|A-T|-0.5)^2}{T} \qquad \text{式(9-3)}$$

(3)若 $n < 40$ 或者任意一个格子的理论频数 $T_{ij} < 1$ 时,则 x^2 检验不再适用,宜采用 Fisher 确切概率法进行处理,此方法将在本章第五节介绍。

例 9-2 吉林汪清县与北京怀柔区为我国大骨节病的两个疾病监测点。2002 年吉林汪清县拍摄 X 片 106 人,检出大骨节病患者 4 人;北京怀柔区拍摄 X 片 199 人,检出大骨节病患者 5 人。现比较两个地区大骨节病检出率的差异。

表 9-3 两个区县检出率的比较

地区	检出	未检出	合计	检出率(%)
吉林汪清县	4	102	106	3.77
北京怀柔区	5	194	199	2.51
合计	9	296	305	2.95

注:数据选自《2002 年全国大骨节病病情监测总结报告》表 1 部分数据

由上表可见,虽然 $n = 305 > 40$,但 $1 < T_{11} < 5$,宜采用校正的 x^2 检验公式。

1. 建立检验假设,确定检验水准

$H_0 : \pi_1 = \pi_2$,即吉林省汪清县和北京市怀柔区大骨节病总体检出率相同

$H_1 : \pi_1 \neq \pi_2$,即吉林省汪清县和北京市怀柔区大骨节病总体检出率不同

$\alpha = 0.05$

2. 计算检验统计量

运用式(9-3),求出

$$x^2 = \sum \frac{(|A-T|-0.5)^2}{T}$$

$$= \frac{(|4-3.13|-0.5)^2}{3.13} + \frac{(|102-102.87|-0.5)^2}{102.87} + \frac{(|5-5.87|-0.5)^2}{5.87} + \frac{(|194-193.13|-0.5)^2}{193.13}$$

$$= 0.0691$$

3. 确定 P 值,作出推断

自由度 $\nu = (2-1) \times (2-1) = 1$,查 x^2 界值表, $x^2_{0.05,1} = 3.84$,则 $P > 0.05$,在 $\alpha = 0.05$ 水平上不拒绝 H_0,因此尚不能认为吉林省汪清县和北京市怀柔区大骨节病检出率不同。

二、$R \times C$ 交叉表数据的 x^2 检验

现将四格表数据的 x^2 检验推广到 $R \times C$ 交叉表($R, C \geq 3$)的 x^2 检验,以推断 3 个以上的总体率(或构成比)之间的差异。 $R \times C$ 交叉表数据 x^2 检验的基本原理和计算步骤与前面介绍的 2×2 交叉表

χ^2 检验的基本原理和计算步骤类似,不同之处在于:

(1)一般地,理论频数 T_{ij} 的公式可泛化为式(9-4):

$$T_{ij} = \frac{n_{Ri}n_{Cj}}{n}(i=1,2,\cdots,R;j=1,2,\cdots,C) \qquad 式(9\text{-}4)$$

式中,n 为总例数,n_{Ri} 为第 i 行的行合计数,n_{Cj} 为第 j 列的列合计数。

(2)可直接使用式(9-5)计算 χ^2 统计量:

$$\chi^2 = \sum_{i=1}^{R} \sum_{j=1}^{C} \frac{(A_{ij} - T_{ij})^2}{T_{ij}} \qquad 式(9\text{-}5)$$

其中,A_{ij} 为每个格子的实际频数,T_{ij} 为每个格子的理论频数。其参数自由度的计算公式为:$\nu = (R-1)\times(C-1)$,其中 R 为行数,C 为列数。χ^2 统计量取值的大小完全取决于实际频数 A_{ij} 与理论频数 T_{ij} 之间的吻合程度。若各格子 A_{ij} 与 T_{ij} 的吻合程度高,则 χ^2 取值较小;反之,则 χ^2 值较大。

(3)检验假设与检验结论有所区别,详见后述。

(一)多个构成比的比较

例9-3 比较大骨节病男、女性的膳食结构是否存在差异,研究组对病区 555 名男性,819 名女性大骨节病患者的膳食结构进行调查。数据整理如下。

表9-4 大骨节病区男性和女性主食情况比较

性别	大米	糌粑	外地面	合计
男	157	212	186	555
女	216	348	255	819
合计	373	560	441	1374

注:数据选自《西藏大骨节病病区膳食结构调查》表2

对上述 2×3 列联表,作 χ^2 检验:

1. 建立检验假设,确定检验水准

H_0:大骨节病区男、女性的膳食结构相同

H_1:大骨节病区男、女性的膳食结构不同

$\alpha = 0.05$

2. 计算检验统计量

按式(9-5)求出 $\chi^2 = 2.53$

3. 确定 P 值,作出推断

自由度 $\nu = (2-1)\times(3-1)=2$,查 χ^2 界值表(附表8),$\chi^2_{0.05,2} = 5.99$,则 $P>0.05$,在 $\alpha=0.05$ 水平上不拒绝 H_0,尚不能认为大骨节病区男女膳食结构不同。

(二)多个率的比较

例9-4 为研究 NOC(N-亚硝基化合物)和 DON(脱氧雪腐镰刀菌烯醇)对小鼠肝脏的致病作用,将 94 只小鼠随机分配到 NOC 组、DON 组和(NOC+DON)组,染毒剂量分别为:NOC:0.25mg/kg;DON:0.5mg/kg;NOC:0.25mg/kg + DON:0.5mg/kg,60 天后观察小鼠肝脏出现大片脂肪变性的数量,整理结果如表 9-5 所示。现比较 3 种处理对小鼠肝脏的影响。

表9-5　3 种处理致小鼠肝脏组织大片脂肪变性的比较

组别	病变	非病变	合计	病变率（%）
DON 组	7	24	31	22.58
NOC 组	9	22	31	29.03
（NOC+DON）组	21	11	32	65.63
合计	37	57	94	39.36

注：来源于文献《DON 与 NOC 对肝脏致病作用的实验研究》数据

对上述 3×2 列联表，作 χ^2 检验：

1. 建立检验假设，确定检验水准

H_0：三组脂肪变性的总体发生率相同

H_1：三组脂肪变性的总体发生率不全相同

$\alpha = 0.05$

2. 计算检验统计量

按式(9-5)求出：$\chi^2 = 14.29$

3. 确定 P 值，作出推断

自由度 $\nu = (3-1)\times(2-1) = 2$，查 χ^2 界值表，$\chi^2_{0.05,2} = 5.99$，$\chi^2 = 14.29 > \chi^2_{0.05,2}$，则 $P<0.05$，在 $\alpha = 0.05$ 水平上拒绝 H_0，接受 H_1，可以认为三组脂肪变性的发生率不全相同。

（三）χ^2 分割

值得注意的是：对于多个率或多个频率分布比较的 χ^2 检验，当结论为拒绝 H_0 时，仅表示总的来说多组之间是有差别的，即至少有两组的总体率或频率分布是不同的，但并不意味着任意两组之间均有差别。若需明确究竟是哪两组之间存在差别，可做率的多重比较，即进行 χ^2 分割，将 $R\times C$ 表分割为若干个小的四格表进行检验。率的多重比较与均数的多重比较，在检验思想上是完全一致的。研究者可以依据研究的具体目的，选择率的两两比较，亦可选择与共用对照比较。但在具体分割过程中，尚需根据比较的次数合理地修正检验水准 α，否则将人为地增大犯第 I 类错误的概率。如：原有检验水准 $\alpha = 0.05$，若进行组数 k 为 3 的两两比较，需比较 $C_3^2 = 3$ 次，故调整后的水准 $\alpha' = 0.05/3 = 0.0167$；若设置一个共用对照进行 3 组比较，则只需 $(k-1) = 2$ 次，调整后的水准 $\alpha' = 0.05/2 = 0.025$。

现将例 9-4 中的 DON 组设置为共用对照，以表 9-6 为例介绍 χ^2 分割的过程。结果如下：

1. NOC 组和 DON 组比较

表9-6　DON 组和 NOC 组致小鼠肝脏组织组织大片脂肪变性比较

分组	是否出现大片脂肪变性		合计
	是	否	
DON 组	7	24	31
NOC 组	9	22	31
合计	16	46	62

（1）建立检验假设,确定检验水准

$H_0:\pi_1=\pi_2$,即 DON 组和 NOC 组肝脏脂肪变性发生率相同

$H_1:\pi_1\neq\pi_2$,即 DON 组和 NOC 组肝脏脂肪变性发生率不同

$\alpha=0.025$

（2）计算检验统计量

$$\chi^2=\sum\frac{(A-T)^2}{T}$$

$$=\frac{(7-8.00)^2}{8.00}+\frac{(9-8.00)^2}{8.00}+\frac{(24-23.00)^2}{23.00}+\frac{(22-23.00)^2}{23.00}=0.34$$

（3）确定 P 值,作出推断

自由度 $\nu=(2-1)\times(2-1)=1$,查 χ^2 界值表,$\chi^2_{0.025,1}=5.02$,可知 $\chi^2=0.34<5.02$,则 $P>0.025$,在 $\alpha=0.025$ 水平上不拒绝 H_0,尚不能认为 DON 组和 NOC 组脂肪变性的检出率不同。

2. （NOC+DON）组与 DON 组进行比较

表 9-7　DON 组和（NOC+DON）组致小鼠肝脏组织组织大片脂肪变性比较

分组	是否出现大片脂肪变性		合计
	是	否	
DON 组	7	24	31
（NOC+DON）组	21	11	32
合计	28	35	63

（1）建立检验假设,确定检验水准

$H_0:\pi_1=\pi_2$,即 DON 组和（NOC+DON）组肝脏脂肪变性发生率相同

$H_1:\pi_1\neq\pi_2$,即 DON 组和（NOC+DON）组肝脏脂肪变性发生率不同

$\alpha=0.025$

（2）计算检验统计量

$$\chi^2=\sum\frac{(A-T)^2}{T}$$

$$=\frac{(7-13.78)^2}{13.78}+\frac{(24-17.22)^2}{17.22}+\frac{(21-14.22)^2}{14.22}+\frac{(11-17.78)^2}{17.78}=11.82$$

（3）确定 P 值,作出推断

自由度 $\nu=(2-1)\times(2-1)=1$,查 χ^2 界值表,$\chi^2_{0.025,1}=5.02$,可知 $\chi^2=11.82>5.02$,则 $P<0.025$,在 $\alpha=0.025$ 水平上拒绝 H_0,接受 H_1,即可认为 DON 组和（NOC+DON）组脂肪变性的检出率不同。

（四）注意事项

1. $R\times C$ 交叉表的 χ^2 检验要求理论频数不宜太小。

2. 若理论频数过小,或有 1/5 以上格子理论频数小于 5 时,应考虑增加样本量,或结合专业知识对行或列进行合并。

3. 若出现一个格子的理论频数小于 1,应采用 Fisher 确切概率法,一般采用软件实现计算。

三、配对设计数据的 x^2 检验

前面介绍有关 $2×2$ 交叉表数据和 $R×C$ 交叉表数据的 x^2 检验,适用于完全随机设计的两个或多个率(或构成比)的比较,强调的是样本的独立性。但实际应用中,研究者还会面临另外一类交叉表,其行、列变量是相互关联的,甚至反映的是一个事物的同一属性,常见于配对或配伍组设计。譬如:将每个待测标本一分为二,分别采取两种不同方法进行检测,比较两种不同检测方法有无差别;为评价某种处理是否产生作用,测定同一批患者受试前后某项指标的阳性反应等。此时,配对 x^2 检验则尤为适用。

(一)配对四格表 x^2 检验

例 9-5 为比较间接酶联免疫法和双抗原夹心酶联免疫法对丙肝病毒(HCV)抗原的诊断性能,某检验室将 135 份血清样本一分为二,分别进行两种试剂盒检测,结果见下表。现比较两种检测方法的结果是否不同?

表 9-8 间接法和夹心法检测结果

夹心法	间接法		合计
	阳性(+)	阴性(−)	
阳性(+)	80	15	95
阴性(−)	30	10	40
合计	110	25	135

配对四格表的通用表格如表 9-9 所示。

表 9-9 配对四格表的一般格式

变量1	变量2		合计
	阳性	阴性	
阳性	a	b	n_1
阴性	c	d	n_2
合计	m_1	m_2	n(固定值)

与独立样本的普通四格表相比可见,表 9-8 中的实际频数分别为:$a = 80$ 为两种检测方法均阳性的对子数,$d = 10$ 为两种检测方法均阴性的对子数,很显然,a 与 d 都不能反映两种检验方法的差别,于解决本例问题无益。而 $b = 15$ 和 $c = 30$ 则是两种检测方法检验结果不一致的对子数,故两种方法的检测结果有无差别就体现在 b 和 c 这两个对子数。

同时,由表 9-9 可知:

变量 1 的阳性率 $= \dfrac{n_1}{n} = \dfrac{a+b}{n}$;变量 2 的阳性率 $= \dfrac{m_1}{n} = \dfrac{a+c}{n}$。

变量 1 的阳性率−变量 2 的阳性率 $= \dfrac{a+b}{n} - \dfrac{a+c}{n} = \dfrac{b-c}{n}$,同样提示两个变量阳性率的比较只和 b、c 有

关,而与 a 、 d 无关。故比较两种检验方法阳性率有无差别,只需对 b 与 c 作出推断即可。

在 H_0 :两种检验方法的阳性概率相同结果成立的条件下, b 与 c 两个格子理论频数都应该为 $(b+c)/2$ 。当 $b+c \geqslant 40$ 时,可进行简单推导:

$$\chi^2 = \sum \frac{(A-T)^2}{T} = \frac{\left(b-\frac{b+c}{2}\right)^2}{\frac{b+c}{2}} + \frac{\left(c-\frac{b+c}{2}\right)^2}{\frac{b+c}{2}} = \frac{(b-c)^2}{b+c}$$

则配对 χ^2 检验的公式为:

$$\chi^2 = \frac{(b-c)^2}{b+c} \qquad\qquad 式(9-6)$$

类似地,若 $b+c<40$,则需对式(9-6)进行连续性校正。校正公式为

$$\chi^2 = \frac{(|b-c|-1)^2}{b+c} \qquad\qquad 式(9-7)$$

结合例9-5,简述配对四格表 χ^2 检验的过程:

1. 建立检验假设,确定检验水准

$H_0 : \pi_1 = \pi_2$,即两种检验方法的阳性率相同

$H_1 : \pi_1 \neq \pi_2$,即两种检验方法的阳性率不同

$\alpha = 0.05$

2. 计算检验统计量

由于 $b + c = 15 + 30 = 45 > 40$,按式(9-6)求出

$$\chi^2 = \frac{(b-c)^2}{b+c} = \frac{(15-30)^2}{15+30} = 5$$

3. 确定 P 值,作出推断

自由度 $\nu = 1$,查 χ^2 界值表, $\chi^2_{0.05,1} = 3.84$, $\chi^2 = 5 > 3.84$,则 $P<0.05$ 。在 $\alpha = 0.05$ 水平上,拒绝 H_0 ,接受 H_1 ,认为两种检测方法的阳性率有差别,且间接法阳性率高于夹心法阳性率。

例9-6　探讨椎基底动脉经颅多普勒超声(TCD)和磁共振血管造影(MRA)对老年后循环缺血(PCI)的临床诊断价值,对60名PCI确诊患者分别进行两种检查,检查结果如下。现比较两种检查方法有无不同?

表9-10　MRA和TCD诊断试验评价结果

		MRA		合计
		阳性(+)	阴性(−)	
TCD	阳性(+)	19	18	37
	阴性(−)	20	3	23
合计		39	21	60

1. 建立检验假设,确定检验水准

$H_0 : \pi_1 = \pi_2$,即两种诊断方法的阳性率相同

$H_1 : \pi_1 \neq \pi_2$，即两种诊断方法的阳性率不同

$\alpha = 0.05$

2. 计算检验统计量

因 $b + c = 18 + 20 = 38 < 40$，需作连续性校正，按式（9-7）求出

$$\chi^2 = \frac{(|b-c|-1)^2}{b+c} = \frac{(|18-20|-1)^2}{18+20} = 0.03$$

3. 确定 P 值，作出推断

自由度 $\nu = 1$，查 χ^2 界值表，$\chi^2_{0.05,1} = 3.84$，$\chi^2 = 0.03 < 3.84$，则 $P > 0.05$。在 $\alpha = 0.05$ 水平上不拒绝 H_0，尚不能认为两种诊断方法的阳性率不同。

（二）配对 $R \times R$ 交叉表数据的 χ^2 检验

实际工作中，不少分类变量都具有 $R(R \geq 2)$ 个可能的"取值"，则构成更泛化的配对 $R \times R$ 交叉表。这类研究通常需解决的问题为，两个样本分布所对应的总体概率分布是否相同，即

H_0：两变量的概率分布相同

H_1：两变量的概率分布不同

类似于配对四格表 χ^2 检验的基本原理，对配对设计下两总体分布进行推断，应采用的检验统计量为：

$$T = \frac{k-1}{k} \sum_{i=1}^{k} \frac{(n_i - m_i)^2}{n_i + m_i - 2A_{ii}} \qquad \text{式（9-8）}$$

式中 k 为类别数，n_i 和 m_i 分别为第 i 行合计和第 i 列合计，A_{ii} 为实际频数。H_0 成立时式（9-8）中的统计量 T 服从自由度为 $k-1$ 的 χ^2 分布，读者可以自行验证，当 $k = 2$ 时，式（9-8）便回到式（9-6）。

例 9-7 某职业病防治院对 30 名尘肺患者、30 名肺癌患者与 30 名肺气肿患者，分别采用两种方法进行诊断，诊断结果见下表。现比较两种方法诊断结果的概率分布是否相同。

表 9-11 两种方法诊断结果的分布

甲法诊断结果	乙法诊断结果			合计
	尘肺	肺癌	肺气肿	
尘肺	20	3	1	24
肺癌	2	32	4	38
肺气肿	15	10	3	28
合计	37	45	8	90

1. 建立检验假设，确定检验水准

H_0：两种诊断方法的概率分布相同

H_1：两种诊断方法的概率分布不同

$\alpha = 0.05$

2. 计算检验统计量

按式(9-8)求出

$$T = \frac{k-1}{k} \sum_{i=1}^{k} \frac{(n_i - m_i)^2}{n_i + m_i - 2A_{ii}}$$

$$= \frac{3-1}{3} \times \left[\frac{(24-37)^2}{24+37-2\times20} + \frac{(38-45)^2}{38+45-2\times32} + \frac{(28-8)^2}{28+8-2\times3} \right] = 15.97$$

3. 确定 P 值,作出推断

自由度 $\nu = 2$,查 χ^2 界值表,$\chi^2_{0.05,2} = 5.99$,则 $P < 0.05$。在 $\alpha = 0.05$ 水平上拒绝 H_0,接受 H_1,认为甲法测定结果的概率分布与乙法测定结果的概率分布不同。

第三节　独立性检验

学习目标

- 理解关联性检验的基本思想及步骤
- 掌握 2×2 交叉表的关联性检验
- 掌握 2×2 配对数据的关联性检验

上一节有关率的比较,仅适用于推断两个或多个独立样本的总体概率(或构成比)相同与否。而实际工作中,研究者有时需了解两个或多个分类变量的关联性及其强度,此时则需采用关联性检验,作为其反面也可称为独立性检验。一般地,变量 X 和变量 Y 互相独立(independence)是指变量 X 的概率分布与变量 Y 的概率分布互不相关,即称其为独立随机样本。反之,若分类变量的概率分布彼此相关,则称其为交叉分类,常见于一份随机样本同时按两种不同属性分类。例如,随机抽取 2000 例大骨节病区人群,分别观察其男女性别与大骨节病发病与否两种属性,并推断两种属性之间的关联性。又如,同一批监测水样两种不同检测结果的关联性、同一批大学生其专业类型与防艾知识知晓状况之间的关联性,等等,均应采用关联性检验。此类分析的基本过程,通常是先针对交叉分类表进行两种属性独立性的 χ^2 检验,再计算关联系数以描述两个属性之间的关联强度。现结合几个实例介绍独立性检验的主要内容。

一、2×2 交叉表的独立性检验

仍然采用 χ^2 统计量比较两变量的概率分布: $\chi^2 = \sum_{i,j} \frac{(A_{ij} - T_{ij})^2}{T_{ij}}$,其中,A_{ij} 为观察频数,T_{ij} 为理论频数。

独立性检验中,一般假设 H_0:两变量之间互相独立;H_1:两变量之间互相关联。在 H_0 成立的条件下,该统计量应服从 χ^2 分布。若 χ^2 统计量大于检验水准对应的 χ^2 值,则拒绝 H_0,接受 H_1,认为两变量存在关联;反之,则可认为两变量相互独立。

例 9-8　为分析肥胖与糖尿病是否有关,随机调查某社区 678 名居民,询问其病史,并对其进

行体检,收集糖尿病及肥胖情况,结果整理如下表。现分析肥胖与患糖尿病之间是否存在关联性。

表 9-12 肥胖与糖尿病检出情况的分布

肥胖	糖尿病		合计
	是	否	
是	302	75	377
否	202	99	301
合计	504	174	678

1. 建立检验假设,确定检验水准

H_0:是否患糖尿病与是否肥胖之间互相独立

H_1:是否患糖尿病与是否肥胖之间存在关联

$\alpha = 0.05$

2. 计算检验统计量

$$\chi^2 = \sum_{i,j} \frac{(A_{ij} - T_{ij})^2}{T_{ij}} = 14.82$$

$$\nu = (2-1) \times (2-1) = 1$$

3. 确定 P 值,作出推断

$\chi^2 > \chi^2_{0.05,1} = 3.84$,$P < 0.05$,拒绝 H_0,接受 H_1,认为肥胖与糖尿病患病之间存在关联。

4. 关联系数的计算

关联系数采用第二章学习的 Pearson 列联系数,其计算公式如下:

$$r = \sqrt{\frac{\chi^2}{\chi^2 + n}}$$ 式(9-9)

本例的关联系数为

$$r = \sqrt{\frac{\chi^2}{\chi^2 + n}} = \sqrt{\frac{14.82}{14.82 + 678}} = 0.15$$

综上,分类变量的关联性分析与率(或构成比)的差异性分析,在检验过程和方式上完全一致。仍需强调的是,这两大类分析在研究目的、设计方案、数据结构与结果解释方面有着本质的区别。关联性分析,主要针对同一随机样本的两个不同属性变量所形成的交叉表,侧重于推断两个不同属性变量之间存在关联性与否;而率(或构成比)的比较,则主要针对两个或多个独立随机样本所形成的交叉表,侧重于推断其分别所代表的总体率(或构成比)之间是否存在差异性,这在应用时尤需注意。

二、2×2 配对数据的独立性检验

例 9-9 某医院甲乙两位检验师对同一批血液标本的病毒抗原进行检测,检测结果整理如表 9-13。两位检验师的检测结果是否存在关联?

表 9-13　两位检验师检测结果

乙检验师	甲检验师		合计
	阳性	阴性	
阳性	32	25	57
阴性	20	54	74
合计	52	79	131

1. 建立检验假设,确定检验水准

H_0:两位检测师的结果之间互相独立

H_1:两位检测师的结果之间互相关联

$\alpha = 0.05$

2. 计算检验统计量

$$\chi^2 = \sum_{i,j} \frac{(A_{ij} - T_{ij})^2}{T_{ij}} = 11.40 > 3.84$$

$$\nu = (2-1) \times (2-1) = 1$$

3. 确定 P 值,作出推断

$P < 0.05$,拒绝 H_0,接受 H_1。认为两种检测方法之间存在关联性。

4. 计算列联系数

$$r = \sqrt{\frac{\chi^2}{\chi^2 + n}} = \sqrt{\frac{11.40}{11.40 + 131}} = 0.28$$

三、$R \times C$ 交叉表的独立性检验

例 9-10　例 9-4 数据见表 9-5,现比较不同毒害作用与小鼠肝脏脂肪变性的关联性。

1. 建立检验假设,确定检验水准

H_0:NOC 与 DON 的作用与肝脏脂肪变性无关

H_1:NOC 与 DON 的作用与肝脏脂肪变性有关

$\alpha = 0.05$

2. 计算检验统计量

$$\chi^2 = \sum_{i,j} \frac{(A_{ij} - T_{ij})^2}{T_{ij}} = 14.29$$

$$\nu = (2-1) \times (3-1) = 2$$

3. 确定 P 值,作出推断

查 χ^2 临界值表,$\chi^2 > \chi^2_{0.05, 2} = 5.99$,$P < 0.05$,拒绝 H_0,接受 H_1,说明不同毒害作用与肝脏脂肪变性之间存在关联。同时,列联系数为:

$$r = \sqrt{\frac{\chi^2}{\chi^2 + n}} = \sqrt{\frac{14.29}{14.29 + 94}} = 0.36$$

第四节　拟合优度检验

学习目标

● 理解拟合优度检验的基本思想

● 了解拟合优度检验的计算步骤

● 了解拟合优度检验的应用条件

χ^2 检验,除了考察分类变量的实际频数与理论频数之间是否存在差异,由此推断两个或多个总体率(或构成比)的不同;可以考察两个或多个分类变量的关联性;还可用于判断实际样本的观察频数分布是否服从某一理论期望频数分布,即拟合优度检验(goodness-of-fit test)。拟合优度检验应用范围较广,通常用以判断某一变量观察值是否服从某一既定的理论分布,如:正态分布、二项分布、泊松分布等等。χ^2 检验为常用的拟合优度检验方法,以下将通过一个拟合正态分布的实例,介绍拟合优度 χ^2 检验的实现。基本步骤简述如下:①编制频数表,获得样本观测值落在各组段的实际频数 A_i;②根据正态分布的标准转换求出样本落在该组段的概率 P_i,利用概率 P_i 求出对应的理论频数 T_i;③根据理论频数 T_i 与实际频数 A_i 的吻合程度,计算 χ^2 统计量,确定 P 值,作出结论。

例 9-11　随机抽取某医院恶性肿瘤患者 199 名,询问其年龄如下:65,68,56,82,65,41,61,44,78,53,64,69,62,57,70,74,59,61,59,66,68,56,52,56,77,74,61,62,57,59,74,62,69,67,69,56,45,44,58,89,60,66,76,40,46,58,55,66,56,61,71,49,62,46,64,61,38,74,57,70,48,42,68,68,59,75,44,64,42,59,60,52,52,41,85,61,52,48,48,80,66,80,80,51,41,67,55,56,75,63,74,61,69,76,38,66,57,63,55,56,41,79,58,41,66,28,66,83,43,69,63,31,51,52,80,60,49,48,36,75,87,43,79,63,52,70,73,66,56,76,59,59,64,51,65,55,33,63,81,66,69,56,73,38,32,66,44,43,73,44,66,62,62,61,36,42,75,74,73,47,72,69,72,39,65,44,82,49,63,77,66,64,49,67,67,81,57,61,58,61,57,67,66,73,53,58,78,77,51,43,55,65,67,61,81,61,76,76,52。现采用拟合优度 χ^2 检验,判断恶性肿瘤患者的年龄分布是否服从正态分布?

1. 计算样本统计量

获得 199 名患者年龄的基本信息:$\bar{x} = 60.69$,$s = 12.49$

将样本均数 $\bar{x}$ 和样本标准差 s 作为总体参数 μ 和 σ 的近似值。

2. 建立假设检验,确定检验水准

H_0:总体分布服从 $N(60.69, 12.49^2)$

H_1:总体分布不服从 $N(60.69, 12.49^2)$

$\alpha = 0.05$

3. 计算检验统计量,具体结果见表 9-14

(1)假设 $X = (X_1, X_2, \cdots, X_n)$ 是来自总体的一个随机抽取的样本,共 199 个样本观测值($n=199$)。

（2）计算全距 R ，确定拟分组数。组数(k)的多少直接与 χ^2 统计量有关,即不同分组数拟合的结果有所不同,一般要求各组理论频数不低于 5 。同时,自由度 ν 与组数 k 有关,分组越多自由度则越大,同一检验水准所对应的临界值也越大;且在同一自由度下, χ^2 值越大,对应的概率 P 值将越小,越有理由拒绝 H_0 ,接受 H_1 。为方便手工计算,本例 $R=89-28=61$ (岁),分为 5 组,组距 $m=61/5=12.2\approx12$ 。

（3）计算样本观测值落在各组段的实际频数。 A_i 表示 n 个样本观察值中落在第 i 组段的个数,则有 $A_1,A_2,\cdots,A_K$ 共 k 个观察频数。本例 $k=5$, $\sum_{k=1}^{5} A_k=199$ 。

（4）计算样本值落在第 i 组段的概率。假设 H_0 成立,则患者年龄的总体分布将服从于均数为60.69,标准差为 12.49 的正态分布。利用式(9-10),计算正态分布下各组段的概率值:

$$P_i=Pr(l_i\leqslant X<u_i)=Pr(Z<\frac{u_i-u}{\sigma})-Pr(Z<\frac{l_i-u}{\sigma})\quad i=1,2,\cdots,k \qquad 式(9\text{-}10)$$

其中, Z 为服从标准正态分布的随机变量, l_i 为该组段的下限值, u_i 为该组段的上限值。通过对 l_i 和 u_i 作标准正态变换后,查标准正态分布界值表获得相应的概率值 P_i 。结果如下:

$$P_1=Pr(28\leqslant X<40)=Pr(Z<\frac{40-60.69}{12.49})-Pr(Z<\frac{28-60.69}{12.49})=0.0485-0.0044=0.0441$$

$$P_2=Pr(40\leqslant X<52)=Pr(Z<\frac{52-60.69}{12.49})-Pr(Z<\frac{40-60.69}{12.49})=0.0242-0.0485=0.1935$$

$$P_3=Pr(52\leqslant X<64)=Pr(Z<\frac{64-60.69}{12.49})-Pr(Z<\frac{52-60.69}{12.49})=0.6064-0.2420=0.3644$$

$$P_4=Pr(64\leqslant X<76)=Pr(Z<\frac{76-60.69}{12.49})-Pr(Z<\frac{64-60.69}{12.49})=0.8907-0.6064=0.2843$$

$$P_5=Pr(76\leqslant X\leqslant89)=Pr(Z<\frac{89-60.69}{12.49})-Pr(Z<\frac{76-60.69}{12.49})=0.9884-0.8907=0.0977$$

（5）计算各组对应的理论频数

$$T_i=nP_i \qquad 式(9\text{-}11)$$

（6）计算 χ^2 值

$$\chi^2=\sum\frac{(A_i-T_i)^2}{T_i}=2.71$$

显然,若 H_0 成立,则样本观测值与理论频数之间的吻合程度应较高,即有理由认为样本所代表的总体分布应该和既定的理论分布相符。已证明:在 H_0 成立的前提下,若观察个数 n 足够大,算得的 χ^2 统计量近似地服从自由度为 $\nu=k-1$ 的 χ^2 分布。自由度为

$$\nu=k-s-1 \qquad 式(9\text{-}12)$$

其中, k 为组段数, s 为样本统计量代替总体参数的个数。本例样本统计量有均数和标准差 2 个($s=2$),即 $\nu=5-2-1=2$ 。

4. 确定 P 值，作出推断

查 χ^2 临界值表，$\chi^2_{0.05,2}=5.99$。本例 $\chi^2=2.71<5.99$，则 $P>0.05$。在 $\alpha=0.05$ 水平上不拒绝 H_0，即可认为该医院 199 名恶性肿瘤患者年龄的总体分布服从均数为 60.69，标准差为 12.49 的正态分布。

表 9-14　某医院 199 名恶性肿瘤患者年龄频率分布

组段 （1）	观察频数 A_i （2）	$\mathrm{Pr}(Z<\frac{l_i-u}{\sigma})$（3）	$\mathrm{Pr}(Z<\frac{u_i-u}{\sigma})$（4）	$\mathbf{P}_i$ （5）=（4）-（3）	理论频数 T_i （6）	$\frac{(A_i-T_i)^2}{T_i}$ （7）
28 ~	10	0.0044	0.0485	0.0441	8.78	0.17
40 ~	35	0.0485	0.2420	0.1935	38.51	0.32
52 ~	68	0.2420	0.6064	0.3644	72.52	0.28
64 ~	61	0.6064	0.8907	0.2843	56.58	0.35
76 ~	25	0.8907	0.9884	0.0977	19.44	1.59
合计	199	–	–	–	–	2.71

值得注意的是，拟合优度 χ^2 检验要求足够的样本含量。若样本含量不够大（如：频数表有 1/5 以上组的理论频数 $1<T<5$），可以通过连续性校正的 χ^2 检验公式进行统计量的估算。若样本量仍然很小，可人为进行适当的合并。

第五节　确切概率法

学习目标
- 理解确切概率法的原理
- 掌握确切概率法的适用条件
- 掌握 2×2 和 $R \times C$ 交叉表的确切概率法

一、2×2 交叉表的确切概率法

当样本含量较小，前面介绍的 2×2 交叉表 χ^2 检验的结果很可能出现偏性，此时则需采用 Fisher 确切概率法进行处理。Fisher 确切概率法（Fisher's exact probability test）由 R. A. Fisher 于 1934 年提出，是一种基于超几何分布理论可直接计算概率的检验方法。此法虽不属 χ^2 检验范畴，但可作为 χ^2 检验应用上的有益补充。Fisher 确切概率法基本思想是：保持周边合计数不变，计算交叉表中各个实际频数变动的所有可能组合所对应的概率，再将获得现有样本的概率以及比它更极端的所有概率求和，直接求出单侧或双侧的累计概率进行推断。

通常，当 2×2 交叉表出现以下情况之一时，需采用 Fisher 确切概率法：①样本含量 $n<40$；②有一个格子的理论频数 $T<1$；③ χ^2 检验后所得概率 P 接近检验水准 α。

例 9-12　陕西省为地方性氟中毒病区之一，为了解陕西省病区内不同区县儿童氟斑牙发病率是否存在差异,分别随机抽取镇巴县和紫阳县 8~12 岁儿童 17 和 14 名,并进行儿童牙齿的检查,检查结果如下。现比较两县 8~12 岁儿童氟斑牙检出率是否存在差异。

表 9-15　两县儿童氟斑牙的检出情况

地区	检出	未检出	合计	检出率(%)
镇巴县	2	15	17	11.76
紫阳县	4	10	14	28.57
合计	6	25	31	19.35

本例 $n=31<40$,不宜采用第二节的独立样本率 χ^2 检验,故采用 2×2 交叉表的 Fisher 确切概率法。

1. 建立检验假设,确定检验水准

$H_0:\pi_1=\pi_2$,即镇巴县和紫阳县儿童氟斑牙的检出率相同

$H_1:\pi_1\neq\pi_2$,即镇巴县和紫阳县儿童氟斑牙的检出率不同

$\alpha=0.05$

2. 计算所有可能组合的概率 P_i

在四格表周边合计固定不变的条件下,计算表内 4 个实际频数变动时的各种组合的概率 P_i。

各种可能组合的概率计算公式:

$$P_i=\frac{(a+b)!\ (c+d)!\ (a+c)!\ (b+d)!}{a!\ b!\ c!\ d!\ n!} \qquad 式(9\text{-}13)$$

式中,a、b、c、d 为四格表中的实际频数,n 为总样本量,"!"表示阶乘,$n!=1\times2\times3\times\cdots n$,且 $0!=1$;组合的概率 P_i 服从超几何分布,且 $\sum P_i=1$。

本例中,周边合计最小值为 6,则在四格表边缘合计固定不变的条件下,四格表内实际频数变动的组合数 $i=6+1=7$,$\sum_{i=1}^{7}P_i=1$。

7 种组合确切概率的具体结果,见表 9-16。以表 9-16 中与例题中实际频数相同的组合序号 3 为例,由式(9-13)计算相应的概率 P_3:

$$P_3=\frac{6!\ 14!\ 17!\ 25!}{2!\ 4!\ 10!\ 15!\ 31!}=0.1849$$

表 9-16　7 种组合四格表计算的确切概率结果

四格表序号 i	检出	未检出	P_i
1	0 6	17 8	0.0041
2	1 5	16 9	0.0462
3	2 4	15 10	0.1849

续表

四格表序号 i	检出	未检出	P_i
4	3	14	0.3362
	3	11	
5	4	13	0.2942
	2	12	
6	5	12	0.1177
	1	13	
7	6	11	0.0168
	0	14	

3. 将现有样本的概率以及比它更极端的所有概率求和,直接求出单侧或双侧的累计概率,作出推断。

找出概率小于或等于原四格表概率的所有四格表,将其对应的概率相加,得到双侧概率。如果是单侧检验,确定 P 值的方法与双侧检验不同。当 H_1 为 $\pi_1 < \pi_2$ 时,P 值为原四格表及以上的四格表的 P_i 之和;当 H_1 为 $\pi_1 > \pi_2$ 时,P 值为原四格表及以下的四格表的 P_i 之和。最后,将计算出的概率与检验水准 α 比较,作出结论。

由于本例的目的在于比较两县儿童氟斑牙检出率是否相同,故可选择双侧检验。原四格表的概率 $P_3 = 0.1849$,则此处 P 值为:

$$P = P_1 + P_2 + P_3 + P_6 + P_7 = 0.3697$$

故在 $\alpha = 0.05$ 的水平上不拒绝 H_0,尚不能认为两县儿童氟斑牙的检出率不同。

如果本例研究目的在于了解镇巴县的检出率是否低于紫阳县,同时有证据提示镇巴县检出率不高于紫阳县,则应选用单侧检验,此处 P 值为:

$$P = P_1 + P_2 + P_3 = 0.2352$$

故在 $\alpha = 0.05$ 水平上也不拒绝 H_0,说明两县氟斑牙检出率无统计学意义,尚不能认为镇巴县氟斑牙检出率低于紫阳县。

当然,有时可先计算当前四格表所对应的概率,若该概率已能与检验水准作出大小比较,则可直接下结论。如本例计算的样木概率 P_3 为 0.1849,已然大于 0.05,即可直接得出两组差别无统计学意义的结论,无需再计算单侧或双侧更为极端情况的概率。

二、$R \times C$ 交叉表的确切概率法

多个样本率或多个频率的分布比较 χ^2 检验中,一般要求其理论频数不能过小,不能有 1/5 以上格子的理论频数 $1 < T < 5$,也不允许有一个格子的理论频数 $T < 1$,否则结果容易产生偏性。如果实际工作中,确实避免不了上述情况,则可增大样本量,以达到 χ^2 检验的应用条件;亦可采用 Fisher 确切概率法,但手工计算量巨大且繁琐,一般通过软件计算实现。

（易　东　邓　丹）

本章小结

1. χ^2检验是一种用途广泛的假设检验方法。本章主要介绍χ^2检验在分类数据推断中的应用，包括2×2交叉表率的比较、$R\times C$交叉表率或构成比的比较、分类变量的独立性检验、拟合优度检验以及确切概率法。

2. χ^2分布是描述连续型变量的一种较为特殊的概率分布。本章χ^2检验被用于分类变量的差异性检验和独立性检验等，是一种近似推断，故χ^2统计量的计算公式均有其对应的适用条件。一般地，χ^2检验的基本条件为：$n\geqslant40$且任一格子的理论频数$T\geqslant5$；若该条件不满足，则需考虑进行连续性校正或采用另外的检验方法。

3. χ^2检验的本质在于衡量实际频数A和理论频数T之间的吻合程度。A与T的吻合程度越高，χ^2值越小，越有理由不拒绝H_0；反之，A与T的吻合程度越低，χ^2值越大，越有理由拒绝H_0。

4. χ^2统计量的常用计算公式有：

χ^2检验基本公式：$\chi^2=\sum\limits_{i=1}^{k}\dfrac{(A_i-T_i)^2}{T_i}$

配对四格表基本公式：$\chi^2=\dfrac{(b-c)^2}{b+c}$

配对四格表连续性校正公式：$\chi^2=\dfrac{(|b-c|-1)^2}{b+c}$

自由度计算公式：$\nu=（行数-1）\times（列数-1）$，其中四格表的$\nu=1$。

5. 对于多个率或构成比比较的$R\times C$交叉表χ^2检验，当其结论为拒绝H_0时，仅表示多组之间至少有两组的总体率或频率分布不同，但并不意味着任意两组之间均有差别。若需明确究竟是哪两组之间存在差别，可做率的多重比较，即进行χ^2分割。

6. $R\times C$交叉表一般可以分为双向无序、单向有序与双向有序三大类。①双向无序：即交叉表横、纵标目（组别分类与观察指标）均为无序的分类变量，$R\times C$交叉表大多数据属于此类，可直接使用χ^2检验对总体率或构成比进行分析。②单向有序：常见以下两种情况。一种见于组别分类有序而观察指标无序的列联表，如不同年龄段某种疾病发病率比较、不同试剂浓度下某种化学反应类型的构成情况比较等，此时可直接采用$R\times C$交叉表χ^2检验。另一种见于组别分类无序而观察指标有序的交叉表，如不同治疗方式对某种疾病治疗效果（分治愈、有效、恶化、死亡几个等级）的比较。此时，则应采用第十章介绍的非参数检验比较不同治疗方式的疗效差异，χ^2检验只能分析多组构成上的不同。③双向有序：一般分为双向有序属性相同的交叉表与双向有序属性不同的交叉表两种。此时，需根据变量属性与研究目的，选择以下几种方法处理：χ^2检验、基于秩次的非参数检验、Spearman等级相关、Kappa一致性检验、趋势性检验等。

第十章

基于秩的非参数检验

前面章节学习到的 t 检验与方差分析等统计推断方法大多假设数据来自正态分布的总体,但实际应用中许多时候该条件可能无法满足,本章将介绍如何对该类数据进行假设检验,这类方法与对参数进行推断的参数检验相对应,被称为非参数检验,它是一种不依赖于总体分布类型也不对参数进行推断,而是对总体分布进行比较的一类假设检验方法。

第一节 配对样本的比较

学习目标

● 理解符号秩和检验的基本思想

● 掌握符号秩和检验的编秩规则和检验统计量的计算方法

对来自正态分布总体的样本数据进行假设检验时,常采用单样本 t 检验、两组独立样本 t 检验和方差分析等方法,这些方法称为参数检验,其以特定的总体分布为前提。但实际上并非所有数据均服从正态分布,在偏离程度较小,并且样本量较大时,参数检验的结果依然是稳健的。有时数据转换可以将数据转换为近似正态分布。例如,对数转换通常可有效地将右偏态数据转换成正态数据。如果以上处理方法都不能处理非正态性问题,那么可以采用非参数检验(nonparametric test),非参数检验是一种不依赖于总体分布类型,也不对参数进行推断,而是对总体分布进行比较的假设检验方法。本章将应用第二章秩的概念,介绍基于秩的非参数检验。

一、单样本数据的符号秩和检验

一般用单样本 t 检验判断样本所对应总体的均数是否等于某给定值。然而,进行单样本 t 检验的前提是要求数据服从正态分布,当这个前提无法满足时,不宜采用该方法。

例 10-1 动物实验发现 DON 可导致家兔膝关节软骨和滑膜损伤,为研究大骨节病是否与粮食中 DON 含量有关,采集大骨节病高发地区面粉 20 份,测量面粉中 DON 含量,测量结果(μg/g)如下:
0,0,0,0,0,12.4,34.1,69.0,98.4,129.5,156.1,163.5,170.9,177.6,172.4,180.3,189.2,192.2,196.8,205.3,中位数为 142.8μg/g。根据前期研究发现,非大骨节病区面粉中 DON 含量平均水平(中位数)为 18.9μg/g。是否可以认为大骨节病区与非大骨节病区面粉中 DON 含量不同?

要回答这个问题,就需要提出这样一个假设:

H_0:大骨节病病区面粉中 DON 含量与非大骨节病区相同

H_1:大骨节病病区面粉中 DON 含量与非大骨节病区不同

对大骨节病病区面粉中 DON 含量进行正态分布拟合优度检验得 $\chi^2 = 369.011$，$P<0.001$，可认为该数据不服从正态分布。因此，该数据不适合用单样本 t 检验进行分析，现可采用非参数检验方法——Wilcoxon 符号秩和检验。

（一）基本思想

Wilcoxon 符号秩和检验由 Wilcoxon 于 1945 年提出，其研究目的是推断观测值的总体中位数与某给定数值（如标准值、目标值等）是否相等。

首先假设样本所对应的总体中位数与给定的总体中位数相同，即 $H_0:M_1=M_0$，M_1 为样本所对应的总体中位数，M_0 为给定的总体中位数。然后计算样本中所有数值与给定中位数的差值，正差值表示样本中个体值大于给定中位数，负差值则为样本中个体值小于给定中位数。进而根据所有差值的绝对值进行编秩，将所有正差值的秩相加就得到正差值的秩和 R_+，同理，所有负差值的秩相加即为负差值的秩和 R_-。

基本思想

假设 H_0 成立，理论上，R_+ 与 R_- 的总体均数应相等，等于：

$$\mu_R = \frac{n(n+1)}{4} \qquad \text{式(10-1)}$$

R_+ 与 R_- 的总体标准差也应相等，等于：

$$\sigma_R = \sqrt{\frac{n(n+1)(2n+1)}{24}} \qquad \text{式(10-2)}$$

若 R_+ 与 R_- 相差悬殊，均远离 μ_R，则有理由拒绝 H_0。具体通过 R_+ 或 R_- 的抽样分布计算 P 值获得推断结论。

需要说明，Wilcoxon 符号秩和检验的假设是针对总体的中位数而不是总体均数，因为总体均数 μ 是正态分布的参数之一，当样本数据服从正态分布，则可采用单样本 t 检验，显然应属于参数检验。而任意一个分布都可以计算总体中位数，从而避免依赖某个具体分布的某个具体参数的限制。

实际上，Wilcoxon 符号秩和检验真正比较的是两个总体分布的形态，准确地说，只有当两个总体分布的密度曲线除了左右两侧稍微有点不同而其余完全相同时，才可证实 $H_0:M_1=M_0$ 的成立。由于在实际应用中，相同的总体分布形态常常难以理解，所以检验假设常采用更一般的陈述，如 H_0:两个总体分布相同，H_1:两个总体分布不同。

（二）检验步骤

现以例 10-1 为例，说明符号秩和检验的检验步骤。

（1）建立检验假设，确定检验水准

$H_0:M_1=M_0$，即样本所对应总体的中位数等于已知总体中位数

$H_1:M_1 \neq M_0$，即样本所对应总体的中位数不等于已知总体中位数

$\alpha = 0.05$

（2）求差值、编秩、求秩和

首先计算所有数值与已知中位数的差值，并对差值的绝对值进行编秩。若差值为 0 时，则弃去不计，n 随之减少。然后分别计算正、负差值的秩和，得出 R_+ 与 R_-。详细编秩结果见表10-1。

表10-1　例10-1数据的编秩结果

序号	原始值	与已知中位数（18.9）的差值	正差值的秩	负差值的秩
1	0.00	−18.9	−	5
2	0.00	−18.9	−	5
3	0.00	−18.9	−	5
4	0.00	−18.9	−	5
5	0.00	−18.9	−	5
6	12.4	−6.5	−	1
7	34.1	15.2	2	−
8	69.0	50.1	8	−
9	98.4	79.5	9	−
10	129.5	110.6	10	−
11	156.1	137.2	11	−
12	163.5	144.6	12	−
13	170.9	152.0	13	−
14	172.4	153.5	14	−
15	177.6	158.7	15	−
16	180.3	161.4	16	−
17	189.2	170.3	17	−
18	192.2	173.3	18	−
19	196.8	177.9	19	−
20	205.3	186.4	20	−
秩和		−	$R_+ = 184$	$R_- = 26$

（3）计算检验统计量

上述计算的 R_+ 或 R_- 均可以作为符号秩和检验的检验统计量。本例的检验统计量为 $R_+ = 184$ 或 $R_- = 26$。

（4）确定 P 值，作出推断

检验统计量所对应的 P 值可以通过软件直接获得。如果样本量较大（$n > 50$），则检验统计量近似服从正态分布，可通过对检验统计量进行标准化变换获得 Z 值：

$$Z = \frac{|W - \mu_R| - 0.5}{\sigma_R} = \frac{|W - n(n+1)/4| - 0.5}{\sqrt{n(n+1)(2n+1)/24}} \qquad 式（10-3）$$

式中,W 为 Wilcoxon 符号秩和检验统计量,可以用 R_+ 或 R_- 作为 W;0.5 为连续性校正系数,因为 Z 值是连续的,而 W 却不连续。用 Z 值查标准正态分布曲线下的面积表(附表 1)或计算标准正态分布曲线下面积获得近似 P 值。

本例 $n=20$,原则上不宜采用正态近似法,为了示范计算标准正态统计量 Z 的过程,权且计算。通过式(10-3)计算 R_+ 标准化后的 z 值:

$$z = \frac{|184 - 20 \times (20+1)/4| - 0.5}{\sqrt{20 \times (20+1)(2 \times 20+1)/24}} = 2.931$$

查附表 1,$\Pr(Z \geqslant 2.931) \approx 0.002$,由于本例是双侧检验,近似 P 值是 $2 \times \Pr(Z \geqslant 2.931) = 2 \times 0.002 = 0.004$。在 $\alpha = 0.05$ 水准下拒绝 H_0,接受 H_1,样本与已知总体中位数的差异有统计学意义,可以认为大骨节病病区面粉中 DON 含量高于非大骨节病地区。本例若计算 R_- 标准化后的 z 值,$z = 2.954$,可得 $P = 0.004$。由此说明选择 R_+ 或 R_- 作为符号秩和检验的检验统计量得到的 P 值是相近的。

二、配对设计数据的符号秩和检验

在配对设计数据比较中,一般先计算每对数值的差值,如果差值服从正态分布,可采用配对 t 检验分析两组均数是否相同。如果差值不服从正态分布,则可以采用非参数检验方法中的 Wilcoxon 符号秩和检验。

(一)基本思想

例 10-2   采集 10 名正常成年男性志愿者的血清,分别用放射免疫法和酶联免疫法测量甲胎蛋白的含量($\mu g/L$),结果见表 10-2。两种方法测量结果有无差异?

表 10-2   两种方法测量正常成年男性血清中甲胎蛋白含量($\mu g/L$)的结果

患者序号	放射免疫法	酶联免疫法	差值	正差值的秩	负差值的秩
1	15	16	−1	−	1
2	14	12	2	2.5	−
3	8	5	3	4.5	−
4	17	19	−2	−	2.5
5	20	16	4	6.5	−
6	10	13	−3	−	4.5
7	22	9	13	8	−
8	15	15	0	−	−
9	3	7	−4	−	6.5
10	13	46	−33	−	9
秩和	−	−	−	$R_+ = 21.5$	$R_- = 23.5$

对例 10-2 差值数据进行正态分布拟合优度检验得 $\chi^2 = 14.000$,$P = 0.003$,可认为该数据不服从正态分布。因此,该数据不适用于配对 t 检验进行分析,需采用 Wilcoxon 符号秩和检验。

基本思想

配对数据符号秩和检验的基本思想与单样本符号秩和检验是一致的。不同之处在于,配对数据中每个配对数值的差值可以看作是一个单独的样本,给定的总体中位数为0,即推断差值的单样本是否来自给定中位数为0的总体。其余部分则与单样本符号秩和检验并无差别。

（二）检验步骤

现以例10-2为例,介绍配对数据符号秩和检验的步骤。

（1）建立检验假设,确定检验水准

$H_0 : M_d = 0$,即差值的总体中位数等于0

$H_1 : M_d \neq 0$,即差值的总体中位数不等于0

$\alpha = 0.05$

（2）求差值、编秩、求秩和

首先计算每对数据的差值,并对差值的绝对值进行编秩。然后分别计算正、负差值的秩和,得出R_+与R_-。详细编秩结果见表10-2。

（3）计算检验统计量

本例的检验统计量为$R_+ = 21.5$或$R_- = 23.5$。

（4）确定P值,作出推断

本例$n = 10$,原则上不宜采用正态近似法,这里只是为了示范计算标准正态统计量Z的过程而计算。通过式(10-3)计算R_+标准化后的Z值:

$$z = \frac{|21.5 - 9 \times (9+1)/4| - 0.5}{\sqrt{9 \times (9+1)(2 \times 9 + 1)/24}} = 0.059$$

查附表1,由于$z_{0.05/2} = 1.96$,0.059<1.96,所以P值>0.05。在$\alpha = 0.05$水准下不拒绝H_0,差值的总体中位数与0的差异无统计学意义,尚不能认为放射免疫法与酶联免疫法测量正常成年男性血清甲胎蛋白的结果有差异。

第二节 两组独立样本的比较

学习目标

● 理解两组独立样本比较的秩和检验的基本思想

● 掌握两组独立样本比较的秩和检验的编秩规则和检验统计量的计算方法

第七章介绍的两组独立样本t检验要求各自样本来自正态分布的总体,当此条件不满足时,可采用非参数检验,这里介绍 Wilcoxon 秩和检验(Wilcoxon rank sum test),又称 Mann-Whitney 检验(Mann-Whitney test)。

一、两组定量数据的比较

例 10-3　在某小学随机采集 12 岁男童和女童各 10 名的头发样品,检测发样中钙(Ca)含量(μg/g),数据见下表 10-3。男童与女童头发中 Ca 含量有无差异?

表 10-3　12 岁男童与女童发样中 Ca 含量(μg/g)的比较

男童		女童	
Ca 含量(1)	秩(2)	Ca 含量(3)	秩(4)
1843	18	842	14
383	4	336	2
406	5	742	12
334	1	1367	15
443	6	1623	16
676	11	597	8
771	13	1976	19
358	3	1818	17
607	9	643	10
484	7	4534	20
$n_1 = 10$	$R_1 = 77$	$n_2 = 10$	$R_2 = 133$

分别对两组数据进行正态分布拟合优度检验,男童组 $\chi^2 = 2891.297$, $P < 0.001$,女童组 $\chi^2 = 9290.446$, $P < 0.001$。可以认为,男童组与女童组的数据均不服从正态分布。因此,该数据不适合用两组独立样本 t 检验进行分析,宜采用非参数检验方法——两组独立样本的 Wilcoxon 秩和检验。

(一)基本思想

将两组独立样本数据放在一起进行编秩。这相当于对原始数据进行秩转换,就像求几何均数需对原始数据进行对数转换一样,转换的目的是用秩数据代替原始数据进行分析,从而不受原始数据需满足正态分布的条件限制。

若女童组的发样中 Ca 含量数据高于男童组,则预期女童组的发样中 Ca 含量数据的秩也将高于男童组,通过比较各组的秩和来实现。

事实上,从秩 1 到 20 的秩和总是等于 $20 \times (20+1)/2 = 210$,若男童组的秩和等于 77,则女童组的秩和一定等于 $210-77 = 133$。若男童组与女童组发样中 Ca 含量无差异,则预期每组的秩和等于 105 (210 的一半)。

基本思想

分别抽取样本量为 n_1 和 n_2 的两个样本,总例数为 $N = n_1 + n_2$。将全部数据统一编秩,取任意样本(如样本量为 n_1 的样本)的秩和作为 Wilcoxon 秩和检验统计量 W,假设两个总体分布相同(H_0),则 W 的均数和标准差分别等于:

$$\mu_W = \frac{n_1(N+1)}{2} \qquad\qquad 式（10-4）$$

$$\sigma_W = \sqrt{\frac{n_1 n_2(N+1)}{12}} \qquad\qquad 式（10-5）$$

当 W 远离 μ_W，有理由拒绝 H_0，具体通过 W 的抽样分布计算 P 值获得推断结论。

需要说明，无论两组样本例数相等还是不等，都可以用任意一组的秩和作为 Wilcoxon 秩和检验统计量 W，而 μ_W 的计算式（10-4）分子中的 n_1 应为对应的样本例数，σ_W 保持不变。另外，式（10-5）适用于没有相同秩的情况。

（二）检验步骤

现以例 10-3 为例介绍 Wilcoxon 秩和检验的步骤。

（1）建立检验假设，确定检验水准

H_0：男童与女童头发中 Ca 含量的总体分布相同

H_1：男童与女童头发中 Ca 含量的总体分布不同

$\alpha = 0.05$

（2）编秩、求秩和

先将男童组与女童组发样中 Ca 含量的数值由小到大统一编秩，见表 10-4 第（2）、（4）栏，将两组秩分别相加得每组秩和。本例男童组秩和 $R_1 = 77$，女童组 $R_2 = 133$。

（3）计算检验统计量

选择男童组秩和 R_1 作为检验统计量数值，$W = 77$。

（4）确定 P 值，作出推断

本例 $n_1 = 10$，$n_2 = 10$，$N = 20$，通过式（10-4）、式（10-5）计算 W 的均数和标准差分别等于：

$$\mu_W = \frac{n_1(N+1)}{2} = \frac{10 \times 21}{2} = 105$$

$$\sigma_W = \sqrt{\frac{n_1 n_2(N+1)}{12}} = \sqrt{\frac{10 \times 10 \times 21}{12}} = 13.229$$

$W = 77$，比 μ_W 小约 2 倍标准差 $(77-105)/13.229 = -2.116$。似乎有理由认为男童与女童头发中 Ca 含量有差异。具体需要计算 P 值。

为了确定 P 值，需要知道在 H_0 成立下的 W 的抽样分布，而此分布依赖于两个样本的例数 n_1 和 n_2。为此，统计学家制作了专门的统计界值表供使用，但由于界值表受诸多条件的限制，只能提供有限样本、有限检验水平的界值，更为便利和科学的方式是通过软件计算获得 P 值。本例的检验统计量为 $W = 77$，$z = -2.117$，$P = 0.034$，按 $\alpha = 0.05$ 水准拒绝 H_0，接受 H_1，可以认为男童与女童的头发中 Ca 含量的差异有统计学意义。男童组平均秩为 $77/10 = 7.7$，女童组平均秩为 $133/10 = 13.3$，可以认为女童的头发中 Ca 含量高于男童。

需要指出，当两个样本例数较大时（$n_1 > 10$ 或 $n_2 - n_1 > 10$），秩和检验统计量 W 将近似正态分布，可通过对 W 采取标准化变换获得 Z 值：

$$Z = \frac{|W - \mu_W| - 0.5}{\sigma_W} = \frac{|W - n_1(N+1)/2| - 0.5}{\sqrt{n_1 n_2(N+1)/12}} \qquad 式(10\text{-}6)$$

式(10-6)中0.5为连续性校正数,因为Z值是连续的,而W不连续。用Z值查标准正态分布曲线下的面积表(附表1)获得近似P值。本例通过式(10-6)计算W标准化后的Z值:

$$Z = \frac{|W - \mu_W| - 0.5}{\sigma_W} = \frac{|77 - 105| - 0.5}{13.229} = 2.078$$

查附表1,$\Pr(Z \geqslant 2.078) \approx 0.019$,由于本例是双侧检验,近似$P$值是$2 \times \Pr(Z \geqslant 2.078) = 2 \times 0.019 = 0.038$。本例若选用女童组$n_2 = 10$的秩和$R_2 = 133$作为秩和检验统计量$W$,对$W$采取标准化变换计算$Z$值,$z = 2.078$,二者相等。由此说明选择$R_1$或$R_2$作为Wilcoxon秩和检验的检验统计量得到的$P$值是一样的。

在实际应用中,有一些数据的测量结果是用一些离散的尺度表达的,如疼痛的评分,将疼痛的程度用0至10共11个数字表示,0表示无痛,10代表最痛,病人根据自身疼痛程度在这11个数字中挑选一个数字代表疼痛程度。用此类数据进行秩和检验,常常会出现许多的相同秩。

前述的Wilcoxon秩和检验中,当数据包含相同秩时,秩和检验统计量W的精确分布会改变,同时,W的标准差σ_W必须进行如下调整:

$$\sigma_W = \sqrt{\frac{n_1 n_2}{12N(N-1)} \left[N^3 - N - \sum_{i=1}^{j} (t_i^3 - t_i) \right]} \qquad 式(10\text{-}7)$$

式(10-7)中j为出现相同秩的总次数,t_i为第i次相同秩的个数。用调整后的σ_W使用正态近似法获得P值。

在实际应用中,若进行秩和检验时存在相同秩,建议使用软件计算获得P值,因为软件会自动查找相同秩,并进行必要的调整,自动切换到正态近似法进行计算。

例10-4　2003年10月在两个不同主食地区的中老年人手骨关节炎患病率随机抽样调查中,测得甲地区(主食大米)的175人和乙地区(主食面粉)的194人的手骨关节炎分值,数据见下表10-4。现比较甲地区人群与乙地区人群的手骨关节炎分值是否具有统计学差异?

表10-4　甲地区与乙地区随机抽样人群的手骨关节炎分值比较

骨关节炎分值	人数		合计 (t_j)(3)	秩范围 (4)	平均秩 (5)	秩和	
	甲地区 (1)	乙地区 (2)				甲地区 (6)=(1)×(5)	乙地区 (7)=(2)×(5)
0	17	2	19	1~19	10	170	20
1	18	0	18	20~37	28.5	513	0
2	23	4	27	38~64	51	1173	204
3	34	4	38	65~102	83.5	2839	334
4	14	0	14	103~116	109.5	1533	0
5	15	13	28	117~144	130.5	1957.5	1696.5
6	21	10	31	145~175	160	3360	1600

续表

骨关节炎分值	人数		合计	秩范围	平均秩	秩和	
	甲地区 (1)	乙地区 (2)	(t_j) (3)	(4)	(5)	甲地区 (6)=(1)×(5)	乙地区 (7)=(2)×(5)
7	8	7	15	176~190	183	1464	1281
8	7	8	15	191~205	198	1386	1584
9	6	18	24	206~229	217.5	1305	3915
10	5	7	12	230~241	235.5	1177.5	1648.5
11	7	14	21	242~262	252	1764	3528
12	0	11	11	263~273	268	0	2948
13	0	9	9	274~282	278	0	2502
14	0	18	18	283~300	291.5	0	5247
15	0	6	6	301~306	303.5	0	1821
16	0	7	7	307~313	310	0	2170
17	0	8	8	314~321	317.5	0	2540
18	0	8	8	322~329	325.5	0	2604
19	0	13	13	330~342	336	0	4368
20	0	10	10	343~352	347.5	0	3475
21	0	11	11	353~363	358	0	3938
22	0	1	1	364~364	364	0	364
23	0	0	0	—	—	0	—
24	0	5	5	365~369	367	0	1835
合计	$n_1=175$	$n_2=194$	369	—	—	$R_1=18\ 642$	$R_2=49\ 623$

对两组数据进行正态分布拟合优度检验,甲地区$\chi^2=44.025$,$P<0.001$,乙地区$\chi^2=107.418$,$P<0.001$。可以认为,甲地区与乙地区的数据均不服从正态分布。因此,该数据不适合用两组独立样本t检验进行分析,可采用两组独立样本的 Wilcoxon 秩和检验进行统计推断。

(1)建立检验假设,确定检验水准

H_0:甲地区人群与乙地区人群的手骨关节炎分值的总体分布相同

H_1:甲地区人群与乙地区人群的手骨关节炎分值的总体分布不同

$\alpha=0.05$

(2)编秩、求秩和

先计算各骨关节炎分值的甲地区与乙地区两组人群合计人数,见表 10-4 第(3)栏,由此确定第(4)栏各骨关节炎分值的秩范围,然后计算出各分值的平均秩,见第(5)栏,如骨关节炎分值为 0 共19 例,其秩范围为 1~19,平均秩为(1+19)/2=10,以此类推。其中骨关节炎分值为 23 两组均为 0例,不参与编秩。以各分值的平均秩分别与各人群例数相乘,再分别求和得到甲地区组秩和 R_1 与乙地区组秩和 R_2,见第(6)与(7)栏。$R_1=18642$,$R_2=49623$。

（3）计算检验统计量

检验统计量 W 选择甲地区组的秩和，本例 $W = R_1 = 18642$。

（4）确定 P 值，作出推断

本例由于相同秩过多，需先使用式（10-7）计算调整的 σ_W 值。排除骨关节炎分值为 22（1 例）和 23（0 例），$j = 22$。每个骨关节炎分值的合计人数表示相同秩的个数，即 t_i。$N = n_1 + n_2 = 175 + 194 = 369$。

$$\sigma_W = \sqrt{\frac{n_1 n_2}{12N(N-1)}\left[N^3 - N - \sum_{i=1}^{j}(t_i^3 - t_i)\right]}$$

$$= \sqrt{\frac{175 \times 194}{12 \times 369 \times (369-1)}\left\{369^3 - 369 - \left[(19^3 - 19] + (18^3 - 18) + \cdots + (11^3 - 11) + (5^3 - 5)\right]\right\}}$$

$$= 1021.222$$

使用式（10-6）计算 Z 值：

$$z = \frac{|W - \mu_W| - 0.5}{\sigma_W} = \frac{|18\,642 - 175 \times (369+1)/2| - 0.5}{1021.222} = 13.447$$

查附表 3，t 界值表（$\nu = \infty$）得双侧 $z_{0.001/2} = 3.291$，$|z| > z_{0.001/2}$，则 $P < 0.001$，按 $\alpha = 0.05$ 水准拒绝 H_0，接受 H_1，可以认为甲地区人群与乙地区人群的手骨关节炎分值的差异有统计学意义。由于骨关节炎分值越高，代表骨关节炎越严重，甲地区组的平均秩为 $18\,642/175 = 106.526$，乙地区组的平均秩为 $49\,623/194 = 255.789$，可认为乙地区人群比甲地区人群的手骨关节炎严重。本例若选用乙地区 $n_2 = 194$ 的秩和 $R_2 = 49\,623$ 作为秩和检验统计量 W，对 W 采取标准化变换计算 z 值，$z = 13.447$。从结果可见，即使两组样本例数不等，用任意一组的秩和作为 Wilcoxon 秩和检验统计量 W 并采取标准化变换得到 Z 值，二者的绝对值是相等的。

二、两组等级变量的比较

在实际应用中，经常会遇到两组比较的评价指标是等级变量，如在调查研究中，评价两组人群中被调查对象对于某种问题或行为的态度时，经常用"非常同意""同意""不同意"和"非常不同意"；评价被调查对象对于某项服务水平的满意程度时，经常用"非常满意""满意""不满意"和"非常不满意"等。等级变量具有半定性半定量的属性，若把此类变量用参数检验处理，就需要把变量的不同属性编码为整数 1 到 4，通过比较两组编码值的均数来进行统计推断，但是这些编码值的均数很难解释或无法指代具体含义。

假设有 8 个顾客对某项服务水平用"非常满意""满意""不满意"和"非常不满意"进行评价，其结果分别用编码 1 到 4 表达，数据为：

$$1 \quad 2 \quad 2 \quad 3 \quad 1 \quad 4 \quad 3 \quad 2$$

很容易计算这 8 个顾客评价结果的均数为 2.6，问题是：2.6 具体代表什么样的服务水平呢？按照评价尺度的均数 $(1+2+3+4)/4 = 2.5$ 来看，2.6 接近代表"既满意又不满意"？而实际的调查项目中没有这一属性。

由于均数的计算结果有可能会出现小数，而实际上等级变量是不会用小数编码的。即使存在

"既满意又不满意"这种状态,类似于"不确定"的含义,在转换成编码值时,也是用整数,如用 3 表达。虽然这时的评价尺度的均数$(1+2+3+4+5)/5=3$ 为整数,但当样本数据的均数出现小数时,仍很难解释结果的具体含义。

参数检验是依赖参数进行统计推断的,如两组独立样本 t 检验是依赖总体均数这个参数的假设,通过样本数据信息构造统计量,最后结论的专业解释或含义也常常通过样本均数的大小进行阐述,而秩和检验是使用秩代替原始数据,通过比较总体分布的形态来进行统计推断,避免了等级变量不同级别的均值无法解释的困境。

例 10-5　2007 年 7~11 月对西藏拉萨市和山南地区大骨节病进行流行病学调查,获得了两个地区受检人群大骨节病不同临床分度的数据,见下表 10-5。现比较两个地区的大骨节病临床分度是否具有统计学差异?

表 10-5　2007 年拉萨市和山南地区大骨节病临床分度的比较

临床分度	人数		合计(t_i)	秩范围	平均秩	秩和	
	拉萨(1)	山南(2)	(3)	(4)	(5)	拉萨 (6)=(1)×(5)	山南 (7)=(2)×(5)
Ⅰ度	73	75	148	1~148	74.5	5438.5	5587.5
Ⅱ度	21	22	43	149~191	170	3570	3740
Ⅲ度	8	9	17	192~208	200	1600	1800
合计	$n_1=102$	$n_2=106$	208	—	—	$R_1=10608.5$	$R_2=11127.5$

本例大骨节病临床分度属于等级变量,数据为两个地区大骨节病临床分度分布人数。在比较两个地区的临床分度时,宜用 Wilcoxon 秩和检验。

(1)建立检验假设,确定检验水准

H_0:两个地区的大骨节病临床分度的总体分布相同

H_1:两个地区的大骨节病临床分度的总体分布不同

$\alpha=0.05$

(2)编秩、求秩和

先计算各临床分度的两个地区合计人数,见表 10-5 第(3)栏,由此确定第(4)栏各临床分度的秩范围,然后计算出各分度的平均秩,见第(5)栏。

(3)计算检验统计量

以各分度的平均秩分别与各地区人数相乘,再分别求和得到两个地区的秩和 R_1 与 R_2,见第(6)与(7)栏。$R_1=10\,608.5$,$R_2=11\,127.5$。检验统计量为 $W=R_1=10608.5$。

(4)确定 P 值,作出推断

本例由于相同秩过多,需先使用式(10-7)计算调整的 σ_W 值。$j=3$,表 10-6 第(3)栏为 t_i,$N=n_1+n_2=102+106=208$。

$$\sigma_W=\sqrt{\frac{102\times106}{12\times208\times(208-1)}\{208^3-208-[(148^3-148)+(43^3-43)+(17^3-17)]\}}$$

= 344. 541

使用式(10-6)计算 z 值：

$$z=\frac{|W-\mu_W|-0.5}{\sigma_W}=\frac{|10\ 608.5-102\times(208+1)/2|-0.5}{344.541}=0.145$$

查附表 3 , t 界值表($\nu=\infty$)得 $z_{0.50/2}=0.675$, $|z|<z_{0.50/2}$,则 $P>0.50$,按 $\alpha=0.05$ 水准不拒绝 H_0 ,尚不能认为拉萨市和山南地区的大骨节病临床分度的差异有统计学意义。

第三节　多组独立样本的比较

学习目标
- 理解 Kruskal-Wallis 检验的基本思想
- 掌握 Kruskal-Wallis 检验的编秩规则和检验统计量的计算

第八章介绍的多组独立样本单因素方差分析同样要求各样本来自正态分布的总体,当此条件不满足时,同样可以采用非参数检验,这里介绍常用的多组独立样本比较的秩和检验——Kruskal-Wallis 检验。

一、多组定量数据的比较

例 10-6　为了解不同剂量的 DON 对新西兰家兔膝关节软骨和滑膜的损伤情况,将 15 只新西兰家兔按体重随机分为对照组、低剂量组和高剂量组,分别注射无菌生理盐水、0.05μg/g 和 0.10μg/g 剂量 DON 毒素进行实验处理,实验期满后测定关节冲洗液中肿瘤坏死因子(TNF-α)的水平(μg/L),获得数据见下表 10-6。现比较 3 组家兔关节冲洗液 TNF-α 测定结果是否具有统计学差异?

表 10-6　3 组家兔关节冲洗液 TNF-α(μg/L)测定结果

对照组		低剂量组		高剂量组	
TNF-α(1)	秩(2)	TNF-α(3)	秩(4)	TNF-α(5)	秩(6)
0.218	5	0.253	6	0.695	15
0.051	2	0.558	12	0.530	11
0.186	3	0.352	8	0.645	14
0.198	4	0.284	7	0.621	13
0.036	1	0.487	10	0.384	9
R_i	15	–	43	–	62
n_i	5	–	5	–	5

本例每组只有 5 只家兔,属于典型的小样本研究。当样本例数太小时,很难可靠地判断数据的正态性,从而无法使用单因素方差分析进行检验,因非参数检验不要求数据的正态性,可采用更加稳健的 Kruskal-Wallis 检验进行统计推断。

（一）基本思想

回顾单因素方差分析的基本思想,是将所有观测值的总变异分解成组间变异和组内变异,当组间变异明显大于组内变异时,有理由拒绝所有组的总体均数相等的假设(H_0)。

Kruskal-Wallis 检验的基本思想就是用所有观测值的秩代替原始观测值进行单因素方差分析。若所有观测值的总例数为 N,秩只能是 1 到 N 之间的某个整数(假设没有相同的观测值出现),不管原始观测值是什么,秩的离均差平方和会是一个固定的数值,因此无需同时采用组间变异和组内变异。Kruskal-Wallis 检验的检验统计量实质是用秩计算组间变异,当组间变异的数值较大时,有理由认为组间存在差异。

基本思想

分别从 k 个独立总体随机抽取样本 $n_1, n_2, \cdots, n_k$,总例数为 $N = \sum_{i=1}^{k} n_i$。将全部数据统一编秩,计算每个样本 n_i 的秩和 R_i。计算 Kruskal-Wallis H 检验统计量:

$$H = \frac{12}{N(N+1)} \sum \frac{R_i^2}{n_i} - 3(N+1) \qquad \text{式}(10\text{-}8)$$

当 H 值较大时,有理由拒绝 H_0,具体通过 H 分布计算 P 值获得推断结论。

为了确定 P 值,需要知道在 H_0 成立下的 H 的抽样分布,而此分布依赖于每个样本的例数 n_1, $n_2, \ldots, n_k$。为此,统计学家制作了专门的统计界值表供使用,但受样本个数的限制以及因样本个数增加计算时间成倍加长的影响,统计界值表非常局限,更为便利和科学的方式是通过软件计算获得 P 值。

假设 k 个总体分布相同(H_0)且样本例数 n_i 不太小时,H 值近似服从 $\nu = k-1$ 的 χ^2 分布,通过 χ^2 分布计算出 P 值。事实上,绝大多数的统计软件就是采用 χ^2 分布近似法来获得 P 值。需要指出,式(10-8)适用于没有相同秩的情况。若有相同秩出现,则需进行校正:

$$H_c = \frac{H}{1 - \frac{\sum_{i=1}^{j}(t_i^3 - t_i)}{(N^3 - N)}} \qquad \text{式}(10\text{-}9)$$

式(10-9)中 j 为出现相同秩的总次数,t_i 为第 i 次相同秩的个数。

（二）检验步骤

(1)建立检验假设,确定检验水准

H_0:3 组家兔关节冲洗液 TNF-α 测定结果的总体分布相同

H_1:3 组家兔关节冲洗液 TNF-α 测定结果的总体分布不全相同

$\alpha = 0.05$

(2)编秩、求秩和

先将三组 TNF-α 的数值由小到大统一编秩,见表 10-6 第(2)、(4)、(6)栏。将各组秩分别相加得每组秩和 R_1。本例 $R_1 = 15$,$R_2 = 43$,$R_3 = 62$。

(3)计算检验统计量

本例 $N = n_1 + n_2 + n_3 = 5+5+5 = 15$,使用式(10-8)计算检验统计量 H

$$H=\frac{12}{15(15+1)}(\frac{15^2}{5}+\frac{43^2}{5}+\frac{62^2}{5})-3(15+1)=11.18$$

(4)计算 P 值,作出推断

本例 $k=3$,由 $\nu=k-1=3-1=2$ 可查附表 8 得 $\chi^2_{0.005,2}=10.60$,$H=11.18>\chi^2_{0.005,2}$,则 $P<0.005$,按 $\alpha=0.05$ 水准拒绝 H_0,接受 H_1,可认为三组家兔关节冲洗液 TNF-α 测定结果的差异有统计学意义。需要说明,由于 H 值近似服从 χ^2 分布,统计软件中直接用 χ^2 值代替了 H 值,并用 χ^2 分布计算出 P 值。

二、多组等级变量的比较

例 10-7 2007 年 7 月至 11 月西藏拉萨市和山南地区大骨节病流行病学调查获得了两个地区受检人群不同年龄段(岁)的大骨节病不同临床分度的数据,见下表 10-7。现比较不同年龄段的大骨节病临床分度是否具有统计学差异?

表 10-7 不同年龄段(岁)的大骨节病临床分度的比较

临床分度	人数				合计	秩范围	平均秩
	≤20 岁	21~40 岁	41~60 岁	>61 岁			
Ⅰ	4	35	77	32	148	1~148	74.5
Ⅱ	0	7	21	15	43	149~191	170
Ⅲ	1	4	9	3	17	192~208	200
合计	5	46	107	50	208	—	—

本例大骨节病临床分度是等级变量,不同年龄段形成 4 组样本,在比较 4 个年龄段的临床分度时,宜用 Kruskal-Wallis 检验。

(1)建立检验假设,确定检验水准

H_0:不同年龄段的大骨节病临床分度的总体分布相同

H_1:不同年龄段的大骨节病临床分度的总体分布不全相同

$\alpha=0.05$

(2)编秩、求秩和

先计算各临床分度的 4 个年龄段合计人数,确定各临床分度的秩范围,然后计算出各临床分度的平均秩。以各临床分度的平均秩分别与各年龄段人数相乘,再求和得到每个年龄段的秩和 R_i。本例

≤20 岁组秩和:$R_1=74.5\times4+170\times0+200\times1=498$

21~40 岁组秩和:$R_2=74.5\times35+170\times7+200\times4=4597.5$

41~60 岁组秩和:$R_3=74.5\times77+170\times21+200\times9=11106.5$

>61 岁组秩和:$R_4=74.5\times32+170\times15+200\times3=5534$

(3)计算检验统计量

本例 $N=n_1+n_2+n_3+n_4=5+46+107+50=208$,使用式(10-8)计算检验统计量 H

$$H=\frac{12}{208\times(208+1)}(\frac{498^2}{5}+\frac{4597.5^2}{46}+\frac{11106.5^2}{107}+\frac{5534^2}{50})-3\times(208+1)=0.838$$

由于本例出现相同秩,使用式(10-9)计算校正检验统计量 H_c。

$$H_c = \frac{0.838}{1 - \dfrac{(148^3-148)+(43^3-43)+(17^3-17)}{208^3-208}} = 1.330$$

(4)确定 P 值,作出推断

本例 $k=4$,由 $\nu=k-1=4-1=3$ 查附表 8,得 $\chi^2_{0.50,3}=2.37$,本例 $H_c=1.330<\chi^2_{0.50,3}$,则 $P>0.50$,按 $\alpha=0.05$ 水准不拒绝 H_0,尚不能认为不同年龄段的大骨节病临床分度的差异有统计学意义。需要指出,当多个样本比较的秩和检验其推断结论为拒绝 H_0,接受 H_1 时,与方差分析类似,只能得出各个总体分布不同或不全相同的结论,但不能说明任两个总体分布不同。若要对每两个总体分布作出有无不同的推断,需要作组间的多重比较,关于此方面的知识请参阅相关的参考书。

（贺　佳　陶育纯）

 本章小结

1. 参数检验建立在严格的假设条件基础之上,如不符合假设条件,其推断正确性将存在问题。非参数检验所需假定条件少,不受总体分布限制,适用于总体分布形式未知或分布类型不明确的定量数据、偏态分布数据、等级数据、不满足参数检验条件的数据如方差不齐数据、数据一端或两端为无法测量的数值等。

2. 虽然非参数检验方法适用范围广,但如果数据符合参数检验条件,或经过数据变换后符合参数检验条件,最好仍用参数检验。若对符合参数检验数据采用非参数检验,因为没有充分利用数据信息,导致检验效能下降。

3. 单样本符号秩和检验的基本思想:假设样本所对应总体中位数与已知总体中位数相同 (H_0),计算样本中所有数值与已知标准值的差值,根据所有差值的绝对值进行编秩,并分别计算正、负差值的秩和。根据正差值秩和或负差值秩和与总体平均秩 (μ_R) 的距离判断是否拒绝 H_0。

4. 配对数据符号秩和检验的基本思想与单样本符号秩和检验的相似,配对数据中每个配对数值的差值可以看作是一个单独的样本,已知的总体中位数为 0,即推断差值的单样本是否来自已知中位数为 0 的总体。其余部分则与单样本符号秩和检验并无差别。

5. 两组独立样本比较的 Wilcoxon 秩和检验的基本思想是比较两个总体分布来评价组间差异,利用任意一组样本数据的秩和,通过在两个总体分布相同 (H_0) 下秩和的抽样分布计算 P 值来进行统计推断。可通过软件或利用正态近似法获得 P 值。

6. 多组独立样本比较的 Kruskal-Wallis 秩和检验的基本思想是用所有观测值的秩代替原始观测值进行单因素方差分析。当 k 个样本例数都不太小并且 k 个总体分布相同 (H_0) 时,Kruskal-Wallis 检验统计量 H 值近似服从自由度为 $k-1$ 的 χ^2 分布,可通过软件或利用 χ^2 分布获得 P 值。

第十一章

直线相关与回归的推断

在第二章中,我们学习了运用散点图、相关系数、回归系数以及回归直线等方法刻画两个变量之间的关联性,这是基于样本数据进行的描述和分析。与其他统计量类似,样本相关系数是总体相关系数的一个估计值,回归系数也是如此。本章将学习直线相关与直线回归的基本统计推断方法。主要内容包括总体相关系数的置信区间估计和相关系数的假设检验,回归方程的假设检验,以及反应变量平均值的置信区间估计与个体值的预测区间估计等。

第一节　直线相关系数的统计推断

学习目标
- 掌握总体相关系数的置信区间估计
- 掌握相关系数的假设检验

一、总体相关系数的置信区间估计

（一）总体相关系数 ρ

直线相关系数表示了两个变量之间直线关系的强度和方向,两变量无需区分解释变量与反应变量。第二章我们基于样本数据介绍了样本相关系数,与之相对应的参数即总体相关系数,用希腊字母 ρ 表示。如 $\rho=0$ 表示两变量间不存在直线相关关系。在实际工作中,常用样本相关系数 r 估计总体相关系数 ρ。

（二）总体相关系数的置信区间估计

一般情况下（$\rho \neq 0$ 时）,r 的抽样分布并不对称,无法利用正态分布理论对 ρ 进行统计推断。数理理论与蒙特卡罗模拟显示,按式（11-1）对 r 作变换后得到的 z_r 具有近似正态性,可用于后续统计推断:

$$z_r = \frac{1}{2}\ln\left(\frac{1+r}{1-r}\right) \qquad\qquad 式(11\text{-}1)$$

由于 z_r 近似服从均数为 $z_\rho = \frac{1}{2}\ln\left(\frac{1+\rho}{1-\rho}\right)$,标准差为 $\frac{1}{\sqrt{n-3}}$ 的正态分布,故 z_ρ 的 $1-\alpha$ 置信区间计算公式如下:

$$\left(z_r - \frac{z_{\alpha/2}}{\sqrt{n-3}}, z_r + \frac{z_{\alpha/2}}{\sqrt{n-3}}\right) \qquad\qquad 式(11\text{-}2)$$

将式(11-2)的上、下限代入式(11-3),可获得总体相关系数 ρ 的 $1-\alpha$ 置信区间。

$$\rho = \frac{e^{2z_\rho}-1}{e^{2z_\rho}+1} \qquad 式(11-3)$$

例 11-1　根据例 2-1 数据可知骨关节炎评分 OAP(y)与粮食真菌 DON 含量(x)的相关系数 $r=0.7863$,$n=38$。现估计总体相关系数 ρ 的 95% 置信区间。

将 $r=0.7863$ 代入式(11-1),得

$$z_r = \frac{1}{2}\ln\left(\frac{1+r}{1-r}\right) = \frac{1}{2}\ln\left(\frac{1+0.7863}{1-0.7863}\right) = 1.0617$$

将 $z_r=1.0617$,$z_{0.05/2}=1.96$ 和 $n=38$ 代入式(11-2),得 z_ρ 的 95% 置信区间为(0.7304,1.3930)。将该上、下限分别代入式(11-3),得

$$\frac{e^{2\times0.7304}-1}{e^{2\times0.7304}+1} = 0.6233, \frac{e^{2\times1.3930}-1}{e^{2\times1.3930}+1} = 0.8838$$

因此,ρ 的 95% 置信区间为(0.6233,0.8838)。

二、$\rho=0$ 的假设检验

如同其他统计量,样本相关系数不等于 0 并不表示总体中两变量一定存在直线关系。如图 11-1 所示,从相关系数为 0 的总体中,随机抽样得到的一组样本,由于抽样误差的存在,计算得到的样本相关系数 $r=0.562$,并不等于 0。故基于样本计算出相关系数之后需对其总体相关系数 ρ 是否为 0 进行假设检验。

(一)查表法

根据自由度 $\nu=n-2$,查 r 界值表(见附表 9),比较统计量 $|r|$ 与界值,统计量绝对值越大,P 值越小;统计量绝对值越小,P 值越大。

(二)t 检验

t 统计量为:

$$t_r = \frac{r-0}{S_r} \qquad 式(11-4)$$

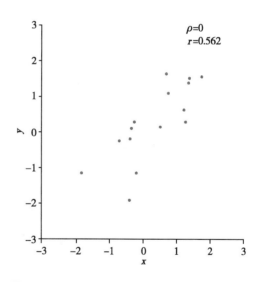

图 11-1

总体相关系数与样本相关系数

式中,S_r 为样本相关系数 r 的标准误

$$S_r = \sqrt{\frac{1-r^2}{n-2}} \qquad 式(11-5)$$

H_0 成立时,t_r 服从自由度为 $\nu=n-2$ 的 t 分布。

如以上两种方法得到 $P\leqslant\alpha$,则拒绝零假设,两变量间的直线相关性有统计学意义,可认为两变量之间存在相关性;如得到 $P>\alpha$,则不拒绝零假设,两变量间的直线相关性无统计学意义,尚不能认为两个变量之间存在相关性。

例 11-1 续 继例 2-1 算得 $r = 0.7863$ 后,检验相关系数是否具有统计学意义。

(1)建立检验假设,确定检验水准

$H_0 : \rho = 0$,即骨关节炎评分 OAP 与 DON 含量之间无直线相关关系

$H_1 : \rho \neq 0$,即骨关节炎评分 OAP 与 DON 含量之间存在直线相关关系

$\alpha = 0.05$

(2)计算检验统计量

例 2-1 知 $r = 0.7863$,$n = 38$,由式(11-4)和式(11-5),有

$$t_r = \frac{0.7863}{\sqrt{\dfrac{1 - 0.7863^2}{38 - 2}}} = 7.6359$$

(3)确定 P 值,作出推断

据自由度 $\nu = 38 - 2 = 36$,查 t 界值表(见附表 3),得双侧 $t_{0.001/2,36} = 3.582$。由于 $|t_r| > t_{0.001/2,36}$,从而 $P < 0.001$,故拒绝 H_0,可认为骨关节炎评分 OAP 与 DON 含量之间存在直线相关关系。

也可根据查表法,由自由度 $\nu = 38 - 2 = 36$,查 r 界值表(见附表 9)可得 $r_{0.001/2,36} = 0.513$,从而 $P < 0.001$,故拒绝 H_0,即相关系数有统计学意义,可认为骨关节炎评分 OAP 与 DON 含量之间存在直线相关关系。

此结果与 t 检验法结果一致。

三、应用条件

直线相关分析要求两个变量服从二元正态分布,如原始数据并不服从正态分布,或者属于等级资料,可以考虑用秩相关系数来描述相关性。总体秩相关系数 ρ_s 的假设检验可用以下方式进行推断:当 $n \leqslant 50$ 时,可查秩相关系数界值表(见附表 10),若 $|r_s|$ 超过界值,则拒绝 H_0;$n > 50$ 时,可采用式(11-4)和式(11-5)作 t 检验。

第二节 直线回归的统计推断

学习目标

- 掌握回归总变异与自由度的分解
- 掌握回归系数的假设检验
- 掌握反应变量总体均数置信区间以及反应变量个体预测值的估计
- 了解直线回归统计推断的条件

一、回归模型与参数解释

在第二章骨关节炎评分 OAP 与粮食真菌 DON 含量的关系分析中,根据散点图并结合专业上的

考虑,可以依据一定的规则寻找一条潜在的直线来刻画两变量之间的数量依存关系。简单直线回归模型假设 y 的观测值服从一系列随解释变量 x 而变化的正态分布,其连续变化的均值取决于 x 值。在总体回归直线中,当解释变量 x 的值固定时,反应变量 y 服从均数为 μ_y 的正态分布。总体回归直线如下:

$$\mu_y = \beta_0 + \beta_1 x \qquad \text{式}(11\text{-}6)$$

式中,μ_y 表示 x 取某个数值时所对应的 y 的条件总体均数,随着 x 取值的变化而变化。β_0 为总体回归直线的截距或常数项,表示 x 等于 0 时,y 的平均值;β_1 为总体回归直线的斜率或回归系数,表示 x 改变一个单位时 y 的平均改变量。

在直线回归中,假设每一个 x 所对应的 μ_y 都在回归直线上,但是由于个体观测值不一定总等于其均数,故而 y 的个体值与其总体均数之间有如下关系:

$$y_i = \mu_y + e_i$$

式中,e_i 即为残差,$e_i \sim N(0, \sigma^2)$。

图 11-2 为总体直线回归模型示意图,直线描述了条件总体均数 μ_y 随着 x 取值的变化而变化。4 个正态分布曲线反映了反应变量 y 随着解释变量 x 的 4 个不同取值而有所不同。

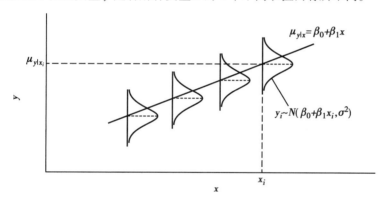

图 11-2
总体直线回归模型示意图

二、β_1 的置信区间估计和假设检验

在第二章第四节中,我们学习了基于样本数据利用最小二乘法拟合回归直线来描述反应变量和解释变量之间的关系。在本章中我们将以此为基础,对总体回归直线的参数进行估计。在样本回归直线上,y 的预测值通常用 $\hat{y}$ 表示:

$$\hat{y} = b_0 + b_1 x \qquad \text{式}(11\text{-}7)$$

式(11-7)是式(11-6)的一个估计值,其中 b_0、b_1 分别为总体回归直线的截距 β_0 与斜率 β_1 的估计值。回归方程 $\hat{y} = 4.7856 + 0.0297x$ 就是通过回归系数与粮食真菌 DON 含量的线性组合来描述骨关节炎评分 OAP 的均数是如何随粮食真菌 DON 含量的改变而变化。

类似单变量分析中常需用样本均数对总体均数进行推断,在得到样本回归方程后,我们也需要推断相应总体中这种回归关系是否确实存在,即推断 y 的条件总体均数是否随 x 的变化

而呈线性变化。由式（11-6）可见，当总体回归系数 $\beta_1 = 0$ 时，y 的总体均数为常数，此时两变量无直线回归关系。如同其他统计量，样本回归系数不等于 0 并不一定表示总体中两变量一定存在回归关系。如图 11-3 所示，从 $\beta_1 = 0$ 的总体中随机抽样得到一个样本，由于抽样误差的存在，其样本回归系数 $b_1 = 0.413$，不等于 0。故推断总体中两变量是否存在回归关系，还需要对总体回归系数 β_1 是否不等于 0 进行统计推断。

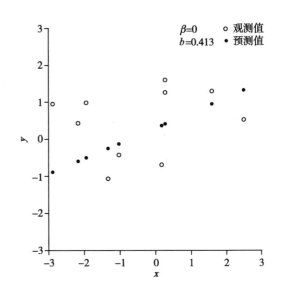

图 11-3

总体回归系数为 0 时随机抽样得到的某个样本

（一）β_1 的置信区间

在第二章中，我们知道回归直线斜率 b_1 的计算公式为 $b_1 = r\dfrac{S_y}{S_x}$。其中，r 为 y 与 x 的相关系数，S_y 为 y 的标准差，S_x 为 x 的标准差。代数运算可验证，b_1 的计算公式也可用下式表达，

$$b_1 = \frac{\sum_{i=1}^{n}(x_i-\bar{x})(y_i-\bar{y})}{\sum_{i=1}^{n}(x_i-\bar{x})^2} = \frac{l_{xy}}{l_{xx}}$$

式中，l_{xx} 和 l_{xy} 分别表示 x 的离均差平方和、x 与 y 的离均差积和。注意这些符号将在本章中经常使用。

由例 2-1 计算得到的样本回归系数 $b_1 = 0.0297$，是总体回归系数 β_1 的一个点估计值。类似于总体均数的置信区间估计，β_1 的双侧 $1-\alpha$ 置信区间可由式（11-8）计算：

$$(b_1 - t_{\alpha/2,(n-2)}S_{b_1},\ b_1 + t_{\alpha/2,(n-2)}S_{b_1}) \qquad\qquad 式（11-8）$$

$$S_{b_1} = \frac{S_{y\cdot x}}{\sqrt{l_{xx}}} \qquad\qquad 式（11-9）$$

$$S_{y\cdot x} = \sqrt{\frac{\sum(y-\bar{y})^2 - b_1^2 l_{xx}}{n-2}} \qquad\qquad 式（11-10）$$

式中，$t_{\alpha/2,(n-2)}$ 是自由度 $\nu = n-2$ 的双侧 t 界值，S_{b_1} 为样本回归系数 b_1 的标准误，$S_{y\cdot x}$ 为残差的标准误（standard error of residual），它是指扣除 x 对 y 的影响后，y 对于回归直线的离散程度。

例 11-2 现估计例 2-1 总体回归系数 β_1 的 95% 置信区间。

由例 2-1 知 $b_1 = 0.0297$

由式（11-10） $S_{y\cdot x} = \sqrt{\dfrac{\sum(y-\bar{y})^2 - b_1^2 l_{xx}}{n-2}} = \sqrt{\dfrac{634.127}{38-2}} = 4.1970$

由式（11-9） $S_{b_1} = \dfrac{S_{y\cdot x}}{\sqrt{l_{xx}}} = \dfrac{4.1970}{\sqrt{1\,164\,923.06}} = 0.0039$

由 $\nu = n-2 = 36$，查 t 界值表得 $t_{0.05/2,36} = 2.028$。按式（11-8）求得 β_1 的 95% 置信区间为：

$$(0.0297 \pm 2.028 \times 0.0039) = (0.0218, 0.0376)$$

该区间不包括 0，按 $\alpha = 0.05$ 水准同样可得到总体回归系数不为 0 的结论，即采用置信区间估计也可回答假设检验的问题。

（二）$\beta_1 = 0$ 的 t 检验

通过前述回归系数的概念可知，β_1 是一个"平均变化"，即自变量变化一个单位时，y 的相应两个条件总体均数之差，是一个均数的概念，故对 β_1 是否不为 0 的假设检验，可以将 b_1 视为一个均数进行 t 检验来判断。

$$t_{b_1} = \frac{b_1 - 0}{S_{b_1}}, \nu = n-2 \qquad \text{式（11-11）}$$

式中，S_{b_1} 为样本回归系数 b_1 的标准误，如前所述，$S_{y \cdot x}$ 为残差标准误。

例 11-2 续　现用 t 检验对例 11-2 的样本回归方程作假设检验。

（1）建立检验假设，确定检验水准

$H_0 : \beta_1 = 0$，即骨关节炎评分 OAP 与 DON 含量之间无直线回归关系

$H_1 : \beta_1 \neq 0$，即骨关节炎评分 OAP 与 DON 含量之间有直线回归关系

$\alpha = 0.05$

（2）计算检验统计量

由例 2-1 和例 11-2 知 $b_1 = 0.0297, S_{y \cdot x} = 4.1970, S_{b_1} = 0.0039$

由式（11-11）
$$t_{b_1} = \frac{b_1}{S_{b_1}} = \frac{0.0297}{0.0039} = 7.6154$$

$$\nu = n-2 = 36$$

（3）确定 P 值，作出推断

根据 $\nu = 36$ 和 $t_{b_1} = 7.6154$，查 t 界值表，得 $p < 0.001$，按 $\alpha = 0.05$ 水准拒绝 H_0，回归方程有统计学意义。

（三）回归系数的方差分析

对总体回归系数的假设检验也可以利用与前述组间总体均数比较的方差分析思想来解决。图 11-4 给出了两均数比较的分布示意图。若把图 11-4 也用回归来描述，横坐标的分组变量 x 取值假设为 1 和 2，结果变量的总体均数表示为 μ，两组均数分别表示为 μ_1 和 μ_2。不难看出，此时两组结果变量均数之差恰好就是回归方程中的参数 β_1，对于 β_1 是否不为 0 的方差分析恰好就是两组均数是否不等的假设检验。由此可见，均数比较问题和回归问题都是基于条件均数的分布，回归中的个体观测值独立性、方差齐性、条件均数的线性假设和均数比较问题是一致的，对离均差平方和与自由度的分解也是相同的，只是具体操作和计算有所不同。

理解回归系数假设检验中方差分析的基本思想，需要分解反应变量 y 的离均差平方和与自由度，如图 11-5 所示。

在图 11-5 中，任意一点 $a(x,y)$ 的纵坐标被回归直线与均数 $\bar{y}$ 截成三段，其中：$y - \bar{y} = (\hat{y} - \bar{y}) + (y - \hat{y})$。由于点 a 是散点图中任取的一点，若将全部数据点都按上法处理，并将等式两端平方后再求和

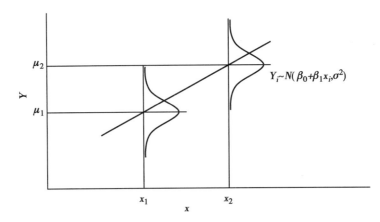

图 11-4

用回归表示两均数比较的分布示意图

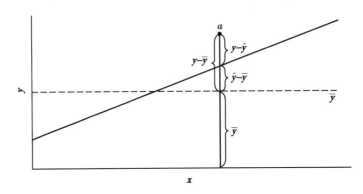

图 11-5

反应变量离均差平方和的分解示意图

(可以证明,下式等号右端两项中括号部分的乘积和等于 0),则有:

$$\sum (y-\bar{y})^2 = \sum (\hat{y}-\bar{y})^2 + \sum (y-\hat{y})^2 \qquad 式(11\text{-}12)$$

上式也可表示为:

$$SS_{总} = SS_{回} + SS_{残} \qquad 式(11\text{-}13)$$

$SS_{总}$ 即 $\sum (y-\bar{y})^2$,称为总离均差平方和,即不考虑 y 与 x 的回归关系时 y 的总变异。

$SS_{回}$ 即 $\sum (\hat{y}-\bar{y})^2$,称为回归平方和。在 $(\hat{y}-\bar{y})$ 中,由于无论回归关系如何,特定样本的均数 $\bar{y}$ 不变,故此部分变异是由于 $\hat{y}$ 的不同造成的,而 $\hat{y}$ 的不同正是由于两变量的回归关系 $\hat{y}=b_0+b_1 x$ 引起的。因此 $SS_{回}$ 反映了在 y 的总变异中可以用 y 与 x 的回归关系所解释的部分,也即 y 的总变异中由于 y 与 x 的回归关系而使 y 的总变异减少的部分。$SS_{回}$ 越大,说明回归效果越好。

$SS_{残}$ 即 $\sum (y-\hat{y})^2$,称为残差平方和。它反映了除 x 对 y 的回归关系影响之外的所有一切因素对 y 的变异的作用,也即在总平方和中无法用回归关系解释的部分,表示考虑回归关系之后 y 的变异。在散点图中,各实测点离回归直线越近,$SS_{残}$ 越小,说明直线回归的拟合越好。

与组间均数比较的方差分析进行对比可见,在对反应变量的平方和分解中,回归只是用条件均数 $\hat{y}$ 代替了均数比较问题中各组的组均数 $\bar{y}_i$,而这两者的意义都是条件均数,故而在思想上两者平方和的分解是一样的。

回归中上述 3 个离均差平方和相应的自由度之间的关系为：

$$\nu_{总} = n-1, \nu_{回} = 1, \nu_{残} = n-2 \qquad 式(11-14)$$

$$\nu_{总} = \nu_{回} + \nu_{残} \qquad 式(11-15)$$

与组间均数比较的方差分析对比，两个检验的总自由度都是 $n-1$（y 的自由取值个数 n 减去 μ_y 这 1 个参数个数），回归的自由度是其平方和 $\sum(\hat{y}-\bar{y})^2$ 中所含参数个数的差值决定的，对应其中前一项所含的 β_0 与 β_1 两个参数，减去对应后一项中一个参数 μ_y，所以自由度为 1。残差自由度因其平方和 $\sum(y-\hat{y})^2$ 中暗含 β_0 与 β_1 两个参数，故其自由度为 $n-2$。

由式(11-12)及式(11-14)离均差平方和及其自由度的分解可见，当 β_1 接近于 0 时，更可能出现较小的 $SS_{回}$ 和较大的 $SS_{残}$；而 β_1 远离 0 时，更可能得到较大的 $SS_{回}$ 和较小的 $SS_{残}$。故相对于随机误差 $SS_{残}$ 而言，回归所解释的变异 $SS_{回}$ 越大，越有理由认为 $\beta_1 \neq 0$。或者可认为不考虑回归时，随机误差是 y 的总变异 $SS_{总}$，而考虑回归后，扣除回归的贡献使随机误差减小为 $SS_{残}$。如果两变量间总体回归关系确实存在，回归的贡献应大于随机误差，大到何种程度时可以认为具有统计学意义，可根据 $SS_{回}$ 与 $SS_{残}$ 的关系构造 F 统计量：

$$F = \frac{MS_{回}}{MS_{残}} = \frac{SS_{回}/\nu_{回}}{SS_{残}/\nu_{残}} \qquad 式(11-16)$$

式中，$MS_{回}$ 为回归均方，$MS_{残}$ 为残差均方。在 $H_0: \beta_1 = 0$ 的假设下，统计量 F 服从自由度为 $\nu_{回}$、$\nu_{残}$ 的 F 分布。

实际计算时，也可利用式(11-17)直接求得 $SS_{回}$：

$$SS_{回} = b_1 l_{xy} = l_{xy}^2/l_{xx} = b_1^2 l_{xx} \qquad 式(11-17)$$

例 11-2 续　现用方差分析对例 11-2 的样本回归方程作假设检验。

(1)建立检验假设，确定检验水准

$H_0: \beta_1 = 0$，即骨关节炎评分 OAP 与 DON 含量之间无直线回归关系

$H_1: \beta_1 \neq 0$，即骨关节炎评分 OAP 与 DON 含量之间有直线回归关系

$\alpha = 0.05$

(2)计算检验统计量

$$SS_{总} = \sum(y-\bar{y})^2 = 1661.3325$$

由式(11-17)可得，$SS_{回} = b_1^2 l_{xx} = 1027.2061$

由式(11-13)可得，$SS_{残} = SS_{总} - SS_{回} = 634.1264$

由式(11-16)可得，$F = \dfrac{MS_{回}}{MS_{残}} = \dfrac{SS_{回}/\nu_{回}}{SS_{残}/\nu_{残}} = \dfrac{1027.2061/1}{634.1264/36} = 58.3155$

$\nu_{回} = 1, \nu_{残} = n-2 = 36$

(3)确定 P 值，作出推断

按 $\nu_1 = 1, \nu_2 = 36$，查 F 界值表，$F_{0.01(1,36)} = 7.40$，得 $P<0.01$。按 $\alpha = 0.05$ 水准拒绝 H_0，回归方程有统计学意义，可以认为骨关节炎评分 OAP 与 DON 含量之间有直线回归关系。上述计算结果可列成方差分析表，如表 11-1 所示。

表 11-1　直线回归的方差分析表

变异来源	SS	v	MS	F	P
回归	1027. 2061	1	1027. 2061	58. 3155	<0. 01
残差	634. 1264	36	17. 6146		
总变异	1661. 3325	37			

由例 2-1 数据可验证 $\sqrt{F} = \sqrt{58.3155} = 7.6365 \approx t_{b_1}$。因此,在直线回归中,对同一数据作总体回归系数 β_1 是否不为 0 的假设检验,方差分析和 t 检验是一致的,且 $t_{b_1,v} = \sqrt{F_{1,v}}$

三、反应变量平均值的置信区间

给定数值 x_p,由样本回归方程算出的 $\hat{y}_p = b_0 + b_1 x_p$ 只是条件总体均数 $\mu_{y|x_p}$ 的一个点估计值。由于存在抽样误差,$\hat{y}_p$ 会因样本而异,反映其抽样误差大小的标准误可按式(11-18)计算:

$$S_{\hat{y}_p} = S_{y \cdot x} \sqrt{\frac{1}{n} + \frac{(x_p - \bar{x})^2}{l_{xx}}} \qquad 式(11\text{-}18)$$

式中,$S_{y \cdot x}$ 由式(11-10)计算,其条件总体均数 $\mu_{y|x_p}$ 的双侧(1-α)置信区间的计算公式为:

$$(\hat{y}_p - t_{\alpha/2,(n-2)} S_{\hat{y}_p}, \quad \hat{y}_p + t_{\alpha/2,(n-2)} S_{\hat{y}_p}) \qquad 式(11\text{-}19)$$

例 11-3　根据前述回归分析结果,观测值 $x_1 = 178.42$, $S_{y \cdot x} = 4.1970$, $l_{xx} = 1164923.1140$, $\bar{x} = 195.8221$,代入式(11-18)获得观测点 x_1 对应的 $\hat{y}$ 标准误为

$$S_{\hat{y}} = S_{y \cdot x} \sqrt{\frac{1}{n} + \frac{(x_1 - \bar{x})^2}{l_{xx}}} = 4.1970 \times \sqrt{\frac{1}{38} + \frac{(178.42 - 195.8221)^2}{1164923.1140}} = 0.6842$$

当置信度为 95% 时,$t_{0.05/2,36} = 2.028$, $\hat{y}_1 = 4.7856 + 0.0297 \times 178.42 = 10.0847$,代入式(11-19)可得:

$$(10.0847 \pm 2.028 \times 0.6842) = (8.6971, 11.4723)$$

用同样的方式,可计算出所有 x 值对应 y 的总体均数的 95% 置信区间。以 x 为横坐标,y 为纵坐标,将置信区间的上下限分别连起来形成的两条弧形线间的区域,称为回归直线的置信带(confidence band),见图 11-6 中离回归直线较近的两条弧线所确定的区域。

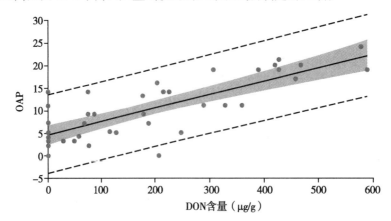

图 11-6

反应变量平均值 $\mu_{y|x}$ 的置信带和反应变量个体值 y 的预测带

当 $x_p = \bar{x}$ 时,反应变量总体均数的标准误达到最小值 $S_{y \cdot x}/\sqrt{n}$,其对应的置信带最窄。x_p 离 $\bar{x}$ 越远,其标准误越大,对应的置信带越宽。

四、反应变量个体值的预测区间

利用回归方程进行统计预测,就是将解释变量代入回归方程中,对反应变量的个体值进行估计。给定数值 x_p,对应的个体 y 也存在一个波动范围,其标准差 $S_{y|x_p}$ 可按式(11-20)计算:

$$S_{y|x_p} = S_{y \cdot x} \sqrt{1 + \frac{1}{n} + \frac{(x_p - \bar{x})^2}{l_{xx}}} \qquad \text{式(11-20)}$$

因此,$x = x_p$ 时个体 y 值的双侧($1-\alpha$)预测区间为:

$$(\hat{y}_p - t_{\alpha/2,(n-2)} S_{y|x_p}, \hat{y}_p + t_{\alpha/2,(n-2)} S_{y|x_p}) \qquad \text{式(11-21)}$$

值得注意的是,当 $x = x_p$ 时,其条件总体均数的置信区间与个体 y 值的预测区间含义是不同的:前者表示在固定的 x_p 处,反复抽样 100 次,可算出 100 个相应 y 的总体均数的置信区间,在概率意义上平均而言,有 $100 \times (1-\alpha)$ 个置信区间包含总体均数;而后者表示个体值的取值范围,即在固定的 x_p 处,随机抽取 100 个个体,平均将有 $100 \times (1-\alpha)$ 个个体值在求出的范围内。

仍然以观测点数据 $x_1 = 178.42$ 为例,利用上例计算结果,该点个体值 y 的标准差为

$$S_{y|x_1} = S_{y \cdot x} \sqrt{1 + \frac{1}{n} + \frac{(x_1 - \bar{x})^2}{l_{xx}}} = 4.1970 \times \sqrt{1 + \frac{1}{38} + \frac{(178.42 - 195.8221)^2}{1164923.114}} = 4.2524$$

代入式(11-21),得该数据点 y 值的 95% 预测区间为

$$(10.0847 \pm 2.028 \times 4.2524) = (1.4608, 18.7086)$$

用同样的方法,可计算出所有 x 值对应的 y 值的 95% 预测区间,以 x 为横坐标,y 为纵坐标,将预测区间的上下限分别连起来形成的两条弧形线间的区域,称为 y 值的预测带,见图 11-6 中离回归直线较远的两条弧线所确定的区域。同样,y 值的预测带也是中间窄、两头宽,在 $x_p = \bar{x}$ 处最窄。

五、应用条件

类似于单变量情形,在小样本时,直线回归涉及的统计推断问题都基于 F 分布,故而需要满足以下应用条件:①反应变量与解释变量之间呈直线关系;②各观测值相互独立;③解释变量固定时所对应反应变量服从正态分布;④不同解释变量取值下反应变量的条件方差相等,即方差齐。

统计模型是基于一系列假设条件下对客观现象的抽象化表示,独立、正态分布、方差齐的若干解释变量的条件均数恰好在一条直线上就是直线回归模型的基本假设。实际数据是否满足这些假设可以用统计学方法进行判断,但较为简单直观的方式是观察原始数据散点图和各种残差图。如果实际数据在不满足应用条件的情况下进行直线回归分析,将影响回归系数估计的精度与假设检验的 P 值,甚至可能得到专业上无法解释的结论。

（王　彤）

本章小结

1. 对直线相关系数 r 进行假设检验有两种方法，即查表法和 t 检验，两者结论一致，需注意假设检验的 P 值大小不代表两变量相关关系的密切程度。 总体相关系数的置信区间估计和相关系数的假设检验结论也是一致的。

2. 回归系数的假设检验可采用 t 检验和方差分析，对同一数据作总体回归系数是否不为 0 的假设检验，t 检验和方差分析的结论是一致的，且有 $t_{b_1, v} = \sqrt{F_{1, v}}$；总体回归系数的置信区间可用 $(b_1 - t_{\alpha/2, (n-2)} S_{b_1},\ b_1 + t_{\alpha/2, (n-2)} S_{b_1})$ 估计。 回归系数的置信区间估计和假设检验结论也是一致的。

3. 直线回归的统计推断问题基于 F 分布，故需满足以下条件：①反应变量与解释变量之间呈直线关系；②各观测值相互独立；③解释变量固定时所对应反应变量服从条件正态分布；④不同解释变量取值下反应变量的条件方差相等，即方差齐。 这些条件可通过原始数据散点图或残差分析作出直观判断。

4. 在直线回归模型基础上，可对反应变量平均值的置信区间和个体值的预测区间估进行估计，但需注意两者的含义是不同的。

5. 总体回归线的 95% 置信带与个体值 y 的 95% 预测带均由对称于回归线的弧形曲线构成，后者比前者更远离回归线。

第十二章

生存分析

在医学研究中,研究者有时除了考虑某事件发生与否,还需考虑发生该结局所经历的时间长短,此时数据兼有时间和结局两种属性,被称为生存数据。这种将事件的出现与否和到达终点所经历的时间结合起来分析的一类统计分析方法称为生存分析。生存分析具有与前述章节统计分析方法的不同之处,本章将介绍生存分析的基本概念、主要内容、生存曲线的估计与比较等问题。

第一节 基本概念与主要内容

学习目标

- 掌握终点事件与生存时间的概念
- 掌握生存曲线的定义和解释
- 了解生存分析的主要内容

癌症患者治疗方法评价中,我们知道每个患者的最终结局是死亡事件,治疗的价值在于延长患者的存活时间(或具有较高质量的存活时间)。在一项肾上腺皮质癌研究中,研究者期待回答下列问题:①肾上腺皮质癌患者接受治疗后的生存状况如何? ②哪种疗法的效果最好? ③肾上腺皮质癌患者接受治疗后的生存状况与哪些因素有关? 这3个问题的回答可对患者的预期存活时间提供支持,并有助于指导肾上腺皮质癌患者的治疗方式选择。

一、基本概念

1. 终点事件 又称失效事件(failure event)或死亡事件,终点事件是一个广义概念,泛指标志某种处理措施失败或失效的特征事件。一般是在设计阶段根据研究目的来确定,如肾上腺皮质癌患者手术后的死亡、白血病患者化疗后的复发、肾移植患者的肾衰竭、接受健康教育戒烟后的青少年复吸烟、接受某种健康保险方式后的中途退保等,均可作为终点事件。

2. 生存时间 在肾上腺皮质癌治疗研究中,除生存结局之外,患者的生存时间是衡量生存状况的最主要指标,但不同患者接受治疗的时间点不一致,生存状况观察的起始时间也不一致。那么,应如何来确定生存时间?

生存时间(survival time)

指从观察起点到终点事件的时间间隔,常用符号 T 表示。

在肾上腺皮质癌治疗研究中研究者关心的是肾上腺皮质癌患者接受治疗后的生存状况,所以起点事件是第一次接受正规治疗,终点事件是患者死于肾上腺皮质癌。两个事件之间的时间间隔,即为患者接受治疗后的生存时间。终点事件是研究者所关心的研究对象的特定结局,如死亡、复发等。不同的研究,可以根据研究目的,选择不同的终点事件。因此与生存时间相关的要素有三个:观察起点(起点事件)、观察终点(终点事件)和时间间隔的度量。这三者都需要根据研究目的,在研究设计阶段明确地定义出来,且在整个研究过程中保持不变。

观察对象的观察起点的设置有两种:一是所有观察对象在同一时间点接受治疗,二是观察对象在不同时间点接受治疗。在进行研究时可根据实际情况选择其中一种方式进行,通常后者更为常见。图12-1给出了观察起点和终点的示意,其中符号"⊙"表示出现终点事件,符号"⊕"表示尚未出现终点事件。

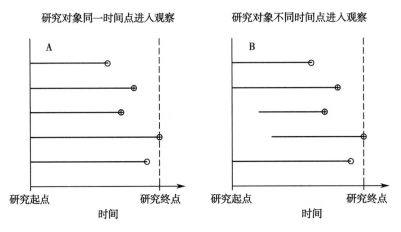

图 12-1
研究对象两种不同纳入形式示意图

由于研究开始时无法一次找到足够多的肾上腺皮质癌患者,所以研究者采用的研究方式为观察对象在不同时间点接受治疗。某研究收集了2013年1月1日到2015年12月31日3年间肾上腺皮质癌患者资料,以了解患者接受治疗后的生存情况及其可能的影响因素。具体指标有:性别(男=1,女=2),年龄(岁),学历(小学及以下=1,初中=2,高中=3,本科=4,研究生及以上=5),肾上腺皮质癌分型(嗜酸细胞性肾上腺皮质癌=1,黏液样型肾上腺皮质癌=2,肾上腺癌肉瘤=3),肾上腺皮质癌的临床分期(Ⅰ=1,Ⅱ=2,Ⅲ=3,Ⅳ=4),治疗方法(手术=1,药物=2),治疗结束的日期,随访终止的日期,观察结局(死于肾上腺皮质癌=1,其他=2),生存时间(月)。表12-1列出所记录的部分数据。

表 12-1　肾上腺皮质癌患者生存资料

编号	性别	年龄	学历	分型	临床分期	治疗方法	治疗结束的日期	随访终止的日期	结局状态	生存时间(月)
1	1	52	1	1	2	1	2013/1/23	2014/12/24	死亡	23
2	2	48	2	3	3	2	2013/2/14	2014/1/1	失访	10⁺
3	2	46	3	2	2	2	2013/3/4	2014/4/12	死亡	13

续表

编号	性别	年龄	学历	分型	临床分期	治疗方法	治疗结束的日期	随访终止的日期	结局状态	生存时间（月）
4	1	55	3	2	4	1	2013/3/20	2014/9/21	死于车祸	18+
5	2	46	4	1	3	1	2015/11/22	2015/12/31	存活	1+
…	…	…	…	…	…	…	…	…	…	…

从表 12-1 的结局状态可以看出,所收集的数据可以分为两类:一类是在整个研究过程中,随访到了观察对象的终点事件发生的时间,研究者可以获得从起点到终点完整的生存时间,这样的数据称为完全数据(complete data),如表 12-1 中 1 号和 3 号患者,随访结局都是死于肾上腺皮质癌。完全数据提供的是准确的生存时间。另一类数据是在整个研究过程中,无法确切获得生存时间的数据,称为删失数据(censored data)。

(1)完全数据:指从观察起点到发生终点事件所经历的时间,如表 12-1 中 1 和 3 号患者对应的生存天数 23 个月和 13 个月。

(2)删失数据:有些时候也被称为截尾数据。其产生原因有:①失访,由于患者变更联系方式、未继续就诊或拒绝访问等原因,无法继续随访,未能观察到终点事件,如表 12-1 中 2 号患者;②退出,患者死于其他疾病或因其他原因死亡(如死于车祸)而终止观察,如表 12-1 中 4 号患者死于车祸;③终止,研究结束时终点事件尚未发生,如表 12-1 中 5 号患者至随访结束时仍存活。

无论产生删失数据的原因是什么,这类患者的生存时间均定义为从随访开始到发生删失事件所经历的时间间隔,如本研究中 2 号患者的删失事件的时间点为最后一次随访时间点;4 号患者为车祸死亡时间点,5 号患者为研究结束的时间点。常在删失数据的右上角标记"+",表示真实的生存时间长于观察到的时间但是未知。本章假定删失的发生是随机的,即产生删失的原因与终点事件的发生无关。

可以根据研究的需要为生存时间选择相应的度量单位,如年、月、日、小时等。生存时间的数据不同于本书前面所介绍的其他数据,它通过随访收集获得,且有删失,为非正态分布。因研究不同,生存时间常呈指数分布、Weibull 分布、对数正态分布、对数 logistic 分布、Gamma 分布或更为复杂的其他分布,因此需要与之对应的统计方法来分析这类特殊的数据,可参阅其他相关文献。

3. 生存曲线

(1)死亡概率与生存概率:死亡概率(probability of death)用 q 表示,指某时段开始时存活的个体,在该时段内死亡的可能性。如年死亡概率表示年初尚存人口在今后 1 年内死亡的可能性。

$$q = \frac{某年内死亡人数}{某年年初人口数}$$ 式(12-1)

生存概率(survival probability)用 p 表示,某时段开始时存活的个体,到该时段结束时仍存活的可能性。如年生存概率表示年初尚存人口存活满一年的可能性。显然 $p = 1 - q$。

$$p = \frac{某年活满一年人数}{某年年初人口数}$$ 式(12-2)

（2）生存率：生存数据一般不满足前面已经介绍的分析方法对数据的要求，那么如何分析这样的数据？分析的基本思路仍然是对数据进行统计描述和统计推断。但进行分析之前还需要定义一些与"死亡"或"生存"有关的基本指标。因为研究对象在随后的追踪随访中都将面临着"死亡"的危险，所以常用"死亡"或"生存"的概率作为关键参数指标。

生存函数（survival function）

表示观察对象的生存时间 T 大于时间 t 的概率，常用 $S(t)$ 表示，即 $S(t) = \Pr(T > t)$。生存函数又称为累积生存率，简称生存率（survival rate）。

如肾上腺皮质癌患者接受治疗后，其生存函数 $S(t=12) = \Pr(T > 12)$ 表示患者治疗后存活时间 T 大于 12 个月的概率，该值越大表明治疗的疗效越好。生存函数是一个随时间下降的函数，$t = 0$ 时，生存函数值为 1，表示每个患者在接受治疗前处于存活状态；当 t 趋于无穷大时，生存函数值趋于 0，表示每位患者的生存时间是有限的。除了计算各时间点的生存率之外，我们还可以使用图示法更为直观地描述生存率随生存时间而变化的过程。以 t_i 为横坐标，各时间点的 $S(t_i)$ 为纵坐标，将各个时间点的生存率连接在一起绘制成的连续曲线称之为生存曲线（survival curve）。

根据生存函数的定义，其可用样本数据中生存时间大于 t 的患者数与总患者数的比例来估计。若数据中无删失值，生存函数可用下式估计：

$$\hat{S}(t) = \frac{t \text{ 时刻仍存活的患者数}}{\text{观察总患者数}} \qquad \text{式（12-3）}$$

如果数据中有删失值，则还需一些额外的概念辅助计算生存函数，包括死亡概率。其具体计算过程将在下一节介绍。

对于不同单位时间的生存概率 $p_i(i = 1, 2, \cdots, t_k)$，可利用概率乘法原理将 p_i 相乘得到 t_k 时刻生存函数（亦称生存率），即

$$S(t_k) = \Pr(T > t_k) = S(t_{k-1}) p_{t_k} = p_1 p_2 \cdots p_{t_k} \qquad \text{式（12-4）}$$

可以看出，生存概率与生存率仅一字之差，但定义却大不相同。生存概率是单位时间上生存的可能性，生存率是某个时间段（由一个或多个单位时间组成的时间段）生存的可能性，即数个单位时间生存概率的累积结果。如评价肿瘤治疗后 3 年生存率，是指第 1 年存活，第 2 年也存活，直至第 3 年仍存活的累积概率，而这 3 年间每 1 年有不同的生存概率。其关系可用图 12-2 表示：

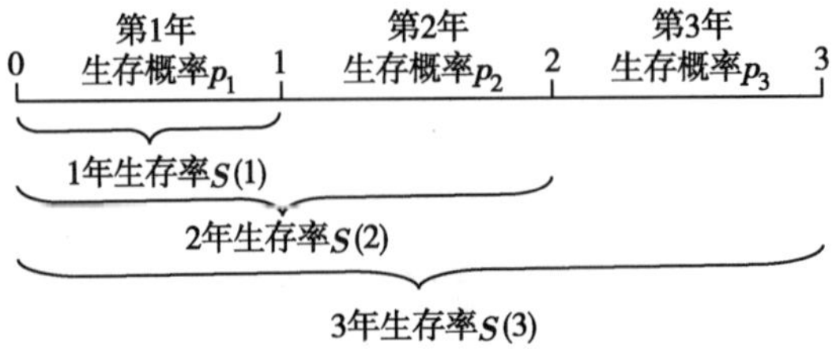

图 12-2
生存概率与生存率关系示意图

（3）中位生存时间：生存函数取值为 0.5 时对应的生存时间称为中位生存时间（median survival time），又称中位生存期或半数生存期，本书记为 T_{50}，即 $S(T_{50})=0.5$。它表示有 50% 的个体可以存活到比 T_{50} 更长时间，通常用于描述生存期的平均水平。例如，肾上腺皮质癌患者接受治疗后，若 $S(t=20)=0.5$，则表示有 50% 的患者经该治疗后可以存活到 20 个月以上。

二、主要内容

1. 描述生存时间的分布特点　通过生存时间和生存结局的数据估计平均存活时间及生存率，绘制生存曲线，根据生存曲线分析其生存特点等。例如上例中肾上腺皮质癌研究所绘制的生存率曲线可提供预期治疗价值评估信息。

2. 比较生存曲线　通过相应的假设检验方法对不同样本的生存曲线进行比较，以推断各总体的生存状况是否存在差别，比较不同治疗方法预后效果的差异。例如本研究比较手术治疗和药物治疗肾上腺皮质癌患者的生存曲线，以推断两种疗法的效果优劣。

3. 分析影响生存状况的因素　通过生存分析模型来探讨影响生存状况的因素，通常以生存时间和结局作为因变量，而将可能的影响因素作为自变量，比如年龄、性别、病理分型、临床分期、治疗方式等。通过拟合生存分析模型，筛选具有统计学意义的生存状况的影响因素（见第十三章第三节）。

第二节　生存曲线的估计

学习目标

● 掌握 Kaplan-Meier 法估计生存率的基本思想与方法

● 掌握寿命表法估计生存率的基本思路与方法

● 了解 Kaplan-Meier 法和寿命表法生存曲线的特点

对于随访资料生存曲线的估计，既可以采用参数法，亦可采用非参数法。如果资料确实服从某种特定的参数分布，参数法分析对资料内在的特点和规律的表达更为准确。但在医学研究中，大多数生存资料分布是不规则、不确定或未知的，因此，非参数法在生存率的估计中应用更为广泛，常用的有 Kaplan-Meier 法和寿命表法。

一、Kaplan-Meier 法

Kaplan-Meier 法，又称乘积极限法（product limit estimator），由 Edward L. Kaplan 和 Paul Meier 于 1958 年首先提出，简记为 K-M 法。该方法是一种非参数的估计生存率的方法。K-M 法一般用于观察对象数目较少的未分组资料，它能够充分利用每条记录的信息，估计不同生存时间点的生存率。该法的基本思想是将所有观察对象的生存时间（包括删失数据）由小到大依次排列，对每个时间点进行死亡概率、生存概率和生存率的估计。

例 12-1　欲进一步了解肾上腺皮质癌患者接受治疗后的生存状况,研究者收集了肾上腺皮质癌患者的住院资料。其中,有 12 人进行手术治疗后再辅以化学药物治疗,他们的生存时间(月)分别为:2, 5,8,9,9$^+$,10,13,13,15$^+$,18,20,23$^+$。试问,采用该治疗方案的 12 名患者的术后生存率如何?

我们可以采用 K-M 法估计他们在各时间点的生存率,其计算如表 12-2。

表 12-2　12 例术后辅助化疗的肾上腺皮质癌患者的生存率及其标准误

序号 i	时间 (月) t_i (1)	死亡 例数 d_i (2)	删失 例数 c_i (3)	期初 人数 n_i (4)	死亡 概率 $\hat{q}_i$ (5)	生存 概率 $\hat{p}_i$ (6)	生存 率 $\hat{S}(t_i)$ (7)	生存率 标准误 $SE[\hat{S}(t_i)]$ (8)
1	2	1	0	12	1/12	1-1/12	0.9167	0.0798
2	5	1	0	11	1/11	1-1/11	0.8333	0.1076
3	8	1	0	10	1/10	1-1/10	0.7500	0.1250
4	9	1	0	9	1/9	1-1/9	0.6667	0.1361
5	9$^+$	0	1	8	0/8	1-0/8	0.6667	0.1361
6	10	1	0	7	1/7	1-1/7	0.5714	0.1462
7	13	2	0	6	2/6	1-2/6	0.3810	0.1470
8	15$^+$	0	1	4	0/4	1-0/4	0.3810	0.1470
9	18	1	0	3	1/3	1-1/3	0.2540	0.1427
10	20	1	0	2	1/2	1-1/2	0.1270	0.1147
11	23$^+$	0	1	1	0/1	1-0/1	0.1270	0.1147

(一)生存率及其标准误的计算

1. 编号和排序　将生存时间 t 从小到大排序并编号 $i,i=1,2,3,\cdots,k$。相同的生存时间只取其中一个参加排序;完全数据与删失数据相同时,分别列出,完全数据列在删失数据前面。如生存时间为 9 个月的有 1 个完全数据和 1 个删失数据,见表 12-2 第(1)栏。

2. 列出各时间点死亡例数(d_i)和删失例数(c_i)　见表 12-2 第(2)、(3)栏。

3. 计算期初人数(n_i)　每一时间点 t_i 之前观察到的生存例数,即为期初例数 n_i,其计算方法见式(12-5):

$$n_{i+1}=n_i-d_i-c_i \qquad\qquad 式(12-5)$$

式中 n_1=期初总人数,本例 n_i 列于表 12-2 的第(4)栏。如生存时间点为 10 个月时对应的期初例数为 7 人,表示在第 10 月初时有 7 人仍存活。

4. 计算各时间点的死亡概率($\hat{q}_i$)和生存概率($\hat{p}_i$)　根据式(12-1)和式(12-2),本例 $\hat{q}_i$ 和 $\hat{p}_i$ 可以按照式(12-6)和式(12-7)计算,结果列于表 12-2 的第(5)与(6)栏。

$$\hat{q}_i=\frac{d_i}{n_i} \qquad\qquad 式(12-6)$$

$$\hat{p}_i = 1 - \hat{q}_i \qquad \qquad 式(12\text{-}7)$$

注意:所有删失时间点上的 $\hat{q}_i$ 为 0,$\hat{p}_i$ 为 1。

5. 计算各时间点生存率 $\hat{S}(t_i)$ 根据概率乘法法则式(12-4)计算 $\hat{S}(t_i)$,结果列于表 12-2 第 (7)栏。注意:删失数据所对应的死亡例数为 0,其生存概率为 1,所以删失数据对应时间点的生存率 与前一个完全数据时间点的生存率相同。

6. 计算生存率的标准误 $SE[\hat{S}(t_i)]$ 由于 $\hat{S}(t_i)$ 是依据样本资料计算的,存在抽样误差,我们需 要进一步求得各时间点生存率的标准误,其近似计算公式为:

$$SE[\hat{S}(t_i)] = \hat{S}(t_i) \sqrt{\sum_{j=1}^{i} \frac{d_j}{n_j(n_j - d_j)}} \qquad \qquad 式(12\text{-}8)$$

本例 $SE[\hat{S}(t_i)]$ 的计算结果列于表 12-2 的第(8)栏中。

（二）中位生存时间和生存曲线

1. 中位生存时间 如果样本生存率中有 $\hat{S}(t_i) = 0.5$,则中位生存时间 $T_{50} = t_i$;如果样本生存率中没 有 0.5,则可采用插值法进行估计。由表 12-2 可见,中位生存时间在 10~13 月之间,$\hat{S}(t=10) = 0.5714, \hat{S}(t=13) = 0.3810$,故:

$$\frac{10-13}{10-T_{50}} = \frac{0.5714 - 0.3810}{0.5714 - 0.5}$$

$$T_{50} = 10 - \frac{(10-13) \times (0.5714 - 0.5)}{(0.5714 - 0.3810)} = 11.124 \ （月）$$

即采用术后辅助化疗的肾上腺皮质癌患者的中位生存时间为 11.124 个月。

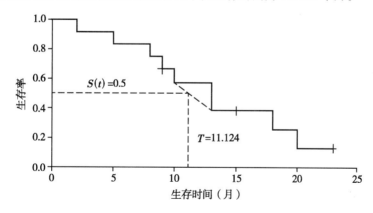

图 12-3
K-M 生存曲线

2. 生存曲线 以生存时间(t_i)为横坐标,各时间点的生存率[$S(t_i)$]为纵坐标,将各个时间点的生 存率连接在一起绘制成连续型的曲线称之为生存曲线。未分组资料的生存曲线称 K-M 曲线,见图 12- 3。它以水平横线的长短代表一个时点 t_i 到下一个时点 t_{i+1} 的距离,相邻两个时间点之间生存率不变 (如表 12-2 中 10~13 个月的生存率都是 0.5714),但在右端点处死亡概率即刻改变,生存率降低(13 个月生存率降为 0.3809)。K-M 生存曲线呈阶梯形。随着生存时间的增加,曲线呈下降趋势。如果 曲线阶梯陡峭,表现为下降速度快,往往生存期较短。随着时间点的增多,曲线阶梯形不明显。

（三）生存率的 95%置信区间

求出样本各时点生存率及其标准误后,可用正态近似原理估计某时点总体生存率的置信区间,计算公式为:

$$\hat{S}(t_i) \pm z_{\alpha/2} \times SE[\hat{S}(t_i)] \qquad 式(12-9)$$

如例 12-1 中 10 月总体生存率的 95%置信区间为

下限:$\hat{S}(t=10) - 1.96 \times SE[\hat{S}(t=10)] = 0.5714 - 1.96 \times 0.1462 = 0.2848$

上限:$\hat{S}(t=10) + 1.96 \times SE[\hat{S}(t=10)] = 0.5714 + 1.96 \times 0.1462 = 0.8580$

即术后辅助化疗的肾上腺皮质癌患者 10 个月生存率的 95%置信区间为(28.48%,85.80%)。

二、寿命表法

实际工作中,我们经常会遇到样本含量较大的随访资料,如果采用 K-M 法估计生存率,其计算和结果的解释都很繁琐。一般情况下,我们将原始资料按照生存时间分组后再进行分析。此外,许多研究的随访时间是 1 次/年或 1 次/月,某些个体的删失发生在两次随访之间,有时不能获得确切的生存时间。这类分组资料生存率及其标准误的估计可采用寿命表法(life table method)。实际上寿命表法的提出早于 K-M 法,可看作为 K-M 法的一种近似(频数表法),适用于样本例数较多时的生存资料。下面结合例 12-2 简要介绍寿命表法计算生存率的步骤。

例 12-2 尘肺是煤矿工人长期接触生产性粉尘引起的不可逆转的职业性疾病,为了解尘肺患者的生存期,回顾性调查了某煤矿确诊为尘肺的患者 1166 人,其生存时间列于表 12-3。试计算生存率及其标准误。

表 12-3 1166 名尘肺患者确诊后生存率及其标准误

序号 i	确诊年数 (年)t_i	死亡例数 d_i	删失例数 c_i	期初人数 n_i	期初校正人数 n_{c_i}	死亡概率 $\hat{q}_i$	生存概率 $\hat{p}_i$	生存率 $\hat{S}(t_i)$	标准误 $SE[\hat{S}(t_i)]$
	(1)	(2)	(3)	(4)	(5)	(6)	(7)	(8)	(9)
1	0~	51	0	1166	1166.0	0.0437	0.9563	0.9563	0.0060
2	2~	45	0	1115	1115.0	0.0404	0.9596	0.9177	0.0080
3	4~	66	1	1070	1069.5	0.0617	0.9383	0.8610	0.0101
4	6~	56	1	1003	1002.5	0.0559	0.9441	0.8129	0.0114
5	8~	65	20	946	936.0	0.0694	0.9306	0.7565	0.0126
6	10~	61	26	861	848.0	0.0719	0.9281	0.7021	0.0135
7	12~	75	27	774	760.5	0.0986	0.9014	0.6328	0.0143
8	14~	67	0	672	672.0	0.0997	0.9003	0.5697	0.0148
9	16~	59	2	605	604.0	0.0977	0.9023	0.5141	0.0150
10	18~	43	19	544	534.5	0.0804	0.9196	0.4727	0.0151
11	20~	61	19	482	472.5	0.1291	0.8709	0.4117	0.0150
12	22~	56	43	402	380.5	0.1472	0.8528	0.3511	0.0148

续表

序号 i	确诊年数（年）t_i	死亡例数 d_i	删失例数 c_i	期初人数 n_i	期初校正人数 n_{c_i}	死亡概率 $\hat{q}_i$	生存概率 $\hat{p}_i$	生存率 $\hat{S}(t_i)$	标准误 $SE[\hat{S}(t_i)]$
	(1)	(2)	(3)	(4)	(5)	(6)	(7)	(8)	(9)
13	24~	34	30	303	288.0	0.1181	0.8819	0.3097	0.0147
14	26~	25	22	239	228.0	0.1096	0.8904	0.2757	0.0146
15	28~	30	17	192	183.5	0.1635	0.8365	0.2306	0.0143
16	30~	24	17	145	136.5	0.1758	0.8242	0.1901	0.0140
17	32~	11	15	104	96.5	0.1140	0.8860	0.1684	0.0138
18	34~	13	19	78	68.5	0.1898	0.8102	0.1364	0.0138
19	36~	6	24	46	34.0	0.1765	0.8235	0.1124	0.0144
20	38~	5	5	16	13.5	0.3704	0.6296	0.0708	0.0173
21	40~	1	1	6	5.5	0.1818	0.8182	0.0579	0.0183
22	42~	1	3	4	2.5	0.4000	0.6000	0.0347	0.0210

（一）生存率及其标准误的计算

1. 确定分组区间 $[t_i, t_{i+1}]$ 根据随访时间的长短以及观察例数的多少确定组数和区间宽度。一般每个区间为等宽的半闭半开区间,最后一个区间终点在无穷大处。本例以 2 年为区间宽度,分成 22 个时间区间。

2. 计算期内死亡数 d_i、期内删失数 c_i 和期初观察人数 n_i 第一个时间区间 t_1 的期初观察人数 n_1 是所有的观察例数;计算下一个区间的期初观察例数可参照式(12-5)。

3. 计算期初校正人数 n_{c_i} 由于在 t_i 区间内的删失个体并未观察至区间的终点,区间内的有效人数不是 n_i,我们假定 c_i 个删失个体在该区间内均匀分布,平均每个删失个体观察到半个区间时间,那么校正人数 n_{c_i} 为:

$$n_{c_i} = n_i - \frac{c_i}{2} \qquad 式(12\text{-}10)$$

4. 死亡概率 $\hat{q}_i$ 和生存概率 $\hat{p}_i$ 计算:

$$\hat{q}_i = \frac{d_i}{n_{c_i}} \qquad 式(12\text{-}11)$$

$\hat{p}_i$ 的计算见式(12-7)。例 12-2 中 $\hat{q}_i$ 和 $\hat{p}_i$ 计算结果见表 12-3 第(6)、(7)栏。

5. 计算生存率 $\hat{S}(t_i)$ 根据概率乘法原理,$\hat{S}(t_i)$ 的计算见式(12-4)。本例计算结果见表 12-3 第(8)栏。

6. 计算生存率标准误 $SE[\hat{S}(t_i)]$ 生存率是依据实际资料(样本)计算得到的,须估计其标准误 $SE[\hat{S}(t_i)]$,其近似计算公式为:

$$SE[\hat{S}(t_i)] = \hat{S}(t_i) \sqrt{\frac{q_1}{p_1 \cdot n_1} + \frac{q_2}{p_2 \cdot n_2} + \frac{q_3}{p_3 \cdot n_3} + \cdots\cdots + \frac{q_i}{p_i \cdot n_i}} \qquad 式(12\text{-}12)$$

求得生存率和其标准误,就可以对随访对象在整个随访期间的生存规律进行描述,并可按正态近似原理,对总体生存率的置信区间作出估计。

注意:各时间区间对应的生存率应是该区间上限时间点的生存率,如表 12-3 中,[16,18)生存时间区间的生存率是 0.5141,指的是煤工尘肺患者确诊后预测其活过 18 年的生存率是 51.41%,而不是活过 16 年的生存率。

(二)中位生存时间和生存曲线

1. 中位生存时间　利用寿命表法估计大样本分组资料生存率,其中位生存时间的计算与 K-M 法一致,只是如果样本生存率中有 $\hat{S}(t_i) = 0.5$,则半数生存期 T_{50} 等于其区间的上限时间;如果样本生存率中没有 0.5,仍采用插值法进行估计。由表 12-3 可见,中位生存期在 18~20 年之间,$S(t=18) = 0.5141$,$S(t=20) = 0.4727$,故:

$$\frac{18-20}{18-T_{50}} = \frac{0.5141-0.4727}{0.5141-0.5}$$

$$T_{50} = 18 - \frac{(18-20) \times (0.5141-0.5)}{(0.5141-0.4727)} = 18.68 \text{(年)}$$

即尘肺患者确诊后的中位生存期为 18.68 年。

2. 生存曲线　寿命表法估计生存率可以绘制成连续的折线型生存曲线,见图 12-4,其中 0 时间点的生存率为 1。该曲线为右连续,即寿命表法估计的是时间区间右端点的生存率。由于寿命表法一般用于大样本资料,通常在最后一个时间区间仍会有较多的观察例数,故曲线尾部稳定性较 K-M 法好。

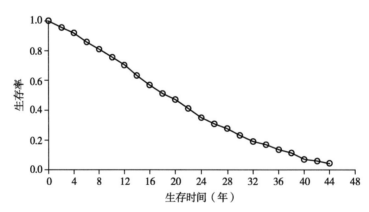

图 12-4

寿命表法估计生存率的生存曲线(折线形)

第三节　生存曲线的比较

学习目标

● 理解 log-rank 检验的基本思想和原理

● 掌握 log-rank 检验的应用

在随访研究中,人们往往关心随访观察的结果和发生结果所经历的时间,通过第二节的方法我们能够估计出样本的生存率、中位生存时间以及绘制生存曲线,但这仅仅是对样本中个体的生存率随生存时间的变化过程的统计描述,有时候我们更关心的是不同样本所代表的总体的生存情况是否存在差异。例如,将已确诊为某恶性肿瘤的术后患者随机分为甲、乙两组,采用不同化疗方案对其进行辅助治疗,并随访其术后肿瘤复发情况,记录所有患者复发时间,计算甲、乙两组各时间点肿瘤复发率并作两组间总体生存函数的比较,以便评价不同辅助治疗方案的优劣。

对数秩检验(log-rank test)是比较多组生存曲线的一种常用的非参数检验方法。该方法的基本思想是假定拟进行比较的不同总体生存函数无差别,根据不同生存时间的期初观察人数和理论死亡概率,计算两个(或多个)比较组的理论死亡数,并与实际观察到的死亡数进行比较。衡量观察数与理论数差别大小的统计量为 χ^2 值,服从自由度为(组数 -1)的 χ^2 分布,其检验统计量的计算见式(12-13)。

$$\chi^2 = \sum \frac{(A-T)^2}{T} \qquad \nu = 组数 - 1 \qquad\qquad 式(12\text{-}13)$$

式中 A 为观察死亡数,T 为理论死亡数。

例 12-3 某医生在工作中观察到肾上腺皮质癌患者在其手术后辅以化学药物治疗,其存活时间有所变化。为明确肾上腺皮质癌患者术后辅以化学药物治疗的效果,他对该院 3 年前收治的肾上腺皮质癌患者术后进行辅助化疗的 12 人和同期仅进行手术治疗的患者 10 人进行了回顾性调查,记录他们的生存时间见表 12-4。那么两组治疗方案的患者生存时间是否不同?

表 12-4 两种治疗方案患者术后生存时间(月)

组别	1	2	3	4	5	6	7	8	9	10	11	12
辅助化疗组	2	5	8	9	9+	10	13	13	15+	18	20	23+
单纯手术组	2	2	3	5	6	6	8	9	10	14+	–	–

首先采用上节所介绍的 K-M 法估计出两组患者术后不同时点的生存率,绘制生存曲线如图 12-5 所示。

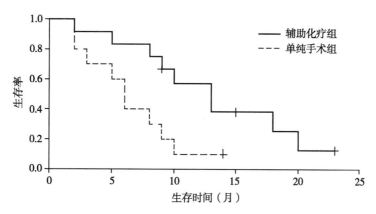

图 12-5

两组治疗方案生存曲线的 **log-rank** 检验

1. 建立检验假设,确定检验水准

H_0:两种治疗方案下,肾上腺皮质癌患者的生存曲线相同

H_1:两种治疗方案下,肾上腺皮质癌患者的生存曲线不同

$\alpha = 0.05$

2. 计算检验统计量

(1)按生存时间将各组资料统一排序:将两组患者按生存时间统一从小到大排序,相同时点只排一次;如果完全数据和删失数据的时点相同,则分别排列,见表12-5第(1)、(2)栏。

(2)各时间点各组的期初病例数、死亡数和删失数:用 n_{1i}、n_{2i} 分别表示术后辅助化疗组和单纯手术组各时点的期初病例数,分别见表12-5第(3)、(7)栏,期初总病例数为 $n_i = n_{1i} + n_{2i}$,见表12-5第(11)栏;用 d_{1i}、d_{2i} 分别表示辅助化疗组和单纯手术组各时点的死亡数,分别见表12-5第(4)、(8)栏,总的死亡数为 $d_i = d_{1i} + d_{2i}$,见表12-5第(12)栏;用 c_{1i}、c_{2i} 分别表示辅助化疗组和单纯手术组各时点的删失数,分别见表12-5第(5)、(9)栏。不同时点的期初病例数等于其前一时点的期初病例数减去相应的死亡数和删失数,即 $n_i = n_{i-1} - d_{i-1} - c_{i-1}$。

(3)分别计算辅助化疗组和单纯手术组各时点的理论死亡数:辅助化疗组术后各时点的死亡数 d_{1i} 对应的理论死亡数为 $T_{1i} = n_{1i} \times d_i / n_i$,单纯手术组患者术后各时点的死亡数 d_{2i} 对应的理论死亡数为 $T_{2i} = n_{2i} \times d_i / n_i$。两组患者理论死亡数分别见表12-5第(6)和(10)栏。两组合计的理论死亡数分别为 12.8860 和 5.1140。

(4)计算 χ^2 统计量:如果两组各时间点的生存率相等,那么两组总的理论死亡数 T 和观察死亡数 A 应相差不大,根据式(12-13)计算 χ^2 统计量:

$$\chi^2 = \frac{(9 - 12.886)^2}{12.886} + \frac{(9 - 5.114)^2}{5.114} = 4.1248$$

3. 确定 P 值,作出推断

查 χ^2 界值表得 $\chi^2_{0.05,1} = 3.84$,$P < 0.05$,两组肾上腺皮质癌患者术后生存曲线的差异有统计学意义。

表 12-5   两种治疗方案生存曲线的 log-rank 检验

序号	时间 (月)	辅助化疗组				单纯手术组				合计	
		期初人数	死亡数	删失数	理论死亡数	期初人数	死亡数	删失数	理论死亡数	期初总病例数	总死亡数
i	t_i	n_{1i}	d_{1i}	c_{1i}	T_{1i}	n_{2i}	d_{2i}	c_{2i}	T_{2i}	n_i	d_i
(1)	(2)	(3)	(4)	(5)	(6)	(7)	(8)	(9)	(10)	(11)	(12)
1	2	12	1	0	1.6364	10	2	0	1.3636	22	3
2	3	11	0	0	0.5789	8	1	0	0.4211	19	1
3	5	11	1	0	1.2222	7	1	0	0.7778	18	2
4	6	10	0	0	1.2500	6	2	0	0.7500	16	2
5	8	10	1	0	1.4286	4	1	0	0.5714	14	2
6	9	9	1	0	1.5000	3	1	0	0.5000	12	2

续表

		辅助化疗组				单纯手术组				合计	
序号	时间（月）	期初人数	死亡数	删失数	理论死亡数	期初人数	死亡数	删失数	理论死亡数	期初总病例数	总死亡数
i	t_i	n_{1i}	d_{1i}	c_{1i}	T_{1i}	n_{2i}	d_{2i}	c_{2i}	T_{2i}	n_i	d_i
(1)	(2)	(3)	(4)	(5)	(6)	(7)	(8)	(9)	(10)	(11)	(12)
7	9^+	8	0	1	0.0000	2	0	0	0.0000	10	0
8	10	7	1	0	1.5556	2	1	0	0.4444	9	2
9	13	6	2	0	1.7143	1	0	0	0.2857	7	2
10	14^+	4	0	0	0.0000	1	0	1	0.0000	5	0
11	15^+	4	0	0	0.0000	0	0	0	0.0000	4	0
12	18	3	1	0	1.0000	0	0	0	0.0000	3	1
13	20	2	1	0	1.0000	0	0	0	0.0000	2	1
14	23^+	1	0	1	0.0000	0	0	0	0.0000	1	0
合计	–	–	9	3	12.8860	–	9	1	5.1140	–	18

注意：上述介绍的是 log-rank 检验的近似法，计算较简便，但结果相比于精确法（软件一般输出精确法计算结果）较保守。本例软件计算所得结果为 $\chi^2 = 4.991$。Log-rank 检验比较的是两组总体生存情况之间的差异是否有统计学意义，我们可以通过以下方法，进一步判断哪一组的生存状况更佳。

1. 生存曲线目测判断　由图 12-5 可知，辅助化疗组的生存曲线高于单纯手术组，故辅助化疗组的生存情况较单纯手术组好。

2. 半数生存期比较　本例中辅助化疗组 $T_{50} = 11.124$（月），单纯手术组 $T_{50} = 5.500$（月），说明辅助化疗组的半数生存期较单纯手术组长。

3. 相对危险度 RR 比较　相对危险度是因素效应指标，可以反映某因素作用的相对大小，其计算方法为：

$$RR_{ij} = \frac{A_i / T_i}{A_j / T_j}$$

式中的 A_i, T_i, A_j, T_j 分别为各组全部的观察死亡数和理论死亡数。

例 12-3 中辅助化疗组相对于单纯手术组的相对危险度为 $RR_{ij} = \dfrac{A_i / T_i}{A_j / T_j} = 0.3968$，说明手术伴辅助化疗的患者发生死亡的危险是单纯手术治疗患者发生死亡的危险的 0.3968 倍，提示"辅助化疗"可能是保护因子，可提高生存率约 2.5202（1/0.3968）倍。

有时，我们还关注某个时间点的两组样本的生存率是否相同，如 2 年生存率或 5 年生存率，可以按照两个率比较的正态近似法进行分析，公式如下：

$$Z = \frac{\hat{S}_1(t_i) - \hat{S}_2(t_i)}{\sqrt{[SE(\hat{S}_1(t_i))]^2 + [SE(\hat{S}_2(t_i))]^2}}$$

（毕育学　刘红波）

本章小结

1. 生存数据是既考虑生存结局又考虑生存时间的数据。生存时间指从观察起点到终点事件的时间间隔，往往不满足正态分布。生存分析可以充分利用删失数据所提供的不完全信息。

2. 以生存时间（t_i）为横坐标，各时间点的生存率 $S(t_i)$ 为纵坐标，将各个时间点的生存率连接在一起绘制成的连续曲线称为生存曲线。

3. 生存曲线取值为 0.5 时对应的生存时间称为中位生存时间，又称中位生存期或半数生存期，本书记为 T_{50}，即 $S(T_{50})=0.5$。它表示有 50% 的个体可以存活到 T_{50} 或者更长时间，通常用于描述生存期的平均水平。

4. 小样本生存数据可采用 Kaplan-Meier 法估计生存函数，该法的基本思想是将所有观察对象的生存时间（包括删失数据）由小到大依次排列，对每个时间点估计死亡概率、生存概率和生存率。

5. 各时点的生存曲线比较可采用对数秩检验，其基本思想是假定拟进行比较的不同总体生存函数无差别，根据不同生存时间的期初观察人数和理论死亡概率，计算两个（或多个）比较组的理论死亡数，并与实际观察到的死亡数进行比较。衡量观察数与理论数差别大小的统计量为 χ^2 值，服从自由度为（组数−1）的 χ^2 分布。

第十三章

多重回归分析简介

公共卫生和医学研究常常分析健康结局的影响因素,由于生命现象的复杂性,往往需要同时考虑多个因素(即多个解释变量)对结局指标(即反应变量)的影响。例如,一个人是否患糖尿病受遗传、环境、生活行为方式等诸多因素的影响;肺癌患者的预后既受治疗方案的影响,又受患者年龄、病情、分型和家族史等因素的影响。如何从诸多的影响因素中,筛选出有统计学意义的变量,并估计某解释变量在其他解释变量同时存在时对反应变量的作用,这是公共卫生和医学研究的重要任务。本章将简要介绍多重回归分析的常用方法,包括多重线性回归、多变量 logistic 回归和 Cox 回归。

第一节 多重线性回归

学习目标
- 掌握多重线性回归模型的基本思想
- 掌握多重线性回归模型的参数估计及假设检验
- 掌握多重线性回归模型的用途及注意事项

多重线性回归(multiple linear regression)是研究一个连续型反应变量和多个解释变量间线性关系的统计学分析方法。利用多重线性回归可以解决的问题是:某个解释变量对反应变量是否有作用及每个解释变量对反应变量作用的大小;反应变量与所有解释变量之间的关系有多强;结合专业知识确定某个解释变量是否为混杂因素等。

一、模型

多重线性回归分析的基本目的是用若干个解释变量 $x_1, x_2, \ldots, x_p$ 的数值估计反应变量 y 的平均水平。其数学模型如式(13-1)。

$$\mu_y = \beta_0 + \beta_1 x_1 + \beta_2 x_2 + \cdots + \beta_p x_p \qquad \text{式}(13\text{-}1)$$

其中,μ_y 表示模型中解释变量取值固定时反应变量 y 的总体均数;p 为解释变量个数;β_0 为常数项;

偏回归系数(partial regression coefficient)

β_j 为解释变量 x_j 的偏回归系数,表示当方程中其他解释变量保持不变时,解释变量 x_j 变化一个单位,反应变量 y 平均变化 β_j 个单位,β_j 的符号也可用于判断解释变量 x_j 对反应变量影响的方向。

由样本估计得到的多重线性回归方程如式(13-2)。

$$\hat{y} = b_0 + b_1 x_1 + b_2 x_2 + \cdots + b_p x_p \qquad\qquad 式(13-2)$$

其中,$\hat{y}$ 为当 $x_i = (x_1, x_2, \ldots, x_p)$ 时,反应变量 y 的总体平均值的估计值;$b_0, b_1, b_2, \ldots, b_p$ 分别为式 (13-1)中 $\beta_0, \beta_1, \beta_2, \ldots, \beta_p$ 的估计值。因为 p 个解释变量都具有各自的计量单位以及不同的变异程度,所以不能直接利用偏回归系数的数值大小比较方程中各个解释变量对反应变量 y 的影响大小。为此,可首先将原始观测数据进行标准化,即

$$x_i^* = \frac{x_i - \bar{x}_i}{s_i} \qquad\qquad 式(13-3)$$

然后用标准化的数据拟合回归模型,此时得到的回归系数称为标准化偏回归系数(standardized partial regression coefficient)。标准化偏回归系数绝对值越大的解释变量在数值上对反应变量 y 的影响越大。标准化偏回归系数 b_j' 与普通偏回归系数 b_j 的关系式为:

$$b_j' = \frac{s_j}{s_y} b_j \qquad\qquad 式(13-4)$$

式(13-4)中 s_j 和 s_y 分别表示解释变量 x_j 和反应变量 y 的标准差。

二、参数估计及假设检验

(一)参数估计

多重线性回归采用最小二乘法估计未知参数,即使得反应变量的观测值 y 和估计值 $\hat{y}$ 之间的残差 $(y-\hat{y})$ 平方和取最小值时的 b 作为相应 β 的估计值。

当模型只有一个解释变量时,回归的结果为二维平面上在解释变量的取值范围内的一条线段;而有两个解释变量时,回归的结果为解释变量取值范围内三维空间的一个平面;有更多解释变量时,回归的结果则是在三维以上空间的"超平面",无法用图形直观表达。如图 13-1,最小二乘法的含义就是使得各点与回归平面的竖直距离(以反应变量观测值与估计值的差值平方表示)合计达到最小,合计最小也就对应于平均最小,所以利用最小二乘法就可以直观上找到与数据点平均距离最接近的拟合模型。

虽然多重回归参数估计的原理和方法与简单回归分析相同,但是随着解释变量个数的增加,其计算量变得相当大,需要利用统计软件来完成。

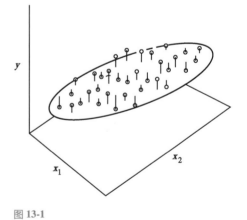

图 13-1
两个解释变量时回归平面示意图

例 13-1　通过收集某学校 20 名一年级女大学生体重(kg)、胸围(cm)、肩宽(cm)及肺活量(L),分析影响女大学生肺活量的相关因素,实测数据见表 13-1。

表 13-1 某学校 20 名一年级女大学生肺活量及有关变量测量值

编号	体重 x_1(kg)	胸围 x_2(cm)	肩宽 x_3(cm)	肺活量 y(L)	编号	体重 x_1(kg)	胸围 x_2(cm)	肩宽 x_3(cm)	肺活量 y(L)
1	51.30	73.60	36.40	2.99	11	48.80	83.80	33.90	3.10
2	48.90	83.90	34.00	3.11	12	52.60	88.40	38.00	3.28
3	42.80	78.30	31.00	1.91	13	42.70	78.20	30.90	1.92
4	55.00	77.10	31.00	2.63	14	52.50	88.30	38.10	3.27
5	45.30	81.70	30.00	2.86	15	55.10	77.20	31.10	2.64
6	45.30	74.80	32.00	1.91	16	45.20	81.60	30.20	2.85
7	51.40	73.70	36.50	2.98	17	51.40	78.30	36.50	3.16
8	53.80	79.40	37.00	3.28	18	48.70	72.50	30.00	2.51
9	49.00	72.60	30.10	2.52	19	51.30	78.20	36.40	3.15
10	53.90	79.50	37.10	3.27	20	45.20	74.70	32.10	1.92

对例 13-1 的数据,利用统计软件计算可获得回归方程:

$$\hat{y} = -4.715 + 0.061x_1 + 0.036x_2 + 0.049x_3$$

（二）假设检验

1. 回归模型的方差分析　计算获得回归系数的样本估计值 $b_1, b_2, \dots, b_p$ 之后,需要进一步检验是否可以拒绝 $H_0 : \beta_1 = \beta_2 = \beta_3 = \beta_4 = 0$,以确定回归方程是否有统计学意义。多重回归的统计推断具有与简单线性回归相同的前提条件,即线性、独立、正态和等方差。也就是说当反应变量表达成式（13-5）形式时,各误差项 ε_i 均服从相互独立、方差相等、均数为 0 的条件正态分布。

$$y_i = \mu_{y_i} + \varepsilon_i = \beta_0 + \beta_1 x_1 + \dots + \beta_p x_p + \varepsilon_i \qquad \text{式（13-5）}$$

需要注意的是,上述正态分布的要求,是以解释变量取固定值为条件,而不是指整个反应变量的边际分布,所以上述的前提条件在进行回归分析之前难以检查,通常是在对既定回归模型分析之后通过对残差的回归诊断(regression diagnostics)来判断是否符合前提条件,此不阐述。在以上假设条件下,多重回归的假设检验通常采取方差分析。例 13-1 方差分析的结果如表 13-2 所示。

表 13-2 回归方程的方差分析表

变异来源	ν	SS	MS	F 值	P 值
回归模型	3	3.436	1.145	14.067	<0.001
残差	16	1.302	0.081		
总变异	19	4.738			

多重线性回归方差分析的各部分变异来源的含义和简单线性回归相同。表 13-2 中, $SS_{\text{总}} = 4.738$ 表示没有考虑 x 对 y 的影响时, y 的观测值的总变异,自由度为 $n-1 = 20-1 = 19$;回归模型对总变异的贡献为 $SS_{\text{回}} = 3.436$,自由度等于解释变量个数 $p = 3$;回归关系未能解释 y 的变异部分为 $SS_{\text{残}} = SS_{\text{总}} - SS_{\text{回}} = 1.302$,自由度等于 $n-p-1 = 20-3-1 = 16$。当 $H_0 : \beta_1 = \beta_2 = \beta_3 = 0$ 成立时,回归模型对应的

$MS_{回}$与残差对应的$MS_{残}$之比服从F分布。根据F值及其分子分母自由度可以得到相应的P值。如果F值较大,P值较小,拒绝H_0,认为回归模型具有统计学意义。表 13-2 显示,$P < 0.001$,可按 0.05 水准拒绝H_0。说明整体而言,用这三个解释变量构成的回归方程解释一年级女大学生的肺活量具有统计学意义。

2. 偏回归系数的t检验   在回归方程具有统计学意义的情况下,检验某个总体偏回归系数是否等于零,以判断某个解释变量在数据中是否有作用。如欲检验:$H_0:\beta_j=0,H_1:\beta_j\neq0$,类似于简单线性回归的情形,其检验统计量为

$$t_{b_j}=\frac{b_j}{s_{b_j}}$$ 式(13-6)

其中,s_{b_j}为第j个偏回归系数的标准误。

利用软件对例 13-1 的 3 个偏回归系数进行t检验,并计算标准化偏回归系数,结果如表 13-3 所示。

表 13-3   偏回归系数的t检验与标准化偏回归系数

变量	偏回归系数	标准误	t值	P值	标准化偏回归系数
截距	−4.715	1.301	−3.625	0.002	—
x_1	0.061	0.021	2.971	0.009	0.482
x_2	0.036	0.015	2.327	0.033	0.336
x_3	0.049	0.029	1.718	0.105	0.302

以 0.05 为检验水准,三个变量中,变量x_1和x_2的偏回归系数具有统计学意义,x_3的偏回归系数无统计学意义,即在考虑肩宽的前提下,体重和胸围对肺活量有作用。标准化偏回归系数提示每个解释变量对反应变量作用的大小,两个有统计学意义的变量中对肺活量作用较大的是体重,其次是胸围。

3. 决定系数r^2 和简单直线回归一样,回归平方和在总平方和中所占百分比称为决定系数,记为r^2。

$$r^2=\frac{SS_{回}}{SS_{总}}$$ 式(13-7)

决定系数取值范围为$0\leqslant r^2\leqslant1$,r^2接近于 1,表示所选用的线性回归模型很好地拟合了当前的样本数据。基于决定系数对回归方程进行拟合优度的假设检验等价于对回归方程的方差分析。

$$F=\frac{SS_{回}/p}{SS_{残}/(n-p-1)}=\frac{r^2/p}{(1-r^2)/(n-p-1)}$$ 式(13-8)

其中,p为回归模型中解释变量的个数,n为样本含量。由表 13-2 的方差分析表:$SS_{总}=4.738$,$SS_{回}=3.436$,$SS_{残}=1.302$,代入式(13-7)得到:

$$r^2=\frac{3.436}{4.738}==0.7252$$

决定系数为 0.7252,说明体重、胸围和肩宽三个解释变量的作用可以解释一年级女大学生肺活

量变异的 72.52%。

决定系数的平方根称为复相关系数(multiple correlation coefficient),表示变量 y 与 p 个解释变量 $(x_1, x_2, \ldots, x_p)$ 的线性相关的程度。可以证明,复相关系数也等于 y 与其回归估计值 $\hat{y}$ 的简单相关系数。本例,复相关系数为 $\sqrt{0.7252} = 0.8516$。表示体重、胸围及肩宽这三个变量的线性组合与肺活量的复相关系数为 0.8516。

三、解释变量的筛选

多重回归方程 $\hat{y} = b_0 + b_1 x_1 + b_2 x_2 + \cdots + b_p x_p$ 中,p 个解释变量是研究者预先确定的,有时所拟合方程经假设检验不成立;或者虽然方程成立,但方程中有些变量经检验无统计学意义;或者希望从众多变量中挑选出对反应变量有统计学意义的解释变量,这些都需要通过对解释变量的筛选,建立"最优回归方程"。所谓"最优回归方程"是指:①对反应变量 y 有统计学意义的解释变量,全部入选回归方程;②对反应变量 y 无统计学意义的解释变量,都未入选回归方程。选择"最优回归方程"的方法有:

1. 最优子集回归法　就是在全部解释变量所有可能组合的子集回归方程中,挑选最优者。这样所选结果最优,但计算量极大。

2. 向后剔除法(backward selection)　先建立一个包含全部解释变量的回归方程,然后按照某种规则(如 P 值最大且无统计学意义)每次剔除一个解释变量,直到不能剔除时为止。

3. 向前引入法(forward selection)　回归方程按照某种规则(如 P 值最小且有统计学意义)每次引入一个解释变量,由少到多,直到无可引入的解释变量为止。

4. 逐步筛选法(stepwise selection)　取上述第 2、3 两种方法的优点,在向前引入每一个新解释变量之后,都重新检验前面已选入的解释变量有无继续保留在方程中的价值。引入和剔除交替进行,直到既没有具有统计学意义的新变量可引入,也无失去其统计学意义的解释变量可剔出方程为止。

利用统计软件获得例 13-1 中一年级女大学生肺活量和体重、胸围及肩宽的所有可能解释变量子集的运算结果如表 13-4 所示。

表 13-4　所有可能子集回归的参数估计与统计量

编号	r^2	模型参数估计			
		常数项	x_1	x_2	x_3
1	0.510	−1.155	−	−	0.117
2	0.487	−1.603	0.088	−	−
3	0.266	−1.545	−	0.055	−
4	0.674	−4.908	0.081	0.046	−
5	0.632	−2.476	0.054	−	0.076
6	0.573	−2.853	−	0.029	0.099
7	0.725	−4.715	0.061	0.036	0.049

采用不同的变量筛选准则、检验水准和变量筛选方法,获得的最优回归模型可能不同。在引入和剔除变量的过程中,当 F 检验界值均取 $\alpha = 0.10$ 时,采用逐步回归法的筛选过程和最终结果如表 13-5 和表 13-6 所示。

表 13-5 逐步回归的变量筛选过程

步骤	引入变量	剔除变量	方程内变量数	模型 r^2	F 值	P 值
1	x_3	–	1	0.510	18.720	0.000
2	x_1	–	2	0.632	5.650	0.023
3	x_2	–	3	0.725	5.420	0.033
4	–	x_3	2	0.674	2.950	0.105

步骤 1:分别计算 x_1, x_2, x_3 的 P 值,其中 x_3 的 P 值最小,并且有统计学意义,引入模型;步骤 2:在之前模型基础上,再分别纳入 x_1, x_2 并计算 P 值,x_1 相对 x_2 的 P 值更小,并且有统计学意义,引入模型;步骤 3:在上一步模型基础上,再纳入 x_2 并计算 P 值,x_2 的 P 值有统计学意义,引入模型;步骤 4:在上一步模型中,x_3 的 P 值无统计学意义,剔除模型。

表 13-6 变量筛选结果

变量	自由度	偏回归系数	标准误	t 值	P 值	标准化偏回归系数
截距	1	−4.908	1.368	−3.590	0.002	0.000
体重 x_1	1	0.081	0.018	4.620	<0.001	0.644
胸围 x_2	1	0.046	0.015	3.130	0.006	0.436

经逐步回归筛选,最后得到的回归方程为:$\hat{y} = -4.908 + 0.081x_1 + 0.046x_2$。根据上述结果,可以认为体重和胸围是影响该校一年级女大学生肺活量的主要因素,在控制胸围不变的情况下体重增加 1kg,估计肺活量平均增加 0.081L;在控制体重不变的情况下胸围增大 1cm,估计肺活量平均增加 0.046L;体重对肺活量的影响大于胸围对肺活量的影响。

四、用途及注意事项

(一)多重线性回归模型的用途

1. 影响因素分析 多重线性回归在医学科研中主要用于观察性研究,适用于反应变量为连续型定量变量的情形,如高血压病患者的血压、糖尿病患者的血糖等。通过对每个变量的偏回归系数的检验及变量的筛选,可以获得影响反应变量所有的因素;校正或平衡其他因素后,可以对某单个因素的作用进行解释;利用偏回归系数可以得到每个因素的作用大小及方向;利用标准偏回归系数可以比较各因素对反应变量相对贡献的大小。

2. 估计与预测 估计与预测是回归方程的重要用途之一,基于建立的最优回归方程,确定各解释变量和反应变量的数量关系,根据较易测得的解释变量来推算不易测得的反应变量。如临床生化指标三碘甲腺原氨酸 T_3 不容易测得,但是可以利用甲状腺功能亢进患者的体重指数、高密度脂蛋白浓度、低密度脂蛋白浓度和血糖值来估计三碘甲状腺原氨酸 T_3。回归方程得到的 $\hat{y}$ 值是对应于一组给定解释变量观测值时 y 的均值，据此可以估计置信区间和个体值预测区间；另外，可根据各解释变量的取值预测反应变量平均值的置信区间。若已知血压与性别、年龄等存在线性依存关系，实际应用中可利用多重线性回归方程来估计不同性别、不同年龄段正常成年人血压值的波动范围，反应变量平均值的置信区间比个体值的预测区间更窄，实际指导意义更大。

（二）多重线性回归模型的注意事项

1. 多重共线性问题　多重共线性（multi-colinearity）是对多个解释变量进行回归分析时的可能普遍存在的一个问题。若解释变量之间高度相关，则可能产生多重共线性。想象有两个预测人体高度的变量：变量 x_1 和 x_2 均为体重，前者的单位为千克，后者的单位为克，显然，x_1 与 x_2 的相关系数为 1，这意味两个预测变量实质上是一个变量，它们为预测身高 y 的回归方程都提供相同的预测信息，这种现象就称为解释变量的共线性。共线性的存在使得我们无法真实地判定这两个变量对反应变量的预测能力。在实际的回归应用中共线性的问题并不少见。当一个分析中存在很多解释变量时，很难一眼发现变量间的共线性，需要用专门的统计量来分析判断，具体方法可参考相关文献。多重共线性对回归的影响可能包括：回归系数的抽样误差即标准误增大，使得有统计学意义的变量变得无意义；使回归系数估计值大小发生改变，甚至使符号发生改变。利用逐步筛选方法筛选解释变量可在一定程度上避免多重共线性问题。

2. 解释变量间的交互作用　当一个回归模型中至少有 2 个解释变量时，变量间即可能存在交互效应。若 x_1 对反应变量平均水平的效应不依赖于 x_2 的水平，而且相应地 x_2 的效应也不依赖于 x_1 的水平时，则两个解释变量之间无交互效应（interaction）或相加效应（additive effect）。多重线性回归模型的一般表达式为解释变量之间无交互作用形式。若一个解释变量的效应依赖于另一个解释变量的水平，即一个解释变量与反应变量的关系随着另一个解释变量取值的改变而改变，则称这两个解释变量间存在交互作用。回归模型表示为：

$$\mu_y = \beta_0 + \beta_1 x_1 + \beta_2 x_2 + \beta_3 x_1 x_2 \qquad \text{式(13-9)}$$

当 x_2 固定时，x_1 每增加一个单位，y 的平均改变量为 $\beta_1 + \beta_3 x_2$；同理，当 x_1 固定时，x_2 每增加一个单位，y 的平均改变量为 $\beta_2 + \beta_3 x_1$。因此，给定 x_2 水平时 x_1 的效应和给定 x_1 水平时 x_2 的效应依赖于另一个变量的水平。考察两个解释变量是否存在交互作用的最直接方法就是在回归模型中引入可能存在交互作用的两个解释变量的乘积项，有时称为 linear-by-linear 交互作用项，然后检验该乘积项是否有统计学意义。应注意，引入变量间交互作用时，各变量的主效应必须纳入模型中。

3. 通径分析　多重回归分析的主要目的是解决用多个解释变量对一个连续型反应变量进行预测的问题。但是当解释变量个数较多时，相互间的关系变得十分复杂，而且有些解释变量并不是直接影响反应变量，而是通过对其他解释变量的作用间接影响反应变量。处理这种具有较为复杂变量关系的统计学方法可以选择通径分析（pathway analysis），可参阅相应参考书籍。

第二节　logistic 回归

学习目标

- 掌握 logistic 回归的基本思想
- 掌握 logistic 回归系数的意义及其与优势比的关系
- 掌握 logistic 回归模型的参数估计和假设检验

多重线性回归模型要求反应变量是连续型的正态分布变量,且解释变量与反应变量呈线性关系。当反应变量是分类变量,且解释变量与反应变量不呈线性关系时,就不能满足多重线性回归模型的适用条件。此时,处理该类数据常用 logistic 回归模型。logistic 回归分析是研究二分类或多分类反应变量与某些影响因素之间关系的一种多重回归分析方法。

在疾病的病因学研究中,经常需要分析疾病的发生与各危险因素之间的定量关系。比如,研究食管癌的发生与吸烟、饮酒、不良饮食习惯等危险因素的关系。如果采用多重线性回归分析,由于反应变量 y 为二分类变量(通常取值 0 或 1),不满足正态分布和方差齐等应用条件,若强行使用线性回归分析,其预测值可能会大于 1 或小于 0 而无法解释。在流行病学研究中,虽然可以用 Mantel-Haenszel 分层分析方法分析多个因素的混杂作用。但这种经典方法有其局限性,随着混杂因素的增加,分层越来越细,致使每层内的数据越来越少,使相对危险度的估计产生困难。logistic 回归模型较好地解决了上述问题,已经成为医学研究,特别是流行病学病因研究中最常用的分析方法之一。

一、模型

(一) logistic 回归模型的基本形式

logistic 回归模型的反应变量 y 为二分类变量,通常编码为 0,1,以 $y=1$ 代表研究者关注的结局,以 $y=0$ 代表与之对立或相反的结局。假设对反应变量 y 可能的影响因素(即解释变量)有 p 个,记为 $x_1, x_2, ... x_p$。在 p 个解释变量作用下,$y=1$ 发生的概率记为 π,$y=0$ 的概率为 $1-\pi$。欲建立 π 与 $x_1, x_2, ... x_p$ 回归关系,因 π 为概率,其取值区间在 $[0,1]$ 间,而 $x_1 \sim x_p$ 的线性组合 $(\beta_0+\beta_1 x_1+\beta_2 x_2+\cdots+\beta_p x_p)$ 取值区间在 $(-\infty, \infty)$ 间变化,两者难以对等起来。因此,对 π 做 logit 变换,$\mathrm{logit}(\pi) = \ln(\frac{\pi}{1-\pi})$,经 logit 变换后 $\mathrm{logit}(\pi)$ 的取值区间转换为 $(-\infty, \infty)$,可以与影响因素的线性组合的取值区间对等。此时可建立下面方程:

$$\mathrm{logit}(\pi) = \ln\left(\frac{\pi}{1-\pi}\right) = \beta_0+\beta_1 x_1+\beta_2 x_2+\cdots+\beta_p x_p \qquad \text{式}(13\text{-}10)$$

β_0 为常数项,$\beta_1, \beta_2, ..., \beta_p$ 称为 logistic 回归系数(coefficient of logistic regression)。经代数转换,上述模型还可表达为:

$$\pi = \frac{\exp(\beta_0+\beta_1 x_1+\beta_2 x_2+\cdots+\beta_p x_p)}{1+\exp(\beta_0+\beta_1 x_1+\beta_2 x_2+\cdots+\beta_p x_p)} \qquad \text{式}(13\text{-}11)$$

exp 表示以 e 为底的指数,式(13-11)可用来估计或预测当 $\beta_1,\beta_2,\ldots,\beta_p$ 取某一组确定数值时,$y=1$ 的概率 π 以及 $y=0$ 的概率 $1-\pi$。

例13-2　为获得两周患病居民就诊的可能影响因素,采用多阶段分层整群随机抽样进行卫生服务利用的入户调查,收集两周患病的 15 岁以上居民 1493 人,就诊者 495 人。调查的相关因素包括:性别、年龄、文化程度、社会医疗保障、自感疾病严重程度、最近医疗点距离、年人均收入、城乡类型和是否就诊。调查所涉及因素的变量名及赋值说明见表 13-7,收集数据的基本形式见表 13-8。

表 13-7　两周患病居民就诊的影响因素与赋值说明

因素	变量名	赋值说明
性别	x_1	男 = 1,女 = 2
年龄(岁)	x_2	<45 = 1,45~ = 2,55~ = 3,65~ = 4
文化程度	x_3	小学及以下 = 1,初中 = 2,高中及中专 = 3,大专 = 4,大学及以上 = 5
社会医疗保障	x_4	无 = 0,有 = 1
自感疾病严重程度	x_5	不严重 = 1,一般 = 2,严重 = 3
最近医疗点距离(公里)	x_6	<3 = 0,3~ = 1
年人均收入(元)	x_7	<3000 = 1,3000~ = 2,5000~ = 3,10000~ = 4
城乡类型	x_8	农村 = 0,城市 = 1
是否就诊	y	否 = 0,是 = 1

表 13-8　两周患病居民就诊影响因素分析的部分原始数据

患者编号	性别 x_1	年龄 x_2	文化程度 x_3	社会医疗保障 x_4	自感疾病严重程度 x_5	最近医疗点距离 x_6	年人均收入 x_7	城乡类型 x_8	是否就诊 y
1	1	2	2	1	2	0	1	1	0
2	1	4	4	1	3	0	4	1	0
3	1	4	1	1	2	0	1	0	0
4	2	4	2	1	2	0	4	1	0
5	1	4	1	1	1	1	3	0	0
…	…	…	…	…	…	…	…	…	…
1489	2	4	2	1	2	0	4	1	0
1490	2	3	1	1	2	0	4	1	0
1491	2	4	2	1	2	0	3	1	0
1492	2	3	1	1	1	0	3	0	0
1493	1	1	1	1	2	0	3	0	1

假设影响因素仅有社会医疗保障 x_4 和最近医疗点距离 x_6,建立两周患病是否就诊的 logistic 回归模型。利用软件进行分析,结果常数项为 -1.649,社会医疗保障 x_4 的回归系数为 0.985,最近医疗点距离 x_6 的回归系数为 -1.010,社会医疗保障和最近医疗点距离对就诊影响的 logistic 回归模型为:

$$\text{logit}(\pi) = \ln\left(\frac{\pi}{1-\pi}\right) = -1.649 + 0.985x_4 - 1.010x_6$$

或

$$\pi = \frac{\exp(-1.649 + 0.985x_4 - 1.010x_6)}{1 + \exp(-1.649 + 0.985x_4 - 1.010x_6)}$$

有社会医疗保障 $x_4=1$，最近医疗点距离小于 3 公里 $x_6=0$，两周患病就诊的概率为：

$$\pi = \frac{\exp(-1.649 + 0.985\times1 - 1.010\times0)}{1 + \exp(-1.649 + 0.985\times0 - 1.010\times0)} = 0.34$$

无社会医疗保障 $x_4=0$，最近医疗点距离小于 3 公里 $x_6=0$，两周患病就诊的概率仅为 0.16，低于有社会医疗保障患者。

（二）logistic 回归系数的流行病学意义

将 $\text{logit}(\pi)$ 视为一个整体，回归系数的解释类似多重线性回归，回归系数 β_i 为：其他解释变量保持不变时，解释变量 x_i 每改变 1 个单位，$\text{logit}(\pi)$ 的平均改变量。logistic 回归模型的回归系数具有特殊含义，其解释可与流行病学中的优势比（odds ratio，OR）联系起来，因而得到了更广泛的应用。

事件 A 出现的概率与非事件 A（$\bar{\text{A}}$）出现的概率之比称为优势（odds）。如本例患者就诊的概率 π 与未就诊的概率 $1-\pi$ 之比，即为就诊的优势，$\text{odds}=\dfrac{\pi}{1-\pi}$，因此 logistic 回归模型亦可表达为：

$$\text{logit}(\pi) = \ln(\text{odds}) = \beta_0 + \beta_1x_1 + \beta_2x_2 + \cdots + \beta_px_p \qquad \text{式（13-12）}$$

$$\text{odds} = \exp(\beta_0 + \beta_1x_1 + \beta_2x_2 + \cdots + \beta_px_p) \qquad \text{式（13-13）}$$

两个优势之比为 OR，又称比值比，它可以反映流行病学的暴露与结局的关联强度。以社会医疗保障 x_4 为例，当 x_6 固定时，有社会医疗保障 $x_4=1$ 就诊的优势为 odds_1，没有社会医疗保障 $x_4=0$ 就诊的优势为 odds_0，则有社会医疗保障相对于没有社会医疗保障的优势比 OR 为：

$$OR = \frac{\text{odds}_1}{\text{odds}_0} = \frac{\exp(-1.649 + 0.985\times1 - 1.010x_6)}{\exp(-1.649 + 0.985\times0 - 1.010x_6)} = \exp(0.985) = 2.678$$

此处，解释变量 x_i 仅有两个取值 0 和 1，通常定义某影响因素的暴露为 1，非暴露为 0，$OR=\exp(\beta_i)$ 或者 $\beta_i=\ln(OR)$。因此，logistic 回归系数可解释为：其他解释变量不变时，暴露于某影响因素 x_i 相对于非暴露于该影响因素的 OR 值的自然对数；或者调整（控制）其他解释变量的影响后，解释变量 x_i 每增加一个单位，得到的优势比的自然对数。当 $\beta=0$ 时，$OR=1$，暴露与结局间不存在关联；当 $\beta\neq0$ 时，$OR\neq1$，暴露与结局间存在关联。研究中，当解释变量 x_i 的回归系数 $\beta_i>0$ 时，$OR_i>1$，提示 x_i 为危险因素（增加结局发生的风险）；$\beta_i<0$ 时，优势比 $OR_i<1$，提示 x_i 为保护因素（降低结局发生的风险）。

二、参数估计及假设检验

（一）参数估计

logistic 回归模型中的回归参数 $\beta_0, \beta_1, \beta_2, \ldots, \beta_p$，需要通过样本数据进行估计，通常采用极大似然估计（maximum likelihood estimate，MLE）。极大似然估计的基本思想是，求解出得到样本结局的可能性最大的 $b_0, b_1, \ldots, b_p$ 值，样本似然函数为：

$$L = \prod_{i=1}^{n} \pi_i^{y_i} (1-\pi_i)^{1-y_i} \quad (i=1,2,\cdots,n) \qquad \text{式}(13\text{-}14)$$

L 表示似然函数，$\prod$ 表示连乘，π_i 表示第 i 例观察对象处于相应暴露条件下时阳性结果（$y_i=1$）发生的概率。对似然函数取对数后，用 Newton-Raphson 迭代方法得出参数 $\beta_0, \beta_1, \beta_2, \ldots, \beta_p$ 的估计值及其标准误。

（二）OR 值的估计与解释

当样本含量 n 较大时，β_i 的抽样分布近似服从正态分布，优势比 OR_i 的 $100(1-\alpha)\%$ 置信区间为：

$$\exp(\beta_i \pm z_{\alpha/2} s_{\beta_i}) \qquad \text{式}(13\text{-}15)$$

式（13-15）中，s_{β_i} 为 β_i 的标准误。OR 值的 95% 的置信区间计算式为 $\exp(\beta_i \pm 1.96 s_{\beta_i})$。logistic 回归的参数估计利用统计软件实现。对例 13-2 分析性别、年龄、文化程度、社会医疗保障、自感疾病严重程度、最近医疗点距离、年人均收入、城乡类型对是否就诊的影响，统计软件分析结果如表 13-9 所示。

表 13-9　两周内患病就诊的影响因素分析

变量	偏回归系数	标准误	Wald χ^2 值	P 值	OR 值	OR 的 95% 置信区间
x_1	0.011	0.120	0.009	0.924	1.012	(0.800, 1.279)
x_2	−0.101	0.058	3.044	0.081	0.904	(0.807, 1.013)
x_3	0.106	0.059	3.235	0.072	1.111	(0.991, 1.247)
x_4	1.544	0.505	9.343	0.002	4.684	(1.740, 12.606)
x_5	0.485	0.094	26.596	0.000	1.625	(1.351, 1.954)
x_6	−1.115	0.463	5.803	0.016	0.328	(0.132, 0.812)
x_7	−0.184	0.086	4.621	0.032	0.832	(0.703, 0.984)
x_8	1.222	0.142	73.565	0.000	3.393	(2.566, 4.485)
常数项	−3.040	0.649	21.923	0.000	0.048	—

表中给出偏回归系数 β 的极大似然估计值、估计值的标准误 s_β、优势比 OR 值及 OR 值的 95% 置信区间。根据 P 值以及 OR 的 95% 置信区间可知，$x_4 \sim x_8$ 对应的 OR 值均有统计学意义；x_4, x_5, x_8 为两周内患病就诊的危险因素，x_6, x_7 为两周内患病就诊的保护因素；根据表 13-9 中的结果，针对 OR 值的解释如下：其他因素不变的有社会医疗保障的患者就诊的可能性为无社会医疗保障者（x_4）的 4.684 倍；自感疾病严重的患者就诊可能性是自感疾病一般患者（x_5）的 1.625 倍；城市患者的就诊可能性为农村患者（x_8）的 3.393 倍；最近医疗点距离为 3 公里以上的患者的就诊可能性是 3 公里以下的患者（x_6）的 0.328 倍，年收入（x_7）每增加一个等级，就诊可能性就降为原来的 0.832 倍。

（三）假设检验

建立由样本估计参数的 logistic 回归模型后，需要对拟合的 logistic 回归模型进行假设检验，判断总体回归模型是否成立或是模型参数否有统计学意义。假设检验包括：logistic 回归模型的检验和 logistic 回归系数的检验。

1. logistic 回归模型的假设检验　检验模型中的所有解释变量的线性组合是否与 $\mathrm{logit}(\pi)$ 或所

研究事件的对数优势比存在线性关系。检验的方法有似然比检验(likelihood ratio test)、计分检验(score test)和 Wald 检验(Wald test)等,所有的检验结果均可利用统计软件获得。这里介绍常用的似然比检验,检验假设为:$H_0:\beta_1=\beta_2=\cdots=\beta_p=0$,即所有解释变量的偏回归系数均为 0。似然比检验统计量 G 为:

$$G=2(\ln L_1-\ln L_0) \tag{式(13-16)}$$

L_1 为包含所有解释变量的似然函数,L_0 为仅包含常数项的似然函数,G 统计量服从自由度为 m(解释变量的个数)的 χ^2 分布。根据 χ^2 分布,确定 P 值,作出推断。采用统计软件分析例 13-2,得到 logistic 回归模型 $G=153.544$,自由度为 8,$P<0.001$,按 0.05 的检验水准,拒绝 H_0,模型中所有解释变量的组合与 $\mathrm{logit}(\pi)$ 之间存在线性关系,反应变量与解释变量间的 logistic 回归模型成立。

2. logistic 回归系数的假设检验　除对 logistic 回归模型整体进行检验外,还须对模型中的每一个解释变量的回归系数进行检验,判断每一个解释变量是否对模型有贡献。回归系数的检验假设为:$H_0:\beta_i=0$,即某一个解释变量的总体回归系数为 0。常用的假设检验方法为 Wald 检验,检验统计量 Wald χ^2 服从自由度为 1 的 χ^2 分布,计算公式为:

$$\mathrm{Wald}\,\chi^2=(\beta_i/s_{\beta i})^2 \tag{式(13-17)}$$

前面实例分析中,表 13-9 的 Wald χ^2 值及所对应的概率 P 值结果显示:有统计学意义的变量为社会医疗保障、自感疾病严重程度、最近医疗点距离、年人均收入和城乡类型,说明这些因素对建立 logistic 回归模型有贡献,即有社会医疗保险、自感疾病严重、医疗点距离小于 3 公里、年均收入偏低以及城市的患者更容易到医院就诊。

三、用途及注意事项

(一) logistic 回归模型的用途

1. 影响因素分析　通过回归系数与优势比,logistic 回归模型可以对影响事件结局的因素进行多因素分析,从多个影响因素中筛选出危险或保护因素。在观察性研究中,某一事件结局往往受社会环境、生态环境、个体的生理和心理因素等多方面因素的影响,因素间亦可能存在交互作用。因此,在设计阶段就需要根据研究目的、专业背景等拟定研究假设和关注的主要问题,收集和整理可能有影响的解释变量,按照 logistic 回归分析的基本步骤、采用不同的方法筛选解释变量,剔除无统计学意义的变量,保证模型相对较优,通过回归系数和优势比情况筛选相应的危险因素。例如,为了研究流动儿童卫生保健服务利用的可能影响因素,以流动儿童是否建立儿童保健卡为反应变量,以母亲文化程度、母亲年龄、母亲工作状况、母亲医疗费用支付方式、父亲文化程度、父亲年龄、父亲医疗费用支付方式、家庭月均收入等因素为解释变量,建立 logistic 回归模型。结果表明:母亲和父亲的文化程度越高,母亲年龄 30 岁以上、有工作、家庭月均收入较高的流动儿童,其系统保健卡的建卡概率越高。

2. 预测　logistic 回归模型是一个概率型模型,其重要应用就是预测与判别。实际应用是通过假设检验,确定回归模型中解释变量间的关系,并且回归模型具有较好的拟合优度,当给出解释变量数值后,可通过建立的 logistic 回归模型计算某事件发生的概率,对结局作出概率性的预测和判断。

对于队列研究,如果模型拟合优度较好,则给定相应解释变量的数值后,可以预测个体发生结局的概率。有时也可根据概率大小判别个体的分类结局。

(二)logistic 回归模型应用的注意事项

1. logistic 回归分析的应用条件　建立 logistic 回归模型时,要求研究对象间彼此独立,即个体间具有独立性。当研究个体间存在聚集性特征时,可考虑采用广义估计方程或多水平模型等更复杂的方法进行分析。例如,在大型卫生服务调查中,国家卫生服务调查是以家庭为单位的整群抽样研究,同一家庭中的个体之间受遗传因素、环境因素、饮食习惯等影响不独立,家庭成员的观测指标间存在一定内部相关性,因此不能采用单水平 logistic 回归分析,相关分析方法可参看专业书籍。

logistic 回归模型的反应变量可为二分类、无序多分类或有序分类变量;解释变量可以是任意类型,如定量变量、二分类变量、无序多分类变量或有序分类变量等。当反应变量为多分类时,可采用多分类 logistic 回归分析。例如,在非吸烟女性肺癌危险因素研究中,反应变量为肺癌类型,分为腺癌、鳞癌、类型不明肺癌和对照四类,研究其与个体一般特征、居住、饮食、月经生育史、厨房环境污染和一级亲属肺癌家族史等影响因素是否存在关联。当反应变量为有序分类变量时,可采用有序 logistic 回归分析。例如,在对医院绩效的影响因素研究中,反应变量为医院绩效考核等级(优、良、差),解释变量为可能影响医院绩效的因素。

2. 模型的拟合效果评价　logistic 回归模型的假设检验只回答模型及回归系数是否具有统计学意义,不能说明模型的拟合效果。评价建立的 logistic 回归模型的拟合效果,即评价模型预测值与观测值的一致性,需要进行拟合优度检验。拟合优度检验是 logistic 回归分析中不可缺少的一部分,拟合效果好,结论才能更可靠。常用评价模型拟合优度的指标主要有 Pearson χ^2、偏差统计量(deviance)等。对于含有连续型解释变量的 logistic 回归模型,应进行 H-L 拟合优度检验。可参阅有关专著和文献。

第三节　Cox 回归

学习目标

● 掌握 Cox 回归模型的基本原理

● 掌握 Cox 回归模型的回归系数及与 *RR* 的关系

● 掌握 Cox 回归模型的参数估计和假设检验

第十二章"生存分析"介绍了针对生存数据的几种分析方法,但仅用于单因素分析。但在公共卫生和医学研究中,观察对象生存时间长短往往受到多个因素的影响。例如,研究肿瘤患者生存时间与治疗措施的关系,患者生存时间不仅与治疗措施有关,还受病人的年龄、病情、心理、环境等因素的影响。由于生存数据的分布往往不服从正态分布(大多为正偏态分布),有时甚至不知道它的分布类型,这就不能采用多重线性回归方法进行分析。本节介绍的 Cox 比例风险回归模型(Cox proportional hazard model),简称 Cox 回归模型,可以分析多个因素对生存时间的影响,而且允许有删失数据的存在,这是生存分析中最重要的多因素分析方法。

一、模型

(一)基本概念

在第十二章中,生存函数 $S(t)$ 的定义中未引入解释变量信息,但在现实中,生存时间往往受到若干因素的影响,所以在本章中,我们将研究协变量(解释变量) x 与观察结果即生存函数之间的关系,此时生存函数表达为 $S(t,x)$。由于生存数据中包含有删失数据,用一般的回归分析难以解决上述问题。因为生存函数难以用回归模型加以分析,我们更倾向于对风险函数进行回归分析。风险函数是 t 时刻存活的个体在 t 时刻的瞬时死亡风险,记为 $h(t)$,其描述了某个体的瞬时死亡风险随时间变化的情况。不同特征的人群在不同时刻的风险率函数不同,通常将风险率函数表达为基准风险率函数与相应协变量函数的乘积,即

$$h(t,x) = h_0(t) \cdot f(x) \qquad\qquad 式(13-18)$$

式(13-18)中, $h(t,x)$ 表示 t 时刻的风险率函数; $h_0(t)$ 表示 t 时刻的基准风险率函数,即 t 时刻所有的协变量取值为 0 时的风险率函数; $f(x)$ 为协变量函数。1972 年英国生物统计学家 D. R Cox 提出在基准风险率函数未知的情况下估计模型参数的方法,该估计方法被称为 Cox 比例风险回归模型,简称 Cox 回归。

(二)基本形式

Cox 回归模型的基本形式为:

$$h(t,x) = h_0(t) \exp(\beta_1 x_1 + \beta_2 x_2 + \cdots + \beta_p x_p) \qquad\qquad 式(13-19)$$

其中, $h(t,x)$ 表示具有协变量 x 的个体在时刻 t 的风险率,又称为瞬时死亡率; $h_0(t)$ 为基准风险率,即协变量 $x_1,x_2,\cdots,x_p$ 均为 0 时的风险率; $\beta_1,\beta_2\cdots,\beta_p$ 为解释变量的偏回归系数。

式(13-19)的右侧可分为两部分: $h_0(t)$ 分布无明确的假定,一般也是无法估计的,这是非参数部分;另一部分是参数部分,其参数是可以通过样本的实际观察值来估计的。正因为 Cox 回归模型由非参数和参数两部分组成,故又称为半参数模型。式(13-19)可以转换为:

$$\ln[h(t,x)/h_0(t)] = \beta_1 x_1 + \beta_2 x_2 + \cdots + \beta_p x_p \qquad\qquad 式(13-20)$$

因此,Cox 回归模型与一般的回归分析不同,协变量对生存时间的影响是通过风险函数和基准风险函数的比值反映的,其中的风险函数和基准风险函数是未知的。在完成参数估计的情况下,可对基准风险函数和风险函数作出估计,并可计算每一个时刻的生存率。

(三)Cox 回归模型的假设条件

1. 比例风险假定　各危险因素的作用不随时间变化而变化,即 $h(t,x)/h_0(t)$ 不随时间变化而变化。因此应注意 Cox 回归模型要求风险函数与基准风险函数呈比例。如果这一假定不成立,则不能用 Cox 回归模型进行分析。

2. 对数线性假定　模型中的协变量应与对数风险比呈线性关系。

例 13-3　30 例膀胱肿瘤患者的随访记录见表 13-10,现对膀胱肿瘤患者生存情况的影响因素进行分析。变量赋值见表 13-11。

表 13-10　30 例膀胱肿瘤患者生存数据原始记录表

id (1)	age (2)	grade (3)	size (4)	relapse (5)	start (6)	end (7)	t (8)	status (9)	PI (10)	$s(t)$ (11)
1	62	1	0	0	02/10/1996	12/30/2000	59	0	1.680	0.256
2	64	1	0	0	03/05/1996	08/12/2000	54	1	1.680	0.256
3	52	2	0	1	04/09/1996	12/03/1999	44	0	4.339	0.018
4	60	1	0	0	06/06/1996	10/27/2000	53	0	1.680	0.512
5	59	2	1	0	07/20/1996	06/21/1998	23	1	4.438	0.662
6	59	1	1	1	08/19/1996	09/10/1999	37	1	3.737	0.249
7	63	1	1	0	09/16/1996	10/20/2000	50	1	2.758	0.139
8	62	1	0	0	09/20/1996	09/18/1999	36	1	1.680	0.859
9	50	1	1	0	09/26/1996	03/22/1999	30	1	2.758	0.760
10	26	1	1	1	11/04/1996	05/25/2000	43	1	3.737	0.110
11	43	2	1	0	01/10/1997	11/08/1999	34	1	4.438	0.131
12	62	1	0	0	02/16/1997	11/10/2000	45	1	1.680	0.646
13	67	1	0	0	03/09/1997	08/18/2000	42	1	1.680	0.785
14	70	2	0	0	03/28/1997	07/20/2000	40	1	3.360	0.328
15	56	1	0	1	04/03/1997	11/10/1999	32	1	2.659	0.747
16	85	2	0	1	04/15/1997	11/20/1998	19	1	4.339	0.801
17	65	1	0	1	08/06/1997	09/28/1999	26	1	2.659	0.894
18	54	3	1	1	11/10/1997	12/09/1998	13	1	7.097	0.155
19	62	2	0	0	02/19/1998	07/20/2000	29	1	3.360	0.659
20	52	3	0	0	03/14/1998	07/02/2000	28	1	5.040	0.163
21	63	2	1	0	06/10/1998	09/01/2000	27	1	4.438	0.446
22	50	3	1	1	06/15/1998	04/14/1999	10	1	7.097	0.517
23	83	2	1	1	09/03/1998	09/20/2000	25	1	5.417	0.246
24	61	3	1	0	10/10/1998	06/13/2000	20	1	6.118	0.181
25	57	3	1	1	01/16/1999	12/20/1999	11	1	7.097	0.396
26	63	2	0	1	02/17/1999	04/20/2000	14	1	4.339	0.845
27	72	3	1	1	05/10/1999	05/12/2000	12	1	7.097	0.276
28	56	3	1	1	09/15/1999	06/17/2000	9	1	7.097	0.638
29	73	3	1	1	12/19/1999	07/26/2000	7	1	7.097	0.759
30	54	3	1	1	03/10/2000	09/20/2000	6	1	7.097	0.879

表 13-11 膀胱肿瘤患者生存数据变量赋值表

变量	因素	分组及赋值
age	年龄	岁
grade	肿瘤分级	Ⅰ级:1;Ⅱ级:2;Ⅲ级:3
size	肿瘤大小(cm)	<3.0:0;≥3.0:1
relapse	是否复发	未复发:0;复发:1
start	手术日期	月/日/年
end	终止观察日期	月/日/年
t	生存时间(=终止观察日期-手术日期)	月
status	生存结局	删失:0;死亡:1

对表 13-10 数据,取 $\alpha_{引入}=0.05$,$\alpha_{剔除}=0.10$,经逐步引入-剔除法筛选变量可获得 Cox 回归分析结果,结果显示:肿瘤分级(grade)、肿瘤大小(size)和是否复发(relapse)为膀胱肿瘤患者生存的影响因素。

风险函数的表达式为:

$$h(t)=h_0(t)\exp(1.680\times grade+1.078\times size+0.979\times relapse)$$

（四）Cox 回归模型结果及解释

1. 风险比 RR   Cox 回归模型的风险函数中,$\ln RR=\ln\dfrac{h(t,x)}{h_0(t)}$ 为风险比的自然对数,$\beta_1 x_1+\beta_2 x_2+\cdots+\beta_p x_p$ 为解释变量的变化量与相应回归系数的线性组合,其中 $\beta_j(j=1,2,\dots,p)$ 的实际意义是:在其他解释变量不变条件下,变量 x_j 每增加一个单位所引起的风险比的自然对数,即

$$\ln RR_j=\beta_j \qquad\qquad\qquad 式(13-21)$$

或

$$RR_j=\exp(\beta_j) \qquad\qquad\qquad 式(13-22)$$

当 $\beta_j>0$ 时,$RR_j>1$,说明 x_j 增加时,风险函数增加,即 x_j 为危险因素;当 $\beta_j<0$ 时,$RR_j<1$,说明 x_j 增加时,风险函数下降,即 x_j 为保护因素;当 $\beta_j=0$ 时,$RR_j=1$,说明 x_j 增加时,风险函数不变,即 x_j 为无关因素。

表 13-10 数据分析得到的 Cox 回归风险函数可表达为:

$$\ln RR=\ln\frac{h(t,x)}{h_0(t)}=1.680\times grade+1.078\times size+0.979\times relapse$$

此分析结果中,肿瘤分级(grade)、肿瘤大小(size)和是否复发(relapse)等变量的回归系数均为正值,提示三者为膀胱肿瘤患者死亡危险因素。

根据此 Cox 回归模型,在基准风险基础上,可知对于未复发病人,如果病人肿瘤尺寸小于 3cm,肿瘤分级每增加 Ⅰ 级的死亡风险为

$$\ln RR=1.680\times(grade=1)+1.078\times(size=0)+0.979\times(relapse=0)=1.680$$

$RR=\exp(1.680)=5.366$,死亡风险增加 4.366 倍;同理,如果病人肿瘤分级相同,是否复发情况

相同时,肿瘤大于或等于 3.0cm 者死亡风险是肿瘤小于 3.0cm 者死亡风险的 2.939(RR = exp (1.078)= 2.939)倍,即死亡风险增加 1.939 倍;如果肿瘤分级相同,肿瘤大小也相同者,肿瘤复发者死亡风险是未复发者的 2.662(RR = exp(0.979)= 2.662)倍,增加 1.662 倍。

2. 预后指数(prognostic index, PI)　Cox 回归模型的风险函数中 $\beta_1 x_1 + \beta_2 x_2 + \cdots + \beta_p x_p$ 为解释变量的变化量与相应回归系数的线性组合,变量的线性组合取值越大,则风险函数 $h(t,x)$ 越大,预后越差。线性组合的取值称为预后指数。例 13-3 中预后指数为

$$PI = 1.680 \times grade + 1.078 \times size + 0.979 \times relapse$$

例如,1 号患者 grade = 1, size = 0, relapse = 0,其预后指数 PI = $1.680 \times 1 + 1.078 \times 0 + 0.979 \times 0$ = 1.680;3 号患者,grade = 2, size = 0, relapse = 1,其预后指数 PI = $1.680 \times 2 + 1.078 \times 0 + 0.979 \times 1$ = 4.339。30 例膀胱肿瘤患者的预后指数 PI 见表 13-10 第(10)栏。按预后指数的若干分位数将观察对象分成若干组(2~5 组),如低危组、中危组和高危组,对制定合理的治疗方案,正确指导病人的治疗,提高生存率有指导意义。

3. 生存率的估计　具有解释变量 $x_1, x_2, \cdots, x_p$ 的个体在 t 时刻的生存率可由下式估计:

$$\hat{S}(t) = \left[\hat{S}_0(t) \right]^{\exp(\Sigma b_i x_i)} \qquad \text{式}(13\text{-}23)$$

式中 $\hat{S}_0(t)$ 为基准生存率,可采用下式计算,

$$\hat{S}_0(t) = \prod_{t_{(i)} \leqslant t} \left[\exp \frac{-d_i}{\sum_{S \in R_i} \exp\left(\sum b_j x_j \right)} \right] \qquad \text{式}(13\text{-}24)$$

式(13-24)中 $\prod$ 为连乘符号,$t_{(i)}$ 为排序的生存时间(不含删失值),d_i 为 $t_{(i)}$ 时刻死亡数,R_i 为 $t_{(i)}$ 时刻前一瞬间的风险集。例 13-3 中 30 例患者所对应生存时间的生存率见表 13-10 第(11)栏。如 1 号患者,肿瘤分级 I 级,肿瘤<3.0cm,未复发,59 个月生存率为 25.6%;3 号患者,肿瘤分级 II 级,肿瘤<3.0cm,复发,44 个月生存率为 1.8%。

4. 变量筛选　Cox 回归变量筛选方法类似于多重线性回归和 logistic 回归,主要有向前引入法、向后剔除法和逐步引入-剔除法,检验水准 α 可 0.10 或 0.15(变量数较少或探索性研究)、0.05 或 0.01(变量数较多或证实性研究)等。

二、参数估计及假设检验

Cox 回归模型中,回归系数 $\beta_1, \beta_2, \ldots, \beta_p$ 的估计需借助偏似然(partial likelihood)理论,用极大似然估计方法得到。该估计的最大优点是不需确定基准风险函数 $h_0(t)$ 的形式就能估计回归系数;另一特性是估计结果仅与生存时间的排序有关,而不是生存时间的数值大小,这意味着生存时间的单调变换,如对生存时间加一个常数、乘以一个常数或取对数,都不会改变回归系数的估计值。

记回归系数 $\beta_1, \beta_2, \ldots, \beta_p$ 的估计值为 $b_1, b_2, \ldots, b_p$,相应的标准差为 $S_{b_1}, S_{b_2}, \ldots, S_{b_p}$,某一解释变量 RR 的 95% 置信区间估计公式为

$$\exp(b_j \pm z_{0.05/2} S_{b_j}) \qquad \text{式}(13\text{-}25)$$

若解释变量的度量衡单位或数量级不同,可通过标准化回归系数比较各变量的作用大小。

回归系数 $\beta_1, \beta_2, \ldots, \beta_p$ 的假设检验方法类似于 logistic 回归,有似然比检验、Wald 检验和 score 检验,检验统计量均服从 χ^2 值分布,自由度为模型中待检验的参数个数,上述三种假设检验方法均可用于对总模型的检验;单个回归系数的检验常采用 Wald 检验。表 13-12 为例 13-3 数据分析结果,可见肿瘤分级(grade)、肿瘤大小(size)和是否复发(relapse)三个变量的回归系数有统计学意义,RR 的 95%置信区间的下限均大于 1。

表 13-12　30 例膀胱肿瘤患者多变量 Cox 回归分析结果

变量 (1)	偏回归系数 (2)	标准误 (3)	Wald χ^2 值 (4)	P 值 (5)	RR 值 (6)	RR 的 95%置信区间 (7)
Grade	1.680	0.382	19.384	<0.001	5.367	(2.540,11.339)
Size	1.078	0.460	5.492	0.019	2.939	(1.193,7.241)
relapse	0.979	0.460	4.524	0.033	2.662	(1.080,6.560)

三、用途和注意事项

(一)Cox 回归模型的用途

1. 影响因素分析　Cox 回归随着解释变量的增加会变得比较复杂,确定与生存状况相关的变量即变量的筛选方法同多重线性回归以及 logistic 回归一样,既可以筛选有统计学意义的变量,也可以分析变量间的交互作用。Cox 回归中影响结局的有些变量值是固定的,如人群性别,但大多变量的值是随时间变化而变化,Cox 模型可采取其他方式灵活处理这类依赖于时间的解释变量。

2. 预测　Cox 回归模型在评估变量(因素)和结局之间的关系以及这些关系的统计学意义时,RR 及 RR 的 95%置信区间是这些关系效应大小的估计。当给出解释变量数值后,可通过建立的 Cox 回归模型计算生存曲线,预测个体疾病发生风险。

(二)Cox 回归模型应用的注意事项

Cox 模型的基本假定是比例风险假定。只有满足该假定前提下,基于此模型的分析预测才是可靠有效的。

检查某解释变量是否满足比例风险假定,最简单的方法是观察按该变量分组的 Kaplan-Meier 生存曲线,若生存曲线明显交叉,提示不满足比例风险假定。建议绘制按该变量分组的 $\ln[-\ln\hat{S}(t)]$ 对生存时间 t 的图,曲线应大致平行或等距(由于比例风险假定等价于 $S_1(t) = [S_2(t)]^{RR}$,因此 $\ln[-\ln S_1(t)] - \ln[-\ln S_2(t)] = \ln(RR)$)。图形法有一定的主观性,但由于图法简便、直观,实际中很常用。

表 13-10 数据中,年龄为定量变量,将年龄转化为二分类变量(<60 岁和 ≥60 岁),分年龄组的生存曲线和 $\ln[-\ln\hat{S}(t)]$ 对 t 的曲线见图 13-2,图 A 和图 B 中曲线大致平行(图 A 中两年龄组生存曲线在近 30 月处略有重合),因此可初步判定比例风险假定成立。

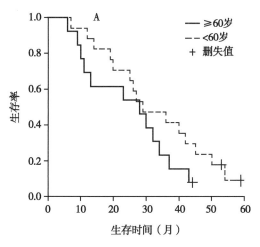
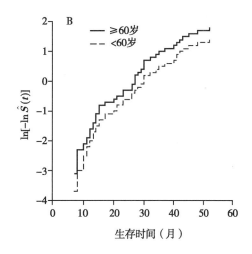

图 13-2

膀胱肿瘤数据年龄的比例风险假定判定

A:生存曲线图;B:$\ln[-\ln\hat{S}(t)]$ 对 t 的曲线

（刘美娜　王学梅）

 本章小结

1. 多重线性回归分析是简单线性回归分析的拓展，反应变量仍然只有一个，而解释变量却不止一个。 模型的假设条件、最小二乘原则都与简单线性回归分析相同。

2. 偏回归系数表示在模型中的其他解释变量对反应变量的影响固定的条件下，对应解释变量每改变一个单位所引起反应变量的平均变化量，也就是在校正了其他变量影响的情形下该因素单独的效应。

3. 由于各变量量纲可能不一致，多重线性回归模型的各偏回归系数不能直接用来比较其对反应变量 y 的影响大小。 标准化偏回归系数消除了变量的量纲及其离散程度的影响，其绝对值可用来比较各解释变量对反应变量 y 的影响大小。

4. 复相关系数的平方 r^2 表明模型中的解释变量解释反应变量总变异的百分比，可用来说明某一个变量与多个变量的线性相关程度。

5. 变量筛选的目的是使得模型中尽可能保留对回归贡献较大的重要变量而不包括对回归贡献较小的变量，以期用尽量简洁的模型达到尽可能高的估计精度。

6. logistic 回归模型的参数 β 与流行病学研究中常用指标优势比 OR 有如下关系：在控制其他因素后，某一解释变量 x_j 的二水平 C_1 与 C_2（$C_2 > C_1$）的优势比为 $OR = e^{\beta_j(C_2-C_1)}$。 当反应变量 $y = 1$ 表示患病、死亡等发生时，若解释变量 x_j 的回归系数 $\beta_j > 0$，则 $OR_j > 1$，该解释变量为危险因素；若 $\beta_j < 0$，则 $OR_j < 1$，该解释变量为保护因素；若 $\beta_j = 0$，则 $OR_j = 1$，该解释变量对结局没有作用。

7. Cox 模型属比例风险模型，其回归系数 β_j 的统计学意义是：在其他变量不变的条件下，变量 x_j 每变化一个单位所引起的风险比的自然对数的变化，或使风险函数增至 exp（β_j）倍。 Cox 回归可用于影响因素分析、校正协变量后的组间比较以及生存预测等。

统计设计与卫生统计常用指标

第十四章

调查研究设计

在医学卫生领域,调查研究是一种常用和基本的研究方法,属于观察性研究,其主要特点是,观察研究对象在自然状态下的情况,不施加处理因素,也未按照研究因素对研究对象进行随机分组。调查研究属探索性研究,通常为进一步的实验(试验)性研究提供线索或形成研究假设。本章将介绍调查研究设计的一般做法,重点是基本的抽样方法及其样本量估计,此外还简要介绍常用的非概率抽样方法。值得特别指出的是,概率抽样及其产生的数据才是进行统计推断的基础。

第一节　调查设计的基本内容

学习目标

● 掌握调查研究设计的基本内容及相关步骤

● 掌握调查问题的设置技巧

抽样调查(sample survey)是从总体中抽取一定数量的观察单位组成样本,用样本信息推断总体特征。按抽样方式,抽样调查可分为概率抽样调查和非概率抽样调查;按时间维度可分为横断面调查(cross-sectional study)和纵向调查(longitudinal study),其中纵向调查按时间顺序可分为回顾性调查(retrospective study)、前瞻性调查(prospective study)和双向性调查(ambispective study)。流行病学研究常见的两种纵向调查是病例对照研究和队列研究(详见流行病学教材);按调查性质可分为定量调查(quantitative study)和定性调查(qualitative study)。

可见调查研究方法众多,且在科学研究和实际工作中广泛应用。不论选用何种方法进行调查,都需要根据调查目的进行科学的设计,选择适合的调查对象,收集相关数据,并对数据进行整理和分析,从而回答相关研究问题。下面简述调查研究设计的基本内容及相关步骤。

一、调查目的

从统计学的角度,调查研究的目的通常可归纳为两类:一类是为了了解总体参数,说明总体特征,如西藏地区大骨节病流行现状、某地高血压病患病情况、某地居民头发中汞含量、某地高校教师收入等;另一类是研究事物之间的关联,如膳食摄入与大骨节病的关系、空气污染与肺癌的关系、吸烟与高血压的关系等。

如调查我国西藏地区大骨节病的流行情况,并探讨大骨节病的可能致病因素。这里,调查研究的目的是对西藏地区大骨节病进行流行病学调查并探讨该病病因。调查目的通过具体的调查指标来体现。调查指标要精选,尽量用客观性强、灵敏度高、精确性好的指标。本例调查的内容就是大骨节病患病率及其地域分布,以及人口学特征和饮食环境因素等。

二、调查对象与观察单位

明确调查目的之后,就要确定调查对象和观察单位,即对谁调查或由谁来产生数据。首先,确定调查总体,划清调查总体的同质范围。调查对象要具体,明确调查的人群及调查的时间和地点。观察单位是组成总体的个体,不在总体范围内的个体不应作为观察单位。如本例调查对象确定为居住在西藏地区的居民,观察单位是每个符合该条件的"居民",不居住在该地区的居民则应排除在外。如果本例中同时限定了"儿童"或者"成人",那么非相应年龄段的居民也应该排除在外。

三、调查方法与调查项目

(一)调查方法和调查项目

根据调查目的、调查对象和具备的调查条件(如人力、物力等资源)来确定调查方法。一般说来,若调查目的在于了解总体特征,可采用横断面调查方法;若调查目的在于研究事物之间的相互关系,可采用病例对照或队列研究方法。根据调查指标确定调查项目,即调查的具体内容,包括分析项目和备查项目。分析项目是直接用于计算调查指标以及探讨因素之间关系所必需的内容;备查项目是为了便于核查而设置的,通常不直接用于分析,如姓名、地址、编号等。

(二)调查方式

调查方式有很多种,包括观察法、问卷法、访谈法等。各种方法有其适用范围,有时需相互结合使用。

1. 观察法　一般来说,对于客观指标的测量、样本的检查等均属于观察,如身高、体重的测量,粪便蛔虫卵检查,血液生化检查等。一些行为方式的调查如医生对病人的态度、某少数民族的生活行为习惯、某检验人员对某仪器的操作是否规范等也可以采用观察法进行评价。本例中对调查地区居民骨关节进行 X 射线扫描检查也属于观察法。

2. 问卷法　对于主观指标和一些无法通过检查测量获取的客观指标,常用问卷调查或者访谈的方法来收集信息。问卷法是常用的调查方法,可以由被访者自填问卷,也可以由调查员询问被访者再填写问卷。本例中对大骨节病流行地区居民进行的人口学特征、膳食特征、生活习惯等的调查可采用问卷调查的方法。问卷调查的质量取决于调查表的制定、调查项目的多少、被访者的配合程度等多方面因素。

3. 访谈法　另一类常用的获得主观指标的方法是访谈法。可以是直接访问,如面对面访谈、开会等;也可以是间接访问,如信访、电话访问、网上访问等。访谈的形式多样,问题可多可少,灵活方便,是获得广泛和深入信息的调查方法,可用于问卷调查的补充或个人隐私等敏感问题的调查。采用座谈会的形式进行集体访谈,可快速获得调查结果。目前最常用的是专题小组讨论。

(三)调查表

调查表是包括所有调查项目的书面材料或电子文件材料,可以是简单的调查提纲,可以是包括很多问题的调查表格,也可以是标准的测定量表,统称为问卷(questionnaire)。调查表通常包括标题、说明、基本情况、主要内容、编码和作业证明的记载等。调查表制定应遵循标准的流程,且应经过信度和效度等方面的考评方可使用。研究者对大骨节病高危地区居民进行膳食结构调查以便了解膳食结构与大骨节病的关联性。膳食调查就可以利用调查表进行调查,表14-1给出了调查表中的部分项目。

表14-1　西藏地区大骨节病项目食物频率调查表

食物频率调查表

　　您好!我们是××单位西藏大骨节病项目研究团队。本调查表是希望了解您的日常饮食摄入状况,以便对您提出更合理的饮食建议。该调查仅针对您日常饮食习惯做了解,不涉及隐私和敏感问题,请您放心作答。请按照问题回答填写,谢谢合作!

姓名:	编号:	（工作人员填写）
家庭地址:		
联系电话:		
调查员:	调查日期:　年　月　日	

请回忆在过去12个月里,你是否吃过以下食物,并估计这些食物的平均食用量和次数。

食物名称		是否吃: 1 否 2 是	进食次数(选择一项)				平均每次食用量(克)	过录框 (审核员填写)
			次/天	次/周	次/月	次/年		
主食								
1	当地糌粑							
2	当地面							
3	外地糌粑							
4	外地面							
5	大米							
6	……							
肉类								
1	牛肉							
2	羊肉							
3	猪肉							
4	鸡肉							
5	鱼肉							
6	山羊肉							
7	……							

　　以下将对调查表的制定做详细阐述:

1. 调查表的构成

从表14-1可以看出,一份完整的调查表通常具有以下结构:

(1)标题:标题应简明扼要,概括说明调查的主题。如表14-1中的"食物频率调查表",其他诸如"中学生卫生习惯调查表""农村妇女生殖道感染调查表"等。避免采用"问卷调查"这样的简单标题,它容易引起回答者不必要的怀疑而拒绝回答。

(2)说明:在问卷开头或封面,常有简短的封面信或卷首语,旨在向被访者说明调查的目的、意义等。自填式调查表还可有填表须知、交表时间、地点及其他事项说明。通过它可以使被访者了解调查目的,消除顾虑,并按一定的要求填写调查表。有的调查表说明还可进行一定的宣传,以引起被访者对调查表的重视。

(3)被访者基本情况:指被访者基本人口社会学特征,如性别、年龄、民族、文化程度、婚姻状况、职业、家庭人口等。这些项目一般用于对调查资料进行分组,从而探讨这些因素对调查的主要结果的影响。在实际调查中,列入哪些项目应根据调查目的仔细选择,并非多多益善。

(4)主要内容:研究者所要了解的主要内容是调查表中最重要的部分,是根据调查目的必须进行调查的项目,并根据这些项目计算出分析指标。它主要以提问的形式提供给被访者。如表14-1中的食物进食与否、进食频率、单次进食量等。

(5)编码:包括调查表编号、调查项目编号和回答选项编号。正规的调查表还应该有过录框,将各种数据和编码填于其中,以便录入计算机。随着信息技术的迅速发展,已经开始使用电子问卷,此时后台项目和选项的编码也尤为重要,以便后期数据的处理和分析。

(6)作业证明的记载:在调查表中,常需附上调查员的姓名、访问日期、时间等,以明确调查人员完成任务的情况。如有必要,还可写上被访者的姓名、单位或家庭住址、电话等,以便于审核和进一步追踪调查。

2. 调查表制定的一般步骤

(1)明确调查目的:根据调查目的确定调查内容,从而选择已有的公认的调查表或者重新制定调查表。如果现成调查表已广泛认可,且内容可以涵盖本次调查内容,则选择现成调查表;如果现成调查表并未得到广泛认可,且缺乏信度和效度的证据,或调查表内容无法涵盖本次研究内容,则在该调查表基础上进行修订或重新制定调查表。

(2)提出调查项目:根据调查目的和调查对象设立由相关人员组成的工作组负责调查表的制定。根据专业知识和个人经验等提出调查项目,也可以借用已有的同类调查表的项目,形成调查项目池。对调查对象的特征分析是拟定调查表的基础,包括分析调查对象的文化程度、理解能力、社会阶层等特征。

(3)项目筛选:对提出的调查项目进行分析及筛选,以便精简调查项目。可采用专家咨询或专题小组讨论的方法。项目筛选应考虑的方面包括调查表时长、被访者回答负担、避免重复、相似项目前后一致、项目在调查表中的排序等。

(4)确定项目的提问形式:一般调查项目可以采用两种提问形式:开放性问题和封闭性问题。开放性问题(open-ended question)对所提出的问题没有列出可能的答案,由被访者自由作答。如"您为什么没去看病?"等,其优点是被访者可以充分地按自己的想法和方式回答问题和发表意见,所得到的资料往往比较丰富。但缺点是难于进行资料的整理和分析,还可能因被访者表达能力的差异形成调查偏倚。由于时间关系或缺乏心理准备,被访者往往放弃回答或答非所问。开放式问题主要适用于询问一些答案很多或很复杂的问题,或尚未弄清各种可能答案的问题,或探索性调查等。封闭性问题(closed-ended question)事先设计了各种可能的答案,被访者只要从中选定一个或几个现有答案即可。如表 14-1 中的"是否吃"等。封闭性问题回答方便,利于提高调查表的回收率,易于进行各种统计分析。缺点是被访者只能在规定的范围内回答,可能无法反映其真实想法。回答者的猜答或随意选答、对问题的误解、调查员代答等问题不易被察觉。封闭性问题设计比较困难,一旦出现设计缺陷,被访者就可能无法正确回答问题,从而影响调查质量。

在实际调查中,两种类型的问题往往结合使用,如封闭性问题中,在列出答案的最后,增加一个开放性选项"其他(详述)＿＿＿＿＿＿",让回答者有表明自己意见的可能。甚至在同一个问题中,也可将两者结合起来使用。例如:

您最近两周生过病吗?　　　　　1)是　　　　2)否

若是,生的什么病?＿＿＿＿＿＿

(5)确定项目的回答选项:回答选项与项目的提问方式有关。例如,在研究经济状况时,对每月工资收入和年龄等项目需了解具体数字,则可采用填入式,如"您的每月工资收入是＿＿＿＿元""您的年龄是＿＿＿＿岁"。若是开放性问题,无固定的回答选项,留下一定的空白供回答即可。若是封闭性问题,应列出各种可能的答案,并按一定顺序编号。一般说来,等级项目按等级关系编号,如文化程度可以是:1)文盲;2)小学;3)中学;4)大专及以上;分类项目按照习惯或一定的逻辑顺序编号,如职业可以是:1)工人;2)农民;3)干部等。

(6)预调查及评价:预调查是在正式调查前进行的小范围验证正式调查方案可行性的手段和方法,以便发现正式调查中可能出现的问题。预调查数据对于正式调查需要的样本量计算可以提供参考,如估计失访比例和预测效应值大小等。预调查对于在新的人群、新的地区开展的调查项目尤为重要,有时候预调查的质量可以影响到正式调查的成败。

将筛选出的调查项目按一定的逻辑顺序排列,形成初步的调查表,可采用专家评价和小组讨论等方法进行初步修改并完善。初步形成的调查表需要进行小范围的预调查,对调查表的信度和效度等特性进行评价。具体考评过程和指标见本章第四节。

(7)修改完善:在上述基础上作进一步修改完善,形成最终调查表。最终调查表也可能在实际应用中发现问题或需要完善的地方。

3. 问题的设置

(1)避免不确切的表述。一些副词和形容词,如"很久""经常""一些"等,各人理解往往不同,应避免使用或给出界定。如"您是否经常生病?"可改问为"您上月生了几次病?"或"最近半年内您生了几次病?"。如果问"您在哪儿出生?",有可能回答"在医院",如改为"您的出生地是＿＿＿＿＿＿省＿＿＿＿＿＿市(或县)"则可避免类似问题的发生。

(2)避免判定性问题。如"您一天抽多少支烟?"这种问题即为判定性问题,被访者如果根本不抽烟,就会无法回答。正确的处理办法是在此问题前加一条"过滤"性问题,如"您抽烟吗?",如果回答"是",可继续提问,否则终止提问。

(3)避免引导性问题。如问题带着研究者的观点和见解的暗示,则有使被访者跟着这种倾向回答的可能。如"有人认为被动吸烟会导致肺癌,您同意吗?"。引导性提问会导致被访者不加思考就同意问题中暗示的结论。引导性提问是调查的大忌,常常会引出有严重偏倚的结论。

(4)避免难堪或禁忌的敏感问题。各地风俗和民族习惯中忌讳的问题、涉及个人隐私或利害关系的问题等属于敏感问题,如"您是否有婚外性关系?"。对于这类问题被访者不愿回答或不予真实回答,因此调查表中应尽量避免。如果有些问题非调查不可,可采用一些特殊的调查方法如敏感问题调查技术。

(5)避免笼统和抽象的问题。年龄、经济收入等许多调查项目都可能会产生歧义。例如,年龄有虚岁、实岁;收入是税前还是税后,仅指工资,还是包括奖金、津贴、其他收入等。

(6)避免多重问题。一个问题最好只问一个要点,如"您的父母是知识分子吗?",这个问题使那些父母中仅有一个是知识分子的人无法回答"是"或"否",当然知识分子本身也需要界定清楚。

(四)组织计划和实施

调查的组织计划包括组织领导、任务分工、调查员选择和培训、宣传动员、时间进度、经费预算、调查表和宣传资料的印制、器材的准备等。这里仅简要介绍调查员的选择和培训。

1. 调查员的选择　调查员是资料收集的具体执行者,其水平和能力直接影响调查实施能否成功进行,选择和培训合格的调查员是调查研究中的一项重要任务。应根据调查的具体内容、社区的性质、被访对象的特点等挑选合适的调查员。调查员的性别、年龄、民族、职业等特征要符合调查的要求。如当被访者为青年时,应尽量选择青年做调查员;对妇女的调查最好选择女性调查员;医学生做调查员调查健康问题则更轻松自如。从社区的角度考虑,应挑选熟悉被访地区风俗习惯、文化传统的调查员,有时候还要求调查员会讲当地方言。显然,调查员的文化程度也很重要。

2. 调查员的培训　对调查员的培训一般应包括以下内容:①介绍本次调查的目的、计划、内容、方法等有关情况,以使调查员对该研究有一个整体性的认识。②调查的具体内容和任务:包括抽样方法、调查地点、调查对象、调查范围及数量、每个调查员的工作量、工作时间、报酬等,让调查员明白自己在调查中的任务和权利。③调查问卷的培训:逐项讨论问卷内容,统一理解每个问题,规范调查方法,统一调查用语。同时,可以介绍一些基本的访问技术,包括如何自我介绍、如何取得被访者的信任等。对于所有调查员的培训应该采用统一标准,并通过培训使其达到较为统一的水平,以防止调查员不同而产生不同调查质量的情况发生。④模拟调查或访问:可采用比较流行的参与式方法、角色扮演等方法进行,使调查员有身临其境的感觉。⑤建立监督、管理和相互联系的方法及规定,以保证正式调查工作的顺利开展。⑥预调查:可组织调查员进行小范围的实地调查,收集调查中出现的问题,进一步修改调查表和完善调查实施方案。

四、数据整理分析计划

研究设计阶段就应该制定数据的整理分析计划,数据整理分析是将原始数据进行科学加工,用适当的统计分析方法对整理后的数据进行分析,提取有用信息并形成结论。基于纸质调查表的数据整理分析通常分为以下几个步骤。

（一）问卷核查

在数据整理阶段,问卷核查分为完整性核查和逻辑检查。完整性核查是在调查现场由调查员对调查表全部项目进行自查和互查,核对填写是否完整无缺,如有漏项,应立即补填;无法补填的,应尽快重新访问被访者;逻辑检查主要检查逻辑上的矛盾,如出生日期与死亡日期的矛盾等。逻辑检查应和完整性核查同时进行。

（二）数据编码

数据编码(coding)就是给每一个问题以及每一个可能答案分配一个代码。在问卷设计时的编码为事前编码,在数据收集后的编码为事后编码。事后编码主要针对开放性问题和封闭性问题中的"其他"一项。一般是针对每一个问题,将所有回答归纳整理成一些主要类型,从而给予适当编码。编码需要统一的规则以方便后续数据分析。可将编码信息制定成编码手册,可以方便数据分析人员快速了解数据。

（三）数据录入

通常采用数据库系统如 FoxPro、Excel、Epidata 等建立数据库结构后输入原始数据。需要为每位数据录入员提供一份统一的录入说明书,并进行必要的培训。为了保障质量,往往需要两位录入员双录比对。数据输入完毕,应作抽查或全面核查。值得一提的是,随着科技的发展,越来越多的调查采用电子调查表,在电子设备上完成的调查表可以直接通过数据导出的方法变成可以分析的文件格式,从而省略数据录入环节,减少录入环节产生的错误。

（四）数据整理

录入后的数据作为原始数据应妥善保存,在此基础上需要对数据变量和内容进行清理和检查等,如变量的缺失值检查、连续变量变换成分类变量等。需要对数据整理的过程做详细记录并保留统计软件中的程序文件,不同版本的数据应实时标记和保存。

（五）数据分析

数据分析常用的软件包括 Excel、SPSS、SAS、STATA、R 等。不同的统计软件功能和操作略有不同,研究者可根据实际需要加以选择。数据分析应当按照调查研究设计遵循一定的计划,有时也需要在实际分析过程中灵活变换,采用更为恰当的分析方法。应当注意,数据分析方法仅仅是解决问题的工具和手段,并存在一定的局限性,研究结论应该是在分析结果的基础上做更加全面综合的分析后得出的。

第二节　基本的概率抽样方法及其样本量估计

学习目标

● 掌握几种基本概率抽样方法的区别与联系
● 掌握基本概率抽样方法的实现及其样本量估计方法

按照某种特定的机会抽取样本的方法叫做概率抽样(probability sampling)。简单随机抽样就是典型的概率抽样,它使得总体中每一个个体具有相等的机会被选择。但当总体较大或变异范围较大时,我们通常会采用比简单随机抽样更为复杂的随机抽样方法。如将总体按照某个特征分成很多层,各层分开进行抽样然后组合形成样本,这就是分层随机抽样(stratified random sampling)的基本思想。另外一种常见的抽样方法就是多个阶段的抽样,它是通过多次抽取不同的次级抽样单位,最后在抽中的次级抽样单位中再抽取若干观察单位组成样本,这称为多阶段抽样(multi-stage sampling)。这些复杂的抽样设计都是以简单随机抽样为基础的,它们只是在技术细节而非概念上比简单随机抽样复杂而已。此外,常用的方法还有系统抽样、整群抽样等。不论采用何种抽样方法,抽样的目的就是在保证样本对总体具有良好代表性的前提下,利用样本信息以一定的可靠度对未知总体参数作出估计。

样本量估计是抽样设计的一个重要部分。通过前面章节的学习,我们知道,如果样本量不足,则抽样误差较大,抽样结果的可靠性较差,在统计推断时,检验效能偏低,总体中本来存在的差异难以被检测出来,导致假阴性结果。当然也需注意避免另外一种趋向,就是片面追求大的样本量,甚至认为样本量越大越好,其结果是不仅导致人力、物力和时间的浪费,也可能引入其他一些偏倚。

在调查研究设计中,需根据设计类型、抽样方法及结局变量的性质,借助适当的公式进行样本量的估计。此外,在阅读专业文献时,对于那些统计推断的阴性结果,有必要复核样本量和检验效能是否偏低,以便正确评价研究结论。本节介绍几种常用的概率抽样方法及其样本量估计方法。

一、简单随机抽样及其样本量估计

(一)基本概念

在日常生活中,一些人有购买彩票的经历。假如有 1 万张彩票,由 1 万人购买,其中特等奖 1 个,则购买者每人都有同等的机会(1/万)获得特等奖。像这样保证总体中的每一个个体都有同等的机会被抽出来作为样本的抽样方法为第三章介绍的简单随机抽样,是最基本的抽样方法,也是其他抽样方法的基础。具体做法就是将总体的全部观察单位编号,形成抽样框(sampling frame),在抽样框中随机抽取部分观察单位组成样本。

简单随机抽样的优点是简单直观、均数(或率)及其标准误的计算简便;缺点是总体较大时,难以对总体中的个体一一进行编号,且抽到的样本分散,不易组织调查。

例 14-1 抽样调查学生的卫生习惯。某班有学生 100 人,欲抽取 10 人参加调查。为使每个学生都有同等机会参与,采取简单随机抽样。

最简单的方法是将 100 名学生编上号,如 1~100 号,并写在 100 张小纸条上,放到盒子里充分搅匀,然后任意取出 10 张小纸条,上面的号码所对应的学生入选。也可以用随机数字法抽取 10 个同学,方法是先将 100 个学生编为 0~99 号,然后用附表 11 的随机数字表,从任意一个随机数字开始(比如从第一行第一列的两位数 22 开始),横向(也可以纵向)依次读取 10 个随机数字(每个都是两位数,有相同者跳过):22、17、68、65、81、68(跳过)、95、23、92、35、87。于是编号为这 10 个数的学生被抽中。

（二）样本量估计

1. 样本量估计的依据　估计简单随机抽样所需的样本量,需掌握如下 3 个方面的信息。

（1）总体中个体的变异程度:如果个体间变异程度小,则所需样本量也较少;反之,如果变异程度大,则需较大的样本量。通常用变异系数 CV 来反映个体间变异。实际工作中往往不知道 CV 的大小,常通过文献查阅或预调查数据进行粗略估计。

（2）调查的精度:用最大相对误差 ε 反映精度的要求,即测定值与真实值之差与真实值的比值。精度要求越高,所需样本量就越大。ε 可由研究者根据研究问题的背景加以确定。

（3）置信水平:通常用置信水平 $1-\alpha$ 反映置信水平。置信水平要求越高,所需样本量越大。置信水平也可由研究者根据研究问题的背景加以确定,通常取 90%、95% 或 99%。

2. 样本量的估计　基于上述信息,估计样本量的公式为:

（1）估计总体均数时所需的样本量

$$n=\left(\frac{z_{\alpha/2}CV}{\varepsilon}\right)^2 \qquad\qquad 式(14\text{-}1)$$

（2）估计总体率 π 时所需的样本量在样本量估算的过程中需使用 π,而实际应用中由于 π 未知,常通过文献查阅或预调查获得的样本率 p 对其进行预估。

当初步估计 π 在 0.2~0.8 时,

$$n=\frac{z_{\alpha/2}^2(1-p)}{\varepsilon^2 p} \qquad\qquad 式(14\text{-}2)$$

当初步估计 π 小于 0.2 或大于 0.8 时,

$$n=\left\{\frac{57.3z_{\alpha/2}}{\arcsin\left(\varepsilon p/\sqrt{p(1-p)}\right)}\right\}^2 \qquad\qquad 式(14\text{-}3)$$

例 14-2　在西藏某地区 5400 名居民中抽取 270 人作为样本测量血清硒含量,结果发现,居民血清硒含量平均为 26.80μg/L,标准差为 3.49μg/L,患大骨节病的居民 123 人。为调查西藏该地区居民血清硒含量的平均水平及患大骨节病的比例,基于上述信息,估计进行简单随机抽样所需样本量。

根据已知信息,血清硒含量均数 26.80μg/L,标准差 3.49μg/L。若要求最大相对误差为 $\varepsilon=0.02$,置信水平为 $1-\alpha=95\%$,则由式(14-1)得

$$n=\left(\frac{z_{\alpha/2}CV}{\varepsilon}\right)^2=\left[\frac{1.96\times(3.49/26.80)}{0.02}\right]^2\approx163$$

因此,欲调查血清硒含量的平均水平,至少需要调查 163 名居民。

根据以上预调查数据,$p=123/270=0.456$（推测 π 介于 0.2~0.8 之间）,同样,相对误差为 $\varepsilon=10\%$,置信水平为 $1-\alpha=95\%$,则由式(14-2)得

$$n=\frac{z_{\alpha/2}^2(1-p)}{\varepsilon^2 p}=\frac{1.96^2\times(1-0.456)}{0.1^2\times0.456}\approx459$$

因此,欲调查患大骨节病的居民所占百分比,至少需要调查 459 名居民。

由于例 14-2 拟通过同一项调查达到 2 个目的,该调查的样本量应取 163 和 459 两个数的最大值,即需调查 459 名居民。

二、系统抽样

（一）基本概念

系统抽样（systematic sampling）

又称机械抽样，是按照某种顺序给总体中的个体编号，然后随机地抽取一个号码作为第一调查个体，其他的调查个体则按照某种确定的规则"系统"地抽取。最简单也是最常用的系统抽样是等距抽样，即先将总体中的全部个体按与研究现象无关的特征排序编号；根据需要的样本量大小，规定抽样间隔 k；从随机选定的第 i（$<k$）号个体开始，每隔 k 个个体，抽取一个个体组成样本。抽取的样本编号为：$i, i+k, i+2k, i+3k, \cdots, i+(n-1)k$，其中，$n$ 为样本量，若总体为 N，则 k 为 N/n 的整数部分。

系统抽样的优点是易于理解，简便易行；容易得到一个在总体中分布均匀的样本。缺点是当总体的观察个体按顺序有周期性或单调增减趋势时，可能产生偏倚；抽到的样本较分散，不易组织调查。抽样误差可按简单随机抽样方法估计。

例 14-1 中，可将 100 名学生编为 1~100 号，要抽取 10 人作样本，其抽样间隔为 $k=100/10=10$；在附表 11 的随机数字表，从任意一个随机数字开始，得到第一个 01~10 间的随机数，如为 $i=2$，则抽取的个体号依次为 $2, 12, 22, 32, \cdots\cdots$。

（二）样本量估计

由于系统抽样无专用的标准误计算公式，往往按简单随机抽样的方法来估计样本量。

三、分层抽样

（一）基本概念

分层抽样（stratified sampling）

先将总体中全部个体按某种特征分成若干"层"（stratum），再从每一层内随机抽取一定数量的个体组成样本。

如调查某县农村妇女生殖道感染情况，可按乡镇分层（如经济状况好、中、差三层），在各个层中再进行简单随机抽样，各层也可以独立分析。分层的因素可采取地貌（如坝区、半山区、山区）、行政区划（城市、乡村）、学校年级（高中、初中、小学）等。

分层抽样的方式一般有等比例分配（proportional allocation）与非等比例分配（non-proportional allocation）。等比例分配就是大层多抽，小层少抽，各层中抽取的比例与该层在总体中所占的比例相同，即 $n_i/n=N_i/N$。其中，n_i 为从各层中抽出的样本数，n 为总的样本量，N_i 为各层具有的个体数，N 为总的个体数。这样抽取的样本是总体的缩影，各层的结构与总体相同。也可以按非等比例分配抽样，如分层后，各层抽取数量相同的个体组成样本。

如果抽样时除了考虑各层在总体中的比例,还考虑其变异情况,变异大的层多抽,变异小的层少抽,这样抽样可以减小抽样误差,所以又称最优分配分层随机抽样(optimum allocation in stratified random sampling)。

分层抽样的优点是样本具有较好的代表性,抽样误差较小;各层可根据调查对象的特征,采取不同的抽样方法以及资料收集方式;统计分析内容更丰富,可以对不同层进行独立分析,还可以比较不同层间的差异。

例 14-1 中,也可以采用分层抽样方法,先将学生按年级分层,再用简单随机抽样或系统抽样的方法在各年级中抽取一部分学生进行调查。

(二)样本量估计

1. 样本量估计依据 类似简单随机抽样,分层随机抽样的样本量估计需要如下信息。

(1)总体变异程度 CV 的估计:第一章中我们学习了变异系数 CV 这个概念,这里以预调查数据对总体 CV 做粗略估计:

$$\widehat{CV} = \frac{s}{\bar{x}}$$

上式中,样本均数:

$$\bar{x} = \sum_{h=1}^{L} w_h \bar{x}_h \qquad \qquad 式(14\text{-}4)$$

样本方差:

$$s^2 = \sum_{h=1}^{L} w_h s_h^2 \qquad \qquad 式(14\text{-}5)$$

式中,$w_h = N_h/N$ 为总体中各层的观察单位数占总观察单位数的比例,L 为"层"数,$\bar{x}_h$ 为各层的均数,s_h^2 为各层的方差。

(2)总体率的估计值 p:可通过预调查,以各层的观察单位数占总观察单位数的比重作为权数,粗略估计加权合计率。

(3)相对误差 ε:可根据研究问题的背景加以确定。

(4)置信水平 $1-\alpha$:也可根据研究问题的背景加以确定。

2. 样本量估计

例 14-3 在例 14-2 的总体中,牧区有 2900 人,林区有 2500 人,如先将总体分为牧区和林区两个层,预调查得到牧区、林区各层内居民 145 和 125 人,平均血清硒含量分别为 $\bar{x}_1 = 27.80\mu g/L$,$\bar{x}_2 = 26.20\mu g/L$,标准差分别为 $s_1 = 4.30\mu g/L$,$s_2 = 3.43\mu g/L$,患大骨病的频率分别为 $p_1 = 30\%$,$p_2 = 55\%$。现在估计分层随机抽样所需样本量。

按总体均数估计:

$$\bar{x} = \frac{2900 \times 27.80 + 2500 \times 26.20}{5400} \approx 27.06$$

$$s^2 = \frac{2900 \times 4.30^2 + 2500 \times 3.43^2}{5400} \approx 15.38$$

$$\widehat{CV}^2 = \left(\frac{s}{\bar{x}}\right)^2 = \frac{15.38}{27.06^2} \approx 0.02$$

若仍以 $\varepsilon = 0.02$，置信水平为 $1-\alpha = 95\%$，则样本量为

$$n = \left(\frac{z_{\alpha/2} CV}{\varepsilon}\right)^2 = \frac{1.96^2 \times 0.02}{0.02^2} \approx 192$$

按比例分到 2 个地区

$$n_1 = 192 \times \frac{2900}{5400} \approx 103, \quad n_2 = 192 \times \frac{2500}{5400} \approx 89$$

可见，欲调查平均血清硒含量，两个地区分别至少需要调查 103 和 89 名居民。

按总体率估计，首先粗略估计总的频率

$$p = \frac{2900 \times 0.30 + 2500 \times 0.55}{5400} \approx 0.42$$

仍以 $\varepsilon = 10\%$，置信水平为 $1-\alpha = 95\%$，代入式（14-2）

$$n = \frac{z_{\alpha/2}^2 (1-p)}{\varepsilon^2 p} = \frac{1.96^2 \times (1-0.42)}{0.1^2 \times 0.42} \approx 531$$

按比例分配，则两个地区需抽取的居民人数分别为

$$n_1 = 531 \times \frac{2900}{5400} \approx 286, \quad n_2 = 531 \times \frac{2500}{5400} \approx 246$$

可见，欲调查患大骨节病居民所占百分比，两个地区分别至少需要调查 286 和 246 名居民。

例 14-3 拟通过同一项调查达到两个目的，两个地区该调查的最小样本量应取（103,286）和（89,246）的最大值，即分别最少需调查 286 和 246 名居民。

以上为按比例分配分层抽样的样本量估计，如果要提高抽样效率，采用最优分配分层随机抽样，其样本量估计可参考相关文献。

四、整群抽样

（一）基本概念

整群抽样（cluster sampling）

是以"群"（cluster）为基本单位的抽样方法。先将总体分成若干个群，从中随机抽取一些群，被抽中群内的全部个体组成调查的样本。

如调查某县农村儿童贫血状况，可将乡镇作为群，随机抽取一些乡镇，对其中的全部儿童进行调查。

"群"可以是村民小组、村、街道、乡镇、行政区、县等自然区划，也可以是人为划分的一定人群。如各群内部的个体数相等，抽样误差的估计则较准确，但实际情况很难做到，一般相差不要太大，比如较小的两个自然村可以合并为一个"群"，使得各群的人数相差不太大。显而易见，群间差异小，抽取的群多，则抽样误差较小；反之，群间差异大，抽取的群少，则抽样误差较大。

整群抽样的最大优点是便于组织调查,节约成本,容易控制调查质量。缺点是样本量一定时,抽样误差一般大于简单随机抽样。

(二)样本量估计

1. 样本量估计依据

由于抽样单位是群,次级观察单位过于集中,因此其抽样误差相对较大。整群抽样样本量的估计同样需要以下信息。

(1)总体方差的估计值 s^2:可以借助既往资料或通过小规模调查获取。设从无限总体或有 K 个群的有限总体中进行预调查,随机抽取 k 个群,第 i 个群含有 N_i 个个体,$\overline{N}$ 为平均每群的个体数,p_i(或 $\overline{x}_i$)为第 i 个群的样本频率(或样本均数),p(或 $\overline{x}$)为总体率(或总体均数),s^2 为小规模研究所抽取样本的样本方差(无论是均数估计还是频率估计都用其表示),用以估计总体方差。应抽取的样本群数为 G。计算公式如下。

$$G = \frac{z_{\alpha/2}^2 s^2}{\varepsilon^2} \qquad\qquad 式(14\text{-}6)$$

对于总体均数估计:

$$s^2 = \frac{\sum\left[\,(N_i/\overline{N})(\overline{x}_i - \overline{x})\,\right]^2}{k-1} \qquad\qquad 式(14\text{-}7)$$

对于总体率估计:

当总体为无限总体时:

$$s^2 = \frac{\sum\left[\,(N_i/\overline{N})(p_i - p)\,\right]^2}{k-1} \qquad\qquad 式(14\text{-}8)$$

当总体为有限总体时:

$$s^2 = \frac{(1-k/K)\sum\left[\,(N_i/\overline{N})(p_i - p)\,\right]^2}{k-1} \qquad\qquad 式(14\text{-}9)$$

(2)相对误差 ε:可根据研究问题的背景加以确定。

(3)置信水平 $1-\alpha$:也可根据研究问题的背景加以确定。

整群抽样抽多少群,主要与数据的 s^2 有关,其主要取决于各群的频率(或均数)与总体率(或均数)的差。群数与 $N_i/\overline{N}$ 有直接的关系,因此每个群个体数不宜太大。

2. 样本量估计

例 14-4 西藏某大骨节病区共有 120 个乡镇,根据 3 个乡镇的预调查结果,获得血清硒含量和大骨节病患病情况如表 14-2 的数据,其中 $\overline{x} = 27.0\mu g/L$,$p = 0.54$。如要求平均血清硒含量相对误差不超过 0.1,患病率相对误差不超过 10%,置信程度达到 95%。现在估计整群抽样需要调查多少个乡镇?

按总体均数估计:

$$s^2 = \frac{\sum\left[\,(N_i/\overline{N})(\overline{x}_i - \overline{x})\,\right]^2}{k-1} \approx \frac{0.06}{3-1} = 0.03$$

$$G = \frac{z_{\alpha/2}^2 s^2}{\varepsilon^2} = \frac{1.96^2 \times 0.03}{0.1^2} \approx 12$$

表 14-2　西藏某大骨节病区血清硒含量及大骨节病患病率预调查数据

乡镇	人数	$N_i/\overline{N}$	大骨节病患病人数	平均血清硒含量（μg/L）	$\overline{x}_i-\overline{x}$（μg/L）	患病率	p_i-p
1	512	1.33	235	27.0	0.0	0.46	−0.08
2	437	1.14	300	27.2	0.2	0.69	0.15
3	206	0.54	98	26.8	−0.2	0.48	−0.06
合计	1155	—	633	—	—	—	—

可见,欲调查平均血清硒含量,至少需调查 12 个乡镇。

按总体率估计:

$$s^2=\frac{(1-k/K)\sum\left[(N_i/\overline{N})(p_i-p)\right]^2}{k-1}\approx\frac{(1-3/120)\times0.04}{3-1}\approx0.02$$

$$G=\frac{z_{\alpha/2}^2s^2}{\varepsilon^2}=\frac{1.96^2\times0.02}{0.1^2}\approx8$$

可见,欲调查大骨节病患病居民所占百分比,至少需调查 8 个乡镇。

同样,该调查的最小样本量应取 12 和 8 的最大值,即最少需调查 12 个乡镇。

以上 4 种基本抽样方法就抽样误差而言,分层抽样最小、系统抽样次之、再次是简单随机抽样、整群抽样最大。

五、多阶段抽样

(一)基本概念

前面介绍了 4 种常用的概率抽样方法,它们各有优缺点(详见表 14-3),可单独使用,也可几种方法联合使用。比如整群抽样,如果调查的不是抽中群内的所有个体,而是在群内再进行抽样,调查其中的部分个体,则称为二阶段抽样(two-stage sampling),抽中的群则为初级抽样单位。

多阶段抽样(multi-stage sampling)

将整个抽样过程分成若干个阶段进行,在初级抽样单位中抽取二级抽样单位,又在二级抽样单位中抽取三级抽样单位等。

如调查某省农村居民高血压患病情况,可按地理位置分层抽取几个市(州),然后再在每个抽中的市(州)内部按经济或地貌抽取几个县(区),再在抽中的县(区)内部随机抽取若干乡(镇)……。多阶段抽样中每个阶段的抽样方法不一定相同,其抽样误差的计算随抽样阶段及抽样方法的增多变得更加复杂。

表14-3　四种基本抽样方法比较

	简单随机抽样	系统抽样	整群抽样	分层抽样
优点	简单直观;均数(或率)及其标准误计算简便	易于理解,简便易行;可得到按比例分配的样本;样本在总体中的分布较均匀	便于组织调查;节约成本;容易控制调查质量	抽样误差相对较小;可对不同层采用不同的抽样方法;可对不同层进行独立分析
缺点	观察单位较多时,编号在实际工作中难以实现;当总体变异大时,抽样误差较分层抽样大;样本分散,难以组织调查	观察单位按顺序有周期趋势或递增(减)时易产生偏差	样本例数一定时,抽样误差大于简单随机抽样(因样本未广泛散布于总体中)	若分层变量选择不当,层内变异较大,层间变异小,则分层抽样失去意义
适用范围	是其他抽样方法的基础,主要用于总体不太大的情形	主要用于按抽样顺序个体随机分布的情形	主要用于群间差异较小的情形	主要用于层间差异较大的情形

(二)概率比例抽样

在多阶段整群抽样中,群的大小作为初级抽样单位在实际情况中通常都不同。如果按照相同概率抽取群,则有可能出现非常极端的情况而抽到全是较小的群或全是较大的群,最终的样本可能出现较大的偏倚。解决此问题的方法之一,是根据群的大小分层,然后从每层中抽取样本,但是这样的方法可能会受限于分层因素的选择,或因选择多个分层因素而使抽样变得十分复杂。概率比例抽样则不需要根据群的大小分层,又能较好地控制由于群的大小不同而造成的偏倚。

概率比例抽样(probability proportionate to size,PPS)是一种多阶段整群抽样,其中的群被选中的概率并不相等,而是与其规模大小成比例。虽然就单位规模对概率的影响来说,概率比例抽样方法是一种不等概率抽样,但是由于单位规模较大被抽取的概率较大,在单位内部抽取样本时,概率较小;单位规模较小被抽取的概率较小,在单位内部抽取样本时,概率较大。两相抵消,概率比例抽样方法仍然是等概率抽样。

假设例14-4中,西藏某大骨节病区的120个乡镇共有68 000户家庭,现拟采用二阶段的概率比例抽样方法对该地区大骨节病患病情况进行抽样调查。将抽样单位分为两级,初级抽样单位为乡镇,二级抽样单位为家庭。由样本量计算方法确定需要抽样调查200户家庭,计划从每个乡镇中抽取10户,则需要抽取的乡镇为200/10=20个。用表格列出每个乡镇的家庭户数以及累积家庭户数如表14-4所示。计算抽样间隔为68 000户/20乡镇=3400户,产生一个小于3400的随机数作为起始号码,如3021,将累积家庭户数包含3021的乡镇2作为第1个样本,包含3021+3400=6421的乡镇4作为第2个样本,如此类推,第20个样本为包含3021+3400×19=67 621的乡镇120。接着从上述初级抽样抽出的20乡镇中用系统抽样的方法各抽出10户家庭,如乡镇2中的第3523-3021=502户家庭为第1户,计算抽样间隔为1503/10≈150,后续采用150为抽样间隔抽取剩下的样本家庭。

概率比例抽样的优点是即使调查总体的规模大、范围广,也可以高效地抽取样本。在进行现场调查时,调查区域不会过于分散。但与简单随机抽样和系统抽样相比,精度相对较低。

表 14-4　西藏某大骨节病区家庭户分布情况

乡镇编号	家庭户数 (降序排列)	累积 家庭户数	抽样过程	抽样结果
乡镇 1	2020	2020		
乡镇 2	1503	3523	含 3021	1
乡镇 3	1500	5023		
乡镇 4	1427	6450	含 3021+3400=6421	2
…	…	…	…	…
乡镇 120	380	68000	含 3021+3400×19 = 67621	20

（三）样本量估计

多阶段抽样设计一般较为复杂,得到精确的方差估计公式很困难,尤其是多种抽样方法结合使用时。单独按照上述各类方法估算的样本量一般偏小,需要进行相应的调整。可以采用设计效应进行调整,设计效应(design effect, Deff)首先是 1965 年 L. Kish 在他的代表作《抽样调查》中提出的,Deff 是复杂抽样设计与简单随机抽样设计估计量的方差之比,用来反映复杂抽样设计的效率或相对精确程度。Deff 一般可取 1~3,也可在正式调查前进行预调查,对 Deff 进行合理的测算。实际工作中,通常首先使用简单随机抽样的方法估算样本量 n,在此基础上采用设计效应进行调整,最终确定样本量为 $n×Deff$。

第三节　非概率抽样方法

学习目标

● 了解非概率抽样方法的适用场合

● 掌握几种常用的非概率抽样方法

一、适用场合

上一节介绍的是常用的概率抽样方法,但在实际工作中,严格的概率抽样在很多情况下几乎无法进行,非概率抽样在这些情形下就成为一种无奈之举。非概率抽样不考虑随机抽样中的等概率原则,而主要依据研究者的主观意愿、经验或方便程度等条件来抽取调查对象,因此在应用时需要研究人员具备深厚的专业背景知识与相关经验。这里值得特别指出的是,概率抽样及其产生的数据才是进行统计推断的基础。

非概率抽样的应用受到重视,主要有以下几个原因:①严格的概率抽样几乎无法进行。如调查对象总体边界不清而无法制作抽样框,或调查对象不确定,例如艾滋病高危人群。②如果调查目的仅是为了解问题的初步探索,或是为了获得进一步研究的线索,或是提出初步研究假设,此时不需由样本推论总体。③总体各单位间离散程度不大,如果研究人员具有丰富的抽样调查经验,此时即便是非概率抽样,仍然可以依据经验进行判断或推论。

二、常用的非概率抽样方法

(一)偶遇抽样

偶遇抽样(accidental sampling)又称便利抽样(convenient sampling),是指研究者根据现实情况而采用最便利的方式来选取样本,可以抽取偶然遇到的人,或选择那些距离最近的、最容易找到的人作为调查对象。如医生要调查病人对目前医疗收费的看法,直接选择到他那里看病的患者进行调查就是便利抽样。又如大学老师要了解大学生对艾滋病的知晓程度,可直接在他执教的班级分发问卷调查,该班级就构成一个便利样本。其他类似的抽样方式还有,记者在街头拦住过往行人进行调查,在公交车站、电影院门口对乘客、观众进行调查等。

这种遇上谁就选谁的抽样方法往往被误认为是随机抽样,其实不然,因为这不能保证总体中的每个个体都有同等机会被遇上。这种方式取得的样本偶然性很大,很难说明其对总体代表性的好坏,有时会因为抽取的样本过于极端而呈现两极分化,从而导致抽样偏倚很大。但偶遇抽样简单易行,能够及时取得所需的信息数据,节约成本,能为非正式的探索性研究提供数据源。当总体各单位之间差异不大时,这种方式抽取的样本对总体具有较好的代表性。如科学家可以用这种抽样方法来判定一个湖泊是否已经被污染,假定湖水确实充分混合均匀,这样任何样本点所含的信息都是类似的,于是科学家可以在自己最方便的地点取样,而不必担心抽到的样本对整个湖水的代表性问题。

(二)目的抽样

目的抽样(purposive sampling)又称判断抽样(judgmental sampling),是研究者根据研究目标和对情况的主观判断来选择和确定调查对象的方法,是"有目的"地去选择对总体具有代表性的样本。因此应用这种抽样方法的前提是研究人员对总体的有关特征有相当程度的了解,常常用于无法确定总体边界或者总体规模较小、调查所涉及的范围较窄,或因调查时间、人力、费用等条件有限而难以进行大规模抽样的情况。比如吸毒者较少,吸毒又是十分隐蔽的行为,无法估计总体有多大,难以采用随机抽样的方法,只能是找到一个符合条件的吸毒者就调查一个,在样本达到一定数量的时候进行分析。一些特殊人群如同性恋人群等的调查也常常采用目的抽样。通常所说的重点调查和典型调查也是目的抽样的特例。

目的抽样由于样本的选取具有主观性,估计精度严重依赖于研究人员的自身素质,所以样本的代表性经常受到质疑,一般不用于对总体进行数量方面的推断。当研究人员具有较强的分析判断能力,且对研究的总体情况比较熟悉的时候,采用目的抽样方法不仅方便也较为有效。

(三)滚雪球抽样

滚雪球抽样(snowball sampling)又称链式抽样(chain-referral sampling)或网络抽样(network sampling)。当无法了解总体情况时,可以从能找到的少数个体入手,对他们进行调查,并请他们介绍其他符合条件的人,扩大调查面,如此重复下去直到达到所需的样本量。这如同滚雪球一样,可以找到越来越多具有相同性质的成员。如吸毒者、性服务者的调查等均可采取滚雪球抽样的方法。

滚雪球抽样的运用前提是总体各单位之间具有一定的联系,通常用于因稀少而难于发现者构成的总体的研究。比如对无家可归者、流动劳工及非法移民等的样本抽取,滚雪球抽样方法就十分适用。滚雪球抽样便于有针对性地选取样本而不至于"大海捞针",但这种抽样方式对起始样本的依赖程度较高,因此必须慎重选择。

(四)定额抽样

定额抽样(quota sampling)又称配额抽样,是按照总体的某种特征(如年龄、性别、社会阶层等)进行分层(组),然后在每一层(组)中按照事先规定的比例或数量(即定额)用便利抽样或目的抽样的方法选取样本。定额抽样与分层概率抽样较为接近,最大的不同是分层概率抽样的各层样本是随机抽取的,而定额抽样的各层样本是非随机抽取的。例如,在研究自杀问题时,考虑到婚姻与性别都可能对自杀有影响,可将研究对象分为未婚男性、已婚男性、未婚女性和已婚女性四个组,然后从各组中非随机地进行抽样。

定额抽样由于在各个类别中的选取过程给予调查员过多的自由处置权,很难说明样本的代表性是否够好,从而会产生样本选择的偏倚。但定额抽样也有其优点:一是在选取样本的时候不需要精确的抽样框,二是调查员不必多次去现场才能接触到像概率抽样那样事先确定的受访者。

(五)空间抽样

空间抽样(spatial sampling)是对具有空间关联性的各种调查对象及资源进行抽样的一种方法。这种抽样方法在生态、海洋、渔业、林业、农业、人口健康、环境、土壤及水资源等方面得到了广泛应用。例如,研究我国南方稻区水稻的播种面积,需要综合考虑研究区田块大小的平均水平、农作物种植结构复杂程度等空间地理因素。又如对某市住宅区进行问卷调查,需要考虑该市的空间地形、人口密度及基准地价因素等,这就需要使用空间抽样的方法。

空间抽样与传统抽样技术最大的差别就在于其调查对象具有地理空间坐标,并且如果改变空间对象的位置,则改变了抽样调查总体,影响抽样调查结果。在空间抽样过程中,个人主观经验的不同会给抽样结果造成较大的影响。

第四节　数据质量评价指标

学习目标

● 熟悉效度的概念及其评价指标

● 掌握信度的概念及其评价指标

如第三章所述,数据本身的质量包括数据的真实性和可靠性,是统计分析的重要前提,严谨的研究还需对数据的真实性和可靠性进行评价。

一、效度的概念及其评价指标

效度(validity)即真实性,也称准确度(accuracy),意指调查表确实测定了研究者所要测定的特征及其程度,即测量指标或观察结果在多大程度上反映了所测对象信息的客观真实性。一个调查表的效度越高,说明调查的结果越能显示其所测对象的真正特征。效度评价可从以下几个方面进行。

(一)内容效度(content validity)

内容效度也称内在效度(intrinsic validity),是指调查表测量的内容与所要测量的内容之间的符合情况。内容效度的评价主要通过主观经验判断,如调查表包含了所要测量的内容,则可认为具有较好的内容效度;否则,内容效度不好。也可用调查结果分析,如某调查目的是想了解某病可疑的危险因素,调查后进行的分析没有找到可疑危险因素,说明在调查表设计时遗漏了一些重要的因素,其内容效度不好。

(二)结构效度(construct validity)

结构效度也称构思效度或特征效度(trait validity),说明调查表的结构是否符合理论构想和框架,即调查表是否真正测量了所提出的理论构思,因而结构效度是最重要的效度指标之一。结构效度的评价较为复杂,通常采用验证性因子分析来揭示众多条目之间内在的联系,判断是否与理论构想一致。验证性因子分析方法可参阅相关文献。

(三)标准关联效度(criterion-related validity)

标准关联效度也称效标效度(criterion validity),是调查表所得数据与某种外部标准(效标)间的关联程度,常用测量数据与效标之间的相关系数表示;效标可以是该调查表以外的一些客观指标或从另一种调查表得到的数据。

二、信度的概念及其评价指标

信度(reliability)指调查表测量结果的可靠性、稳定性和一致性,亦即精确度(precision),它反映的是观测误差引起的变异程度。评价信度的方法较多,这里介绍常用的几种。

(一)重测信度(test-retest reliability)

重测信度指用同一调查表在不同时间对同一组调查对象进行重复测量,两次结果间的一致性即重测信度。一般利用两次测量结果的相关分析评价重测信度,也可称为稳定性评价,因为它说明了使用同一测量工具重复测量时所得结果的稳定性。注意在重测信度评价中,不同种类的调查其两次测量的间隔期限不尽相同,原则上应在调查的主要内容还未发生变化的期间内进行。

(二)分半信度(split-half reliability)

重测信度评价需要对个体进行两次测量,为此研究者更愿意采用一次性测量的评价方法,分半信度评价可达到这一目的。分半信度是在一次测量后将条目分为相等但独立的两个部分,分别计算两个部分的得分,并以其相关系数作为信度指标。这实际上考察的是指标的一致性,因测量同一特征的指标间关系密切,故一致性较好则说明结果可靠。此外,两个部分之间的相关系数(r_h)只表明一半条目的信度,需用 Spearman-Brown 公式来确定整个调查表的信度(r):

$$r = \frac{2r_h}{1+r_h}$$

式(14-10)

（三）内部一致性信度（internal consistent reliability）

内部一致性信度评价无需将条目分为两个部分，而是以条目之间的联系程度对信度作出估计，是分半信度的推广。内部一致性信度主要有克朗巴赫 α 系数（Cronbach's alpha）。克朗巴赫 α 系数的计算公式为：

$$\alpha = \frac{K}{K-1}\left(1 - \frac{\sum s_i^2}{s^2}\right) \qquad 式（14-11）$$

式中 K 为整个调查表的条目数，s_i^2 为第 i 个条目得分的方差，s^2 为整个调查表得分的方差。α 系数根据一次测量的结果即可算得，利用的信息充分，在实际工作中应用广泛。

三、信度与效度的关系

效度指真实性，信度指可靠性，两者具有一定的关系。信度高效度未必高，信度低则很难有高的效度。相比而言，效度更为重要，一个效度很低的调查即使信度高也是没有意义的。因此，从开始编制调查表就应该注重提高效度，尽可能地收集各种效度证据。一般而言，内容效度和结构效度必须考察，至于标准关联效度则视情况而定，如不能找到恰当的效标也可不作此项考评。同时，也要尽可能地得到各种信度证据。一般说来，分半信度和内部一致性信度根据一次测量即可计算，原则上都要考评；若进行了重复测定，则重测信度也应考评。

信度与效度的考评大多是计算各种相关系数，因此其取值越接近 1 越好，越接近 0 越差，但还没有公认的判断标准。一般说来，0.9 以上可以认为很好，0.7 以上为好，低于 0.4 算差。信度与效度的考评方法适合于各条目均有得分的调查表，如心理测量、态度测量、生存质量测量等的标准化调查量表。对测定量表的评价，可以对各个维度或领域评价，也可以对具体条目进行评价。一般说来，如果是标准化测量量表，通常要分别进行总量表和各个维度的评价。对于包括各种问题形式的一般调查问卷，很难进行整个调查表的信度、效度考评，一般是对某些条目或领域进行考评。

（郝元涛　马晓光）

 本章小结

1. 调查设计需明确调查目的、调查对象与观察单位、调查方法与调查项目、制定数据整理分析计划，注意调查问题的设置技巧。

2. 基本的概率抽样方法包括简单随机抽样、系统抽样、分层抽样和整群抽样，可单独使用，也可联合使用，多阶段抽样通常联合运用上述抽样方法。

3. 样本量估计时需要相关的信息，包括总体标准差（或样本标准差）、置信水平 $1-\alpha$、相对误差 ε 等。

4. 常用的非概率抽样方法包括偶遇抽样、目的抽样、滚雪球抽样、定额抽样和空间抽样等。

5. 调查表需考评其效度和信度。效度包括内容效度、结构效度、效标效度等；信度包括重测信度、分半信度、内部一致性信度等。

第十五章

实验研究设计

正如第三章所述,严谨的研究设计是保证数据质量的前提,也是进行统计分析和推断的基础。实验研究与调查研究的本质区别在于,实验研究中人为地对实验对象施以处理(干预)措施,并对实验对象进行随机化分组。本章将具体介绍如何进行一项严谨的实验研究设计,包括实验研究设计的基本内容、基本原则、常用的设计类型及其样本量估计方法。

第一节　实验设计的基本内容与原则

学习目标
- 掌握实验设计的基本内容
- 掌握实验对象、处理因素和实验效应的选择及注意事项
- 掌握实验研究误差的来源及其相应的质量控制措施

一、研究目的

根据已知的科学理论或探索性研究获得的线索对拟研究的现象和规律作出假定性的说明,即研究假说。研究目的是将研究假说具体化并予以验证。

（一）形成研究假说

1854 年伦敦宽街暴发霍乱,英国医生 John Snow 调查了疫情发生的地点和死亡病例,利用标点地图方法把死亡病例标点到地图上,发现所有死亡病例均有一个共同的特征,即发病前均喝过该区某个水井里的水,因此提出霍乱的暴发与该水井有密切联系这一假说,并建议当局封闭水井,从而控制了疫情。后来的研究证实,霍乱是饮用受霍乱弧菌污染的水而引起的一种急性传染性腹泻疾病。吸烟和工业污染是公认的肺癌病因,中国西部农业小镇宣威的肺癌发病率在全世界位居第一,但已有研究表明这两种因素对宣威地区肺癌发生影响不大。宣威地区烟煤量丰富,当地农村居民长年习惯在室内烧烟煤取暖做饭,但烧煤的火塘没有进风口和烟囱,从而造成室内严重空气污染,由此提出烧烟煤引起的室内空气严重污染是肺癌病因之一的假说。由以上两个研究假说的提出可见,假说是以一定的探索性研究或科学理论为依据提出的。科学假说具有科学性和猜测性两个显著特点。假说既是对现有研究结果的解释,也是进一步研究的起点。

（二）确定研究目的

经过验证的假说才可以形成科学理论,科学研究就是提出假说和验证假说的过程,实验研究设计的实质是说明如何验证假说。将研究假说具体化即为研究目的。确定研究目的要明确研究主要

目的和次要目的及其实际价值。主要目的就是研究的主要问题,次要目的是需要进一步补充和完善研究的结果。注意研究目的需具体明确。

例如李群伟等研究发现,大骨节病发病率的高低和病情的严重程度与粮食中脱氧雪腐镰刀菌烯醇含量有一定的关联性,所食用粮食中 DON 含量高的老年人发病率高于 DON 含量低者,且病情较严重。由此提出 DON 是大骨节病病因之一这一假说。以新西兰家兔为实验对象,将该假说具体化就是新西兰家兔接受不同剂量的 DON 注射后,会使新西兰家兔发生骨关节炎。那么,该研究的主要目的为注射不同剂量 DON 后新西兰家兔膝关节软骨和滑膜改变。研究还发现,白细胞介素 1β(IL-1β)、肿瘤坏死因子 α(TNF-α)、一氧化氮(NO)与骨关节炎的形成有关,因此,研究的次要目的是新西兰家兔注射不同剂量 DON 后膝关节冲洗液中 IL-1β、TNF-α、NO 水平。

二、实验对象

实验对象(experiment subject)是接受处理因素作用的基本单位,亦称研究对象。实验对象可分为生物体和非生物体。非生物体主要是化学的、物理的实验材料;生物体又可分为人体和非人体。非人体有动物、植物,也可以是某个器官、血清、组织、细胞等;人体可以是某病的患者,也可以是正常人。根据实验对象不同,可将实验分为 3 类:以动物、器官、细胞或血清等生物材料为实验对象的动物实验(animal experiment),以某病患者为试验对象的临床试验(clinical trial)和以人群为试验对象的现场试验(field trial)。在医学研究中,需要先进行动物实验,在动物实验确定安全和有效的前提下再进行人体试验。

实验对象是实验设计的基本要素之一,不同性质的实验研究需要选取不同种类的实验对象。在确定实验对象时要明确对象的总体范围,注意样本的同质性和代表性,这样所得研究结果才具有可推论性。因此,在选择实验对象前,应有明确的纳入标准和排除标准,以保证实验对象的同质可比。此外,设计还需注意以下问题。

若实验对象为动物,应明确种属、品系、年龄、性别、体重、窝别和营养状况等。同时要注意满足以下要求:生物学特性与研究目的相适应;功能、代谢和疾病特征与人类相似;除特殊要求外,尽可能是成年动物、雌雄各半、排除孕期和哺乳期动物,符合伦理要求;遵循减少(reduction)、优化(refinement)和替代(replacement)的 3R 原则,其中,"减少"就是尽可能地减少实验中所用动物的数量,提高实验动物的利用率;"优化"是减少动物的精神紧张和痛苦,比如采用麻醉或其他适当的实验方法;"替代"就是不利用活体动物进行实验,而是以单细胞生物、微生物或细胞、组织、器官等加以替代。

实验对象的计数单位要根据具体情况决定,如实验对象为眼睛,则计数单位可以是"只",也可以是"双";实验对象为牙齿,则计数单位可以是"颗",也可以是"口";实验对象为细胞,则计数单位可以是"个",也可以是"批"。

三、处理因素

(一)处理因素和处理水平

处理因素(treatment)是根据研究目的施加于研究对象的干预因素,可以是物理因素、化学因素或生物因素。根据研究目的可以采用单一的处理因素,如药物处理;也可以同时采用多种处理因素,如在非药物治疗的基础上加药物治疗。

为了解处理因素的实验效应,有时需将处理因素分为不同的水平。所谓水平,即处理因素在剂量或强度上的不同。如在比较不同 DON 注射剂量组新西兰家兔膝关节软骨和滑膜的形态学改变的研究中,2 个 DON 剂量组和 1 个生理盐水对照组,DON 注射剂量分为 $0.05\mu g/g$、$0.10\mu g/g$,此时处理因素有 3 个水平。

根据处理因素与水平的不同,可将实验研究分为两类:

1. 单因素多水平 实验只有 1 个处理因素,处理因素的水平数大于 1。如比较不同 DON 注射剂量组新西兰家兔膝关节软骨和滑膜的形态学改变的研究中,设 1 个 DON 剂量组和 1 个生理盐水对照组,这属于单因素两水平。如设 2 个 DON 剂量组和 1 个生理盐水对照组,则属于单因素三水平。

2. 多因素多水平 实验同时有多个处理因素,每个处理因素均有多于 1 个水平。如在比较不同 DON 剂量组新西兰家兔膝关节软骨和滑膜的形态学改变的研究中,有 2 个处理因素即 DON 注射和染毒方式,DON 剂量为 $0.05\mu g/g$、$0.10\mu g/g$ 2 个水平,染毒方式有注射和灌胃 2 个水平。

（二）处理因素标准化

在实验过程中,同一组内各个体接受的处理因素应保持不变,包括处理因素的施加方式、力度、频次和持续时间等。如比较不同 DON 注射剂量组新西兰家兔膝关节软骨和滑膜的形态学改变的研究中,共有 3 个组:对照组、低剂量组和高剂量组,每组均有 5 只新西兰家兔。对照组的 5 只家兔每日均采用耳缘静脉注射 5ml/kg 的生理盐水,低剂量组和高剂量组也应均采用耳缘静脉分别注射 $0.10\mu g/g$、$0.05\mu g/g$ 的 DON,3 组耳缘静脉注射期限均为 20 天。

（三）处理因素与非处理因素

在研究过程中,除处理因素外,还有很多其他因素会对结果产生影响。在确定处理因素的同时,还需根据专业知识和实验条件明确可能对研究结果产生影响的非处理因素,即混杂因素或协变量,并应当加以控制。非处理因素通常取决于研究对象本身,主要指难以人为改变的、可能对研究结果有影响的因素。一项优良的研究设计,应该突出研究因素的主导作用,控制混杂因素的干扰作用。在实验研究中,往往通过随机化分组等方法,使非处理因素尽可能在各组中分布均衡,最大限度地控制非处理因素对研究结果的影响。

在比较不同 DON 注射剂量组新西兰家兔膝关节软骨和滑膜的形态学改变的研究中,处理因素为 DON 注射,根据专业知识,除 DON 外,与膝关节软骨和滑膜形态学改变有关的因素还有遗传因素、性别、年龄、营养状况等。那么该研究的非处理因素即家兔的窝别、年龄、性别、营养状况等也可能影响家兔膝关节和滑膜的形态学改变,同时还应注意不同组的家兔放置的环境、温度、湿度、通风、可活动空间等均应相同。

四、实验效应

处理因素施加给实验对象后产生的效应或反应称为实验效应,实验效应可用观察指标来度量。

观察指标与研究目的必须存在本质的联系,并能确切反映实验效应。与研究的主要目的和次要目的相对应,观察指标也有主要指标和次要指标之分。同时按性质分类,观察指标有主观指标和客观指标之分。主观指标是实验对象的主观感觉、记忆、陈述或观察者的主观判断结果。如评价护士工作压力的研究,护士的主观感受如紧张、焦虑等指标即为主观指标;又如在实验过程中研究者对实验动物的活跃程度等进行观察记录等。这些主观指标常常与实验对象和观察者既往的经验有关,并易受实验对象和观察者心理因素的影响。客观指标是借助仪器设备测量所得,相较于主观指标,客观指标具有较好的真实性和可靠性,如用某种降血脂药物治疗高脂血症的疗效研究中,选择血清中的三酰甘油、胆固醇为观察指标,此即为客观指标。另外有些指标虽然是客观的,但判断上受到主观因素的影响,如不同医生看同一张 X 光片的结果,这样的指标可称为半客观指标。

观察指标选择的好坏直接关系到研究的成败。如果指标选择不当,未能准确地反映处理因素的作用,那么获得的研究结果就缺乏科学性。观察指标的选择除了上述的本质关联和尽可能客观外,还需注意以下问题。

(一)具有较高的准确度与精密度

1. 准确度(accuracy)　指观察值与真实值的接近程度,主要受系统误差(偏倚)的影响,通常用绝对误差和相对误差来表示观察指标准确度的大小。

2. 精密度(precision)　指相同条件下对同一对象的同一指标进行重复观察时,观察值与其均数的接近程度,主要受抽样误差的影响,常用变异系数、标准差、方差等来表示观察指标精密度的大小。

准确度与精密度的关系:①精密度是保证准确度的先决条件,精密度不符合要求,表示所测结果不可靠,也就失去了衡量准确度的前提;②精密度高不能保证准确度高,准确的实验一定是精密的,精密的实验不一定准确。观察指标应当既准确又精密。准确度与精密度对应于调查研究中的效度与信度。

(二)具有较高的灵敏度与特异度

1. 灵敏度(sensitivity)　指用该指标检出真阳性的能力。对于实验研究的观察指标而言,灵敏度是指用该指标检出效应差异的能力,灵敏度高的指标能将处理因素的效应更好地显示出来。例如,研究某药治疗缺铁性贫血的效果,血清铁蛋白较临床症状、体征和血红蛋白含量更为灵敏。

2. 特异度(specificity)　指用该指标检出真阴性的能力。对于实验研究的观察指标来说,特异度是指用该指标鉴别无效应差异(阴性)的能力,特异度高的指标不易受混杂因素的干扰。例如,研究某药物治疗败血症的效果,白细胞计数较体温的特异度高。

灵敏度与特异度的关系:灵敏度高的观察指标,特异度往往较低,而特异度较高的指标,灵敏度往往较低。高灵敏度和高特异度是最为理想的指标,在实际工作中,需兼顾灵敏度和特异度,根据研究目的权衡两者的重要性。

在比较不同 DON 注射剂量组新西兰家兔膝关节软骨和滑膜的形态学改变的研究中,主要研究目的是为了解不同 DON 注射剂量组新西兰家兔膝关节软骨和滑膜的形态学改变,与该研究目的相对应的具有高准确度、高精密度、高灵敏度、高特异度的客观指标为膝关节切片的光镜观察结果。

五、基本原则

正如第三章第二节所述,实验研究必须遵循对照、随机和重复这3个基本原则。对照控制潜在因素的混杂影响,随机化使各处理组研究对象的基本情况相近,重复则减少随机误差。

（一）对照及其主要形式

1. 空白对照（blank control）　对照组不接受任何处理,常用于动物实验,在临床试验中主要用于安慰剂及盲法无法执行或执行困难的情况。

2. 安慰剂对照（placebo control）　安慰剂对照适用于临床试验。安慰剂或称伪药物,是一种无药理作用的制剂,不含试验药物的有效成分,但其外观如剂型、大小、颜色、重量、气味及口味等都与试验药物一样,不能为患者所识别。安慰剂的使用需慎重,适用于研究的疾病尚无有效治疗药物,或使用安慰剂后对该病病情、临床过程、预后无影响或不利影响小的情况,一般与盲法结合使用。对于急、重或器质性疾病的研究不宜使用安慰剂对照。

3. 实验对照（experimental control）　对照组不接受处理因素,但接受某种与处理因素有关的实验因素。如在小学生课间添加高钙牛奶对生长发育的影响研究中,试验组小学生课间饮用高钙牛奶,对照组为普通牛奶。这里课间饮用牛奶是与处理因素有关的试验因素,两组除是否在牛奶中加钙外,其他条件一致,这样才能分析钙对生长发育的作用。

4. 标准对照（standard control）　用现有公认的标准方法或常规方法作为对照。临床试验不给患者任何治疗不符合伦理要求,这时采用当前确认疗效的常规药物作为对照是最好的选择。在实验研究中常用于某种新方法是否能代替传统方法的研究。

5. 自身对照（self control）　对照与试验在同一对象身上进行,如身体对称部位或试验不同阶段分别接受不同的试验因素,一个为对照,一个为试验,比较其差异。自身对照简单易行,使用广泛。例如,研究不同药物的皮肤过敏反应,对受试者一侧手臂用试验药注射皮丘,另一侧手臂采用对照药,对两种药物产生的皮试反应进行比较。又如在比较某体育锻炼项目对青少年心率的影响时,以参加研究前的心率作为对照,但严格地说,该研究使用的是非同期对照,若试验前后某些自身因素或环境因素发生了改变,并且可能影响试验结果,这种自身前后对照就难以说明任何问题,这时常常需要另外设立一个平行的对照组,用试验组与对照组处理前后效应的差值来进行比较。

6. 相互对照（mutual control）　各实验组（如同一药物的不同剂量组）互为对照,不专门设立对照组。例如,研究饲料中蛋白质含量对幼鼠体重增加的影响,依据饲料中蛋白质含量设立低(1%)、中(5%)、高(10%)3个剂量组,互为对照。

（二）随机与重复

随机化使大量难以控制的非处理因素在实验组和对照组中的分布相当。随机化包括随机分组和实验顺序随机。根据是否按照混杂因素对实验对象进行分层,随机分组的方法可以分为完全随机和分层随机两种。直接对实验对象进行随机分组即完全随机;若先按混杂因素将实验对象分成若干层,再对每一层内的实验对象进行随机分组,即为分层随机。此外,实验顺序随机是指每个实验对象均有相同的机会先后接受处理,即样本中的每个个体接受先后处理的机会相同,从而保证实验顺序的影响在各组间尽可能均衡。随机化往往需要借助随机数来实现,获得随机数的方法主要有随机数字表和计算机随机数发生器两种。为使获取的随机数具有重现性,需要设定随机数字表开始的行数和列数。若用计算机随机数发生器,则需要编制生成随机数的程序,并设定随机数发生器的种子数。

重复具有 3 个层面的含义:①整个实验的重复。不可重复的实验不具有科学性。在实验研究设计中,应确保整个实验在相同的条件下可以重现,从而提高研究结果的可靠性。②多个实验对象进行实验。为避免将个别情况误认为普遍情况,将偶然或巧合的现象当成必然的规律,错误地将实验结果推广到群体,需要对实验组和对照组足够数量的实验对象进行重复实验。换言之,实验研究要有足够的样本量才可能获得可靠的结论。③同一实验对象的重复观察。由于客观因素、实验对象或实验条件不稳定或有规律的变动时,往往需要对同一实验对象进行多次重复测量,以提高观测结果的精密度。例如,血压一般测 3 次,以 3 次的平均值作为最终结果。

六、质量控制

在实验研究过程的每个阶段都有可能产生误差,从而影响结果的真实性和可靠性。因此,在设计阶段就要了解和掌握可能产生的各种误差,并事先计划相应的控制方法,从而提高研究的质量。

(一)误差来源

误差包括随机误差和非随机误差。随机误差是一类不恒定的、随机变化的误差。实验过程中在同一条件下对同一对象反复进行测量,每次测量结果难免出现一些随机性的变化,这就是随机测量误差。非随机误差是由各种人为因素或偶然因素造成的,涉及研究者和实验对象,并贯穿于实验设计、数据收集、整理和分析的全过程。质量控制主要针对非随机误差进行,非随机误差也称为系统误差或偏倚。

1. 选择偏倚(selection bias)　由于选择实验对象的方法不正确,或纳入和排除标准不明确而产生的偏倚。例如,选入试验组和对照组的对象在病情、年龄、性别方面差异悬殊。

2. 测量偏倚(measurement bias)　又称信息偏倚。在实验过程中,由于研究者的主观原因或实验仪器、实验对象的客观原因而产生的观察或测量偏倚。

3. 混杂偏倚(confounding bias)　由于某些非处理因素与处理因素同时并存而影响到观察结果,从而导致处理因素与效应之间的联系被歪曲,这样的非处理因素也称为混杂因素(confounder)。

(二)质量控制措施

1. 设计阶段　明确定义实验对象;正确划分观察范围;避免遗漏研究对象或包含非研究对象;正确选择观察指标;明确定义观察项目;开展预实验,对实验方案进行可行性评估,考察是否合理可行,能否达到预期目的。

2. 数据收集阶段　此阶段误差主要来源于研究人员和研究对象,如研究对象缺失、拒绝回答、记忆不清等影响研究的准确性和应答率。因而研究人员的仔细选择与认真培训是必要的。盲法是避免观察者或研究对象的主观因素对研究结果产生影响的有效措施,它是指观察者或研究对象不知道研究的分组情况,具体包括单盲和双盲。单盲只有研究对象不知道分组情况,双盲是研究对象和观察者均不知道分组情况。定期督导和检查研究记录,如某研究要收集研究对象的血压值,规定用每日清晨以同一血压计重复测量三次的平均值作为报告值,而不是仅报告单次测量结果。采取有效措施减少研究对象的失访,提高其依从性。

3. 数据整理分析阶段　检查记录的完整性与正确性;数据双录入,不同人员独立地进行数据整理,并核对结果是否一致;利用计算机程序对数据整理进行核查,针对重要的非研究因素进行分层分析或多因素分析,以调整和控制其对研究结果的影响等。

在 DON 致家兔骨关节损伤的实验研究中,也可能产生上述 3 种非随机误差。除了在设计阶段明确定义研究对象、正确划分观察范围、正确选择观察指标、选择恰当的观察方式、进行预实验和遵循实验设计的基本原则外,还可制定以下质量控制措施:①选择家兔时,除要求雄性、月龄 5~6 个月,体重为 2.2~3.4kg 外,还要求营养状况良好、活动度正常。②15 只家兔分别放入形状容积相同的兔笼中,并置于相同通风条件、温度、湿度的房间内。③制定整个实验的标准操作程序,内容包括:家兔的喂养、DON 溶液的配制、耳缘静脉注射、膝关节石蜡包埋切片的制作、光镜观察、关节冲洗液的提取、IL-1β,TNF-α 和 NO 含量的测定。所有参与实验的人员均需经过培训,并对其是否掌握标准操作程序进行考核,考核通过者才可参与实验。

第二节　常用的设计类型及其样本量估计

学习目标

- 掌握完全随机设计、随机区组设计和析因设计的特点
- 掌握常用设计类型的样本量估计方法
- 了解利用随机数字表进行随机分组的方法

实验研究设计按处理因素的多少可分为单处理因素设计和多处理因素设计。单处理因素设计只安排一种处理因素,若不安排任何配伍因素,则为完全随机设计;若安排一种配伍因素,为随机区组设计;若安排两种配伍因素,为拉丁方设计。多处理因素设计一般安排两种或两种以上处理因素,如析因设计、正交设计、裂区设计等。本节介绍完全随机设计、随机区组设计和析因设计 3 种常用的实验研究设计方法。

一、完全随机设计

(一)概念与特点

完全随机设计(completely randomized design)

又称简单随机设计(simple randomized design),其采用完全随机化分组方法将同质的实验对象分配到不同的组,各组分别接受不同的处理。

各组样本量相等为平衡设计,不等则为非平衡设计。图 15-1 为完全随机设计分为两组的示意图。

完全随机设计的优点是设计简单、易于实施。缺点是样本量较小时,均衡性较差,与随机区组设

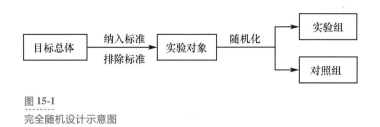

图 15-1
完全随机设计示意图

计相比,效率较低。

（二）分组方法

完全随机化是直接对实验对象进行随机化分组,分组后各组实验对象的个数可以相同亦可以不同。

例 15-1　观察 DON 对 Wistar 幼鼠关节软骨胶原合成和分解代谢的影响。将 15 只健康 Wistar 幼鼠,完全随机分为对照组、DON 低剂量和高剂量组,分组方法如下。

1. 编号　将 15 只健康 Wistar 幼鼠编号,可按体重大小编号,从 1 开始到 15 编号,见表 15-1 第一行。

2. 取随机数　从随机数字表或随机数发生器获得随机数。每个实验对象获得的随机数一般与样本量的位数相同,本例取 2 位数。从随机数字表中的任一行任一列开始,如第 16 行第 1 列开始,依次读取 2 位数作为一个随机数并录于编号下,见表 15-1 第二行。

3. 排序　将 15 个随机数从小到大编序号,将每个随机数对应的序号记在表 15-1 第三行。

4. 分组　从排序后的随机数中,规定前 n_1 个随机数对应的编号为第 1 组,第 (n_1+1) 个随机数对应的编号至第 (n_1+n_2) 个随机数对应的编号为第 2 组,依此类推。规定序号 1~5 为 A 组,序号 6~10 为 B 组,序号 11~15 为 C 组,见表 15-1 第四行。分组结果如下。

A 组:编号为第 4、6、7、12、14 号的 5 只小白鼠分配到对照组。

B 组:编号为第 2、3、5、10、13 号的 5 只小白鼠分配到低剂量 DON 组。

C 组:编号为第 1、8、9、11、15 号的 5 只小白鼠分配到高剂量 DON 组。

表 15-1　15 只 Wistar 幼鼠完全随机分组结果

动物编号	1	2	3	4	5	6	7	8	9	10	11	12	13	14	15
随机数	88	56	53	27	59	33	35	72	67	47	77	34	55	45	70
排序序号	15	9	7	1	10	2	4	13	11	6	14	3	8	5	12
分组结果	C	B	B	A	B	A	A	C	C	B	C	A	B	A	C

随机数表（table of random digits）

是一组由数字 0~9 组成的列表,性质如下:

(1)表中任意位置上的数字有相同的机会是 0~9 十个数中的一个数字。

(2)每一个不同位置上的数字是独立的,即不受其他位置数字的影响。

附录 11 的随机数表以数字 22 开始。随机数表以 5 个数字为 1 组,并且有很多行和列,这些组、行、列的设置都没有特别的意义,仅仅是为了阅读方便。我们的目标是利用随机数表进行随机化分组。此外,还可以利用随机数表的性质来进行下面的随机化:①任意两个相邻的数字都有相同的机会成为 0~99 的数字之一;②任意三个相邻的数字都有相同的机会成为 0~999 的数字之一。③任意三个或更多相邻的数字的性质以此类推。

如上例所示,随机化需要两个步骤:对实验对象编码,再用随机数表随机选择编码。编码时要注意编码的位数是一致的,这样才能保证每个编码都有相同的机会被选择。编码应尽可能短:只有 10 个以内的对象就用一位数,11~100 个范围内的对象就用两位数。随机数表可以实现随机化,无论从行还是从列来阅读都可以。除随机数表外,还可运用统计软件进行随机化。

（三）样本量估计

一般情况下,观测指标的变异程度越大,所需要的样本量越大;各对比组间参数差异越大,所需要的样本量越小;检验水准 α 越大,所需要的样本量越小;检验效能 $1-\beta$ 越大,所需要的样本量越大。

1. 两样本均数比较   若实验观测指标为定量指标,则两样本均数差异比较所需样本量用公式(15-1)计算。

$$N=\left[\frac{(z_{\alpha/2}+z_\beta)s}{\delta}\right]^2(Q_1^{-1}+Q_2^{-1}) \qquad 式(15-1)$$

式中,Q_1 和 Q_2 为样本比例(sample fraction),$Q_1=n_1/N$,$Q_2=n_2/N$,$N=n_1+n_2$,因而 $n_1=Q_1N$,$n_2=Q_2N$,$Q_1+Q_2=1$。若 $n_1=n_2$,则 $Q_1=Q_2=0.5$。$\delta=|\mu_1-\mu_2|$ 为两总体均数之差的绝对值,s 为样本标准差(假设两总体标准差相等),$z_{\alpha/2}$ 为标准正态分布的双侧临界值,单侧检验时应改为单侧临界值 z_α。不论双侧还是单侧检验,均取单侧临界值 z_β。

例 15-2   观察 DON 对家兔膝关节软骨和滑膜的损伤,将成年雄性家兔随机分为实验组和对照组,观察两组关节冲洗液白细胞介素的差别。设两组的标准差相等,若要求以 $\alpha=0.05$、$\beta=0.10$ 的概率达到能辨别出两者之间的差别是其标准差的 100%,假设 $s=\delta$,现在需要多少只家兔?

已知 $s=\delta=2$,双侧 $\alpha=0.05$,$z_{0.05/2}=1.96$,$\beta=0.1$,$z_{0.1}=1.28$,$Q_1=Q_2=0.5$。代入式(15-1)得

$$N=\left[\frac{(1.96+1.28)\times2}{2}\right]^2(2+2)=41.99$$

故每组需家兔 21 只,两组共需 42 只。

2. 多个样本均数比较   用式(15-2)进行计算。

$$n=\psi^2\left(\sum s_i^2/g\right)/\left[\sum(\bar{x}_i-\bar{x})^2/(g-1)\right] \qquad 式(15-2)$$

式中,n 为每组所需样本量,g 为组数,$\bar{x}_i$、s_i 分别为各组的均数与标准差,$\bar{x}=\sum\bar{x}_i/g$,ψ 值根据 α,β,ν_1,ν_2 由 ψ 值表(附表 12)查得,此公式适用于各组样本含量相同的情形。

计算时先以 α,β,$\nu_1=g-1$,$\nu_2=\infty$ 时的 ψ 值代入式中求 $n_{(1)}$,再用 α,β,$\nu_1=g-1$,$\nu_2=g(n_1-1)$ 时的 ψ 值代入式中求 $n_{(2)}$,再用 α,β,$\nu_1=g-1$,$\nu_2=g(n_{(2)}-1)$ 时的 ψ 值代入式(15-2)中求 $n_{(3)}$,…,直至前后两次求得的结果趋于稳定为止,即为所求样本量。当为随机区组设计时,第 2 次 $\nu_2=(k-1)(n_{(1)}-1)$,且式中的 $\sum_{i=1}^k s_i^2/k$ 用误差均方代替即可。

例 15-3   拟用 4 种方法治疗贫血患者,估计治疗后血红蛋白量(g/L)增加的均数分别为 18、13、16、10,标准差分别为 10、9、9、8,设 $\alpha=0.05$,$\beta=0.1$,现在每组需要观察多少例患者?

已知 $\alpha=0.05,\beta=0.1,\bar{x}_1=18,\bar{x}_2=13,\bar{x}_3=16,\bar{x}_4=10$。

$\bar{x}=(18+13+16+10)/4=14.25,\sum s_i^2=10^2+9^2+9^2+8^2=326$,

$$\sum(\bar{x}_i-\bar{x})^2=(18-14.25)^2+(13-14.25)^2+(16-14.25)^2+(10-14.25)^2=36.75$$

以 $\alpha=0.05,\beta=0.1,\nu_1=4-1=3,\nu_2=\infty$ 查 ψ 值表(附表12)得:$\psi=2.17$,代入公式(15-2)得

$$n_{(1)}=2.17^2\times(326/4)/[36.75/(4-1)]=31.3$$

同理:$\alpha=0.05,\beta=0.1,\nu_1=4-1=3,\nu_2=4\times(32-1)=124$ 时 $\psi\approx2.21$(ν_2 用120代替),代入公式(15-2)得

$$n_{(2)}=2.21^2\times(326/4)\times[36.75/(4-1)]=32.5$$

两次计算结果相近,故每组需要观察33例,4组共需132例。

3. 两样本率的比较　两样本率比较所需样本量用式(15-3)计算。

$$N=\left[\frac{z_{\alpha/2}\sqrt{p_c(1-p_c)(Q_1^{-1}+Q_2^{-1})}+z_\beta\sqrt{p_1(1-p_1)/Q_1+p_2(1-p_2)/Q_2}}{p_1-p_2}\right]^2 \qquad \text{式(15-3)}$$

p_1 和 p_2 分别为两总体率的估计值,p_c 为两样本的合计率。

例15-4　初步观察甲、乙两药对某病的疗效,甲药有效率为60%,乙药为85%。现拟进一步做临床试验,设 $\alpha=0.05,1-\beta=0.90,Q_1=Q_2=0.5$,则每组需要观察多少病例?

本例采用双侧检验。已知 $p_1=0.85,p_2=0.60,z_{0.05/2}=1.96,z_{0.1}=1.28,Q_1=Q_2=0.5$。代入公式(15-3)得

$$N=129.75$$

故两组共需130例,每组需要65例。

二、配对设计与随机区组设计

(一)概念与特点

配对设计(paired design)

是将实验对象按一定条件配成对子,再将每对中的两个实验对象随机分配到2个不同的处理组。配对的因素应为可能影响实验结果的主要非处理因素。

在动物实验中,常将窝别、性别、体重等作为配对条件;在临床试验中,常将病情轻重、性别、年龄等作为配对条件。此外,同一实验对象分别接受两种不同的处理,如同一份血样,分别用A、B两种血红蛋白测定仪器检测其血红蛋白含量,这种设计也属于配对设计。

随机区组设计(randomized block design)

又称配伍设计,随机区组设计是将几个实验对象按性质(如动物的性别、体重,患者的病情、性别、年龄等主要非处理因素)相同或相近者组成区组(或称配伍组),再分别将各区组内的实验对象随机分配到几个处理组。

它实际上就是配对设计的扩展,换言之,配对设计就是配伍设计最简单的情形。设计时应遵循"区组间差别越大越好,区组内差别越小越好"的原则。

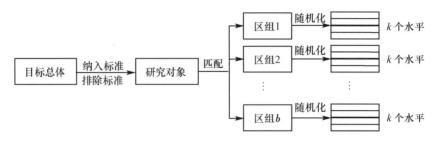

图 15-2
随机区组设计示意图

配对设计和随机区组设计的优点是每个对子和区组内的实验对象具有较好的同质性,比完全随机设计减少了误差,因而更容易发现处理组间的差别,提高了实验效率。这种设计当然要求对子或区组内的处理因素个数与每个区组的实验对象数量相等。

（二）分组方法

1. 编号　将每层的实验单位编号。同时规定每个处理的序号,如处理 A 对应序号为 1,处理 B 对应序号为 2,处理 C 对应序号为 3,以此类推。

2. 取随机数　从随机数字表或随机数发生器获得随机数。

3. 排序　按层对随机数从小到大排序。

4. 分组　根据每层实验单位获得的随机数的大小顺序决定受试对象在哪一组。

例 15-5　观察 DON 对家兔膝关节软骨和滑膜的损伤,将 15 只成年雄性新西兰家兔随机分为 3 组,即正常饲养对照组、0.10μg/g DON 剂量组、0.05μg/g DON 剂量组。考虑家兔体重对实验效应可能存在影响,将家兔体重作为分层（区组）因素,现将 15 只家兔按区组随机化分组方法分到 A、B、C 三组。

①先将家兔的体重从轻到重编号,体重相近的 3 只家兔配成一个区组,见表 15-2 第一行和第二行。②从随机数字表中的任一行任一列开始,如第 8 行第 2 列开始,依次读取 2 位数作为一个随机数并录于编号下,见表 15-2 第三行。③在每个区组内将随机数按大小排序,见表 15-2 第四行。④各区组内随机序号为 1 的为 A 组,序号为 2 的为 B 组,序号为 3 的为 C 组,见表 15-2 第五行。

表 15-2　15 个家兔区组随机化分组结果

区组号	1			2			3			4			5		
动物编号	1	2	3	4	5	6	7	8	9	10	11	12	13	14	15
随机数	68	35	26	00	99	53	93	61	28	52	70	05	48	34	56
随机序号	3	2	1	1	3	2	3	2	1	2	3	1	2	1	3
分组结果	C	B	A	A	C	B	C	B	A	B	C	A	B	A	C

区组随机化分组结果如下：

A 组：编号为第 3、4、9、12、14 号的 5 只家兔，分配到对照组。

B 组：编号为第 2、6、8、10、13 号的 5 只家兔，分配到 0.10mg/kg 剂量 DON 组。

C 组：编号为第 1、5、7、11、15 号的 5 只家兔，分配到 0.05mg/kg 剂量 DON 组。

（三）样本量估计

1. 配对设计均数的比较　　在样本量估算的过程中需使用 σ，而实际应用中由于 σ 未知，常通过文献查阅或预调查获得的样本标准差 s 对其进行预估。

$$n = \left[\frac{(z_{\alpha/2}+z_\beta)s}{\delta} \right]^2 \qquad 式(15\text{-}4)$$

式中，s 为每对实验对象差值的标准差，n 为对子数。

例 15-6　比较两种减肥药物对肥胖患者的减肥效果，假设平均减轻 2kg 可认为有意义。若每对对象体重差值的标准差 $\sigma = 3.0$kg，α 取双侧 0.05，检验效能 $1-\beta$ 取 0.90，现在需要多少对样本量？

本例，$s=3.0$kg，$\delta=2$kg；$\alpha=0.05$，$z_{0.05/2}=1.96$；$\beta=0.10$，$z_{0.10}=1.282$，代入式(15-4)得

$$n = \left[\frac{(1.96+1.282)\times 3.0}{2} \right]^2 = 23.65$$

需要 24 对（共 48 名）肥胖患者进行试验。

2. 配对设计两样本率的比较　　在样本量估算的过程中需使用 π，而实际应用中由于 π 未知，常通过文献查阅或预调查获得的样本率 p 对其进行预估。

$$n = \left[\frac{z_{\alpha/2}\sqrt{2\bar{p}} + z_\beta\sqrt{2(p_1-p)(p_2-p)/\bar{p}}}{p_1-p_2} \right]^2 \qquad 式(15\text{-}5)$$

式中，p_1 和 p_2 为两总体的阳性率，p 为两处理结果一致的总体阳性率，$\bar{p}=(p_1+p_2-2p)/2$。

例 15-7　比较 A、B 两种检测方法对实验动物弓形虫感染的检出率的差别。对弓形虫感染的豚鼠血清标本进行检测，估计 A 方法的阳性检出率为 74%，B 方法的阳性检出率为 41%，两种方法均为阳性的率为 38%。若取双侧 $\alpha=0.05$，检验效能 $1-\beta$ 取 0.90，现在估计所需样本量。

本例，$p_1=0.74$，$p_2=0.41$，$p=0.38$，$\bar{p}=(0.74+0.41-2\times 0.38)/2=0.195$，$z_{0.05/2}=1.96$，$z_{0.10}=1.282$。代入式(15-5)得

$$n = \left[\frac{z_{\alpha/2}\sqrt{2\bar{p}} + z_\beta\sqrt{2(p_1-p)(p_2-p)/\bar{p}}}{p_1-p_2} \right]^2$$

$$= \left[\frac{1.96\times\sqrt{2\times 0.195} + 1.282\times\sqrt{2\times(0.74-0.38)\times(0.41-0.38)/0.195}}{0.74-0.41} \right]^2$$

$$= 25.02$$

因此需要 26 份豚鼠血清标本进行实验。

3. 随机区组设计均数的比较

$$n = 2\frac{MS_e}{D^2}(Q+z_\beta)^2 \qquad 式(15\text{-}6)$$

式中,n 为每组样本量,MS_e 为误差均方,D 为组间差值,当 $\alpha=0.05$ 时,Q 界值表见表 15-3。

表 15-3　随机区组设计样本含量估计 Q 界值表($\alpha=0.05$)

组数	3	4	5	6	7	8	9	10
Q 值	3.4	3.8	4.0	4.2	4.4	4.5	4.6	4.7

三、析因设计

(一)概念与特点

析因设计(factorial design)

将两个或两个以上处理因素的各水平进行组合,对各种可能的组合进行实验。医学研究中常采用析因设计研究两个或多个处理因素的效应以及各因素间的交互作用。

析因设计的显著特征是有两个或两个以上处理因素,每个处理因素至少有两个水平,每个处理是各因素各水平的一种组合,总处理数是各因素各水平的全面组合数。在析因设计中,要求各处理组内的实验对象数量相等且每组至少有两个实验对象,否则无法分析因素间的交互作用。析因设计中实验对象可以采用完全随机设计或随机区组设计方法来安排。

在析因设计中,通常用数学表达式表示不同因素和水平的设计。如 2×2(或 2^2)析因设计表示有 2 个因素,每个因素有 2 个水平;2×2×2(或 2^3)析因设计表示有 3 个因素,每个因素有 2 个水平;3×5 析因设计表示有 2 个因素,其中一个因素有 3 个水平,另一个因素有 5 个水平。最简单的析因设计是 2×2 析因设计。表 15-4 为 2×2 析因设计模式,其中各因素各水平均搭配一次,共有 4(2×2)种处理,a_1、a_2 为 A 因素的两个水平,b_1、b_2 为 B 因素的两个水平。

表 15-4　2×2 析因设计模式

处理因素 A	处理因素 B	
	b_1	b_2
a_1	$a_1 b_1$	$a_1 b_2$
a_2	$a_2 b_1$	$a_2 b_2$

析因设计可以全面均衡地对各因素的不同水平进行组合,分组进行实验,探讨各因素不同水平的效应,即主效应(main effect),同时可分析各因素间的交互作用(interaction)。交互作用是指两个或多个处理因素间的效应互不独立,当某一因素取不同水平时,另一个或多个因素的效应相应地发生变化。两因素间的交互作用为一阶交互作用,三因素间交互作用为二阶交互作用,以此类推,通常人们主要关心一阶交互作用。

(二)样本量估计

析因设计可通过在预先设定的样本量(可先从每个格子中样本量为 2 开始)下,计算检验效能,具体方法可参考相关文献。

第三节　其他试验设计

学习目标

● 掌握临床试验和群随机试验的概念与特征

● 熟悉临床试验和群随机试验设计方法

● 了解临床试验和群随机试验需注意的问题

一、临床试验

（一）基本概念

临床试验是旨在揭示或证实产品的临床、药学、或其他药物动力学的效应，识别、研究产品的不良反应、安全性或效果，或试验药物的吸收、分布、代谢以及排泄而在人身上进行的研究。广义的临床试验是指在人为控制条件下，以特定人群为受试对象（患者或健康志愿者），以发现和证实干预措施（药品、特殊检查、特殊治疗手段）对特定疾病的防治、诊断的有效性（包括药品的作用、吸收、分布、代谢、排泄）和安全性（不良反应）；狭义的临床试验是指任何在人体（患者或健康志愿者）进行药物的系统性研究，以证实或揭示试验药物的作用、不良反应及/或试验药物的吸收、分布、代谢和排泄，目的是获得新药在人体的药代动力学参数，确定试验药物的疗效、适应证与安全性。临床试验主要用于疾病的治疗和预防效果评价。我国《药品注册管理办法》规定临床试验分为 Ⅰ、Ⅱ、Ⅲ、Ⅳ 期，新药在批准上市前，一般情况下应进行Ⅰ、Ⅱ、Ⅲ期临床试验。各期临床试验的要点如下：①Ⅰ期临床试验：初步的临床药理学及人体安全性评价试验。观察人体对于新药的耐受程度和药代动力学，为制定给药方案提供依据。②Ⅱ期临床试验：治疗作用初步评价阶段。其目的是初步评价药物对目标适应证患者的治疗效果和安全性，也包括为Ⅲ期临床试验研究设计和给药剂量方案的确定提供依据。③Ⅲ期临床试验：治疗效果确证阶段。其目的是进一步验证药物对目标适应证患者的治疗效果和安全性，评价利益与风险，为药品注册申请的审查提供依据。④Ⅳ期临床试验：新药上市后的研究阶段。其目的是考察在广泛使用条件下药物的疗效和不良反应、评价在普通或特殊人群中使用的利益与风险关系以及改进给药剂量等。

随机对照临床试验能够提供流行病学研究有关干预措施效果和安全性的强有力证据，是提供因果推论的最佳流行病学研究类型，但由于伦理学的限制，有些试验并不总是能够在符合伦理的情况下随机分配处理因素。

（二）基本类型

1. 平行设计　平行设计是最常用的临床试验设计类型，可为试验药设置一个或多个对照组，试验药也可设多个剂量组。对照组可分为阳性或阴性对照。阳性对照一般采用按所选适应证的当前公认的有效药物，阴性对照一般采用安慰剂，但必须符合伦理学要求。

例如为评价盐酸吡格列酮治疗常规磺酰脲类药物疗效不佳的 2 型糖尿病的效果，研究者进行了一项随机、双盲、安慰剂平行对照的多中心临床试验，研究对象入选标准为服用磺酰脲类降糖药且血糖控制不佳的 2 型糖尿病患者。另外,根据统计学要求计算各组样本量分别为 100 例,考虑试验过程中可能脱落,拟筛选出 240 例合格病例,共有 5 个中心参与本项试验。将满足纳入和排除标准的患者随机分为两组,一组继续采用常规磺酰脲类药物治疗+安慰剂;另一组继续采用常规磺酰脲类药物治疗+30mg 盐酸吡格列酮。在进行随机分组后的第 4、8、12、16 周进行随访并观察分析两组的治疗效果。

平行设计临床试验的优点包括:设立同期对照组,使试验组和对照组在同等时间和条件下进行效果比较;随机化分组平衡了两组的非处理因素,有利于凸显处理因素的作用;通常使用盲法观察结果,有利于减少研究对象和研究者的主观偏性;试验过程容易做到标准化,利于保证研究结果的可重复性。

2. 交叉设计 交叉设计(cross-over design)是按事先设计好的试验顺序,在各个时期对研究对象先后实施各种处理,以比较各处理组间的差异。交叉设计时可以采用完全随机设计或随机区组设计方法来安排受试对象。该设计不仅平衡了处理顺序的影响,而且能把处理水平间的差别、时间先后的差别和实验对象间的差别分开来进行分析。

交叉设计虽然在形式上与随机区组设计相近,但与随机区组设计的区别是,交叉设计的处理是按不同时间阶段分别安排的,因而可以减少实验对象的数量。交叉设计中第一阶段与第二阶段之间的间隔时间称为洗脱期(washout period)。原则上应在第一个阶段实验中使用的处理因素作用消失后方可进入第二阶段实验,否则两阶段的处理效应重叠。如果处理因素是药物,洗脱期一般为药物的 6~8 个半衰期。还应注意处理因素的生物作用特点。例如阿司匹林的半衰期仅 0.5 小时,可是它对血小板的影响至少需要 1 周才会消失,因此其洗脱期应是 10 天左右。

交叉设计最简单的形式是完全随机分组的二处理、二阶段交叉设计,即 2×2 交叉设计。假定有两种处理 A 和 B,先将受试对象完全随机分为两组,然后将 A、B 两种处理先后施于同一批受试对象,第一组受试对象在第 I 阶段接受 A 处理,第 II 阶段接受 B 处理,实验顺序为 AB;第二组受试对象在第 I 阶段接受 B 处理,第 II 阶段接受 A 处理,试验顺序为 BA。设计模式见表 15-5。

表 15-5 2×2 交叉设计模式

组别	受试对象	阶段 I		洗脱阶段		阶段 II
	1	处理 A	→	无处理	→	处理 B
	2	…		…		…
第一组	…	…		…		…
	n_1	处理 A	→	无处理	→	处理 B
	1	处理 B	→	无处理	→	处理 A
	2	…		…		…
第二组	…	…		…		…
	n_2	处理 B	→	无处理	→	处理 A

例如在儿童哮喘治疗中,采用双盲试验,将 12 个患者随机分成两组,分别在两个时期中按次序 A,B 和 B,A 服用两种药物,服药后 5 小时测最大呼气流速(L/min)。本例为 2×2 交叉设计,是交叉

设计的最简单形式。实验对象为"每名哮喘儿童",研究因素为"两种治疗药物",定量的观测指标为"最大呼气流速"。

交叉设计的优点,一是节约样本量,统计效率较高;二是兼有异体和自身配对的优点,减少了个体差异,从而增加了组间可比性,能够控制个体差异和时间对处理因素的影响;三是每个受试对象同时接受了两种处理,因此均等地考虑了每个患者的利益。交叉设计的缺点,一是每个处理时间不能太长,因在同一受试对象上作了多种处理,处理时间过长会导致整个试验周期过长,受试对象可能中断试验;二是当受试对象的状态发生根本变化时,如死亡、治愈等,后一阶段的处理将无法进行;三是受试对象一旦在某一阶段退出试验,就会造成该阶段及其以后的数据缺失,增加统计分析的困难。

交叉设计时应当注意:①各种处理不能相互影响,即受试对象在接受第二种处理时,不能有前一种处理的残滞效应(carry-over effects)。因此两次处理之间应有适当间隔,即足够时间的洗脱阶段。②应采用盲法进行观察,使研究者和患者都不知道有效药物在哪一阶段使用,以提高受试对象的依从性。③不宜用于具有自愈倾向或病程较短的疾病研究。

二、群随机试验

在一项评价农村育龄妇女生殖健康干预项目效果的研究中,健康教育传播方法分为向育龄妇女发信件、与育龄妇女交谈、与育龄妇女及其丈夫交谈三种方法,共分为 4 个组,其中 3 个干预组和 1 个对照组。若以育龄妇女为随机分配单元,则同一村庄甚至互为邻居的妇女可能随机分配到 4 个组中,她们若将获取的健康知识分别告诉其他妇女,那么对照就失去了意义,难以评价该干预项目的效果,也无法比较不同传播方式的效果有无差异,此种现象称为对照组出现了沾染。若将随机分配单元由育龄妇女改为村庄,将村庄编号后随机分配为 4 个组,每个组包含若干个村庄,每个村庄中的所有育龄妇女接受同样的干预措施,则可大大降低沾染问题。通过上述案例可知,在以下情况可选择以群为随机分配单元进行试验:①以人为试验对象的研究中,干预措施虽然针对个体,但由于人的社会性所导致的交流、流动等使对照组受到干预措施的影响而产生沾染。②干预措施针对群体而非个体。

（一）基本概念

群随机试验(cluster randomization trails,CRT)是指将一些完整的群体(不是单个的观测个体)随机分配到不同干预组的研究方法,又称为成组随机试验(group randomization trails)。医学科研论文撰写的基本要求(Consolidated Standards of Reporting Trials,CONSORT)声明将群随机试验定义为:将研究对象以群组为单位进行随机分配的一种试验。群随机单元多种多样,可以是社区、工厂、医院、学校,也可是邻里、车间、病房、家庭等。与群随机试验相对应,前述的以单个实验对象为随机单元的试验也称为个体随机试验。

（二）基本特征

1. 优势　①可有效降低对照组受干预组沾染的可能性;②是某些干预措施如健康教育或政策措施效果评价最合适的研究方法;③有利于评价具有群体效应的干预效果。例如在小学生开展预防近视的健康教育,同一班级的同学会相互影响而产生群体效应;又如评价疫苗效果时,当某一地区疫苗注射达到一个较高比例时,就会出现群体免疫效应(免疫屏障效应);④便于实施且提高个体依从性。受从众心理影响,试验对象对干预措施的接受度往往较高。

2. 不足 ①同一群内个体对干预措施的反应比不同群间的反应具有更大的相似性,因而统计效能低于个体随机试验。群内个体对干预措施反应的相似程度可用群内相关系数(intracluster correlation coefficient,ICC)反映。ICC 大则群内相似程度大,统计效能较低。②设计和分析更为复杂。由于群内相关使得研究的有效样本量减少,即采用个体随机试验样本量估计公式将低估群随机试验的样本量,从而导致研究的检验效能较低。此外,随机试验单位与分析单位不一致,群随机试验的统计分析需要考虑群内相关、群间变异等因素,运用更加复杂的统计方法如多水平模型等进行分析。③群的数量较少时难以保证群间基线协变量均衡可比。一般而言,群的数量越少,群间基线的变异程度越大,越难以通过随机化的方法保证群间基线均衡可比。

（三）常见类型

群随机试验的特殊性在于随机化的单元是群体而非个体,因此个体随机试验中的设计方法在群随机试验中同样适用。在群随机试验中,常用的单因素设计方法有完全随机设计、配对设计和分层设计 3 种,多因素设计有析因设计。

1. 完全随机设计 印度尼西亚研究发现,患有维生素 A 缺乏症的学龄前儿童发生呼吸道感染的危险性是没有维生素 A 缺乏的学龄前儿童的 2 倍,发生感染性腹泻的危险性则为 3 倍;其他研究也发现了维生素 A 对呼吸道和肠道感染的影响。在此背景下,Abdeljaber 进行社区干预研究,对学龄前儿童补充 20 万国际单位的维生素 A 胶囊,采用安慰剂对照。研究发现,若将同一个村庄的儿童一部分随机分配到试验组,另一部分随机分配到对照组,则很容易发生试验组误服安慰剂,而对照组误服维生素 A。因此,研究者将随机化单元由儿童改为村庄,将 450 个村庄编号后按照完全随机的方法进行分组,结果 229 个村庄被随机分配入试验组,221 个村庄为对照组。

这种无任何限制条件,完全按照随机化的方法将群分配到试验组和对照组的分组方法即完全随机设计。其优点是随机化分组过程简单,较易操作。可以认为完全随机分组的群随机试验是以群为随机单元试验设计的"金标准",当条件许可时,应尽量采用完全随机设计。在群数目足够多的情况下,采用完全随机设计可以确保影响试验结果的重要非干预因素在干预组与对照组之间保持最佳均衡性。但当群数不多时,则难以保证群间的基线资料均衡可比。

2. 配对设计 在美国 COMMIT 课题组进行的戒烟社区干预研究中,干预方法包括利用现有媒体资源、提供戒烟资源、健康教育的综合干预措施。干预效果的影响因素有社区大小、人口密度、人口学特征、社区结构和地理接近程度。以社区为随机单元,当研究纳入的社区数不多时,采用完全随机的方法不足以保证干预组和对照组这些因素的均衡性。为控制这些因素对研究结果的影响,首先按社区大小、人口密度、人口学特征、社区结构和地理位置接近程度对 22 个社区进行 1∶1 配对,然后再用随机化的方法将对子中 22 个社区随机分为试验组和对照组。

这种在随机化分组时首先按重要非研究因素对群进行配对,然后将每一对子中一个群随机分配到试验组,另一个群分配到对照组的方法即为配对设计。其优点是保证试验组和对照组在重要非研究因素良好的均衡性,从而提高了试验的可信度。当群数目太少,完全随机设计不足以保证试验组和对照组基线资料(重要非研究因素)均衡可比时,配对设计尽管不是"金标准",但在群随机试验中也是常用的设计方法。

3. 分层设计　为评价在学校进行伤寒副伤寒综合干预的效果,已知基线的伤寒副伤寒发病率、自然地理位置、学校类型对研究结果有影响。为控制其对研究结果的影响,以基线的伤寒副伤寒发病率、自然地理位置和学校类型为匹配条件将纳入的学校进行分层。将发病率在同一水平、在同一个县且类型相同的学校归为同一层。然后按随机化的方法将同一层内的学校随机分为干预组和对照组。

这种设计与配对设计类似,首先按重要非研究因素对群进行分层,然后将每一层中一些群随机分配到试验组,另一些群分配到对照组的方法即为分层设计。与配对设计不同的是,配对设计中重要非研究因素相同或相近的是2个群,而分层设计有若干群。分层设计优点是可最大限度地保证基线水平在组间的均衡性,从而控制其对研究结果的影响。可以认为,分层设计是配对设计的拓展,能够在每一层中允许多个群实施同样的干预措施,即一定程度上实现了干预和层组合基础上的重复,这是配对设计无法达到的。但在社区干预试验中分层设计存在一定的困难,有时甚至无法实施。如当群的数量较少,而重要非研究因素较多时,则无法进行分层设计。

4. 析因设计　Poppel 等进行了一项针对机场搬运工人背部疼痛的干预研究,干预措施有腰部保健教育(负重指导)和腰部防护,并评价这两种干预措施间的交互效应。两种干预措施均设2个水平(有、无),交叉组合后有4种:腰部保健教育加腰部防护、腰部保健教育、腰部防护和无干预。以新西兰的机场搬运工人为试验对象,将36个工作组随机分配到4个组,分别接受上述4种干预。

这种将两个或多个因素的各个水平进行交叉组合,按照完全随机设计对群进行分组,各组分别接受相应干预措施的方法即为析因设计。析因设计可同时分析多个因素的效应以及多个因素间的交互作用,但其统计分析较为复杂。若采用完全随机设计方法进行分析,当群数不多时,难以保证群间基线资料均衡可比。

（四）需注意的问题

1. 确定个体水平和群体水平上的纳入和排除标准　个体随机试验中实验对象的纳入标准及注意事项同样适用于群随机试验。与个体随机试验不同的是,群随机试验需分别确定群水平和个体水平的纳入和排除标准。

2. 群随机设计的样本量问题　由于同一群内具有一定相关性而带来群效应,群随机试验所需的样本量一般较个体随机试验大,样本量估计时还需要知道群内相关系数或群间方差组分估计值。具体计算可参见有关文献或专著。

（方　亚　杨土保）

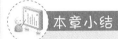 本章小结

1. 实验设计的基本内容包括研究目的、实验对象、处理因素、实验效应以及质量控制，实验对象、处理因素和实验效应被称为实验设计的三个要素。

2. 实验设计的基本原则是对照、随机和重复。对照的形式有空白对照、安慰剂对照、实验对照、标准对照、自身对照和相互对照；随机包括随机分组和实验顺序随机；重复包含整个实验的重复、多个实验对象进行重复、同一实验对象的重复观察。

3. 准确度是观测值与真实值的接近程度；精密度是相同条件下对同一对象的同一指标进行重复观测时，观测值与其均数的接近程度。灵敏度是用该指标检出效应差异的能力；特异度是用该指标鉴别无效应差异的能力。精密度是保证准确度的先决条件，但精密度高不能保证准确度高；高灵敏度和高特异度往往不可兼得。在实际研究的指标选择时，应根据研究目的权衡准确度与精密度、灵敏度与特异度的重要性。

4. 观测值与真实值的差值称为误差，误差有随机误差和非随机误差，非随机误差的来源主要有选择偏倚、测量偏倚和混杂偏倚。

5. 常用的实验设计方法有完全随机设计、配对设计、随机区组设计和析因设计，各有其优缺点及样本量估计方法。

6. 随机对照临床试验和群随机试验设计均有相应的特征及应用的注意事项。

第十六章

卫生统计常用指标

卫生统计指标是由频率、构成比或相对比计算出来的反映人群健康状况和医疗卫生服务及卫生资源等特征的指标。卫生统计指标既能反映人群健康状况,也能反映医疗卫生服务水平及工作绩效,可为合理配置卫生资源以及确定疾病预防控制优先领域提供科学依据。

第一节 人口特征统计指标

学习目标
- 了解人口统计资料的来源及收集方法
- 了解人口金字塔的原理及绘制方法
- 掌握描述人口特征和人口生育状况的常用统计指标

一、人口统计资料的来源

(一)人口普查资料

人口普查(census)是在国家统一规定的时间点,按照统一的方法和统一的调查表,对全国人口全面地、逐户逐人进行的一次性调查登记。人口普查工作包括人口普查资料的搜集、数据汇总、资料评估、分析研究和编辑出版等全部过程。人口普查是世界各国广泛采用的搜集人口资料的一种最基本方法,是全国基本人口数据的主要来源。通过人口普查,可以查清全国人口的数量、结构和分布等基本情况,还可以查清人口的家庭特征、教育特征、经济特征、社会特征等以及普查标准时间前一年人口的出生与死亡情况。

我国在 1953 年、1964 年、1982 年、1990 年、2000 年和 2010 年进行了 6 次人口普查。第 6 次人口普查标准时间为 2010 年 11 月 1 日零时,主要调查人口和住户的基本情况,内容包括:性别、年龄、民族、受教育程度、行业、职业、迁移流动、社会保障、婚姻生育、死亡和住房等情况。第 6 次人口普查数据显示,全国总人口数为 1 332 810 869 人。与 2000 年第 5 次人口普查相比,10 年间人口增加 9020 万人,增长 7.26%,年平均增长 0.88%,与 1990 年到 2000 年的年平均增长率 1.07% 相比下降 0.19 个百分点。数据表明:我国人口增长处于低生育水平阶段。老龄化进程逐步加快,60 岁及以上人口占全国总人口数 13.33%,比 2000 年上升了 2.87 个百分点。

(二)人口抽样调查资料

普查所涉及的是全部人口,需耗费大量人力、资金和时间,不可能经常进行,也不可能一次调查很多项目或对某一问题进行深入研究。除人口普查外,国家统计局每年都随机抽取一定比例的人口样本来获得当年的有关人口信息。人口抽样调查(population sampling survey)是指按照随机的原则,从被研究的人口总体中抽取一部分样本进行调查,并根据调查所得的资料推断人口总体的相应指标。人口抽样调查的主要目的:①用于专项人口调查,如妇女生育率抽样调查和老年人口抽样调查。②用于定期人口抽样调查,如人口变动情况调查。③用于两次人口普查间的人口调查。国务院2010 年颁布的《全国人口普查条例》规定,人口普查每 10 年进行一次,位数逢 0 的年份为普查年度,在两次人口普查之间开展一次较大规模的人口调查,即 1%人口抽样调查。科研工作者使用的人口资料基本来自于全国 1%人口抽样调查的资料。④用于人口普查中对部分项目使用抽样方法进行调查以及提前汇总部分人口普查资料。⑤用于检验人口普查登记质量。

(三)人口登记资料

人口登记是指人口事件发生后随即进行的登记。按所登记人口资料的性质可分为户口登记、生命事件登记和人口迁移变动登记三类。

1. 户口登记　户口登记是按户或按人建立每个人一生(从出生到死亡)中一切人口事件的记录,包括姓名、性别、出生日期、出生地、与户主的关系、婚姻状况、民族、文化程度和职业;此外,还设有因出生、死亡、迁移及常住人口婚姻状况变动、分居、合居、失踪、寻回、收养和认领引起户口变动方面的登记。当某种变动发生时,居民应按规定报告户口登记机关,对登记项目作相应改动。目前只有我国和其他几个国家建立了户口登记制度。

2. 生命事件登记　生命事件登记简称生命登记,联合国将其定义为对生命事件(包括出生、死亡、胎儿死亡、结婚、离婚、收养、生育、认领和遗弃)的法定登记,记录和报告生命事件的发生,收集、整理和分析生命事件的有关资料。生命登记是获得医学人口动态资料的重要方式。

3. 人口迁移变动登记　人口迁移变动登记是对所发生的人口迁入或迁出事件进行记录,包括迁入或迁出的时间、地点、原因及个人的基本情况等。迁移事件从一个国家范围来看,分为国内迁移和国际迁移。人口迁移变动信息可以通过户口管理部门及海关得到相应的资料。

二、描述人口特征的常用指标

(一)人口数

1. 人口总数与年平均人口数　人口总数指一个地区或国家在某一特定时期的人口数。按惯例,一般采用一年的中点,即 7 月 1 日零时为标准时点进行统计。为避免重复或遗漏,国际上统一规定了两种统计人口总数的方法,一种称为实际制,只统计标准时点某地实际存在的人口数(包括临时在该地的人);另一种称为法定制,只统计某地的常住人口数。

从医学角度看,按实际制统计较好,如传染病防控及计划生育管理等。按照联合国的建议,为便于国际比较,一个国家的人口普查,除了说明是用实际制或法定制外,还应说明以下人员是否包括在内:①土著居民及游牧部落;②住在国外的军队、海员、外交人员及其家属;③住在本国,但普查时在国外的商人和海员;④除②③两项外,暂时外出的本国公民;⑤住在本国的外国军队、海员、外交人员及其家属;⑥普查时暂时住在本国的外国公民。在实际工作中,有时用某一期间的平均人口数来代表人口总数。理论上讲,平均人口数的准确计算方法是把一定时期内各个时点的人口数相加再除以总时点数;但在实际中不可能获得各个时点的人口数字,一般只能计算一定时期平均人口数的近似值。当人口数在一年中是均匀变动时,可用相邻两年年末(12 月 31 日 24 时)人口数的平均值计算年平均人口数(annual average population)或用年中(7 月 1 日零时)人口数代表年平均人口数。

2. 户籍人口与常住人口 在第 6 次人口普查中,户籍人口是指公民依《中华人民共和国户口登记条例》已在其经常居住地的公安户籍管理机关登记了常住户口的人。这类人口不管其是否外出,也不管外出时间长短,只要在某地注册有常住户口,则为该地区的户籍人口。常住人口是指全年经常在家或在家居住 6 个月以上,经济和生活与本户连成一体的人口。常住人口为国际上进行人口普查时常用的统计口径之一。常住人口等于现有的常住人口加上暂时外出的常住人口。按人口普查和抽样调查规定,常住人口主要包括:除去离开本地半年以上(不包括在国外工作或学习的人)的全部常住本地的户籍人口;户口在外地,但在本地居住半年以上者,或离开户口地半年以上而调查时在本地居住的人口;调查时居住在本地,但在任何地方都没有登记常住户口,如手持户口迁移证、出生证、退伍证、劳改和劳教释放证尚未办理常住户口的人。

(二)人口构成及其统计指标

1. 人口构成 人口构成是人口内部的各种属性特征的数量和比例关系,如年龄构成、性别构成、职业构成、文化程度构成、城乡和地域构成等,它反映地区或国家人口的质量、素质和分布。人口学基本特征包括年龄、性别、文化和职业等,其中描述人口构成情况最常用的是性别和年龄。表 16-1 列出了 2010 年第 6 次人口普查不同性别和年龄人口数及其占总人口的构成比。

表 16-1 第 6 次人口普查不同性别和年龄人口数及在总人口中的构成比

年龄组(岁)	人口数(构成比%)[*]		
	男(%)	女(%)	合计(%)
0~	41062566 (3.08)	34470044 (2.59)	75532610 (5.67)
5~	38464665 (2.89)	32416884 (2.43)	70881549 (5.32)
10~	40267277 (3.02)	34641185 (2.60)	74908462 (5.62)
15~	51904830 (3.89)	47984284 (3.60)	99889114 (7.49)
20~	64008573 (4.80)	63403945 (4.76)	127412518 (9.56)
25~	50837038 (3.81)	50176814 (3.76)	101013852 (7.58)
30~	49521822 (3.72)	47616381 (3.57)	97138203 (7.29)
35~	60391104 (4.53)	57634855 (4.32)	118025959 (8.86)
40~	63608678 (4.77)	61145286 (4.59)	124753964 (9.36)
45~	53776418 (4.03)	51818135 (3.89)	105594553 (7.92)
50~	40363234 (3.03)	38389937 (2.88)	78753171 (5.91)
55~	41082938 (3.08)	40229536 (3.02)	81312474 (6.10)
60~	29834426 (2.24)	28832856 (2.16)	58667282 (4.40)
65~	20748471 (1.56)	20364811 (1.53)	41113282 (3.08)
70~	16403453 (1.23)	16568944 (1.24)	32972397 (2.47)
75~	11278859 (0.85)	12573274 (0.94)	23852133 (1.79)

续表

年龄组（岁）	人口数（构成比%）*		
	男（%）	女（%）	合计（%）
80~	5917502（0.44）	7455696（0.56）	13373198（1.00）
85~	2199810（0.17）	3432118（0.26）	5631928（0.42）
90~	530872（0.04）	1047435（0.08）	1578307（0.12）
95~	117716（0.01）	252263（0.02）	369979（0.03）
100~	8852（0.001）	27082（0.002）	35934（0.003）
合计	682329104（51.19）	650481765（48.81）	1332810869（100.00）

*括号里的数值为不同性别和年龄组的人口数在总人口中的构成比

2. 人口金字塔　人口金字塔（population pyramid）是按性别和年龄表示人口分布的一种塔状条形图，可形象地表示人口性别和年龄构成的图形。对于表16-1资料，利用 Excel 绘制 2010 年人口金字塔，见图16-1。以左侧为男性、右侧为女性绘制图形；以年龄组为纵轴，横轴代表男性和女性的每一年龄组人口数在总人口中的构成比，其和为 1。金字塔底部代表低年龄组人口构成，金字塔上部代表高年龄组人口构成。

由图16-1和表16-1可以看出，第 6 次人口普查男性人口占 51.19%，女性人口占 48.81%；0~14 岁人口占 16.61%；60 岁及以上人口占 13.32%，比 2000 年人口普查上升 2.88 个百分点，其中 65 岁及以上人口占 8.92%，比 2000 年人口普查上升 1.82 个百分点。说明我国人口年龄结构的变化，生育率持续保持较低水平，老龄化进程逐步加快。

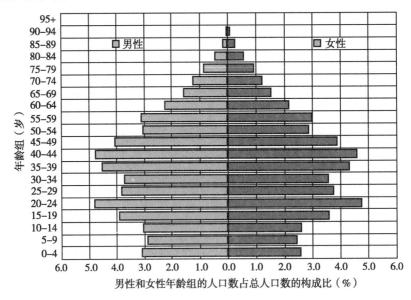

图16-1

2010 年第 6 次人口普查人口金字塔

（三）人口特征其他统计指标

1. 老年人口系数　简称老年系数，指老年人口在总人口中的构成比，说明人口老龄化的程度，可作为划分人口类型的尺度，一般把 65 岁及以上的人口称为老年人口。

2. 少年儿童人口系数　简称少年儿童系数,指 14 岁及以下少年儿童在总人口中的构成比,其系数大小主要受生育水平的影响。少年儿童系数较大的地区或国家,面临的主要社会经济问题是儿童青少年的抚养、教育、未来就业和住房需求等。

3. 负担系数　又称抚养比或抚养系数,指人口中非劳动年龄人数与劳动年龄人数之比。一般以 15~64 岁为劳动力年龄,14 岁及以下和 65 岁及以上为非劳动力年龄或被抚养年龄。负担系数分为总负担系数、少儿负担系数和老年负担系数;这些指标的分母都是劳动力年龄(15~64 岁)的人数;总负担系数的分子为非劳动力年龄的人数(≤14 岁人口数+≥65 岁人口数),少儿负担系数的分子为≤14 岁人口数,老年负担系数的分子为≥65 岁人口数。这些负担系数均为相对比指标。一般情况下,发达国家的总负担系数低于发展中国家,其中老年负担系数高于发展中国家,而少年儿童负担系数低于发展中国家。

4. 老少比　指 65 岁及以上的老年人口数与 14 岁及以下少年儿童人口数之比。该指标表示每 100 名少年儿童对应的老年人口数,是划分地区或国家人口类型的标准之一。

5. 性别比　指男性人口数与女性人口数的比值,除全人口性别比之外,根据需要,可计算全国、各省或地区的出生婴儿性别比、不同年龄组性别比和婚龄人口性别比。据 2015 年《中国卫生和计划生育统计年鉴》资料,我国 1980—2014 年期间全人口性别比在 103~106 之间。

例 16-1　第 6 次人口普查数据显示:我国 2010 年人口总数为 1 332 810 869 人,男性 682 329 104 人,女性 650 481 765 人;≥65 岁人口数为 118 927 158 人,≤14 岁人口数为 221 322 621 人,15~64 岁人口数为 992 561 090 人。计算老年人口系数、少年儿童人口系数、负担系数、老少比和性别比。

根据上述的定义,各指标计算结果如下:

$$老年人口系数 = \frac{≥65\ 岁人口数}{人口总数} = \frac{118\ 927\ 158}{1\ 332\ 810\ 869} \times 100\% = 8.92\%$$

$$少年儿童人口系数 = \frac{≤14\ 岁人口数}{人口总数} = \frac{22\ 132\ 621}{1\ 332\ 810\ 869} \times 100\% = 16.61\%$$

$$总负担系数 = \frac{≤14\ 岁人口数+≥65\ 岁人口数}{15\ 岁~64\ 岁人口数} = \frac{340\ 249\ 779}{992\ 561\ 090} \times 100\% = 34.28\%$$

$$少儿负担系数 = \frac{≤14\ 岁人口数}{15\ 岁~64\ 岁人口数} = \frac{221\ 322\ 621}{992\ 561\ 090} \times 100\% = 22.30\%$$

$$老年负担系数 = \frac{≥65\ 岁人口数}{15\ 岁~64\ 岁人口数} = \frac{118\ 927\ 158}{992\ 561\ 090} \times 100\% = 11.98\%$$

$$老少比 = \frac{≥65\ 岁人口数}{≤14\ 岁人口数} = \frac{118\ 927\ 158}{221\ 322\ 621} \times 100\% = 53.73\%$$

$$性别比 = \frac{男性人口数}{女性人口数} = \frac{682\ 329\ 104}{650\ 481\ 765} \times 100\% = 104.90\%$$

出生性别比(sex ratio at birth)指某年某地区男性出生人口数(活产数)与女性出生人口数(活产数)之比。出生性别比是测量人口性别结构平衡的指标,用来判断一个地区或国家的出生性别比及其变动情况。

$$出生性别比 = \frac{男性出生人口数（活产数）}{女性出生人口数（活产数）} \times 100 \qquad 式（16-1）$$

根据大量观察,出生时男婴多于女婴,一个地区或国家的出生性别比稳定在 103~107 之间;但由于男性死亡率一般高于女性,到青壮年时期,人口的性别比在 100 左右;到老年期,则降至 100 以下。我国第 3 次（1982 年）、第 4 次（1990 年）、第 5 次（2000 年）和第 6 次（2010 年）人口普查资料显示出生性别比分别为 108.5、111.3、116.9 和 118.0,出生性别比逐年增加。影响出生性别比的因素包括:性别偏好、生育性别选择技术、生育挤压、妇女受教育程度、出生信息瞒报和漏报;瞒报和漏报女孩可造成出生性别比的"虚假"偏高,在分析出生性别比资料时需注意。

三、人口生育的统计指标

反映生育水平的指标是研究人口发展趋势的基础,是确定人口再生产类型的重要依据。有关人口生育的统计指标分为测量人口生育水平和测量人口再生育水平的统计指标两类。

（一）测量人口生育水平的指标

1. 出生率（birth rate） 指某年某地区出生人口数（活产数）与年平均人口数之比。

$$出生率 = \frac{某年某地区的活产数}{该地区年平均人口数} \times 1000‰ \qquad 式（16-2）$$

这里计算的出生率为粗出生率,一般用千分率表示,出生人口数用活产数,年平均人口数为相邻两年年末人口数的平均值或年中人口数。活产数指年内妊娠满 28 周及以上,如孕周不清,参考出生体重达 1000 克及以上,分娩后有心跳、呼吸、脐带搏动和随意肌收缩四项生命体征之一的新生儿数。

计算该指标的数据来源为国家或当地统计部门、公安部门或卫生计生委,据 2015 年《中国卫生和计划生育统计年鉴》,我国 1980 年、1990 年、2000 年、2010 年和 2014 年的出生率分别为 18.21‰、21.06‰、14.03‰、11.90‰ 和 12.37‰。

出生率反映一个地区或国家人口出生情况,可为制定经济和卫生发展规划等提供人口信息,是人口问题综合决策的基础性数据。

2. 总生育率（general fertility rate） 指某年某地平均每千名育龄妇女的活产数,国际上大多数国家以 15~49 岁作为育龄妇女的年龄界限。总生育率消除了总人口中年龄性别结构不同对生育水平的影响,较出生率更能准确地反映生育水平。但在育龄妇女中,不同的年龄阶段生育能力存在很大差别,故该指标受育龄妇女内部年龄结构的影响。

$$总生育率 = \frac{某年某地区的活产数}{该地区同年 15~49 岁妇女数} \times 1000‰ \qquad 式（16-3）$$

3. 年龄别生育率（age-specific fertility rate） 也称年龄组生育率,指某年龄组平均每千名育龄妇女的活产数,这一指标消除了育龄妇女内部年龄结构不同对生育水平的影响。

$$年龄别生育率 = \frac{某年某年龄组的活产数}{同年该年龄组育龄妇女数} \times 1000‰ \qquad 式（16-4）$$

4. 总和生育率（total fertility rate） 表示每个妇女一生平均生育子女数。总和生育率的基本含义是:假定同时出生的一代妇女,按照某年的年龄别生育率度过其一生的生育经历,则年龄别生育率之和乘年龄组组距,就是这一代妇女平均每人可能生育的子女数。

$$总和生育率=组距×\sum年龄别生育率 \qquad 式(16-5)$$

式中,$\sum$年龄别生育率是 15~49 岁年龄组生育率之和。如某年某地的年龄别生育率之和为 450‰,年龄别组距为 5 岁,则总和生育率为 5×450‰=2.25,即该地每个妇女一生平均生育 2.25 个孩子。总和生育率是用某年横断面的年龄别生育率资料计算的,因此消除了人口的年龄结构对生育水平的影响,不同时期和地区的总和生育率可以直接进行比较,是测量生育水平较理想的指标。

例 16-2 第 6 次全国人口普查资料显示,我国 2010 年平均人口数为 1 332 810 869,同年 15~49 岁妇女数为 379 779 700,同年活产数为 14 218 657。现计算出生率和总生育率。

$$出生率=\frac{某年某地区的活产数}{该地区年平均人口数}×1000‰=\frac{14\ 218\ 657}{1\ 332\ 810\ 869}=10.67‰$$

$$总生育率=\frac{某年某地区的活产数}{该地区同年\ 15~49\ 岁妇女数}×1000‰=\frac{14\ 218\ 657}{379\ 779\ 700}=37.44‰$$

5. 青少年生育率(adolescent fertility rate) 指某年每千名 15~19 岁育龄妇女的活产数,即15~19 岁育龄妇女年龄别生育率。该指标可按婚姻状况、居住地和社会经济状况分别计算青少年生育率。该指标是世界卫生组织(World Health Organization,WHO)2015 年发布的全球 100 个核心卫生指标之一。

(二)测量人口再生育水平的指标

测量人口再生育水平需从出生和死亡两方面考虑,常用的统计指标有人口自然增长率、再生育率和净再生育率。

1. 人口自然增长率 指某年某地区人口自然增加数与该地区年平均人口数之比,即出生率与死亡率之差,用千分率表示。

$$人口自然增长率=出生率-死亡率 \qquad 式(16-6)$$

当年内出生人数多于死亡人数时,人口自然增长率为正值,反之为负值。因此,人口自然增长水平取决于出生率和死亡率两者之间的相对水平。它反映人口自然增长的程度和趋势,是制定人口规划的重要参考指标。我国 1980 年、1990 年、2000 年、2010 年和 2014 年的人口自然增长率分别为 11.87‰、14.39‰、7.58‰、4.79‰和 5.21‰。20 世纪 50 年代初至 80 年代末,我国人口自然增长率维持在较高水平,90 年代以后持续下降。注意人口自然增长率受年龄性别构成的影响,因此不能用于预测人口未来的发展速度。

2. 总再生育率 指每个妇女一生平均生育的女儿数。

$$总再生育率=总和生育率×女婴占出生婴儿的构成比 \qquad 式(16-7)$$
$$=组距×\sum年龄别生育女婴率$$

如前面提到的某年某地的总和生育率为 2.25,假设女婴占出生婴儿的 48.5%,则总再生育率为 1.09,表明所生的女婴数超过母亲人数。

3. 净再生育率 假设某地一群妇女从出生开始就按照年龄别死亡率和年龄别生育率死亡和生育,那么净再生育率是这群妇女一生中平均生育女儿的数量,即总再生育率扣除母亲一代所生的女儿中 0~49 岁的死亡数,剩下的为真正能取代母亲一代的女儿数。

$$净再生育率=组距×\sum（年龄别生育女婴率×女性年龄别生存率）\qquad 式（16-8）$$

净再生育率总是低于总再生育率,因为它扣除了一些在育龄期结束前死亡的妇女。净再生育率等于 1,表示未来人口将保持恒定,处于更替水平;净再生育率大于 1,表示未来人口将增多;净再生育率小于 1,表示未来人口将减少。

例 16-3　净再生育率的计算需要三方面的数据:出生婴儿中女婴比例、年龄别生育率和年龄别生存率(由女性寿命表计算得到)。表 16-2 是某市 2010 年的净再生育率计算表,现计算该市 2010年的总再生育率和净再生育率。

表 16-2　某地 2010 年净再生育率计算表

年龄分组	年龄别生育女婴率(‰)	年龄别生存率	年龄别生育女婴率* 年龄别生存率(‰)
15~	0.00	0.9757	0.00
20~	95.65	0.9714	92.91
25~	125.74	0.9612	120.86
30~	29.36	0.9606	28.20
35~	8.01	0.9511	7.62
40~	3.11	0.9410	2.93
45~49	0.56	0.9456	0.53
合计	262.43	—	253.05

按式(16-7)和式(16-8)计算的总再生育率和净再生育率:

$$总再生育率=5×262.43‰=1.31$$

$$净再生育率=5×253.05‰=1.27$$

由上述结果可知,该地 2010 年每个妇女一生平均生育 1.31 个女儿;扣除母亲一代所生的女儿中 0~49 岁的死亡人数,剩下的真正能取代母亲一代的女儿数为 1.27 个。

第二节　疾病统计指标

学习目标

- 熟悉疾病与死因分类的概念及应用
- 掌握疾病常用统计指标的含义及计算

一、疾病与死因分类

（一）国际疾病分类（international classification of diseases,ICD）

ICD-10 的全称为"疾病和有关健康问题的国际统计分类第十次修订本",由 WHO 负责制订、编辑出版、修订、维护和更新。ICD-10 是对疾病、损伤中毒及其外部原因进行编码分类的依据,也是各国或地区在不同时间收集到的发病和死亡数据,包括死亡原因、疾病诊断(涉及损伤中毒及其外部原因)和其他健康问题进行统一编码和分类的国际标准,以便用同一标准进行登记、整理、分析、解释和比较。它是根据疾病的病因、病理、临床表现和解剖位置等特性,将疾病分别命名和归类,成为一个有序的组合,并用编码的方式来表达。另外,国际疾病命名法(简称 IND)是各种疾病命名的法定权威出版物,可作为 ICD-10 标准疾病命名的依据,但由于 IND 没有覆盖全部的疾病名称,ICD-10 可对 IND 作出补充和完善。

ICD-10 在编制和使用中首先满足统计需要,它由三卷组成,第一卷三位数/四位数内容类目录;第二卷指导手册;第三卷字母顺序索引。第一卷把全部疾病、损伤中毒及其外部原因和非疾病理由分为 22 章,绝大多数的章使用唯一的一个或一组字母,每个字母能够提供 100 个三位数编码/1000 个四位数编码,从而使各种危害健康严重的疾病和损伤中毒的情况都能够分到三位数或四位数编码,使 ICD-10 的编码分类系统更加细致。ICD-10 字母数字的四位编码形式,第一位用英文字母,后面三位编码使用阿拉伯数字(不包括小数点),如结核性肠炎编码为 A18.3,先天性结核编码为 P37.0 等。

国际疾病分类已有一百多年的发展历史,为了对死亡进行统一登记,1893 年 Jacques Bertillon 提出了《国际死亡原因编目》,称为国际疾病分类的第一版,以后大约 10 年修订一次。WHO 于 1989 年推出了疾病和有关健康问题的国际统计分类第十次修订本,于 2004 年更新出版了 ICD-10 第二版,提供给各国使用。

（二）根本死亡原因

死亡原因是指所有导致或促进死亡的疾病、病态情况或损伤以及造成任何这类损伤的事故或暴力的情况。在进行死因原因统计时,只涉及一个疾病,则死亡原因分类统计比较简单。但在许多情况下,死亡由两个或多个疾病促成,而死亡原因分类统计时,只能选择一种死因,称为根本死亡原因(underlying death cause)。当死者患有多种疾病和损伤时,必须从中选出病情演变过程中最早的死亡原因作为死者的根本死亡原因,并按根本死亡原因归类统计。1967 年 WHO 召开的第 20 次世界卫生大会规定,根本死亡原因是指:"引起直接导致死亡的一系列病态事件中最早的那个疾病或损伤,或者造成致命损伤的那个事故或暴力的情况。"这句话的意思是:最早发生的病所引起其他疾病,有因果关系的那个最早的病就是根本死亡原因。就是一种起主导作用的,带有根本性的疾病或损伤,由于它的存在、发生及发展,逐渐形成一连串的病态事件,并最终导致死亡。

例如,某人因 35 年前患慢性支气管炎,15 年前演变成肺气肿,7 年前引起肺心病,最后因肺心病死亡。导致此人死亡的一系列疾病关系:慢性支气管炎→肺气肿→肺心病→死亡,此人的根本死亡原因是慢性支气管炎。又如,某人意外地被轿车撞倒,因颅骨骨折、颅内损伤而死亡。此人导致死亡的一系列情况:在路上被轿车撞倒→颅骨骨折、颅内损伤→死亡,此人的根本死亡原因是机动车交通事故。从医学角度,每个人的死亡都可能经历一系列疾病或者意外损伤中毒的情况,将所掌握的这一系列情况按照合理的顺序报告出来,确定根本死亡原因,并用 ICD-10 进行准确编码和分类。

（三）死因监测

目前中国死因监测系统是在全国疾病监测点系统基础上发展起来的,2013 年,国家卫生和计划生育委员会将死因统计系统和全国疾病监测点系统进行整合和扩大,建立了全国死因监测系统。该系统包括 605 个监测点(区县),监测人口超过 3 亿人,约占全国人口 24%。该系统具有良好的省级代表性,可产出分省的死亡水平、死因构成和期望寿命等指标。在全国死因监测系统覆盖的区县,对所有死亡者进行个案登记,包括户籍和非户籍中国公民,以及港、澳、台和外籍公民。各级各类医疗卫生机构均为死因信息报告的责任单位,其中由具有执业医师资格的医疗卫生人员出具《居民死亡医学证明书》,并加盖单位公章。《居民死亡医学证明书》除死者一般信息外,还填写致死的主要疾病诊断的死因链,用于根本死因推断。

全国死因监测系统所有死亡个案均通过中国疾病预防控制中心(简称中国 CDC)的死因登记报告信息管理系统进行网络逐级上报,中国 CDC 对各省上报的数据进行审核和修订,每年由国家卫生和计划生育委员会统计信息中心和中国 CDC 发布前一年的《中国死因监测数据集》。

二、疾病常用统计指标

(一)发病率

发病率(incidence rate)是测量一定时期某地区人群中某病或伤害新病例出现的频率。可用来衡量某时期某地人群发生某病或伤害的危险性大小。

$$发病率 = \frac{一定时期内观察人群中新发生的病例数}{同时期内观察人群总数或年平均人口数} \times 100\% \qquad 式(16\text{-}9)$$

这里强调两点:一是分子为新发病例数,是指在观察期内新发生的病例;二是分母是有可能发生该病的人群,不包括已患该病或因免疫不可能患该病的人。发病率为频率指标,分子是分母的一部分,是对某病或伤害发生概率的一种估计。

有时发病率的分母用观察人时数,这时计算的发病率称为发病密度(incidence density)。人时数是个体和观察时间结合的一个指标,如一个个体观察 10 年为 10 人年,10 个个体观察 1 年也为 10 人年。观察时间是从观察开始到疾病发生、退出研究、死于其他疾病或研究结束时的时间间隔,观察人时数是所有的观察个体的人时数总和。人时可用年、月、日作为观察时间,一般用年的情况较多。

发病率或发病密度的大小取决于疾病发生的频率、疾病的定义、诊断标准、有可能发生疾病的人口数以及发病资料登记的完整性。运用发病密度指标时需注意,虽然 100 个人观察一年与 10 个人观察 10 年的观察人年数相同,但是发生某病或伤害的危险性不同。

(二)累积发病率

累积发病率(cumulative incidence)是指一定时期内某人群中某病新发生人数占期初人群总数的比例。

$$累积发病率 = \frac{一定时期内随访人群中新发生的病例数}{同时期初观察总人数} \times 100\% \qquad 式(16\text{-}10)$$

累积发病率一般用百分率表示,还可以为千分率或十万分率。累积发病率的分子和分母为同一人群,还可计算分性别和年龄组的累积发病率。计算累积发病率时,期初观察人数未考虑每个观察对象观察时间的长短,由于累积发病率取决于观察期的长短,因此,在报告累积发病率时必须同时报告观察时间。期初观察总人数是指有可能发生该病的人数,如果个体已发生该病或已免疫,没有发生该病的可能性,则需从分母中去掉。例如,在一项高血压发病的队列研究中,观察期为一年,计算发病率的分子一定是在观察期内新诊断的高血压病例数,分母去掉在观察开始时有明确诊断的高血压患者。

发病率(发病密度)和累积发病率一般可在队列研究中获得,这些指标可分性别、年龄、民族、职业和婚姻状况等人口学特征来计算发病专率。注意,两个或多个率比较时,由于性别、年龄和(或)职业的构成可能不同,此时应进行标准化率比较,详见本章第6节。

(三)患病率

患病率(prevalence rate)通常是通过现况研究或横断面调查获得,患病率分时点患病率和期间患病率。时点患病率指横断面调查在某一时点进行的,如2015年1月1日,在调查或检查的人中发现患某种疾病的人数所占的比例。

$$时点患病率 = \frac{该人群发现患某病的人数}{调查或检查的人群总数} \times 100\% \qquad 式(16-11)$$

期间患病率指横断面调查在一段时间进行,检查出的病例是在一段时间内,如2015年1月1日到2015年3月31日,发现的病例数占总调查或检查人数的比例,为期间患病率。

$$期间患病率 = \frac{同期该人群发现患某病的人数}{一定时期调查或检查的人群总数} \times 100\% \qquad 式(16-12)$$

患病率通常用于描述病程较长的慢性病在一定时期的患病情况。有一些类似于患病率的指标,如小学生的沙眼检出率和寄生虫检出率等。

(四)残疾患病率

残疾患病率(prevalence rate of disability)是通过询问调查或健康检查发现的残疾患者与调查(检查)人数之比,说明某人群患残疾的频率。

$$残疾患病率 = \frac{残疾人口的数量或分类残疾人的数量}{调查人口数} \times 100\% \qquad 式(16-13)$$

残疾统计可掌握地区或国家的各类残疾人数量、残疾类型、地区分布、家庭状况及其残疾人的康复、教育、就业和社会参与程度等情况,为当地制定有关残疾人的政策、法规或法律提供依据,并保护残疾人的权利和促进残疾人事业的发展。

残疾患病率可分城乡、性别、年龄组、残疾类别和等级统计,还可按主要致残原因统计。残疾类别主要指视力残疾、听力残疾、言语残疾、肢体残疾、智力残疾、精神残疾和多重残疾;各类残疾又分1级、2级、3级和4级,具体各类残疾的分级标准可参见有关资料。

(五)治愈率

治愈率(cure rate)表示医疗机构一定时间内接受某病治疗的病人中治愈的人数所占的比例。

$$治愈率 = \frac{该时期该病的治愈人数}{一定时期接受治疗的某病病人总数} \times 100\% \qquad 式(16-14)$$

治愈率主要用于对急性疾病治疗效果的评价。对于慢性疾病,治愈标准要有明确的规定,只有在标准相同的情况下才可相互比较;并且这种比较还要考虑年龄、性别和病情轻重等因素在不同医疗机构或地区间是否均衡,如果不均衡,则需进行调整再比较。

(六)生存率

生存率(survival rate)是指病人经过 t 个时段后仍存活的可能性。生存率通常随时间 t 的变化而变化,它是时间 t 的函数,故又称为生存函数,记为 $S(t)$,$0 \leq S(t) \leq 1$。如无删失数据,用直接法计算生存率。一般计算 1 年、3 年或 5 年生存率等。

$$S(t) = \text{Pr}(T \geq t) = \frac{\text{生存时间} \geq t \text{ 的病人数}}{\text{观察的病人总数}} \qquad \text{式(16-15)}$$

如果存在删失数据,须分段计算生存概率(p_i)。假定观察对象在各个时段的生存事件独立,应用概率乘法定理将分段生存概率相乘得到生存率。

$$S(t) = \text{Pr}(T \geq t) = \prod p_i \qquad \text{式(16-16)}$$

式中,p_i 为生存概率,i 代表时间段。详细的计算见第 12 章生存分析。

第三节　死亡统计指标

学习目标
● 掌握反映死亡水平指标的含义及其计算
● 理解死因构成比及死因顺位的意义

一、反映死亡水平的指标

死亡统计指标可反映地区或国家居民的死亡水平。死亡率可描述人群总死亡水平,婴儿死亡率、5 岁以下儿童死亡率和孕产妇死亡率是描述特殊人群死亡水平的主要指标,是联合国千年发展目标的重要指标。

(一)死亡率

死亡率(mortality rate)用于测量某年某地区居民总死亡水平。

$$\text{死亡率} = \frac{\text{某年某地区的死亡数}}{\text{该地区年平均人口数}} \times 1000‰ \qquad \text{式(16-17)}$$

死亡率又称粗死亡率,死亡率与年龄和性别有关,如老年人、婴幼儿和孕产妇的死亡率较高,男性和女性的死亡率不同。因此,在计算死亡率时按不同性别、年龄和死因计算死亡率,称为死亡专率,如男性死亡率、女性死亡率、年龄别死亡率、男性肝癌死亡率等。近 40 年来,我国人群死亡率一直稳定在 6.00‰~7.25‰之间。

(二)15~60 岁年龄组死亡率

15~60 岁年龄组死亡率(adult mortality rate between 15 and 60 years of age)是指一个 15 岁的个体在达到 60 岁生日前的死亡概率。

$$15\sim60 \text{ 岁年龄组死亡率} = \frac{\text{某年某地区 } 15\sim59 \text{ 岁年龄组的死亡数}}{\text{该地区同年 } 15\sim59 \text{ 岁年龄组的人数}} \times 1000‰ \qquad \text{式(16-18)}$$

可按居住地、性别和社会经济状况分别计算 15~60 岁年龄组死亡率,该指标是 2015 年 WHO 推荐的 100 个健康核心指标之一。

（三）死因别死亡率

死因别死亡率（cause-specific mortality rate）是按不同死因类别统计的死亡率,分母与死亡率相同,分子是某年某地区由于某大类、某类或某种疾病所致的死亡数。死因别死亡率可以展示不同种类疾病对人群健康的危害程度,为疾病预防控制优先领域的确定提供依据。

国际疾病分类将疾病分为 4 大类。第 1 大类:传染病、母婴疾病和营养缺乏性疾病;第 2 大类:慢性非传染性疾病;第 3 大类:伤害;第 4 大类:死因不明。第 1 大类可分为 5 类疾病:传染病和寄生虫病,某些感染性疾病,营养缺乏性疾病,妊娠、分娩和产褥期并发症,起源于围生期的某些情况。第 2 大类包括以下几类疾病:肿瘤,血液造血器官及免疫疾病,内分泌营养和代谢疾病,精神障碍,神经系统疾病,循环系统疾病,呼吸系统疾病,消化系统疾病,泌尿生殖系统疾病,先天畸形和染色体异常,其他疾病。第 3 大类包括意外伤害和故意伤害。死因不明的死亡归为第 4 大类,但通常疾病分类以前 3 大类为主。

根据 2015 年《中国卫生和计划生育统计年鉴》资料,2014 年我国城市居民主要疾病类别死亡率前 5 位为:恶性肿瘤（161.28/10 万）、心脏病（136.21/10 万）、脑血管疾病（125.78/10 万）、呼吸系统疾病（74.17/10 万）和损伤与中毒（37.77/10 万）;农村居民主要疾病类别死亡率前 5 位为:恶性肿瘤（152.59/10 万）、脑血管疾病（151.91/10 万）、心脏病（143.72/10 万）、呼吸系统疾病（80.02/10 万）和损伤与中毒（55.29/10 万）。可见我国城市和农村居民死因别死亡率前 5 位的疾病类别相同,但死因顺位不同。

（四）婴儿死亡率

婴儿死亡率（infant mortality rate）指某年某地区每 1000 活产儿中未满 1 周岁婴儿的死亡频率。

$$婴儿死亡率 = \frac{某年某地区未满 1 周岁婴儿死亡数}{该地区同年活产数} \times 1000‰ \qquad 式(16-19)$$

婴儿死亡率一般用千分率表示,反映当地婴儿健康状况和医疗卫生服务能力等,婴儿死亡率是影响期望寿命的最主要指标。婴儿又分为新生儿和新生儿后期,新生儿指出生未满 28 天的婴儿,新生儿后期指满 28 天但未满 1 周岁的新生儿。因此,婴儿死亡率可分为新生儿死亡率和新生儿后期死亡率。计算这两个指标时,分母为某年某地区活产数,分子为新生儿死亡数和新生儿后期死亡数。

计算婴儿死亡率的数据主要来源于全国孕产妇死亡、5 岁以下儿童死亡和新生儿出生缺陷监测以及全国妇幼卫生年报数据平台。据 2015 年《中国卫生和计划生育统计年鉴》妇幼卫生监测地区数据显示:我国 2000 年、2005 年、2010 年和 2014 年婴儿死亡率分别为 32.2‰、19.0‰、13.1‰和8.9‰,呈逐年下降趋势。

（五）死胎死产率

死胎死产率（stillbirth rate）指每千名分娩（死胎+死产+活产）中死胎死产发生的频率。

$$死胎死产率 = \frac{某年某地区死胎数+死产数}{该地区年内死胎数+死产数+活产数} \times 1000‰ \qquad 式(16-20)$$

死胎死产可发生在分娩前或分娩期。许多情况下,死胎死产反映了产前保健不足或产期保健不当。为了该指标的国际间比较,死胎死产定义为妊娠 28 周及以上或胎儿体重 1000 克及以上。该指标是 2015 年 WHO 推荐的 100 个健康核心指标之一。

(六)围产儿死亡率

围产期是指妊娠满 28 周(胎儿或新生儿出生体重等于或大于 1000 克,或身长等于或大于 35 厘米)至出生后 7 天内的这段时期,围产儿死亡率(prenatal mortality rate)指围产期的胎儿死亡数(死胎、死产)和出生 7 天内的新生儿死亡数占死亡数(死胎数+死产数)与活产数之和的比。

$$围产儿死亡率=\frac{某年某地区围产期死胎数+死产数+出生7天内的新生儿死亡数}{该地区同年围产期死胎数+死产数+活产数}×1000‰$$

式(16-21)

围产儿死亡率一般用千分率表示,它是衡量孕期、产期和产后妇女保健工作质量的重要指标。死胎是指妊娠 28 周及以上,临产前胎儿死于宫内,出生后无生命迹象儿;死产是指妊娠 28 周及以上,临产前胎儿存活,生产过程中胎儿死亡,出生后无生命迹象儿。注意:围产儿死亡率计算的分母为围产期死胎数、死产数和活产数之和,这与婴儿死亡率的分母不同。

据 2015 年《中国卫生和计划生育统计年鉴》,我国 2000 年、2005 年、2010 年和 2014 年围产儿死亡率分别为 13.99‰、10.27‰、7.02‰和 5.37‰,呈逐年下降趋势。

(七)5 岁以下儿童死亡率

5 岁以下儿童死亡率(under-five mortality rate)是综合反映儿童健康和死亡水平的主要指标之一,WHO 推荐采用该指标衡量各国儿童健康水平。

$$5岁以下儿童死亡率=\frac{某年某地区5岁以下儿童死亡数}{该地区年内活产数}×1000‰ \qquad 式(16-22)$$

据 2015 年《中国卫生和计划生育统计年鉴》妇幼卫生监测地区数据显示:我国 2000 年、2005 年、2010 年和 2014 年 5 岁以下儿童死亡率分别为 39.7‰、22.5‰、16.4‰和 11.7‰,呈逐年下降趋势。

(八)孕产妇死亡率

孕产妇死亡率(maternal mortality ratio)指某年某地区育龄妇女从妊娠期至产后 42 天内,由于妊娠或妊娠处理有关的原因导致的死亡人数与该地区同年出生的活产数之比,但不包括意外原因死亡的孕产妇。按 WHO 的定义,分母不用孕产妇总数而用活产数。

$$孕产妇死亡率=\frac{某年某地区孕产妇死亡数}{该地区同年活产数}×100\,000/10万 \qquad 式(16-23)$$

孕产妇死亡率是评价妇女保健工作的重要指标,也反映一个地区或国家人群健康和医疗卫生服务水平。据 2015 年《中国卫生和计划生育统计年鉴》妇幼卫生监测地区数据显示:我国 2000 年、2005 年、2010 年和 2014 年孕产妇死亡率分别为 53.0/10 万、47.7/10 万、30.0/10 万和 21.7/10 万,呈逐年下降趋势。

(九)病死率

病死率(case fatality rate)指某人群或医疗机构一定时期患某病者因该病死亡的百分比。人群病死率反映该疾病的严重程度;医疗机构的病死率在一定程度上反映一个医疗机构的医疗水平,但由于医疗机构收治的病人类型、病情轻重和患病年限不同,比较时需进行标准化。注意,根据医院资料只能计算病死率而不是死亡率。

$$病死率 = \frac{-定时期内因某病死亡人数}{同期患该病的总人数} \times 100\% \qquad 式(16-24)$$

二、死因构成比及死因顺位

(一)死因构成比

死因构成比指某年某地区全部死亡者中,由于某死因死亡者所占的比例,说明各死因死亡的相对重要性。

$$死因构成比 = \frac{因某死因死亡人数}{总死亡人数} \times 100\% \qquad 式(16-25)$$

(二)死因顺位

死因构成比按大小排序的位次即为死因顺位。中国疾病预防控制中心发布的《中国死因监测数据集》按疾病类别统计的 2014 年男性死因顺位前 5 位疾病类别(死亡率,死因构成比)为:恶性肿瘤(198.56/10 万,26.61%)、脑血管疾病(159.66/10 万,21.39%)、心脏病(146.07/10 万,19.57%)、呼吸系统疾病(87.49/10 万,11.72%)和伤害(67.29/10 万,9.02%);女性死因顺位前 5 位疾病类别(死亡率,死因构成比):心脏病(136.37/10 万,24.99%)、脑血管疾病(126.82/10 万,23.24%)、恶性肿瘤(110.40/10 万,20.23%)、呼吸系统疾病(68.43/10 万,12.54%)和伤害(31.38/10 万,5.75%);可见全国范围内的男女前 5 位死因一样,但死因顺位男女存在差异。

三、有关死亡的综合统计指标及应用

与死亡有关的综合统计指标包括期望寿命、去死因期望寿命、健康期望寿命、伤残调整寿命年等,这些指标是人群健康的综合测量,具体含义及其计算详见第十七章寿命表。

第四节 卫生服务及资源统计指标

学习目标
● 了解常用卫生服务和卫生资源统计指标的含义
● 熟悉常用卫生服务和卫生资源统计指标的计算

一、卫生服务常用统计指标

(一)产前检查率

产前检查率指 15~49 岁已婚育龄妇女在怀孕期间接受过一次及以上产前检查的产妇人数与产妇总人数的比。

$$产前检查率 = \frac{某地一定时期接受产前保健 1 次及以上 15~49 岁产妇数}{该地同期 15~49 岁产妇总数} \times 100\% \quad 式(16-26)$$

该指标可按年龄、居住地、社会经济状况和卫生服务提供者分别计算产前检查率。另外,可根据情况计算接受产前保健 4 次及以上的产前检查率。

(二)产后访视率

产后访视率指接受 1 次及以上检查或访视的 15~49 岁产妇与产妇总数之比。

$$产后访视率=\frac{某地年内 15~49 岁产妇产后接受检查或访视的人数}{该地同期 15~49 岁产妇总数}\times100\% \qquad 式(16-27)$$

(三)免疫规划疫苗接种率

免疫规划疫苗接种率指对于国家免疫规划推荐的每种疫苗,目标人群注射最后一剂推荐剂量疫苗的百分比。这些疫苗包括国家常规免疫规划的所有疫苗,如乙肝疫苗、卡介苗、脊髓灰质炎疫苗、百日咳-白喉-破伤风联合疫苗、白喉-破伤风联合疫苗、麻疹-风疹联合疫苗、麻疹-流行性腮腺炎-风疹联合疫苗、流行性乙型脑炎减毒活疫苗、A 群脑膜炎球菌多糖疫苗、A 群 C 群脑膜炎球菌多糖疫苗、甲型肝炎减毒活疫苗、乙脑灭活疫苗和甲肝灭活疫苗。

$$疫苗接种率=\frac{某地目标人群注射某疫苗最后一剂推荐剂量的人数}{该地某疫苗目标人群的总数}\times100\% \qquad 式(16-28)$$

在实际工作中,预防接种点提供的是分子——接种人数,而分母——应接种人数往往不易获得,需要通过与公安、卫生计生、妇幼保健和统计等机构合作,以获得较准确的数据。接种率可由免疫规划专项调查或卫生服务调查获得。按照国家免疫规划,卡介苗和麻疹疫苗接种率指满 1 周岁儿童接种过 1 次的百分比;百白破、脊髓灰质炎疫苗和乙肝疫苗的接种率指满 1 周岁儿童完成 3 次该疫苗接种的百分比。

(四)出生登记覆盖率

出生登记覆盖率(birth registration coverage rate)指婴儿出生 1 个月之内在民事登记系统登记的百分比。

$$出生登记覆盖率=\frac{某地一定时期出生登记的人数}{该地同期出生人数}\times100\% \qquad 式(16-29)$$

该指标可按居住地、性别和社会经济状况分别计算出生登记覆盖率。该指标的计算数据可来自家庭调查、地区或国家民政登记系统和人口统计系统。

(五)死亡登记覆盖率

死亡登记覆盖率(death registration coverage rate)指登记了年龄和性别的死亡者占总死亡人数的百分比。

$$死亡登记覆盖率=\frac{某地一定时期死亡者被登记的人数}{该地同期总死亡人数}\times100\% \qquad 式(16-30)$$

该指标可按居住地计算死亡登记覆盖率,数据可来自家庭调查、地区或国家民政登记系统和人口统计系统。

(六)平均就诊次数

平均就诊次数指某地某年每人的诊疗次数。

$$平均就诊次数=\frac{某地某年总诊疗人次数}{该地同期的总人口数}\times100\% \qquad 式(16-31)$$

总诊疗人次数指所有诊疗总人次数,按挂号数统计,包括门诊、急诊、预约诊疗、单项健康检查和健康咨询指导的人次数;未挂号就诊、本单位职工就诊和在外出诊不收取挂号费的,按实际诊疗人次数统计。分母为该地同期的总人口数,可用年平均人口数。该指标也可按实际情况计算某地某年每人门急诊就诊的次数,其计算的分子为某地某年门急诊人次数,分母为年平均人口数。

二、卫生资源常用统计指标

(一)卫生服务可及性

卫生服务可及性(health service accessibility)指居住在医疗卫生机构5公里以内的人口百分比或用每10 000人口中医疗卫生机构的总数表示。

$$卫生服务可及性 = \frac{某地一定时期医疗卫生机构数}{该地同期的总人口数} \times 10\ 000/万 \qquad 式(16\text{-}32)$$

该指标可分可及急诊手术、医疗卫生机构性质、医疗机构等级和类型分别计算卫生服务可及性。该指标的计算数据需要常规医疗卫生机构统计信息系统和调查获得。医疗卫生机构是指从卫生计生部门取得《医疗机构执业许可证》,为社会提供医疗保健、疾病控制、卫生监督服务或从事医学科学和医学在职培训等工作的单位。医疗卫生机构包括医院、基层医疗卫生机构、专业公共卫生机构和其他医疗卫生机构。

(二)卫生工作者密度

卫生工作者密度(health worker density)指某地一定时期每千人口中卫生工作者人数。

$$卫生工作者的密度 = \frac{某地一定时期卫生工作者人数}{该地同期的总人口数} \times 1000‰ \qquad 式(16\text{-}33)$$

卫生工作者包括全科医生数、专科医生数(外科医生、麻醉师、产科医生、急诊专科医生、心脏病专科医生、儿科医生、中医医生专业人员)。该指标可按卫生工作者的分布如城市和农村计算;也可按不同专业的卫生工作者分别计算,如每千人口全科医生数、外科医生数和产科医生数等。该指标的计算需要从地区或国家卫生人力资源数据库中获取数据。

该指标是按2015年WHO100个核心卫生指标提供的定义和计算方法计算的。我国卫生统计工作对这一指标划分更细,如卫生人员包括卫生技术人员、乡村医生和卫生员、其他技术人员、管理人员和工勤人员;其中,卫生技术人员包括职业医师、执业助理医师、注册护士、药师(士)、检验技师(士)、影像师(士)、卫生监督员和见习医(药、护、技)师(士)等卫生人员,但不包括从事管理工作的卫生技术人员,如院长、副院长等。

(三)医院床位密度

医院床位密度(hospital bed density)指每千人口的医院床位数。

$$医院床位密度 = \frac{某地一定时期医院床位总数}{该地同期的总人口数} \times 1000‰ \qquad 式(16\text{-}34)$$

该指标可按地区、医疗卫生机构性质(公立或民营)和床位类型分别计算医院床位密度。该指标的计算需要常规医疗卫生机构统计信息和医疗卫生机构普查资料。

（四）卫生总费用与人均卫生费用

卫生总费用（total expenditure on health）指一个地区或国家在一定时期内为开展卫生服务活动从全社会筹集的卫生资源的货币总额。人均卫生费用（health costs per capital）指某年卫生总费用与同期平均人口数之比。

$$人均卫生费用 = \frac{某地某年卫生总费用}{该地同期平均人口数} \times 1000‰ \qquad 式（16-35）$$

该指标可按资金来源机构、疾病、卫生服务类型、服务提供者类型、社会经济状况和地区水平分别计算卫生总费用。该指标的计算数据可来自卫生行政管理报告系统。卫生总费用反映政府、社会和个人对卫生服务投入的费用情况，也可反映卫生筹资的主要途径、公平性及合理性。

（五）卫生支出致贫家庭比

卫生支出致贫家庭比（headcount ratio of impoverishing health expenditure）指由于卫生花费致贫的人口比例。

$$卫生支出致贫家庭比 = \frac{某地一定时期卫生支出致贫的家庭数}{该地同期的家庭总数} \times 1000‰ \qquad 式（16-36）$$

该指标可按地区水平计算卫生支出致贫的人口比，数据可来自依据人口的家庭花费调查。该指标是2015年WHO100个核心卫生指标之一。

第五节　动态数列及其指标

学习目标

● 了解动态数列的构建过程

● 理解绝对增长量、发展速度、增长速度及平均发展速度等的含义

动态数列是按时间将一组或几组统计指标排列起来，观察其随时间的变化趋势。动态数列可计算其相应的指标，如累计绝对增长量与逐年绝对增长量，定基发展速度与定基增长速度，环比发展速度与环比增长速度，平均发展速度与平均增长速度。

例16-4　根据我国2003—2014年每千人口执业医师数，如表16-3中（2）栏，分析2003—2014年每千人口执业医师数的动态变化情况。

表16-3　我国2003—2014年每千人口执业医师数量动态变化

年份	每千人执业医师数（人）	定基比		环比	
		发展速度（%）	增长速度（%）	发展速度（%）	增长速度（%）
（1）	（2）	（3）	（4）	（5）	（6）
2003	1.22	100.00	—	100.00	—
2004	1.25	102.46	2.46	102.46	2.46
2005	1.24	101.64	1.64	99.20	-0.80
2006	1.28	104.92	4.92	103.23	3.23
2007	1.30	106.56	6.56	101.56	1.56

续表

年份	每千人执业	定基比		环比	
	医师数（人）	发展速度（%）	增长速度（%）	发展速度（%）	增长速度（%）
(1)	(2)	(3)	(4)	(5)	(6)
2008	1.35	110.66	10.66	103.85	3.85
2009	1.43	117.21	17.21	105.93	5.93
2010	1.47	120.49	20.49	102.80	2.80
2011	1.50	122.95	22.95	102.04	2.04
2012	1.58	129.51	29.51	105.33	5.33
2013	1.67	136.89	36.89	105.70	5.70
2014	1.74	142.62	42.62	104.19	4.19

一、绝对增长量

绝对增长量

是指标在一定时期增长的绝对值,可分为累计增长量和逐年增长量。累计增长量是指某年指标与基线指标之差,逐年增长量是某年指标与前一年指标之差。

表 16-3 中,2005 年累计增长量为 1.24-1.22＝0.02 人,2014 年累计增长量为 1.74-1.22＝0.52 人。2006 年逐年增长量为 1.28-1.24＝0.04 人,2014 年逐年增长量为 1.74-1.67＝0.07 人。绝对增长量计算简单,但要区分比较组。

二、定基发展速度与增长速度

定基发展速度

是某年指标与基线指标之比,表示某年指标是基线指标的百分比。

定基增长速度

是某年指标与基线指标相比的净增加速度,即定基增长速度=定基发展速度-100%。

表 16-3 中,2008 年定基发展速度为（1.35/1.22）×100%＝110.66%,2014 年定基发展速度为（1.74/1.22）×100%＝142.62%。2008 年定基增长速度为＝110.66%-100%＝10.66%,2014 年定基增长速度为 142.62%-100%＝42.62%。

三、环比发展速度与增长速度

环比发展速度

是某年指标与前一年指标之比,表示某年指标是前一年指标的百分比。

环比增长速度

是某年指标与前一年指标相比的净增加速度,即环比增长速度=环比发展速度-100%。

表 16-3 中,2008 年环比发展速度为(1.35/1.30)×100% = 103.85%,2014 年环比发展速度为(1.74/1.67)×100% = 104.19%。如 2008 年环比增长速度为 = 103.85% - 100% = 3.85%,2014 年环比增长速度为 104.19% - 100% = 4.19%。

四、平均发展速度与增长速度

平均发展速度表示某现象在一定期间的平均变化。如表 16-3,我国每千人口执业医师数在 2003—2014 年期间的平均发展速度为:

$$平均发展速度 = \sqrt[n-1]{a_n/a_1} \qquad 式(16-37)$$

a_n 是动态数列最后 1 年的指标值,a_1 是动态数列第 1 年的指标值,n 为动态数列的年数,这里 $n=12$。

本例的平均发展速度 $= \sqrt[12-1]{1.74/1.22} = 103.28\%$。

平均增长速度表示某现象在一定期间的平均净变化。

$$平均增长速度 = 平均发展速度 - 100\% \qquad 式(16-38)$$

本例的平均增长速度 = 103.28% - 100% = 3.28%。

从表 16-3 可看出,我国每千人口执业医师数从 2003—2014 年定基比增长速度均为正值,表明每年的值与基线相比都有净增加;环比增长速度 2005 年为负值,表示 2005 年与 2004 年相比每千人口执业医师数在减少,其他各年的环比增长速度均为正值,表示相应的每千人口执业医师数与前一年相比都在增加。

第六节　率的标准化

学习目标
- 理解标准化法的基本思想
- 掌握标准化法的使用条件

一、标准化的意义

比较不同时期或不同地区的指标例如发病率或死亡率时,因人口年龄、性别等构成可能不同而不能直接进行比较;比较两个医疗机构的治愈率时,因两个医疗机构收治的病人年龄、病情轻重可能不同,也不能直接比较。此时进行两组率的比较,需消除两组内某些因素构成不同的影响,即进行标准化后再进行指标的比较。

标准化法的思想是在共同的"标准"上比较两组或多组指标。在公共卫生领域,"标准"的选择最常用的是大样本的群体,如省、全国或世界的人口构成;还可将比较的一组作为共同标准或将比较的组合并作为共同标准。标准化使用的标准不同，其计算的标准化率也不同，但相互比较结果的相对关系一般不会改变。

例 16-5　2010 年在某省城市和农村 18~69 岁人口中分别抽取 720 名和 1620 名常住居民，进行高血压患病率调查，城市和农村分别查出 251 人和 689 人患高血压。现需比较城市与农村居民的高血压患病率。

表 16-4 显示城市和农村居民的样本都是女性的构成比高，这与 2010 年第 6 次人口普查资料的性别构成不同。

表 16-4　城市和农村调查对象的性别构成

性别	城市		农村		第 6 次人口普查数据(18~69 岁)	
	调查人数	构成比(%)	调查人数	构成比(%)	人数	构成比(%)
男性	296	41.11	739	45.62	495996625	50.81
女性	424	58.89	881	54.38	480087373	49.19
合计	720	100.00	1620	100.00	976083998	100.00

表 16-5 提供了城市和农村调查对象的年龄构成，城市和农村居民在 40~ 和 50~ 两个年龄组的构成不同，与第 6 次人口普查数据(18~69 岁)年龄构成相比，调查的城市和农村样本中老年样本的构成比大。

表 16-5　城市和农村调查对象的年龄构成

年龄组(岁)	城市		农村		第 6 次人口普查数据(18~69 岁)	
	调查人数	构成比(%)	调查人数	构成比(%)	人数	构成比(%)
18~	132	18.34	269	16.60	270725110	27.74
30~	123	17.08	281	17.35	215164162	22.04
40~	159	22.08	425	26.23	230348517	23.60
50~	195	27.08	399	24.63	160065645	16.40
60~	111	15.42	246	15.19	99780564	10.22
合计	720	100.00	1620	100.00	976083998	100.00

由表 16-4 和表 16-5 可知，城市和农村调查对象的性别及年龄构成不同，故两者直接比较的结果无法代表城市与农村居民实际高血压患病率的差异。

二、标准化率的计算

例 16-5 城市居民共调查 720 名，由于高血压是否患病有 5 个缺失值，因此有 715 名被调查者纳入分析。城市居民高血压患病率为(251/715)×100% = 35.10%，农村居民高血压患病率为(689/1620)×100% = 42.53%。调查结果显示，农村居民高血压患病率高于城市居民。

本例采用直接法标准化，用年龄对城市和农村居民高血压患病率进行标化；再用性别对城市和农村居民高血压患病率进行标化；最后用年龄和性别两个变量对城市和农村居民高血压患病率进行标化。

1. 年龄标准化高血压患病率　直接标准化率的计算公式如下：

$$P' = \frac{\sum_i N_i P_i}{N} \qquad 或 \qquad P' = \left(\frac{N_i}{N}\right) P_i \qquad\qquad 式(16\text{-}39)$$

式中,P'为标准化率,i为标化变量的分组数,N_i为第i组的标准人口数,N为各组的合计标准人口数,$\frac{N_i}{N}$为第i组的标准人口构成比,P_i为第i组的率。按式(16-39)计算,各组的标准人口构成乘以其患病率,得各组的预期患病率,各组的预期患病率之和为标准化率。如城市居民 18~年龄组的标准人口构成 0.2774,患病率为 18.18%,其预期患病率为 0.2774×0.1818 = 0.0504,以此类推,计算结果如表 16-6 所示。年龄标化后,城市居民的标准化高血压患病率为 30.16%,农村居民为36.22%。消除了年龄构成的影响后,城市居民的高血压患病率仍低于农村居民。

表 16-6　城市和农村调查对象年龄标准化高血压患病率

年龄组（岁）	标准人口数	标准人口构成（%）	城市		农村	
			患病率（%）	预期患病率（%）	患病率（%）	预期患病率（%）
18~	270725110	27.74	18.18	5.04	13.38	3.71
30~	215164162	22.04	20.66	4.55	29.18	6.43
40~	230348517	23.60	29.11	6.87	41.41	9.77
50~	160065645	16.40	48.19	7.90	58.15	9.54
60~	99780564	10.22	56.76	5.80	66.26	6.77
合计	976083998	100.00	—	30.16	—	36.22

2. 性别标准化高血压患病率　计算方法同前。经性别标化后,城市居民的高血压标准化患病率为 35.86%,农村居民为 42.77%,结果见表 16-7。消除了性别构成的影响后,城市居民的高血压患病率仍低于农村居民。标化后的城市居民与农村居民的高血压患病率与其粗率相差不大,说明性别构成对城市和农村居民高血压患病率影响不大。

表 16-7　城市和农村调查对象性别标准化高血压患病率

性别	标准人口数	标准构成比（%）	城市		农村	
			患病率（%）	预期患病率（%）	患病率（%）	预期患病率（%）
男性	495996625	50.81	39.59	20.12	45.06	22.89
女性	480087373	49.19	31.99	15.74	40.41	19.88
合计	976083998	100.00	—	35.86	—	42.77

3. 年龄和性别标准化高血压患病率

（1）计算城市男性和女性年龄标准化率:将城市和农村分开,按式(16-39)分别计算城市男性和女性的年龄标准化率,计算方法同前,结果见表 16-8。

（2）计算农村男性和女性年龄标准化率:将城市和农村分开,按式(16-39)分别计算农村男性和女性的年龄标准化率,计算方法同前,结果见表 16-9。

（3）计算男性和女性年龄和性别标准化率:将表 16-8 和表 16-9 城市和农村的男性和女性年龄标准化的高血压患病率填入表 16-10 分别计算城市和农村性别标准化的高血压患病率,即为城市和农村年龄和性别标准化的高血压患病率。结果见表 16-10。

表 16-8　城市男性和女性年龄标准化高血压患病率(%)

年龄组 （岁）	标准人口数 (N_i)	标准人口构成 $\left(\dfrac{N_i}{N}\right)$	男性		女性	
			患病率 (p_i)	预期患病率 $\left(\dfrac{N_i}{N}p_i\right)$	患病率 (p_i)	预期患病率 $\left(\dfrac{N_i}{N}p_i\right)$
(1)	(2)	(3)	(4)	(5)=(3)×(4)	(6)	(7)=(3)×(6)
18～	270725110	0.2774	0.2115	0.0587	0.1625	0.0451
30～	215164162	0.2204	0.2881	0.0635	0.1290	0.0284
40～	230348517	0.2360	0.3607	0.0851	0.2474	0.0584
50～	160065645	0.1640	0.4865	0.0798	0.4790	0.0786
60～	99780564	0.1022	0.6383	0.0652	0.5156	0.0527
合计	976083998(N)	1.0000	—	0.3523	—	0.2632

表 16-9　农村男性和女性年龄标准化高血压患病率(%)

年龄组 （岁）	标准人口数 (N_i)	标准人口构成 $\left(\dfrac{N_i}{N}\right)$	男性		女性	
			患病率 (p_i)	预期患病率 $\left(\dfrac{N_i}{N}p_i\right)$	患病率 (p_i)	预期患病率 $\left(\dfrac{N_i}{N}p_i\right)$
(1)	(2)	(3)	(4)	(5)=(3)×(4)	(6)	(7)=(3)×(6)
18～	270725110	0.2774	0.1360	0.0377	0.1319	0.0366
30～	215164162	0.2204	0.4173	0.0920	0.1883	0.0415
40～	230348517	0.2360	0.4674	0.1103	0.3734	0.0881
50～	160065645	0.1640	0.5402	0.0886	0.6133	0.1006
60～	99780564	0.1022	0.6434	0.0658	0.6838	0.0699
合计	976083998(N)	1.00	—	0.3944	—	0.3367

表 16-10　城市和农村居民年龄、性别标准化高血压患病率(%)

性别	标准人口数 (N_i)	标准性别构成 $\left(\dfrac{N_i}{N}\right)$	城市		农村	
			年龄标化 患病率 (p_i)	预期患病率 $\left(\dfrac{N_i}{N}p_i\right)$	年龄标化 患病率 (p_i)	预期患病率 $\left(\dfrac{N_i}{N}p_i\right)$
(1)	(2)	(3)	(4)	(5)=(3)×(4)	(6)	(7)=(3)×(6)
男性	495996625	0.5081	0.3523	0.1790	0.3944	0.2004
女性	480087373	0.4919	0.2632	0.1295	0.3367	0.1656
合计	976083998(N)	1.00	—	0.3085	—	0.3660

年龄和性别标准化后，城市居民的标准化高血压患病率为30.85%，农村居民的标准化高血压患病率为36.60%，城市居民的高血压患病率仍低于农村居民，但数值大小发生了变化。此时的标准化率反映的已经不再是城市和农村居民高血压患病率的实际水平，只表示相互比较指标间的相对水平。此外，两样本标准化率是样本统计量，在随机抽样的情况下，比较时需作假设检验。

例 16-5 资料分别显示了年龄标准化、性别标准化、年龄和性别标准化的城市和农村居民高血压患病率的计算过程。两组或几个比较组分布不均衡的变量可以是病程长短、病情轻重等，如果在比较的各组分布不均衡且对比较的指标具有影响，此时就应该对其加以调整或控制，从而提高各组的可比性，因此标准化的本质就是控制两组或几组分布不均衡的混杂因素的影响，再比较两组或几组感兴趣指标的方法。

在全国范围实施的流行病学抽样调查，如全国高血压、糖尿病患病率调查等，在报告高血压和糖尿病患病率时，一般都要进行年龄标准化，以便各省或地区间进行比较。注意此时的标准化率反映的不是当地患病的实际水平。

（于石成　郭秀花）

 本章小结

1. 人口统计资料主要来源包括人口普查、抽样调查和登记资料；人口特征统计指标主要包括人口总数与年平均人口数、户籍人口与常住人口、人口金字塔、老年人口系数、性别比等；人口生育常用统计指标主要包括出生率、生育率、人口自然增长率等。

2. 目前世界通用国际疾病分类第 10 版（ICD-10）进行疾病和死因分类；疾病与死亡常用统计指标主要包括发病率、患病率、死亡率、死因别死亡率、年龄别死亡率、孕产妇死亡率、病死率以及死因构成比与死因顺位等指标。

3. 卫生服务及卫生资源常用统计指标主要包括产前检查率、产后访视率、免疫规划疫苗接种率、出生和死亡登记覆盖率、卫生服务可及性、卫生工作者密度、医院床位密度、卫生总费用与人均卫生费用等。

4. 大多数卫生统计指标可归为频率、构成比或相对比。发病率、累积发病率、患病率等指标为频率；老年人口系数、死因构成比、少年儿童人口系数等指标为构成比；性别比、老年人口抚养比、每千人口床位数等指标为相对比。

5. 动态数列指标主要包括累计和逐年增长量、定基和环比发展速度与增长速度、平均发展速度与增长速度等。

6. 比较不同时期或不同地区的指标时，如果影响比较指标的其他因素在两组或多组分布不均衡时，需进行标准化后再进行比较。注意标准化指标不再反映当地当时的实际水平，只表示相互比较指标间的相对水平。

第十七章

寿命表

寿命表（life table）也称为死亡率表或保险计算表，在人口学、流行病学、保险精算学等领域广泛应用，是一种呈现不同年龄组死亡概率、期望寿命及相关指标的表格，反映某群体的生命全过程情况，是对人口整体健康状况及死亡的综合测量指标。

第一节　寿命表的概念与计算方法

学习目标

● 了解寿命表的类型

● 掌握现时寿命表的概念和计算方法

根据数据收集的方式，寿命表可分为两类：一类为定群寿命表（cohort or generation life table），另一类为现时寿命表（current or period life table）。定群寿命表也称为"队列寿命表"，其数据由随访观察获得，反映了某一人群（事先确定的队列）的死亡经历。例如，确定某地 1960 年出生的所有个体为随访人群，追踪随访记录该人群中所有个体从出生到死亡的时间，由此生成寿命表。由于人的生命周期很长，使用定群寿命表的方法研究人群的生命过程，随访时间通常需要数十年甚至上百年；另外，定群寿命表反映的是历史情况，而不是当前的人群健康状况。现时寿命表数据来源于横断面观察，以获得的某年（或某一时期内）所有年龄组死亡率为已知数据，然后人为假定同时出生的一代人（一般为 10 万人），按照这些年龄组死亡率先后死去，直至全部死亡，分别计算出这一代人在不同年龄组的"死亡概率""死亡人数""尚存人数"及"期望寿命"等指标，由此编制出现时寿命表。

定群寿命表和现时寿命表虽然形式相同，编制方法却不完全一致。下面介绍寿命表的几个基本概念。

1. 年龄组　寿命表中的年龄均采用实足年龄（exact age），每一年龄组的下限值记为 X。完全寿命表（complete life table）的年龄组以每 1 岁为 1 组。刚出生到不足 1 岁记为"0~"，实足 1 岁到不足 2 岁记为"1~"，以此类推，目前一般将 100 岁及以上合并为"≥100"。简略寿命表（abbreviated life table）一般以 5 岁为 1 个年龄组，但由于婴儿死亡率对寿命表的影响很大，所以简略寿命表也将第 1 个 5 岁年龄组拆分成组距为 1 岁的"0~"岁组和组距为 4 岁的"1~"岁组，从实足 5 岁开始年龄组的组距才为 5 岁。

2. 终寿区间成数　在"$X \sim X+i$"岁年龄组（i 为组距），每 1 年死亡者平均存活年数（average

number of years lived)称为终寿区间成数,记为 a_X。一般情况下,无论是完全寿命表还是简略寿命表,终寿区间成数 a_X 为 0.5 年。但由于婴儿或幼儿的早期死亡率较高,特别是新生儿第 1 周死亡人数占有较大的比重,因此寿命表的"0~"岁组终寿区间成数远小于 0.5。

一般情况下,婴儿死亡多发生在第 1 年的第 1 个月,尤其是围生期,因此婴儿死亡率越小则终寿区间成数也就越小。WHO 提出了表 17-1 所示的对应规则,便于根据婴儿死亡率来确定 a_0 的值。

表 17-1　根据婴儿死亡率确定 a_0

婴儿死亡率(‰)	a_0
0~	0.09
20~	0.15
40~	0.23
60~	0.30

我国以往使用 $a_0 = 0.15$,目前我国婴儿死亡率约 10‰,a_0 可选 0.09,其他各组可选 0.5。如果希望获得更准确的终寿区间成数,可参见 1968 年芬兰各年龄组的终寿区间成数(表 17-2)。

表 17-2　1968 年芬兰各年龄组的终寿区间成数

X	0~	1~	5~	10~	15~	20~	25~	30~	35~	40~	45~	50~	55~	60~	65~	70~	75~	80~
a_X	0.09	0.38	0.49	0.52	0.53	0.51	0.51	0.52	0.54	0.55	0.53	0.54	0.53	0.53	0.52	0.52	0.51	0.47

3. 年龄组死亡率　某年龄组人口数记为 P_X,相应的实际死亡人数记为 D_X,两者之比

$$m_X = \frac{D_X}{P_X} \qquad 式(17\text{-}1)$$

即为某年龄组死亡率(mortality rate)。人口数与死亡数一般指当年 7 月 1 日 0 时数据值,或当年 1 月 1 日 0 时与 12 月 31 日 24 时两时点数据值的平均值。

4. 年龄组死亡概率　"$X \sim X+i$"岁年龄组死亡概率(probability of dying)记为 q_X,是该区间的瞬间死亡风险或称为死亡力。其计算基于年龄组死亡率 m_X,表示 X 岁尚存者在今后 i 年内死亡的概率。该指标与死亡率 m_X 的意义不同,年龄组死亡率是表示某年龄组人口的平均死亡水平。这两个指标间存在如下函数关系:

$$q_X = \frac{i \times m_X}{1 + i \times (1 - a_X) \times m_X} \qquad 式(17\text{-}2)$$

此外,还有以下情况:"0~"组死亡概率一般以婴儿死亡率代替;最后一个年龄组的组距 i 无法知晓,所以不能采用式(17-2)计算该年龄组死亡概率。因为所假定的全部个体一定在此年龄组死亡,所以最后一个年龄组的死亡概率为 1。

5. 生存概率　生存概率(survival probability)记为 p_X,表示 X 岁尚存者在今后 i 年内存活的概率,即

$$p_X = 1 - q_X \qquad 式(17\text{-}3)$$

6. 尚存人数　尚存人数(number of survivors)记为 l_X,表示假设的同时出生的一代人(一般假定

为 10 万人,即"0~"岁组的尚存人数 $l_0 = 100\,000$)中,X 岁年龄组尚存活的平均人数。

7. 死亡人数　死亡人数(number of dying)记为 d_X,这里指"理论"死亡人数,表示假设的同时出生的一代人中,X 岁尚存者按死亡概率 q_X 死于年龄组"$X \sim X+i$"的平均人数,即

$$d_X = q_X \times l_X \qquad\qquad 式(17\text{-}4)$$

8. 生存人年数　生存人年数(number of survival person-years)记为 L_X,是指假设的同时出生的一代人中,X 岁尚存者在今后 i 年内的平均生存人年数。计算公式为:

$$L_X = 期内活满 i 年者人年数 + 期内死亡者人年数$$
$$= i \times l_{X+i} + i \times a_X(l_X - l_{X+i})$$
$$= i \times l_{X+i} + i \times a_X d_X \qquad\qquad 式(17\text{-}5)$$

最后一个年龄组死亡率、尚存人数、"理论"死亡人数和生存人年数分别记为 m_w、l_w、d_w 和 L_w。由于该年龄组有

$$m_w = \frac{d_w}{L_w}, \qquad d_w = l_w$$

则最后一组生存人年数计算公式为:

$$L_w = \frac{l_w}{m_w} \qquad\qquad 式(17\text{-}6)$$

9. 生存总人年数　生存总人年数(total number of survival person-years)记为 T_X,指假设的同时出生的一代人中,X 岁尚存者今后存活的平均总人年数,它是 X 岁及 X 岁以上的各年龄组生存人年数的总和,即

$$T_X = \sum L_X = T_{X+i} + L_X \qquad\qquad 式(17\text{-}7)$$

由公式可见,计算应从最大年龄组开始累加生存人年数。最大年龄组的 $T_X = L_X$。

10. 期望寿命　期望寿命(life expectancy,LE)记为 e_X,这是寿命表使用最为广泛的指标,是指同时出生的一代人活到 X 岁时,尚能生存的平均年数,即

$$e_X = \frac{T_X}{l_X} \qquad\qquad 式(17\text{-}8)$$

给定某一时点所有年龄组的死亡率,由寿命表计算所得出生时的期望寿命(e_0)是假设的同时出生的一代人未来的平均存活年数,称为出生期望寿命(life expectancy at birth),通常所说的期望寿命即出生期望寿命。

一般情况下,随着 X 的增大,期望寿命会减少,但在较高婴儿死亡率的国家,"1~"岁组期望寿命反而可能高于"0~"岁组期望寿命。

注意:期望寿命本身就是指的平均存活年数,因此将期望寿命称为"平均期望寿命"是多余的。

期望寿命既可综合反映各年龄组的死亡水平,又能以期望寿命的长短表明人群的健康水平,它是社会、经济、文化和卫生发展水平的综合体现。通过期望寿命的比较,可以衡量不同地区或国家人群的健康水平,这是不同国家、不同时期健康水平进行比较的最常用指标。据 2015 年《中国卫生和计划生育统计年鉴》报告,我国 1990 年、2000 年、2005 年和 2010 年的期望寿命分别为 68.6 岁、71.4 岁、73.0 岁

和74.8岁,数据显示我国期望寿命逐年提高,反映了卫生事业和社会经济发展所取得的显著成就。

第二节　简略现时寿命表

学习目标

● 理解简略现时寿命表的概念和各项指标的含义

● 掌握简略现时寿命表的编制方法

例17-1　已知我国某市2015年男性各年龄组死亡率(见表17-3第5栏,由第3栏和第4栏求得),现用该数据编制简略现时寿命表。

表17-3　某市2015年男性简略现时寿命表

年龄组	终寿区间成数	年平均人口数	实际死亡人数	死亡率	死亡概率	尚存人数	死亡人数	生存人年数	生存总人年数	期望寿命
$X \sim$	a_X	P_X	D_X	m_X	q_X	l_X	d_X	L_X	T_X	e_X
(1)	(2)*	(3)	(4)	(5)	(6)	(7)	(8)	(9)	(10)	(11)
0~	0.09	43251**	395	—	0.009133	100000	913	99169	7631444	76.31
1~	0.38	46871	41	0.000875	0.003492	99087	346	395490	7532275	76.02
5~	0.49	48099	24	0.000499	0.002492	98741	246	493078	7136785	72.28
10~	0.52	51256	18	0.000351	0.001754	98495	173	492060	6643707	67.45
15~	0.53	60005	18	0.000300	0.001499	98322	147	491265	6151647	62.57
20~	0.51	86920	28	0.000322	0.001609	98175	158	490488	5660382	57.66
25~	0.51	102502	50	0.000488	0.002437	98017	239	489499	5169894	52.74
30~	0.52	151494	112	0.000739	0.003688	97778	361	488024	4680395	47.87
35~	0.54	182932	179	0.000979	0.004884	97417	476	485990	4192371	43.04
40~	0.55	203107	264	0.001300	0.006481	96941	628	483292	3706381	38.23
45~	0.53	240289	477	0.001985	0.009879	96313	951	479330	3223089	33.46
50~	0.54	247076	752	0.003044	0.015114	95362	1441	473496	2743759	28.77
55~	0.53	199665	986	0.004938	0.024407	93921	2292	464219	2270263	24.17
60~	0.53	103820	1278	0.012310	0.059820	91629	5481	445265	1806044	19.71
65~	0.52	95382	2291	0.024019	0.113549	86148	9782	407263	1360779	15.80
70~	0.52	66789	2291	0.034302	0.158464	76366	12101	352788	953516	12.49
75~	0.51	39368	2126	0.054003	0.238464	64265	15325	283779	600728	9.35
80~	0.47	11207	1381	0.123227	0.464464	48940	22731	184463	316949	6.48
85~	0.46	8112	1368	0.168639	0.579386	26209	15185	90046	132486	5.05
90~	0.41	1109	271	0.244364	0.710000	11024	7827	32030	42440	3.85
95~	0.41	990	288	0.290909	0.782779	3197	2503	8601	10410	3.26
≥100	—	73	28	0.383562	1.000000	694	694	1809	1809	2.61

* 引自表17-2,但85~年龄组及以后的0.46、0.41、0.41是根据其他研究而确定的

** 年内活产数

现基于表 17-3 说明简略现时寿命表的编制方法：

1. **基本数据**　第 1~5 栏为基本数据。第 1 栏"$X\sim$"中的 X 为实足年龄,第 2 栏为各年龄组的终寿区间成数 a_x,第 5 栏的各年龄组死亡率"m_x"为第 4 栏与第 3 栏的比值,根据式(17-1)计算而得。但需注意,"0~"岁组的"年平均人口数"实际为"年内活产数",本例的年内活产数为 43 251 人,见第 3 栏。

2. **年龄组死亡概率**　第 6 栏的"0~"岁组死亡概率为 0.009 133 = 395/43 251,即婴儿死亡率,由第 3、4 栏计算而得。"1~"岁组组距 $i=4$ 及其他后面各组组距 $i=5$;由式(17-2)可得"1~"岁组死亡概率为

$$q_1 = \frac{i \times m_1}{1 + i \times (1 - a_1) \times m_1} = \frac{4 \times 0.000\ 875}{1 + 4 \times (1 - 0.38) \times 0.000\ 875} = 0.003\ 492$$

"5~岁"组死亡概率为

$$q_5 = \frac{i \times m_5}{1 + i \times (1 - a_5) \times m_5} = \frac{5 \times 0.000\ 499}{1 + 5 \times (1 - 0.49) \times 0.000\ 499} = 0.002\ 492$$

最后一组的死亡概率为 1,所以本例"≥100"岁组的死亡概率为 $q_{100} = 1.000\ 000$。

3. **尚存人数与死亡人数**　第 7 栏的"0~"岁组尚存人数为 100 000 人,这是假设的一个出生队列的总人数。第 8 栏的"理论"死亡人数由式(17-4)计算,即第 6、7 栏相应行数据之乘积。

尚存人数与死亡人数的计算是交叉进行的。用"0~"岁组的尚存人数与死亡人数之差,获得"1~"岁组的尚存人数,本例为 100 000 − 913 = 99 087 人;用式(17-4)计算"1~"岁组的死亡人数为

$$d_1 = q_1 \times l_1 = 0.003\ 492 \times 99\ 087 = 346$$

"5~"岁组的尚存人数为 99 087 − 346 = 98 741 人,再用式(17-4)计算"5~"岁组死亡人数,余类推。

4. **生存人年数**　按式(17-5)计算"0~"岁组生存人年数为

$$L_0 = 1 \times l_1 + 1 \times a_0 \times d_0 = 99\ 087 + 0.09 \times 913 = 99\ 169$$

"1~"岁组生存人年数为

$$L_1 = 4 \times l_5 + 4 \times a_1 \times d_1 = 4 \times 98\ 741 + 4 \times 0.38 \times 346 = 395\ 490$$

余类推。根据式(17-6)计算最后一个年龄组的生存人年数为

$$L_w = \frac{l_w}{m_w} = \frac{694}{0.383\ 562} = 1809$$

5. **生存总人年数**　根据式(17-7)计算第 10 栏,从最大年龄组开始由下向上累计,本例有

$$T_{100} = L_{100} = 1809$$

$$T_{95} = T_{100} + L_{95} = 1809 + 8601 = 10\ 410$$

$$T_{90} = T_{95} + L_{90} = 10\ 410 + 32030 = 42\ 440$$

余类推。

6. **期望寿命**　根据式(17-8)计算第 11 栏,本例男性出生期望寿命为

$$e_0 = \frac{T_0}{l_0} = \frac{7\ 631\ 444}{1\ 000\ 00} = 76.31$$

"1~"岁组期望寿命为：

$$e_1 = \frac{T_1}{l_1} = \frac{7\,532\,275}{99\,087} = 76.02$$

余类推。

第三节   去死因寿命表

学习目标

● 理解去死因寿命表的概念和各指标的含义

● 掌握去死因寿命表的编制方法

研究某种死因对居民死亡的影响,可编制去死因寿命表(cause eliminated life table)。其基本思想是:假使消除了某种死因,则原死于该死因的人不死于该死因,寿命就会有所延长。显然,如果消除了对生命威胁大的死因,寿命就会延长更多。去死因寿命表的优点是:①以某死因耗损的期望寿命和尚存人数合理地说明了该死因对群体生命的影响程度;②去死因寿命表的指标既能综合说明某死因对全人口的作用,又能分别说明某死因对各年龄组人口的作用;③去死因寿命表的指标同样不受人口年龄构成的影响,便于相互比较。

例 17-2   在例 17-1 的基础上,如果还知道该市 2015 年男性各年龄组年肿瘤死亡数(第 4 栏),可用这些数据求得各年龄组尚存者去肿瘤死亡后的期望寿命。

表 17-4   某市 2015 年男性去肿瘤死亡简略现时寿命表

年龄组(岁)	终寿区间成数	全死因死亡数	肿瘤死亡数	去肿瘤死亡比例	死亡概率	生存概率	去肿瘤死亡后					
							生存概率	尚存人数	死亡人数	生存人年数	生存总人年数	期望寿命
$X \sim$	a_x	D_x	D'_x	r'_x	q_x	p_x	p'_x	l'_x	d'_x	L'_x	T'_x	e'_x
(1)	(2)*	(3)	(4)	(5)	(6)	(7)	(8)	(9)	(10)	(11)	(12)	(13)
0~	0.09	395	2	0.994937	0.009133	0.990867	0.990913	100000	909	99173	7839846	78.40
1~	0.38	41	4	0.902439	0.003492	0.996508	0.996849	99091	312	395590	7740673	78.12
5~	0.49	24	8	0.666667	0.002492	0.997508	0.998338	98779	164	493477	7345083	74.36
10~	0.52	18	7	0.611111	0.001754	0.998246	0.998928	98615	106	492821	6851606	69.48
15~	0.53	18	6	0.666667	0.001499	0.998501	0.999000	98509	99	492312	6358785	64.55
20~	0.51	28	5	0.821429	0.001609	0.998391	0.998678	98410	130	491732	5866473	59.61
25~	0.51	50	7	0.860000	0.002437	0.997563	0.997905	98280	206	490895	5374741	54.69
30~	0.52	112	21	0.812500	0.003688	0.996312	0.997001	98074	294	489664	4883846	49.80
35~	0.54	179	34	0.810056	0.004884	0.995116	0.996043	97780	387	488010	4394182	44.94
40~	0.55	264	80	0.696970	0.006481	0.993519	0.995479	97393	440	485975	3906172	40.11
45~	0.53	477	142	0.702306	0.009879	0.990121	0.993052	96953	674	483181	3420197	35.28
50~	0.54	752	210	0.720745	0.015114	0.984886	0.989085	96279	1051	478978	2937016	30.51
55~	0.53	986	315	0.680527	0.024407	0.975593	0.983324	95228	1588	472408	2458038	25.81
60~	0.53	1278	360	0.718310	0.059820	0.940180	0.956661	93640	4058	458664	1985630	21.20

续表

年龄组（岁）	终寿区间成数	全死因死亡数	肿瘤死亡数	去肿瘤死亡比例	死亡概率	生存概率	去肿瘤死亡后					
							生存概率	尚存人数	死亡人数	生存人年数	生存总人年数	期望寿命
$X\sim$	a_X	D_X	D'_X	r'_X	q_X	p_X	p'_X	l'_X	d'_X	L'_X	T'_X	e'_X
(1)	(2)*	(3)	(4)	(5)	(6)	(7)	(8)	(9)	(10)	(11)	(12)	(13)
65~	0.52	2291	381	0.833697	0.113549	0.886451	0.904398	89582	8564	427356	1526966	17.05
70~	0.52	2291	348	0.848101	0.158464	0.841536	0.863880	81018	11028	378623	1099610	13.57
75~	0.51	2126	327	0.846190	0.238464	0.761536	0.794122	69990	14409	314648	720987	10.30
80~	0.47	1381	160	0.884142	0.464464	0.535536	0.575721	55581	23582	215413	406339	7.31
85~	0.46	1368	176	0.871345	0.579386	0.420614	0.470190	31999	16953	114222	190926	5.97
90~	0.41	271	78	0.712177	0.710000	0.290000	0.414126	15046	8815	49226	76704	5.10
95~	0.41	288	94	0.673611	0.782779	0.217221	0.357544	6231	4003	19346	27478	4.41
≥100	—	28	8	0.714286	1.000000	0.000000	0.000000	2228	2228	8132	8132	3.65

* 引自表 17-2，但 85~年龄组及以后的 0.46、0.41、0.41 是根据其他研究而确定的

去死因寿命表中各项指标的意义与全死因寿命表相同，为了区分，在有关符号的右上角加以标记"′"表示某死因或去某死因。

编制去死因寿命表的关键是求得去某死因后各年龄组生存概率(p'_X)，有了 p'_X，就可仿照前面介绍的编制全死因寿命表的方法来编制去某死因寿命表。步骤如下：

1. 整理基本数据　表 17-4 中的第 1、2、3 栏与表 17-3 的第 1、2、4 栏完全相同。第 4 栏的肿瘤死亡数 D'_X 是编制去死因寿命表必须具备的基本数据。

2. 去肿瘤死亡比例　计算去肿瘤后的死亡人数占全死因死亡人数的比例 r'_X（第 5 栏），由第 3、4 栏数据计算。公式为

$$r'_X = \frac{D_X - D'_X}{D_X} \qquad 式（17-9）$$

本例

$$r'_0 = \frac{395-2}{395} = 0.994937, r'_1 = \frac{41-4}{41} = 0.902\,439$$

余类推。

3. 按第 2 节方法计算全死因寿命表死亡概率 q_X（第 6 栏）。

4. 计算全死因寿命表生存概率 p_X（第 7 栏），采用 1 减第 6 栏，即有 $p_X = 1 - q_X$。

5. 计算去肿瘤后的生存概率 p'_X（第 8 栏），这是编制去死因寿命表的关键指标，计算公式为：

$$p'_X = (p_X)^{r'_X} \qquad 式（17-10）$$

本例

$$p'_0 = (p_0)^{r'_0} = 0.990\,867^{0.994\,937} = 0.990\,913$$

$$p'_1 = (p_1)^{r'_1} = 0.996\,508^{0.902\,439} = 0.996\,849$$

余类推。

6. 计算去肿瘤死亡后的尚存人数 l'_x（第9栏）与死亡人数 d'_x（第10栏）。令 $l'_0 = 100\,000$，利用第8、9栏，按公式

$$d'_x = (1-p'_x) \times l'_x \qquad \text{式(17-11)}$$

计算去肿瘤死亡后死亡人数。如"0~"岁组去肿瘤死亡后死亡人数为

$$d'_0 = (1-p'_0) \times l'_0 = (1-0.990\,913) \times 100\,000 = 909$$

利用"0~"岁组的去肿瘤死亡后尚存人数与死亡人数之差，计算"1~"岁组的去肿瘤死亡后尚存人数

$$l'_1 = l'_0 - d'_0 = 100\,000 - 909 = 99\,091$$

利用式（17-11）计算"1~"岁组的 $d'_1 = (1-0.996\,849) \times 99\,091 = 312$，再利用"1~"岁组两指标的差值获得下一组的尚存人数，即"5~"岁组的尚存人数 $l'_5 = l'_1 - d'_1 = 99\,091 - 312 = 98\,779$，余类推。

7. 计算去肿瘤死亡后的生存人年数 L'_x（第11栏）　根据式（17-5），仿全死因寿命表计算"0~"、"1~"、"5~"和"≥100"岁组的去肿瘤死亡后生存人年数分别为：

$$L'_0 = i \times l'_1 + i \times a_0 \times d'_0 = 1 \times 99\,091 + 1 \times 0.09 \times 909 = 99\,173$$

$$L'_1 = i \times l'_5 + i \times a_1 \times d'_1 = 4 \times 98\,779 + 4 \times 0.38 \times 312 = 395\,590$$

$$L'_5 = i \times l'_{10} + i \times a_5 \times d'_5 = 5 \times 98\,615 + 5 \times 0.49 \times 164 = 493\,477$$

$$L'_{100} = \frac{l'_{100}}{m'_{100}} = \frac{2228}{(28-8)/73} = 8132$$

上式中 m'_{100} 为最后一个年龄组的去肿瘤死亡后死亡率，由表17-4的第3、4栏及表17-3第3栏的≥100岁年龄组人口数73来计算。

8. 计算去肿瘤死亡后的生存总人年数 T'_x（第12栏）　从最后一组开始，对去肿瘤死亡后的生存人年数 L'_x 进行累加。

$$T'_{100} = L'_{100} = 8132$$

$$T'_{95} = T'_{100} + L'_{95} = 8132 + 19\,346 = 27\,478$$

余类推。

9. 计算去肿瘤死亡后的期望寿命 e'_x（第13栏）　由第12栏与第9栏的数据之比获得。如去肿瘤死亡后的出生期望寿命 $e'_0 = 7\,839\,872/100\,000 = 78.40$。

因此，该市2015年男性因肿瘤死亡而减少的出生期望寿命为

$$e'_0 - e_0 = 78.40 - 76.31 = 2.09$$

换言之，出生期望寿命因肿瘤而损失2.08岁，如果肿瘤死亡得到有效控制，出生期望寿命可增加

$$\frac{e'_0 - e_0}{e_0} = \frac{78.40 - 76.31}{76.31} = 2.74\%$$

去死因期望寿命能够反映某类或某种死因对人群健康影响的严重程度和某类或某种死因对不同年龄组亚人群的作用大小，可为确定疾病预防控制的优先领域提供科学依据。研究显示，心脑血

管疾病死亡是影响我国居民期望寿命的主要原因之一。

第四节　健康期望寿命表

学习目标

● 理解健康期望寿命的概念

● 掌握健康期望寿命表的编制方法

健康期望寿命(healthy life expectancy,HALE)是将期望寿命分成良好健康状况和较差健康状况两种情况,同时考虑年龄组死亡率与年龄组患病率,以良好健康状况下的期望寿命来反映人群健康状况。1964 年 Sanders 首次提出健康期望寿命的概念,1971 年 Sullivan 提出编制健康期望寿命表的方法,称为 Sullivan 方法。根据年龄组患病率中"患病"含义的不同,健康期望寿命可细分为无伤残期望寿命(disability-free life expectancy,DFLE)、不依赖于他人进行日常生活的有活力期望寿命(active life expectancy,ALE)及自我感觉健康的健康期望寿命(healthy life expectancy)等。

一、老年人群健康期望寿命表

老年人如丧失独立活动能力,将给家庭和社会带来沉重负担。因此,除延长期望寿命以外,有效维持老年人的独立活动能力,从而延长有活力的、无生活依赖的期望寿命,是当今研究的热点之一。日常生活能力(activity of daily life,ADL)量表是评价生活能力的重要指标。ADL 量表包括吃饭、洗澡、穿衣服、上厕所、上下床、在房屋内或附近走动一段距离等若干个条目,这些条目反映了一个人独立生活所必需的活动能力及潜能,如果这些条目中有 1 个及以上不能独立完成,则定义为 ADL 依赖。

例 17-3　已知某地 2006 年男性 75 岁以上老年人的年龄组死亡率(表 17-5 第 2 栏和年龄组 ADL 依赖率(第 9 栏),现用这两栏已知数据求各年龄组的 ADL 依赖期望寿命(dependent life expectancy,DLE)。

表 17-5　某地 2006 年男性 Sullivan 健康期望寿命表

年龄组(岁)	死亡率	死亡概率	尚存人数	死亡人数	生存人年数	生存总人年数	期望寿命	ADL依赖率	健康生存人年数	累计健康生存人年数	健康期望寿命	ADL依赖期望寿命
X	m_x	q_x	l_x	d_x	L_x	T_x	e_x	R_x	h_x	H_x	E_x	DLE_x
(1)	(2)	(3)	(4)	(5)	(6)	(7)	(8)	(9)	(10)	(11)	(12)	(13)
75	0.036	0.035363	100000*	3536	98232	1101398	11.01	0.104	88016	806604	8.07	2.94
76	0.040	0.039216	96464	3783	94573	1003166	10.40	0.104	84737	718588	7.45	2.95
77	0.044	0.043053	92681	3990	90686	908594	9.80	0.104	81254	633851	6.84	2.96
78	0.049	0.047828	88691	4242	86570	817908	9.22	0.104	77566	552597	6.84	2.99
79	0.056	0.054475	84449	4600	82148	731338	8.66	0.104	73605	475031	5.63	3.03
80	0.062	0.060136	79848	4802	77448	649190	8.13	0.203	61726	401426	5.03	3.10
81	0.071	0.068566	75047	5146	72474	571742	7.62	0.203	57762	339700	4.53	3.09
82	0.080	0.076923	69901	5377	67212	499268	7.14	0.203	53568	281938	4.03	3.11
83	0.089	0.085208	64524	5498	61775	432056	6.70	0.203	49235	228370	3.54	3.16
84	0.098	0.093422	59026	5514	56269	370281	6.27	0.203	44846	179135	3.03	3.24

续表

年龄组（岁）	死亡率	死亡概率	尚存人数	死亡人数	生存人年数	生存总人年数	期望寿命	ADL依赖率	健康生存人年数	累计健康生存人年数	健康期望寿命	ADL依赖期望寿命
X	m_x	q_x	l_x	d_x	L_x	T_x	e_x	R_x	h_x	H_x	E_x	DLE_x
(1)	(2)	(3)	(4)	(5)	(6)	(7)	(8)	(9)	(10)	(11)	(12)	(13)
85	0.112	0.106061	53512	5675	50674	314012	5.87	0.543	23158	134289	2.51	3.36
86	0.126	0.118532	47836	5670	45001	263338	5.51	0.543	20565	111131	2.32	3.19
87	0.134	0.125586	42166	5295	39518	218337	5.18	0.543	18060	90566	2.15	3.03
88	0.148	0.137803	36871	5081	34330	178819	4.85	0.543	15689	72506	1.97	2.88
89	0.169	0.155832	31790	4954	29313	144489	4.55	0.543	13396	56817	1.79	2.76
≥90	0.233	1.000000	26836	26836	115176	115176	4.29	0.623	43421	43421	1.62	2.67

* 第4栏的100000为假定数据；$a_x = 0.5$

现以表17-5中第1、2、9栏为已知数据，编制 Sullivan 健康寿命表。表中第3~8栏的方法与例17-1的简略寿命表完全相同，只是这里的年龄组距为 $i=1$，且开始年龄不是"0~"岁组。可采用式(17-2)、(17-4)、(17-5)、(17-7)和(17-8)等完成第3~8栏的计算。

第10栏的 ADL 无依赖生存人年数的计算公式为：

$$h_x = L_x(1 - R_x) \qquad 式(17\text{-}12)$$

式中 L_x 为表中第6栏的生存人年数，R_x 为表中第9栏的 ADL 依赖率。如"≥90"岁组的无依赖生存人年数（即健康生存人年数）为

$$h_{90} = L_{90}(1 - R_{90}) = 115\,176 \times (1 - 0.623) = 43\,421$$

从第11栏的倒数第2行起，累计无依赖生存人年数（即累计健康生存人年数）的计算公式为

$$H_x = \sum h_x = H_{x+1} + h_x \qquad 式(17\text{-}13)$$

最后，"≥90"岁组的累计健康生存人年数为 $H_{90} = h_{90} = 43\,421$，从倒数第2行起采用式(17-13)计算，如"89"岁有

$$H_{89} = H_{90} + h_{89} = 43\,421 + 13\,396 = 56\,817$$

第12栏的健康期望寿命采用第11栏的 H_x 与第4栏尚存人数 l_x 的比值计算，即：

$$E_x = \frac{H_x}{l_x} \qquad 式(17\text{-}14)$$

如75岁的健康期望寿命 $E_{75} = 806\,604 / 100\,000 = 8.07$，表示活满75岁的人，可健康生存的期望寿命为8.07岁。

利用第8栏的期望寿命 e_x 与第12栏的健康期望寿命 E_x 的差值可获得 X 岁的依赖期望寿命（见第13栏），即

$$DLE_x = e_x - E_x \qquad 式(17\text{-}15)$$

如该例的75岁依赖期望寿命 $DLE_{75} = 11.01 - 8.07 = 2.94$，表示活满75岁的人期望寿命为11.01岁，能健康生存的期望寿命为8.07岁，因 ADL 依赖而受到影响的期望寿命为2.94岁。

以 ADL 依赖为基础估计的健康期望寿命,目前已经广泛应用于反映老年人健康状况的评价,可用于不同性别、职业等人群的比较。

二、全人群健康期望寿命表

例 17-4　假定在例 17-1 的年龄组死亡率基础上,还已知该地某疾病的患病率 R_x(见表 17-6 的第 6 栏)。现对例 17-1 的资料进一步计算健康期望寿命。

表 17-6　某市 2015 年男性简略健康期望寿命表

年龄组	死亡率	尚存人数	生存人年数	期望寿命	患病率	健康生存人年数	累计健康生存人年数	健康期望寿命	患病损失健康期望寿命
$X\sim$	m_x	l_x	L_x	e_x	R_x	h_x	H_x	E_x	DLE_x
(1)	(2)	(3)	(4)	(5)	(6)	(7)	(8)	(9)	(10)
0~	—	100000	99169	76.31	0.053	93913	6688255	66.88	9.43
1~	0.000875	99087	395490	76.02	0.053	374529	6594342	66.55	9.47
5~	0.000499	98741	493078	72.28	0.053	466945	6219813	62.99	9.29
10~	0.000351	98495	492060	67.45	0.053	465981	5752868	58.41	9.04
15~	0.000300	98322	491265	62.57	0.053	465228	5286887	53.77	8.80
20~	0.000322	98175	490488	57.66	0.062	460078	4821659	49.11	8.54
25~	0.000488	98017	489499	52.74	0.067	456703	4361581	44.50	8.25
30~	0.000739	97778	488024	47.87	0.076	450934	3904878	39.94	7.93
35~	0.000979	97417	485990	43.04	0.077	448569	3453944	35.46	7.58
40~	0.001300	96941	483292	38.23	0.104	433030	3005375	31.00	7.23
45~	0.001985	96313	479330	33.46	0.123	420372	2572345	26.71	6.76
50~	0.003044	95362	473496	28.77	0.151	401998	2151973	22.57	6.21
55~	0.004938	93921	464219	24.17	0.174	383445	1749975	18.63	5.54
60~	0.012310	91629	445265	19.71	0.175	367344	1366530	14.91	4.80
65~	0.024019	86148	407263	15.80	0.178	334770	999186	11.60	4.20
70~	0.034302	76366	352788	12.49	0.236	269530	664416	8.70	3.79
75~	0.054003	64265	283779	9.35	0.293	200632	394886	6.14	3.20
80~	0.123227	48940	184463	6.48	0.344	121008	194254	3.97	2.51
85~	0.168639	26209	90046	5.06	0.425	51776	73246	2.79	2.26
90~	0.244364	11024	32030	3.85	0.486	16463	21470	1.95	1.90
95~	0.290909	3197	8601	3.26	0.512	4197	5007	1.57	1.69
≥100	0.383562	694	1809	2.61	0.552	810	810	1.17	1.44

表 17-6 的第 1~5 栏分别来自表 17-3 的第 1、5、7、9、11 栏,第 6 栏为"患病率",由式(17-12)至(17-15)获得第 7 至 10 栏。E_x 和 DLE_x 结果的解释同前。

期望寿命表明生命的长度,而健康期望寿命还反映了生命的质量。2013 年全球疾病负担研究的中国结果显示,我国出生健康期望寿命 1990 年为 61.7 岁,2010 年为 67.8 岁,在有数据的 19 个 G20 国家中分别排 13 位和 10 位。可见我国健康期望寿命 2010 年比 20 年前提高了 6.1 岁,在 G20 国家排名提前。由于健康期望寿命的计算方法不同,不同方法计算的 HALE 结果间不具可比性,这点在比较健康期望寿命时要尤其注意。

第五节   寿命表相关指标的分析与应用

学习目标

● 理解寿命表相关指标的含义
● 掌握寿命表相关指标的分析与应用

1. 年平均人口数   年平均人口数是计算寿命表中年龄组死亡率的必要指标。一个国家或地区的人口,随时都有出生有死亡,有迁入有迁出,处于动态变化之中,因此,要确定某地的人口数量及各种构成,只能采用时点资料。某地年平均人口数可采用一年的中点,即 7 月 1 日零时作为标准时刻来获得;也可采用相邻两年年末人口数的平均值来获得。其相应各年龄组、不同性别人口动态变化情况常用人口金字塔来描述。

2. 尚存人数 l_x 指标 l_x、d_x、q_x、e_x 都可用来评价居民健康状况。给定所有年龄组的死亡率,尚存人数 l_x 反映假设的同时出生的 10 万人的生存过程。以某市 2006 年和 2015 年男性寿命表尚存人数为纵轴,年龄为横轴,所绘制的曲线见图 17-1。与 2006 年相比,按照 2015 年所有年龄组的死亡率先后死去,假想的一代人消亡的过程较缓慢,老年人口比例较大,人群整体寿命延长。$l_x = l_0/2$ 时的年龄称为寿命表的中位年龄。表 17-3 寿命表的中位年龄在"75~"岁组。

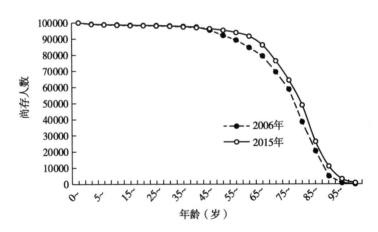

图 17-1

某地 2006 年与 2015 年寿命表中男性生存人数随年龄的变化

3. 寿命表死亡概率 q_x　给定所有年龄组的死亡率,寿命表死亡概率反映假设的同时出生的一代人 X 岁时的死亡风险。一般用半对数线图表示,横坐标为年龄,纵坐标为死亡概率的对数(如图 17-2)。一般说来,婴幼儿和老年人死亡概率较高,因此图形通常显示为不对称的 U 形或 J 形曲线。健康水平高的地区,年轻阶段死亡概率曲线较低,尤其是婴幼儿段。

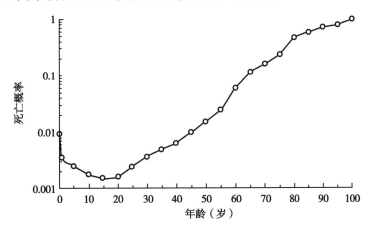

图 17-2

某市 2015 年男性死亡概率随年龄的变化

4. 期望寿命 e_x　期望寿命是评价居民健康状况的主要指标。刚满 X 岁者的期望寿命受 X 岁以后所有年龄组死亡率的综合影响。出生时的期望寿命 e_0 即出生期望寿命受所有年龄组死亡率的影响,可概括地说明某人群的健康水平。期望寿命、健康期望寿命是评价不同地区、不同时期人口健康水平的重要指标。

期望寿命一般用线图表示(图 17-3)。分析不同地区、不同时期人口的期望寿命曲线时,要注意曲线的起点 e_0、曲线头部的弯曲程度(反映婴儿死亡率的高低),以及整个曲线的高度和曲线的变化。如果年龄组死亡率下降,尤其是婴儿死亡率下降,则期望寿命曲线的起点上升,曲线头部弯曲程度变小,整个曲线位置上移。

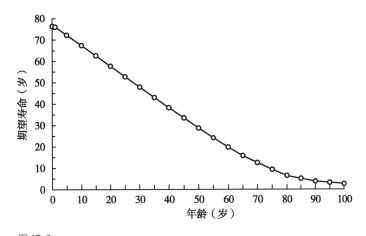

图 17-3

例 17-1 资料的期望寿命

应该将期望寿命与平均寿命这两个指标加以区分。用寿命表方法计算得到的期望寿命大小仅取决于年龄组死亡率的高低,与年龄结构无关,即无论不同年龄人口比例大小如何,两地的期望寿命均可以直接比较。但平均寿命的大小,不仅取决于年龄组死亡率的高低,还取决于人口的年龄结构。即使甲乙两地的年龄组死亡率完全相同,若甲地人口中青壮年人口比重较大,而老年人口比重较小,可导致甲地平均寿命较低。因此,一般情况下两地的平均寿命不能直接比较。

由表 17-7 可见,期望寿命和健康期望寿命一般具有如下特点:①女性寿命高于男性,一般女性寿命高出男性 3~8 岁。如 GBD 2015 研究得到中国 2015 年的出生期望寿命男女分别为 79.89、73.19 岁,女性高出男性 6.70 岁。②除极少数国家外,全球出生期望寿命均有不同程度延长。中国出生期望寿命增幅较大,如 2005 年和 2015 年的出生期望寿命女性分别为 74.90 岁和 79.89 岁,出生健康期望寿命女性分别为 66.53 岁和 70.78 岁,即每年增加至少 0.4 岁。而欧美国家一般每年只增长约 0.2 岁。③出生期望寿命与出生健康期望寿命和社会人口指数(socio-demographic index, SDI)(经济收入与教育程度越高、生育率越低,则 SDI 越大)具有较密切的关系。总的来说,SDI 越高,期望寿命越高。

表 17-7　中国和全球不同 SDI 国家的出生期望寿命与出生健康期望寿命(岁)

地区	2005 年				2015 年			
	女		男		女		男	
	LE	HALE	LE	HALE	LE	HALE	LE	HALE
中国	74.90	66.53	69.33	62.40	79.89	70.78	73.19	65.75
全球	70.73	61.37	65.69	57.96	74.83	64.88	69.04	60.91
高 SDI	80.26	69.62	73.25	64.82	82.34	71.33	76.21	67.27
中高 SDI	75.26	65.85	69.26	61.50	79.13	69.09	72.69	64.46
中 SDI	71.83	62.72	66.80	59.31	75.71	66.02	69.55	61.74
中低 SDI	62.59	53.65	60.30	52.55	67.72	58.18	63.83	55.85
低 SDI	56.19	48.18	54.49	47.34	62.30	53.64	59.13	51.66

5. 生存率　对于类似表 17-3 的简略寿命表,可以计算各年龄组的 5 年生存率。对于"5~"至"75~"年龄组,"X~"岁年龄组的 5 年生存率可采用

$$_5S_X = \frac{L_{X+5}}{L_X}$$
　　　　　　　　　式(17-16)

计算,其中 L_X 为"X~"岁年龄组生存人年数。如"5~"岁年龄组的 5 年生存率为 $_5S_5 = \frac{L_{5+5}}{L_5} = \frac{492\,060}{493\,078} = 0.997\,935$,即"5~"岁年龄组的 5 年生存率为 99.79%。"10~"至"95~"年龄组 5 年生存率依次是 0.998 384、0.998 418、0.997 984、0.996 987、0.995 832、0.994 448、0.991 802、0.987 829、0.980 407、0.959 170、0.914 653、0.866 241、0.804 390、0.650 023、0.488 152、0.355 707、0.268 530、0.173 871。对于"5~"岁年龄组之前(包括 0~岁组和 1~岁组)的 5 年生存率可采用

$$_5S_{0~,1~} = \frac{L_0 + L_1}{5 \times 100\,000} = \frac{99\,169 + 395\,490}{500\,000} = 0.989318$$

计算;对于"95~"岁年龄组 5 年生存率可采用

$$_5S_{95} = \frac{T_{95+5}}{T_{95}} = \frac{1809}{10\ 410} = 0.173\ 775$$

即该人群"95~"岁年龄组 5 年生存率为 17.38%。

第六节　伤残调整寿命年及模型寿命表

一、伤残调整寿命年

伤残调整寿命年作为疾病负担的测量指标,从 1990 年代开始应用于全球疾病负担研究,用来衡量一个国家或地区人群的健康损失情况,其结果在不同地区或国家间、年代间具有可比性。可为所关注地区确定风险人群健康的主要疾病病种、重点防控人群提供重要依据。

伤残调整寿命年(disability-adjusted life year,DALY)

是由早死造成的寿命损失年(years of life lost,YLL)和由疾病或伤残造成的健康寿命损失年或称伤残寿命年(years lived with disability,YLD)两者相加而得,即 DALY=YLL+YLD。

YLL 计算公式为 YLL=D×L,D 为分年龄组、分性别的死亡人数,L 为各年龄组、各性别的寿命损失值,即标准寿命表中该年龄段所对应的期望寿命值。对个体而言,健康损失是因某病死亡时的年龄与标准期望寿命之差。YLD 计算公式为 YLD=P×DW,P 为分年龄组、分性别的患病人数,DW 为伤残权重(disability weight)反映疾病导致伤残的严重程度,取值范围从 0 到 1,0 代表完全健康状态,1 代表死亡,即伤残权重值越大,表示伤残程度越重。DALY 从健康差距(health gap,HG)角度,将死亡和非致死伤残的后果信息加以整合,采用一个数字来综合反映某人群的健康状况,HG 测量了与"理想"健康状况或与可接受标准相比较的完全健康的寿命损失年数。

在全球疾病负担(GBD)研究中,伤残权重的概念和方法经过反复修改,在 GBD 2010 的研究中,通过在孟加拉国、印度尼西亚、秘鲁、坦桑尼亚、美国等国家进行家庭调查,以及开放存取网络调查收集数据,开发了一种新的伤残权重计算方法。这些权重的问题是:结果过分依赖于被调查受访者对伤残结局的描述方式,因此有必要建立规范一致的健康状态描述。为此,GBD 2013 研究在原有研究基础上,将 306 种疾病和伤害原因扩展成 2337 个并发症,且将它们全部映射到 235 个独特的健康状态之中。该研究在 GBD2010 伤残权重基础上,通过收集匈牙利、意大利、荷兰和瑞典等欧洲 4 国新数据,建立了 GBD 2013 伤残权重。

中国人群 1990 年和 2013 年 10 大主要疾病负担的 DALY 及 23 年的改变情况见表 17-8。

表17-8　1990和2013年中国人群主要疾病负担(万人年)

排名	合计				男性				女性			
	疾病[a]	1990年 DALY	2013年 DALY	变化率 (%)	疾病[b]	1990年 DALY	2013年 DALY	变化率 (%)	疾病[c]	1990年 DALY	2013年 DALY	变化率 (%)
1	脑血管疾病	2732.07	3269.50	19.67	脑血管疾病	1581.01	2077.80	31.42	腰痛和颈痛	856.34	1388.47	62.14
2	腰痛和颈痛	1629.91	2676.32	64.20	缺血性心脏病	884.85	1544.08	74.50	脑血管疾病	1151.06	1191.70	3.53
3	缺血性心脏病	1609.41	2379.36	47.84	腰痛和颈痛	773.57	1287.85	66.48	缺血性心脏病	724.55	835.28	15.28
4	COPD	1903.98	1615.76	-15.14	道路伤害	1020.36	1153.14	13.01	COPD	893.41	638.52	-28.53
5	道路伤害	1439.08	1499.71	4.21	COPD	1010.57	977.24	-3.30	抑郁	424.99	632.81	48.90
6	肺癌	670.32	1176.15	75.46	肺癌	449.89	867.40	92.80	感官疾病	335.76	492.23	46.60
7	抑郁	724.57	1069.10	47.55	肝癌	617.46	754.44	22.18	糖尿病	244.86	470.20	92.03
8	感官疾病	706.19	1050.03	48.69	糖尿病	239.60	563.56	135.20	其他骨骼肌肉疾病	218.68	387.57	77.23
9	糖尿病	484.46	1033.76	113.38	感官疾病	370.43	557.80	50.58	皮肤病	306.94	369.42	20.36
10	肝癌	821.11	960.27	16.95	胃癌	456.32	503.05	10.24	道路伤害	418.72	346.57	-17.23

注：a、b、c 分别为中国2013年全人群、男性、女性所致DALY排在前10位的疾病

二、模型寿命表

由于数据质量问题或数据缺失,部分国家或地区无法准确获得寿命表及其相关指标,这种情况下可以采用模型寿命表方法。由于各相邻年龄组人口的死亡概率之间,或不同人口同一年龄组的死亡概率之间,存在着某种规律性的联系,因此可采用数学模型进行预测推算,由此原理获得的寿命表称为模型寿命表(model life table)。模型寿命表考虑了众多国家或地区的死亡经历,可辅助没有或只有质量较差死亡监测数据的国家或地区获得较为准确的期望寿命。联合国于 1955 年采用回归分析方法获得了第一批模型寿命表,比较成熟的模型寿命表有:①Coale-Demeny 模型寿命表;②联合国发展中国家模型寿命表;③Ledermann 模型寿命表;④Brass 的 Logit 模型寿命表。由于产生这些模型寿命表的基础数据不同,现有模型在一定程度上更适用于特定地域的人群。

（宇传华　黄高明）

 本章小结

1. 现时寿命表的本质是将各年龄组"连接起来",把横断面上的现象"投射"到一个假设的人群队列,动态观察死亡的过程。 期望寿命是指假设的同时出生的一批人,按当地各年龄组实际死亡率先后死去,获得的某年龄组人群此后的期望生存时间。 因此,现时寿命表相当于对各年龄组实际死亡率进行整合,结果不受人口年龄结构的影响,不同地区相同性别的寿命表可以进行比较。

2. 出生期望寿命受所有年龄组死亡率的影响,可概括说明某人群的健康水平,此即通常所说的期望寿命。 某年龄组期望寿命受所在年龄组及以上各年龄组死亡率的影响。

3. 编制寿命表的关键是将死亡率转化为死亡概率。 0 ~岁组死亡概率通常用婴儿死亡率代替,最后一个年龄组的死亡概率为 1。

4. 去死因寿命表能衡量某种死因对期望寿命的影响程度。 编制的关键是计算某死因死亡人数占全部死亡人数的比例。

5. 健康期望寿命是将期望寿命分成良好健康状况和较差健康状况两种情况,同时考虑年龄组死亡率与年龄组患病率,以良好健康状况下的期望寿命来反映人群的健康状况。 这是一个既考虑到生命长度又考虑到生命质量的综合指标。

6. 伤残调整寿命年从健康差距角度,将死亡和非致死伤残的后果信息加以整合,采用一个数字来综合反映某人群的健康状况,即 DALY = YLL+YLD。 寿命损失年（YLL）是相对于标准期望寿命而言,死于某年龄组标准期望寿命之前的年数,即过早死亡所致的寿命损失年数;伤残寿命年（YLD）是因为非致命的患病或损伤所导致伤残引起的健康寿命损失年数。

第五篇

发展历程与展望

第十八章

卫生统计学的发展

统计学是一门既古老又崭新的科学。说它古老,是因为从古希腊亚里士多德时期就开始了其学理研究,迄今已有 2300 多年历史,它走过了人类发展历史的农业文明与工业文明,又走进了已经和正在到来的信息时代。说它崭新,是因为作为一门学科它只发展了 300 余年。最早的统计学是政治统计学,主要为统治阶层服务。随着概率论的引入,统计学具有了较为坚实的理论基础,逐渐发展成为数理统计学并推动了现代科学的发展。当代的统计学已经渗透到人类社会生产和生活的各个领域,并产生了具有专业背景特色的各类应用统计学。可以说哪里有数据,哪里就有统计学。统计学在推动和服务其他学科的同时,也不断汲取营养和不断发展和完善统计学自身。德国斯勒兹曾说:"统计是动态的历史,历史是静态的统计"。可见统计学的产生与发展是与人类生产的发展和社会的进步紧密相连的。卫生统计学学科的发展始于 19 世纪 80 年代,本章简要介绍卫生统计学的发展历史,并试图展望其未来的发展趋势。由于卫生统计学与数理统计学、社会统计学,甚至其他领域的应用统计学难以截然分开,因此,我们将那些对卫生统计学产生重要影响的数理统计学、其他领域应用统计学的重要事件也纳入其中。

第一节 卫生统计学发展简史

一、古典统计学

人类实践是统计学产生的源泉,人类认识又是统计学发展的动力。作为一门科学,统计学起源于 17 世纪中叶。在西方,统计学一词源于 state,意指对各个国家的国情叙述,包括人口、财富、粮食、矿产、税收和军事等,其研究方法主要采用形式逻辑的比较法和文字记述。最初的统计是一种计数活动,意指事实与数据,称为古典统计学。

英国 John Graunt(1620—1674)与 William Petty 提出了人口调查(census)和统计方法,并于 1662 年后发表了《关于死亡公报的自然和政治观察》,为后来的人口统计学(demography)奠定了基础,并创建了世界上第一个寿命表(life table)。Graunt 还试图利用伦敦人口登记和死亡登记,建立鼠疫发生的预警和预测系统,虽然没有成功,但是首先提出了估计人口数的方法。因此有人将 1662 年定为这门学科的诞生之日。1766 年 Daniel Bernoulli(1700—1782)利用数学方法研究疫苗对天花传播的控制效果,并试图解决删失数据(censored data)的问题。

1738 年 de Moivre 在研究二项展开式时,发现了正态分布(normal distribution)的公式。也有证据表明 D Bernoulli 早在这之前就发现了正态分布。直到 1809 年,德国数学家 Carl Friedrich Gauss

(1777—1855)在研究测量误差时从另一个角度导出了正态分布,并研究了正态分布的性质,才引起人们的重视。为了纪念 Gauss,后人将正态分布称为 Gauss 分布。此后,法国数学家 Laplace(1749—1827)对正态分布的性质进行了深入研究,提出正态分布的标准化参数(1774),初步提出中心极限定理(1810),从而确定了正态分布在统计学的至尊地位。曾经一时,很多人都认为,只要样本量足够大,任何测量数据的分布都服从正态分布。

二、近代统计学

18 世纪概率理论的日益成熟为统计学的发展奠定了重要基础。在 19 世纪中叶概率论被引进统计学而形成数理学派,其奠基人是比利时社会统计学家 Adolphe Quetelet(1796—1874),其主要著作有《论人类》等,他主张用研究自然科学的方法研究社会现象,正式把古典概率论引进统计,使统计学进入一个新的发展阶段。

意大利数学家 Gerolamo Cardano(1501—1576)最早发现"大数法则"这一现象,但是没有给出其证明。Jacob Bernoulli 是第一个研究这一问题的数学家,他花了 20 多年的时间,于 1713 年首先提出"黄金定律(golden theorem)",1837 年被 SD. Poisson 称为"大数定律(the law of large numbers)"。后经 Chebyshev、Markov、Borel、Cantelli、Kolmogorov 和 Khinchin 等众多数学家的进一步工作,大数定律的研究逐步趋于完善。格涅坚科提出了弱大数定律(weak law)成立的充要条件,而且没有任何独立性或同分布的要求。在 20 世纪初,Borel 在引入测度论的方法之后将 Bernoulli 大数定理推广到强大数定律(strong law)并开创了强大数定律的研究,之后最有成就的工作属于 Kolmogorov,他不但完成了概率的公理化,还找到了独立同分布下的强大数定律的充要条件。如今,对强大数定律的研究仍然是难题,数学家们向着不独立随机变量序列服从强大数定律的条件努力。

1895 年 K Pearson(1857—1936)发现了偏斜分布(skew distribution),该分布包含 4 个参数(即均数、方差、偏度系数和峰度系数),他认为任何测量数据都可以用该分布来描述,并在全球范围内收集大量的数据,以证明他的假说。这期间,Pearson 首次使用直方图描述数据的分布,提出参数的矩法估计(moment method),发展了 χ^2 距离和 χ^2 拟合优度检验(goodness of fit test)用以评价数据拟合的效果。1901 年 Pearson 与 F. Galton 和 R. Weldon 一起创办 Biometrika 杂志用于发表他们的研究结果。1911 年伦敦大学学院(University College London)创办了世界上第一个统计学系。

有人认为 K Pearson 是古典统计学的压阵将军,他提出的 χ^2 检验,使得统计学由"描述统计学"向"推断统计学"发展,这对现代统计学的诞生具有划时代的影响。

英国 Francis Galton(1822—1911)因发现指纹现象而著名,他致力于将数学方法引入生物学研究。在研究父亲身高和儿子身高的遗传现象时,他发现了向均数回归(regression to the mean)的有趣现象,即非常高的父亲,其儿子往往会比父亲矮一些,而非常矮的父亲,其儿子往往会比父亲高一些,自然界似乎有某种神秘的力量,使得人类的身高从高矮两极向所有人的平均数回归。不只是人类身高,几乎所有的科学观测现象都着了魔似的向均数回归。为了描述这种关系,1888 年他提出了相关系数及其计算公式。尽管有证据表明,早在 1846 年法国物理学家 Auguste Bravais(1811—1863)就首次提出了相关系数的计算公式,但 Galton 的学生 Karl Pearson(1857—1936)从理论上非常严谨地定义了相关系数,鉴于他的贡献,该相关系数被称为 Pearson 相关系数。相关系数的分布则是在 1915 年由英国生物统计学家 RA. Fisher(1890—1962)及印度统计学家 Anil Kumar Gain(1919—1978)所导出。

Charles Edward Spearman(1863—1945)是英国心理学家,由于其在统计学的贡献而知名。1904 年,基于观测值的秩次(rank)来计算其 Pearson 相关而得到的相关性度量(ρ)称为 Spearman 相关系数,也称为秩相关或等级相关(rank correlation)。1938 年英国统计学家 Maurice George Kendall(1907—1983)基于协调(concordant)对子数和不协调对子数提出了一个相关性度量(τ),称为 Kendall 相关系数。Kendall 相关系数的优点是他的分布能非常快的收敛于正态分布,Spearman 相关系数的绝对值大于 Kendall 相关系数,但是他们之间具有函数关系,其假设检验的结果是等价的。因此,人们似乎没有理由更喜欢哪一个。

三、现代统计学

18 世纪后叶,人们开始重视对数字资料的数值和图表描述,其方法主要是建立在大样本的大量观察法。其间,误差理论和大数法则得到了进一步发展。但大量观察法并非适用于所有情况,例如,武器的试验,某些产品的检查不容许也不可能进行大量的实验观察,其局限性和不足在现实应用中不断暴露出来。

直到 1908 年,英国统计学家 WS. Gosset(1876—1937)在 *Biometrika* 期刊以笔名 Student 发表了 t 分布,导出了小样本的精确分布,从此开始了小样本的研究,从而使统计学由"观察性的大样本研究"向"设计性的小样本研究"发展,开创了现代统计学的新纪元。

英国生物统计学家 R. A. Fisher(1890—1962)1912 年以数学学位甲等毕业生的荣誉毕业于剑桥大学,1919 年至 1957 年,他在英国的 Rothamsted 农场从事研究工作。1921—1927 年间,Fisher 分析了该农场 90 多年的农作物资料和气象资料,指出了先前设计中的一些错误,由于因素间的混杂,导致作物收成无法分析,由此提出了区组设计、拉丁方设计以及自由度概念等,提出方差分析以及协方差分析及其算法,指出不同来源的变异可以通过方差分解来估计;他提出了极大似然估计以及参数估计的准则:无偏性、一致性和有效性。这些方法及准则迄今仍然对统计学产生着重大的影响。其研究成果以系列论文《作物收成的变化研究》(*Studies in Crop Variation*)(I~Ⅳ)发表,长达几百页的精彩论述以及论文"理论统计学的数学基础"和"点估计理论"奠定了现代统计学的数学框架。Fisher 在 1922 年提出的自由度概念,还纠正了 Pearson 在偏斜分布参数估计公式中的一些错误。1925 年出版了《科研工作者的统计方法》(*Statistical Methods for Research Workers*),提出设置对照组(control)可以控制非抽样误差;并给出了不同设计的方差分析。1935 年 Fisher 出版了一本具有里程碑意义的著作《实验设计》(*The Design of Experiments*),从"女士品茶"导出了假设检验的思想;提出了研究设计的基本原则,即随机、对照、重复,从而开辟了研究设计这一统计学分支。Fisher 的业绩在 20 世纪的统计学界无人可比,美国统计学家 Bradley Efron(1938—)在 1996 年的一篇论文中把 Fisher 比作"统计学的凯撒"。

虽然 Gauss 和 Laplace 等人早就运用了极大似然估计,但 Fisher 在 1921 年至 1922 年对极大似然估计的性质进行了深入研究并推广使用,一时间似然函数席卷了整个统计学界并迅速成为参数估计的主要方法。但是,由于极大似然估计非常复杂,需要迭代求解,使很多潜在的应用望而生畏。因此,早期很多统计学家致力于简化算法,寻找其近似估计,以避免繁琐的运算。但计算机的出现又推动了极大似然估计的广泛应用,1977 年 Harvard 大学 Arthur Dempster,Nan Laird 和 Donald Rubin 提出的 EM 算法则使得极大似然法的应用如虎添翼。

1940 年以瑞典数学家 Harald Cramér(1893—1985)的《统计学的数学方法》一书的出版为标志,数理统计学被公认为一门严谨的数学学科。

（一）多元分析

多元正态分布的定义和应用可追溯到 19 世纪,早年的研究基本上是基于 2 元或 3 元的。法国数学家 A Bravais 和 C. M Schols 分别于 1846 年和 1875 年对其进行过探讨。1888 年 Galton 提出的相关分析是基于二元正态分布的。而 F. Y Edgeworth 于 1892 将正态分布拓展到一般意义的多元分布并定义了偏相关系数等概念。1928 年,苏格兰生物统计学家 John Wishart(1898—1956)将 χ^2 分布拓展到多元的情况,被称之为 Wishart 分布。1931 年,美国经济统计学家 Harold Hotelling(1895—1973)将 t-分布拓展到多元分布情况,对应的检验统计量被称为 Hotelling T^2 统计量;Samuel Wilks(1906—1964)将 F-分布拓展到多元情形,被称为 Wilks 统计量,之后印度统计学家 C. R Rao 对其进行了改进。1936 年印度统计学家 P. C Mahalanobis 改进了欧式距离,同时考虑了变量的变异和变量间的相关性,提出马氏距离(Mahalanobis distance)。他们的这些工作为多元方差分析、线性模型理论的建立和完善奠定了重要基础。

1901 年 Karl Pearson 提出主成分分析(principal component analysis,PCA),1904 年 Spearman 提出因子分析(factor analysis)并运用于心理学研究,提出“2 因子理论”来解释人的智力,即指出基于个体的所有测量数据(变量)可以用 1 个共同因子和 1 个特殊因子来描述。1931 年,L. L Thurstone 对 Spearman 的理论提出了修正,即基于个体的所有测量数据(变量)可以用多个(而不是一个)共同因子和一个特殊因子来描述。1936 年,美国经济统计学家 Harold Hotelling(1895—1973)提出典型相关分析(canonical correlation analysis,CCA);1940 年 Fisher 提出列联表的典型相关系数,分别给列和行定义记分以使行列的相关最大。至此,多元统计学分支已初见雏形。

多元统计分析在 20 世纪 30 年代兴起后,由于计算上的困难,一直处于停顿状态。至 20 世纪 50 年代末,计算技术的突破使得多元分析以迅猛的速度发展和应用。

1969 年瑞典统计学家 Karl Gustav Jöreskog 改进了 Campbell & Fiske(1959)的方法,提出了确证性因子分析(confirmatory factor analysis,CFA)和结构方程模型(structural equation modeling,SEM),早期提出的因子分析则被称为探索性因子分析(exploratory factor analysis,EFA)。法国统计学家 Jean-Paul Benzécri 于 1973 年基于 Fisher 列联表典型相关系数,提出相应分析(correspondence analysis),从此多元分析的内容更趋丰富。

信息论、控制论、系统论与统计学的相互渗透与融合,使得统计学进一步得到发展和完善。信息论、控制论、系统论在许多基本概念、基本思想、基本方法等方面有着共同之处,三种理论从不同角度、不同侧面提出了解决问题的方法和原则。三论的创立和发展,彻底改变了 20 世纪的科学图景和科学家的思维方式,也使统计学从中汲取了营养,拓展了视野,丰富了内容,出现了新的发展趋势。

从 1900 年至 1960 年是统计学思想发展的黄金时期,期间,统计推断理论得到进一步完善;研究设计和抽样调查的理论和方法日趋成熟;时间序列分析、多元统计理论框架逐步形成;质量控制理论得到发展;随机对照研究方法得以确立并成为临床试验的金标准;流行病学研究的方法学基本确立。

（二）临床试验与流行病学研究

当 Fisher 把随机化用于农田试验的时候,英国另外一位统计学家 Austin Bradford Hill(1897—1991)正在思考如何把随机化应用到临床对照试验中。Hill 在 1937 年的著作《医学统计学原理》(*Principles of Medical Statistics*)中从实际应用的角度阐述了临床试验中设置对照组的必要性,以及随机化对于临床对照试验的重要性,指出:随机分组摆脱了人为的控制,避免了主观因素的干扰。并多次强调,严格遵循随机化是临床试验的必要条件,但他一直没有找到应用随机化的机会。1947 年 Hill 有幸参加一项英国医学会(Medical Research Council)开展的、由 Geoffrey Marshall 牵头负责的临床研究,该研究旨在评价链霉素治疗肺结核的有效性和安全性,Hill 终于把随机对照应用到该研究中,研究报告发表于 1948 年英国医学会杂志(*British Medical Journal*,BMJ)。这是首个临床随机对照研究(RCT),并从此成为临床研究的标准方法。临床试验的大量开展,也促使了生存分析理论和方法的发展。

1958 年,美国加州大学 EL. Kaplan 和芝加哥大学 P Meier 同时向 *JASA* 杂志投稿,讨论关于生存分析中截尾数据的估计问题,当时的杂志主编 John Tukey 认为两个人讨论的问题相同,解决问题的思路类似,均受寿命表算法的启发,于是要求他们把文章合二为一,文章发表后立即引起了广泛的关注,后来这个方法被称为 Kaplan-Meier 估计。该估计为点估计,其近似方差估计可以运用 1928 年英国统计学家 Major Greenwood(1880—1949)提出的方法。

1966 年美国生物统计学家 Nathan Mantel(1919—2002)提出了一种检验两组生存时间分布是否相等的假设检验方法,被称之为 log-rank 检验,也称为 Mantel－Cox 检验,可以看成是时间分层的 CMH 检验。Log-rank 检验中每个时间点数据是等权重的,Richard Peto 和 Julian Peto 兄弟将其推广到不等权重的情况,称之为 Peto log-rank 检验。

1972 年,D. R Cox 提出半参数的比例风险模型,又称为 Cox 模型,将生存分析推广到多因素分析的情形,极大地推动和促进了随访研究的开展。

1900 年,G. Udny Yule(1871—1951)提出了四格表的优势比(odds ratio,*OR*)以及关联系数。而 Goodman & Kruskal(1959 年)指出,比利时社会统计学家 Adolphe Quetelet 早在 1849 就开始使用相对危险度(relative risk,RR)指标了。

英国统计学家 Maurice Martlett 于 1935 年定义了 2×2×2 表的同质性(homogeneous association,无交互作用)。

1937 年,Bartlett 利用 $\log[y/(1-y)]$ 将列联表频率进行变换,然后对变换值进行回归或方差分析。1944 年,Joseph Berkson 称其为 logit 变换。

1948 年,Hill 参与英国生理学家 Richard Doll(1912—2005)负责开展的一项肺癌危险因素的病例-对照研究(case-control study),他们选取了来自伦敦 20 家医院的 709 例肺癌患者(其中男性 649

例),以及相同人数的对照。这之前人们认为是沥青和汽车尾气导致肺癌,研究发现,香烟是肺癌的唯一重要危险因素,研究成果 1950 年发表于 BMJ 上,成为病例-对照研究的经典案例。由于病例-对照研究本身的局限性,只能说明关联性而不能说明因果关系,因此,其结论遭到了包括 Fisher 在内的众多科学家的质疑。于是,一项长达半个世纪的大型随访研究——英国医生队列研究(British doctors study)开始了。1951 年,在 Doll 和 Hill 的领导下,在英国招募 5 万名医生进行随访,并分别于 1957、1966、1971、1978、1991、2001 进行了阶段性总结,证实了吸烟可以增加肺癌发病的风险。而同时期在大西洋对岸的美国,1948 年一项以心血管病为主题的 Framingham 队列研究(Framingham Heart Study)在马萨诸塞的 Framingham 小镇启动了,该研究对当时的 5209 成人居民进行长期随访,至今研究观察到第 4 代居民。正是大型流行病学队列研究的广泛开展,促进了统计学在该研究领域的应用和发展。

1951 年 Jerome Cornfield,在病例对照研究中利用 OR 来近似估计 RR。

1954 年 William G. Cochran(1909—1980)拓展了 χ^2 检验;1955 年 Peter Armitage(1924—)独立地提出了检验比例的线性趋势的方法,后人将对比例或率的趋势性检验称为 Cochran-Armitage 趋势检验。

1959 年 Nathan Mantel (1919—2002)和 William Haenszel 提出校正协变量的分层 χ^2 检验,1963 年 Mantel 又对其进行了改进。后人对 Cochran、Mantel 和 Haenszel 的工作进行了总结,得出一套基于二分类变量、等级变量的分层分析和趋势分析统计量,统称为 CMH 统计量。

1958 年,David Cox(1924—)提出了 logistic 回归,又称 logit 模型。1966 年,Mantel 将 logistic 回归拓展到多类结果变量的情形,称为多类结果的 logistic 回归(multinomial logistic regression 或 multinomial logit)。1968 年,Bock & Jones 提出有序结果的累积优势 logistic 回归(cumulative logit model for ordered response)。1988 年,荷兰统计学家 J Engel 提出了有序结果的相邻优势 logistic 回归模型。从此,logistic 族回归成为流行病学研究的首选方法。Daniel McFadden 在 20 世纪 70 年代和 80 年代对多类结果变量的 logistic 回归(经济学领域称为离散-选择模型,discrete-choice model)进行研究并推广应用于经济学研究领域,由此获得 2000 年诺贝尔经济学奖。

(三)非参数统计

相比于统计学的其他领域,非参数统计(nonparametric statistics)的发展更富传奇色彩。20 世纪 40 年代,美国化学家 Frank Wilcoxon(1892—1965)在对实验结果进行分析时发现,数据中常常含有异常值(outlier),有些能找出原因,而有些找不出原因。如果直接用 t 检验或方差分析则显然对结果有影响,而如果剔除这些异常值,又没有足够的理由和方法来认定哪些是异常值。在查找参考文献无果的情况下,Wilconox 找到了解决该问题的思路(后来被称为 Wilcoxon 检验),但是计算非常复杂,需要用到排列和组合方法。1945 年当他把论文初稿发给 Biometrics 杂志时,他还没有意识到,他的工作开创了非参数统计的新领域。后来他放弃了最初的化学领域,专门从事统计学咨询、教学和研究。

无独有偶,美国经济学家 Heary B. Mann 和 Ohio 州立大学统计学研究生 D. Ransom Whitney 在研究 1940 年的工资分布是否小于 1944 年的分布时,提出了一个检验统计量(后来被称为 Mann-

Whitney 检验），也是用组合方法求解。1947 年发表后人们发现，他们的工作与 Wilcoxon 检验是等价的。此后，涌现出很多不同的替代方法。1952 年 William Kruskal 和 W. Allen Wallis 将 Mann-Whitney 检验推广到多组比较的情况（后称为 Kruskal-Wallis 法）。Herman Chernoff 和 I. Richard Savage 发现，Wilcoxon 检验可以看成是次序统计量（ordered statistics）的期望均数，从而进一步推动了基于秩次的检验的发展。

1948 年澳大利亚一位数学教授 E. J. G. Pitman（1897—1993）在 *Annal Mathematical Statistics* 发表文章指出：当数据分布已知，例如正态分布，适合用参数模型来分析，而采用非参数检验可以得到与参数检验几乎相同的结论；而当数据分布偏离参数模型，则非参数检验远远胜过参数检验。他的研究使非参数统计的地位得到了大力提升。1971 年，捷克斯洛伐克 Jaroslav Hájek 出版了一本权威教科书，其中，他针对所有的非参数检验作了根本性的一般化，并与中心极限定理的 Lindeberg-Lévy 条件联系起来，从而奠定了非参数研究的理论基础。

英国统计学家 George Box（1919—2013）在普林斯顿大学工作期间提出了稳健性（robustness）的概念。1964 年，Box 与 DR Cox 联名发表 Box-Cox 变换，并指出用合适的 Box-Cox 变换可以使得很多统计方法更具有稳健性。1968 年斯坦福大学 Bradley Efron 证明了 t-检验和绝大多数非参数方法都是稳健的。稳健性从此成为评价一个统计分析方法的重要特性之一。

（四）随机效应模型

1972 年，英国统计学家 John Nelder（1924—2010）在 Rothamsted Experimental Station 工作期间，与 Robert Wedderburn 对统计模型进行归纳总结，提出了广义线性模型（generalized linear models），并建议采用迭代加权最小二乘或极大似然法估计模型参数。该模型包含了一般线性模型、方差分析模型、logistic 模型、Poisson 和负二项分布模型等，至此，经典统计模型有了一个统一的表达。Nelder 还领导 GLIM 软件和 GenStat 软件的研发，为广义线性模型的及时推广应用起到了重要的作用。

1986 年，英国教育统计学家 Harvey Goldstein 基于协方差分析的思想提出多水平线性模型（multilevel linear models），1991 年拓展到多水平非线性模型（nonlinear multilevel models）。多水平模型又称层次模型（hierarchical models）、混合模型（mixed models）等，专门用于处理具有层次结构、嵌套结构的数据，属于参数模型。Goldstein 提出用加权迭代最小二乘法估计模型参数，并先后领导开发了 ML2、ML3、MLn 软件分别用于 2 水平、3 水平和多水平模型的建立，后期的 Windows 版本 MLwiN 中纳入了 bootstrap，MCMC 等算法。1987 年，NT Longford 提出快速记分算法估计随机系数模型。1988 年 SL. Zeger 和 KY Liang 提出广义估计方程（generalized estimating equation，GEE），用于重复测量资料的分析。这些方法为具有层次结构的、非独立的（non-independent）数据的分析提供了重要的手段。

（五）Bayes 统计

Bayes 统计是统计学另一个重要学派，称为 Bayes 学派（Bayesian），其与频率学派（Frequentist）的根本区别在于对概率的理解和对经验信息的利用。频率学派认为，随机事件发生的概率是在相同条件下大量重复试验所得到的该事件出现的频率，并且认为随机事件的概率是客观存在的，不以人的主观意志而改变。Bayes 学派则认为，随机事件发生的概率是人对该事件发生可能性的一个信念，不同经验的人具有不同的判断，随机事件的概率本身也是随机的而不是固定不变的，并服从于某种分布。

Bayes 统计最早可以追溯到 1763 年。英国威尔士科学家 Richard Price（1723—1791）在整理 Thomas Bayes（1702—1761）生前留下的手稿中发现了一个公式，并将其整理成文于 1763 年以 Bayes 的名义发表，该论文题为"论有关机遇问题的求解（*An Essay Towards Solving a Problem in the Foctrine of Chances*）"，该文中提到了 Bayes 公式和一种推理方法。随后，P. C. Laplace（1749—1827）等人用 Bayes 方法导出了一些有意义的结果。之后，虽有一些研究和应用，但由于理论尚不完善，应用中出现一些问题，致使 Bayes 方法长期受到批评和质疑，未能得到统计学界的普遍接受。直到第二次世界大战后，A Wald（1902—1950）提出统计决策函数论后又引起了很多人对 Bayes 方法的研究兴趣，因为在 Wald 的理论中，Bayes 解被认为是一种最优决策函数。

20 世纪 50 年代，以 Herbert Robbins（1915—2001）为代表的统计学家提出了经验 Bayes 方法（empirical Bayes methods），把 Bayes 方法和经典方法结合起来，引起了统计学界的广泛关注，这一方法很快显示出它的优势，成为十分活跃的一个领域和方向，同时 Bayes 学派也成为统计学界一支强劲的力量。1955 年在 *Biometrika* 期刊全文重新刊登了当年 Bayes 的传世之作。

在 LJ Savage（1954），H Jeffreys（1961），DV Lindley（1961），GEP Box & GC Tiao（1973）JO Berger（1985）等 Bayes 学者的努力下，Bayes 理论和方法不断完善，Bayes 观点被越来越多的人所接受。但是无论理论发展多么成熟，在实际应用中高维积分的求解依然是 Bayes 方法难以逾越的障碍，也是应用的一个瓶颈。当高维积分不可求解时，人们自然想到寻求近似求解，而当近似求解也难以实现时，借助计算机进行模拟运算就成为一个很好的选择。

马尔科夫链蒙特卡罗模拟技术（Markov Chain Monte Carlo，MCMC）是一种抽样方法，它从某概率分布中抽样构建 Markov 链，可以得到相同的分布，采用数值近似法解决高维积分的问题。两种性质较好的 MCMC 方法包括：Gibbs 抽样和 Metropolis - Hastings 算法。Gibbs 抽样（Gibbs sampling）由 Stuart Geman 和 Donald Geman 兄弟在 1984 年提出，该算法参考了采样算法和统计物理学之间的一个类比，因此以物理学家 Josiah Willard Gibbs 的名字命名。1953 年，Nicholas Metropolis 发表了题为 "*Equation of State Calculations by Fast Computing Machines*" 的论文，首次提出基于对称分布的一种抽样方法。1970 年 WK Hastings 将其推广到更一般的情况。尽管 N Metropolis 对该算法有没有贡献还存在争议，但大家已经习惯称该算法为 Metropolis - Hastings 算法。至此，高维积分求解问题得到解决。

1989 年由英国医学会统计学组、剑桥大学和帝国医学院（Imperial College of Medicine）的专家组成的一个研究小组开发了一个应用 Bayes 方法的专门软件：BUGS（Bayesian inference Using Gibbs Sampling）。WinBUGS 是在 BUGS 基础上开发面向对象交互式的 Windows 版本，其中主要使用 MCMC 方法来求解高维积分。WinBUGS 提供了图形界面，通过鼠标点击可直接建立研究模型，真正做到了复杂问题简单化，抽象问题形象化，其影响日益扩大，大大促进了 Bayes 方法的推广，其应用几乎扩展到科学研究的各个领域。

如今 Bayes 统计日趋成熟，Bayes 学派已经发展成为一个具有重要影响的统计学派，打破了经典频率学派一统天下的局面。本教材在本篇专门设置一章"贝叶斯统计简介"简要介绍贝叶斯统计的基本思想及其运用。

（六）统计软件

20 世纪 60 年代以后,计算机技术的飞速发展和广泛普及,进一步促进了统计方法的发展和应用,以前望而却步的方法,例如极大似然估计、确切概率、permutation 检验、Bayes 方法等得以广泛应用。专用统计软件的开发如雨后春笋不断涌现,为统计学方法的应用提供了重要的工具。

1968 年 SPSS(Statistical Package for Social Sciences)软件诞生,该软件由 Norman H. Nie, Dale H. Bent 和 C. Hadlai Hull 共同开发,很快成为社会科学、公共卫生、医学科学领域数据分析的首选软件,2010 年被 IBM 公司收购。

1976 年 SAS(Statistical Analysis System)软件诞生,该系统前期是 20 世纪 60 年代北卡州立大学(North Carolina State University)农业系的一个科研项目,专门开发一套统计分析程序,以方便科研数据的分析。1976 年由 James Goodnight 担任 CEO,与其他 3 位同事一起成立了 SAS 公司。SAS 以其强大的功能、完备的方法成为目前全球统计学家公认的最可信赖的统计分析软件。

1985 年 Stata 公司成立,推出 Stata 软件,该软件以小巧玲珑著称,广泛受到经济学、社会学、生物医学和流行病学科研工作者的青睐。

1994 年 R 软件诞生,该软件是一个开源软件,主要用于统计分析和数据挖掘,由新西兰 Auckland 大学 Ross Ihaka 和 Robert Gentleman 开发,由两位开发者的名字首字母命名。

（七）统计学会与专业期刊

1834 年,英国皇家统计学会(Royal Statistical Society,RSS)成立,出版系列专业学术期刊 *Journal of the Royal Statistical Society*,包括三个系列:A 辑(Series A)为社会统计学,B 辑(Series B)为统计方法学,C 辑(Series C)为应用统计学。此前,英国很多郡分别成立了统计学会,例如伦敦统计学会等,但后来都没有继续发展,有的并入了 RSS。

1839 年,美国统计学会(American Statistical Association,ASA)成立,创办期刊 *Journal of American Statistical Association*(JASA)。

1947 年,国际生物统计学会(International Biometric Society,IBS)成立,创办期刊 *Biometrics*。全球现有超过 7000 个会员和几十个分会。2013 年 IBS 成立中国分会(IBS-China)。

1945 年,ASA 的生物统计学专业委员会(Biometrics Section)成立,创办 *Biometrics Bulletin*,1950 年该专业委员会与 IBS 合并。

1977 年,Statisticians in the Pharmaceutical Industry(SPI)成立,会员主要来自企业,创办期刊 *Pharmaceutical Statistics*。

1978 年,国际临床生物统计学会(International Society of Clinical Biostatistics,ISCB)成立并于 1982 年创办期刊 *Statistics in Medicine*。1978 年临床试验学会(Society for Clinical Trials,SCT)成立并创办期刊 *Clinical Trials*。1980 年 *Controlled Clinical Trials* 创刊,专门发表临床试验的统计学研究成果,2005 年期刊更名为 *Contemporary Clinical Trials*。此外,*Journal of Biopharmaceutical Statistics*,*Statistical Methods in Medical Research* 也都是本领域的专业期刊。

四、中国卫生统计学发展简介

统计学在中国的发展历史更为悠久。早在商朝(约公元前 1600 年—约公元前 1046 年)就初步建立起国家的统计组织,是为政治经济统计的萌芽。西周时期(公元前 1046 年—公元前 771 年)在《周易》中就已经提出了统计分组和平均数的思想。秦汉之后,历代都相继开展人口、土地、仓储、税赋、交通、自然资源等的统计实践活动。明清时期,统计活动更加广泛,方法更加丰富,并发展了统计图表,综合评价和动态数列等方法。明朝著名科学家徐光启曾用数学方法估计人口的增长。表明我国经济社会统计学工作历史悠久,统计思想和统计观点应运而生并指导着社会统计实践,但尚未形成系统的理论体系,直到 19 世纪末 20 世纪初,西方统计思想与统计理论开始在中国传播。

1880 年,清末著名数学家华蘅芳先生与英国学者费勒合作编译了英国学者 Golloway 的著作 *Probability*,中文名称为《决疑数学》。该书的出版,首次将西方近代概率统计理论系统引入中国。1907 年,彭祖植参照日本学者的一些著作编著了《统计学》一书。

1907 年清政府按照西方国家统计组织的模式,在宪政编查馆下设立统计局,在我国统计史上第一次成立了全国性的最高统计机构。

清朝从顺治十八年(1661)到宣统三年(1912),共组织过 13 次全国人口普查。雍正以前的人口统计只登记男丁人数,雍正之后才将老幼妇女统计到人口数目之中。据 1912 年的调查结果,中国人口约 3.68 亿。1917 年,民国政府开展第一次人口普查,中国人口约 4.06 亿。

民国时期(1912—1949 年)统计学在中国得到广泛传播和应用。1917 年民国政府司法部第一次编印《民事统计年报及刑事统计年报》。1930 年统计学的第一个学术团体——中国统计学社正式成立。学社的宗旨是:研究统计学理论和方法,赞助及促进国内外统计事业的发展。中国统计学社的建立将中国统计学研究推向了新的高潮。统计学科逐步形成了包括数理统计学、统计学原理与方法,以及各种应用统计(包括社会统计、经济统计、教育统计、农业统计、生物医学统计等)在内的统计教学与实践体系。

中国卫生统计学科也在这个时期萌芽,杰出的代表性人物包括袁贻瑾(1899—2003)、许世瑾(1903—1988)、薛仲三(1907—1988)和郭祖超(1912—1999)。

早在 1927 年,许世瑾在北京进行居民死因调查。20 世纪 30 年代初,许世瑾在上海市卫生局工作期间,调查了 1 万多名中小学生的身体发育状况,编制了上海市学龄儿童的身长、体重发育表,发表了《上海市学龄儿童身长体重的初步研究》一文。《1934—1936 年南京市生命统计报告》一文发表于《世界生命统计》年报,这是中国第一次在国际上发表的生命统计资料。1931 年,袁贻瑾(I-Chin Yuan)根据广东中山李氏家族家谱编制了第一个中国人口寿命表。1933 年,HE Seifert 依据金陵大学 1929—1931 年开展的 100 多个县共 38 256 户农家的调查资料,编制寿命表,估算出中国农村地区居民男性出生时的期望寿命是 34.85 岁,女性是 34.63 岁。1935 年,薛仲三利用南京居民的生命统计资料,估算出南京市居民出生时的期望寿命,男性为 39.80 岁,女性为 38.22 岁。可见,新中国成立前我国居民的期望寿命不足 40 岁。

1948 年郭祖超编写的《医学与生物统计方法》由商务印书馆出版,这是我国第一本生物医学统计学专著,并被当时的教育部推荐为大学用书。

新中国成立后,为了适应社会主义经济建设的需要,1952 年,中央人民政府第十七次全体会议决定成立国家统计局,1955 年中国统计出版社成立。1953 年,新中国开展了第一次人口普查。之后,分别在 1964 年、1982 年、1990 年、2000 年、2010 年开展了人口普查。

　　郭祖超编写的《医学与生物统计方法》后更名为《医用数理统计方法》、四川大学(原华西医科大学)杨树勤主编《中国医学百科全书·医学统计学》分册,这两部堪称经典的著作为我国卫生统计学专业人才培养和医学卫生领域的推广应用,发挥了十分重要的作用。

　　自 1978 年我国改革开放伊始,四川大学(原华西医科大学)杨树勤主编全国统编教材《卫生统计学》(第 1~3 版)是卫生统计学教材的经典之作,也是本教材的前身,后经倪宗瓒(第 4 版)、方积乾续编(第 5~7 版),现在的版本是第 8 版。

　　1984 年 9 月,中国卫生统计学会成立暨第一次学术会议在广西壮族自治区南宁市召开,同时创办《中国卫生统计》杂志为学会专业期刊,同年在全国出版发行。为适应我国卫生信息化发展需要,2004 年 6 月,中国卫生统计学会更名为中国卫生信息学会。

第二节　现状与未来

　　人们说统计学是 20 世纪最伟大的学科之一,其自身的理论不断完善,方法层出不穷,应用领域越来越广,为各应用领域所作出的贡献不可估量。随着计算机技术的飞速发展,统计学的发展如虎添翼。目前,统计学原理和方法几乎应用到自然科学和社会科学的各个领域,产生了许多应用性分支,如经济统计学,工业统计学,农业统计学,管理统计学,生物统计学等。

　　21 世纪是信息爆炸的时代,信息的增长速度远远超过了人们处理信息和分辨信息的速度,人称大数据时代。统计学丰富的历史积淀和当前的社会实践都推动和激励人们必须对统计学未来的发展进行思考。21 世纪的统计学必将取得突破性发展,继概率论引入统计学之后,统计学将进入一个崭新的历史发展阶段。

　　系统生物学是在细胞、组织、器官和生物个体整体水平上研究结构和功能各异的各种分子及其相互作用,并通过计算生物学来定量描述和预测生物功能、表型和行为。系统生物学将在基因组序列的基础上完成由生命密码到生命过程的研究,这是一个逐步整合的过程,由生物体内各种分子的鉴别及其相互作用的研究到途径、网络、模块,最终完成整个生命活动的路线图。系统生物学是一门在系统论、信息论和控制论基础上发展起来的生命科学研究领域的系统科学,随着组学、计算和转基因系统生物技术等成熟而迅速发展。系统生物学一方面了解生物系统的结构组成,另一方面要揭示系统的行为方式。相比之下,后一个任务更为重要。也就是说,系统生物学研究的并非一种静态的结构,而是在人为控制(干预)的状态下,揭示出特定的生命系统在不同的条件下和不同的时间里具有什么样的动力学特征。因此,在系统生物学研究中,统计学的作用是整合不同层面的信息,利用统计学、数学、计算科学等分析策略、方法和手段,在生物学理论指导下,获得尽可能接近真正生物系统的理论模型,建模过程贯穿在系统生物学研究的每一个阶段。

　　运用动力学模型进行疾病的预警预测是疾病预防控制领域的研究分支之一。包括微观动力学模型(例如病毒在体内的动力学)和宏观动力学模型(例如传染病在人群间的传播动力学),主要分析工具是微分方程。而疾病的发生发展以及传播与很多未知因素有关,充满了随机性,因此,从纯粹的动力学模型入手,难以描述疾病在发生发展和传播过程中的变异性。因此,随机微分方程是研究疾病动力学的一个新的发展方向。基因测序数据的一个特点是样本量小而变量多,一个测序数据库样本量通常为数百上千,最多上万,而变量数多达数百万个,表现为典型的超高维稀疏数据;测序数据的另一个特点是准确性高。因此,处理测序数据最重要的问题是,在医学理论的指导下,寻找快速、高效的降维或投影策略和方法。

大数据的特点就是样本量大、无用信息量也大,数据准确性难以保证。因此,处理大数据的方法应该具备如下基本特性:海量数据搜索的高效性、发现有用信息的灵敏性、对不准确数据的容错性。生物医学大数据主要来源于:医院门诊、住院信息,常规体检,药品销售和监测数据库,社区居民健康,疾病监测,医疗保险数据等;各类基础医学研究、流行病学现场研究、临床试验数据;空气、水、土壤、食品等环境监测数据等;以及饮食起居、穿戴设备监测等健康相关信息。卫生统计学的核心内容是要把这些信息整合在一起,挖掘出其中有用的信息,用以说明遗传和环境对健康的影响,建立疾病风险评估和预测模型,制定精准医疗方案,为卫生决策提供科学依据。与社会经济和管理等领域不同的是,医学卫生领域面对海量数据,对数据质量的甄辨、把控要求更高,不仅仅要探索相关关系,更重要的是以此相关关系为线索,深入探求因果联系,揭示生老病死的奥秘。

大数据使传统统计学作为研究具体问题的方法学发生了改变。首先,大数据拓展了统计学研究的对象,也从根本上改变了传统的以调查为主的数据获取、储存、管理的方式方法;其次,大数据改变了小样本数据分析的思路和方法,把统计学研究带入了更深更广的应用领域。大数据时代给统计学带来的不仅是变革,更多的是学科发展壮大的机遇。统计学一方面要继续根植于应用领域的沃土,另一方面,更需主动与计算科学、信息科学、管理科学等紧密合作,互取所长,才可能碰撞火花,在大数据时代获得新的突破。因此,对统计学而言,大数据带来的是挑战和机遇,同时也将使统计学的生命力更加蓬勃旺盛。

(陈　峰)

第十九章

贝叶斯统计简介

贝叶斯思想是最早于 1763 年由 Bayes 提出的一种归纳推理的思想和理论,后被一些统计学家发展成为一类系统的统计推断方法。贝叶斯统计学派的形成可追溯到 20 世纪 30 年代,至 20 世纪 50 年代和 60 年代逐步发展成为一个具有重要影响的统计学派,尤其是随着计算机技术的迅速发展和模拟技术的开发运用,贝叶斯统计得以深入发展和广泛应用。贝叶斯统计学派这一与经典频率统计学派纷争多年的统计学"半边天",当今在理论和应用上都获得了重要的地位。

第一节　贝叶斯学派与频率学派的区别与联系

本书前面所介绍的内容都是基于频率学派(Frequentist)的思想与观点,统计学还存在另外一大学派,即贝叶斯学派(Bayesian)。两个学派在统计学发展历史上经历了长达世纪的争论,直到今天也没有平息。如今人们取得的共识是,两个学派的观点都有合理及其可取之处,各自在某些不同问题的处理上各具优势,而在某些问题上又是一致的。本节简要介绍贝叶斯学派与频率学派的区别与联系,尤其是贝叶斯学派的思想与观点,目的是让同学对这一重要的统计学派具有一个初步了解,更深入的掌握及应用可参考相关的专著和文献。

一、主观概率与客观概率

概率论是统计学的重要基础。频率学派和贝叶斯学派的根本分歧在于,对于"概率是什么?"这一根本问题具有不同的理解和解释。

频率学派认为,随机事件发生的概率是在相同条件下进行大量重复试验,该事件出现的频率。随机事件的概率客观存在,固定不变,不以人的主观意志而改变。贝叶斯学派认为,随机事件发生的概率是研究者个人对该事件发生可能性的一个相信程度(degree of belief),概率本身是随机的而不是固定不变的,并服从于某种分布。因为随机事件具有不确定性,故用概率分布表达其不确定性是最好的方法。

正如第四章所介绍,频率学派将"概率"定义为:在独立重复实验中,事件发生次数占实验总次数比例(即频率)的极限。如例 4-1,一枚正反两面无差异的硬币,被重复抛掷 n 次,有 k 次正面朝上,其正面朝上的比例为 $f=k/n$。对于单次抛掷来说,结果是完全无法预知的,但是随着抛掷次数 n 的增多,正面朝上的比例 f 必定会逐渐地趋向于 0.5。这是一种偶然性中所蕴含的必然性,而概率就是对这种必然性的一种数学描述。这种必然性来自硬币的客观属性(正反两面无差异),因此称这种概率为客观概率,这就是频率学派对于概率的解释。频率学派的"概率定义"在哲学意义上似乎是完美的,但在实际应用上却存在明显的局限性,因为客观概率只有在大量重复实验下才有意义。而在现实中,人们通常只能基于很少次数甚至是一次观测结果进行推断和决策。

在很多情形下,观测事件不具有可重复性。例如医生说"你如果现在开始戒烟,你患心脏病的概率将会降低70%",这在现实中是很有意义的概率估计,但是却难以从频率学派的观点进行解释。又比如天气预报中报告明天下雨的概率为0.4,这显然无法从重复实验的角度加以解释。贝叶斯学派将"概率"定义为我们对一个事件发生可能性的相信程度。因为相信程度是我们的主观看法,因此贝叶斯学派所说的概率就称为主观概率,这一观点也更接近于人们对概率的直观理解。例如一个人A手中握着一枚平放的硬币,问这枚硬币正面朝上的概率。这个问题以频率学派的观点就完全无法回答,而贝叶斯学派认为,这个概率应是$P=0.5$,这和前面抛掷硬币例子中的概率数值相同,但却具有完全不同的含义。此处的概率$P=0.5$,反映的是我们对那个人手中硬币"一无所知"的状态,和硬币本身的性质(正反面是否对称)无关。如果另一个人B对持硬币者A的习惯有一些了解,因此可能更倾向于相信硬币正面朝上,B对"硬币正面朝上"的主观概率就大于0.5。因此,对同一个客观对象(硬币),每个人的主观概率是不同的,这取决于我们所掌握的信息的多少。而且随着掌握信息的增多,我们对同一个客观对象的主观概率也会发生变化。

因此,贝叶斯学派的概率观点在实际应用中具有明显的优势,例如在疾病筛查和诊断中的应用。例如居民A首次参加大肠癌筛查,在进行筛查前,医生根据居民A的性别、年龄以及当地人群的大肠癌发病率,对A患大肠癌的概率有一个估计(不同的医生估计的概率会有不同)。在获得粪便隐血实验阳性的结果后,医生认为A有较高的概率患有大肠癌,因此建议A进行肠镜检查。在得知肠镜检查的结果是阴性后,医生认为A患有大肠癌的概率很低。以上过程中,A的客观健康状况没有发生任何变化,不断变化的是医生的主观概率。如何确定主观概率是贝叶斯方法应用的核心。

二、先验信息与客观数据

两个学派的根本分歧在于对概率的理解。如上所述,对同一个客观事物,每个人的主观概率是不同的,这取决于我们所掌握信息的多少,而且随着掌握信息的变化,我们对同一个客观事物的主观概率也会发生变化。这就从对概率理解不同的根本分歧引申出两个学派在进行统计推断时的另一个重大区别。

贝叶斯学派认为客观数据只是信息的一部分。因为在现实情况中,我们所收集到的数据通常并不能完全真实地反映事物的全部信息。比如收集的样本量太少,或者是抽样本身就存在着偏倚,或者还有其他很多影响数据真实性和可靠性的因素等。因此,贝叶斯学派认为还可以利用其他一些信息来提高我们对于客观事物的认识,比如说科学常识、专业人员的经验或其他研究人员的同类研究成果等。因此,贝叶斯统计的核心思想就是对于参数的估计并不是单纯取决于客观数据,而是取决于客观数据和先验信息两种信息的共同作用。

两个学派并不是完全对立的,两者都认可客观数据的地位,其主要争论点在于是否应该纳入先验信息。频率学派认为,先验信息的纳入带有很强的主观性,它并不像数据一样是完全客观存在的。针对同一客观数据,不同的贝叶斯统计学者由于纳入的先验信息不同可能得出不同的结论,这就在一定程度上违背了科学的客观性。贝叶斯学派则认为应该承认信息的多样性,先验信息是重要且有效的信息。无论是就事论事的频率学派也好,还是加入主观经验的贝叶斯学派也好,不同的观点都有它存在的合理性。客观事物并没有发生变化,只是研究问题的视角发生了变化,这都有助于加深我们对于事物本质的认识,很多时候真理都是在不同观点的碰撞和融合中逐渐清晰起来的。

第二节　贝叶斯公式

基于对概率的不同理解和解释,频率学派和贝叶斯学派在统计推断时使用到的信息是不同的。频率学派是根据样本信息直接推断相应的总体特征,而贝叶斯学派是根据样本信息再加上人们对总体特征的事先认知来推断相应的总体特征。

贝叶斯推断的最核心工具为贝叶斯公式,它在统计推断中发挥着重要的作用。因此,在介绍贝叶斯推断之前,我们有必要先了解贝叶斯公式的思想和原理。这里以前列腺癌的筛检试验为例对其加以简要介绍。

早期发现前列腺癌有助于有效治疗前列腺癌,对 50 岁以上男性进行早期筛查是一种常见方法。总前列腺特异性抗原(total prostate-specific antigen,TPSA)检测是其中方法之一,当 TPSA>4ng/ml 则判为阳性。已知前列腺癌患者 TPSA 阳性的条件概率为 75%,即 TPSA 灵敏度为 75%;非前列腺癌的人中 TPSA 是阴性的条件概率为 94%,即特异度为 94%。美国 65 岁以上前列腺癌发病率高达 939/10 万,那么如果在美国 65 岁以上男性人群中进行 TPSA 筛检试验,检测阳性的概率是多少?

一个受检者的 TPSA 检测结果为阳性可被分解为以下两种情况: {65 岁以上患前列腺癌的病人,其 TPSA 为阳性} 或 {65 岁以上不患前列腺癌的病人,其 TPSA 为阳性},这两种情形的概率之和就是一个受检者的 TPSA 检测结果为阳性的概率。

为计算美国 65 岁以上男性人群中 TPSA 筛检试验中检测阳性的概率,定义事件集如下:

$$A_1 = \{65 \text{ 岁以上患前列腺癌的男性}\}$$

$$A_2 = \{65 \text{ 岁以上不患前列腺癌的男性}\}$$

$$B = \{TPSA \text{ 检测阳性}\}$$

A_1 与 A_2 构成一个完备集: $Pr(A_1) = 0.00939, Pr(A_2) = 0.99063$, 且 $Pr(B|A_1) = 0.75, Pr(B^c|A_2) = 0.94$

根据第四章概率乘法原则,$Pr(A \text{ 和 } B) = Pr(A)Pr(B|A)$,可知:

$Pr(\{65 \text{ 岁以上患前列腺癌的病人,其 TPSA 为阳性}\}) = Pr(\{65 \text{ 岁以上患前列腺癌的病人}\}) \times Pr(\{TPSA \text{ 为阳性}|65 \text{ 岁以上患前列腺癌的病人}\})$

$Pr(\{65 \text{ 岁以上非患前列腺癌的病人,其 TPSA 为阳性}\})$ 亦可用类似办法进行计算。综上,有:

$$Pr(B) = \sum_{i=1}^{2} Pr(A_i)Pr(B|A_i)$$
$$= 0.00939 \times 0.75 + 0.99061 \times (1-0.94)$$
$$= 0.06648$$

因此,在美国 65 岁以上男性人群中 TPSA 检测为阳性占 6.648%,TPSA 检测为阴性的人群占 93.352%。

TPSA 检测阳性的概率转化为前列腺癌患者检测阳性的概率与非前列腺癌患者检测阳性的概率之和。以上计算过程利用了全概率公式的思想。此处之所以叫全概率公式,是因为{65 岁以上患前列腺癌的病人}与{65 岁以上不患前列腺癌的病人}两者构成了一个完备(完备表示全)事件组。完备事件组可用于刻画随机事件的完备性。我们知道对于随机事件,每次事件结果是不可预知的,但实验的所有可能结果所组成的集合是已知的。如投掷一枚骰子,其出现的事件为{1}、{2}、{3}、{4}、{5}、{6}共 6 种情况,我们称此随机实验所有可能的 6 种结果的组合为一个完备事件组。另外,骰子投掷结果这个事件可从另外一个角度分为两种情况,投掷结果为"奇数"或"偶数"两种情况,这两种情况构成了另外一个完备事件组。在完备事件组中需满足两个条件:

(1)相互之间交集是空集。如{65 岁以上患前列腺癌的病人,其 TPSA 为阳性}或{65 岁以上不患前列腺癌的病人,其 TPSA 为阳性}这两个事件交集是空集,即两个事件互斥,一个人不可能同时属于这两种情况;

(2)所有集合的并是全集。如{65 岁以上患前列腺癌的病人,其 TPSA 为阳性}或{65 岁以上不患前列腺癌的病人,其 TPSA 为阳性}。

这两个事件加在一起构成了所有的{65 岁以上其 TPSA 为阳性的人}。

全概率公式是将对事件 B 的概率求解问题转化为在不同情况下发生的概率求和问题,若 A_1,A_2,$\cdots$,A_n 构成一个完备事件组,且 $Pr(A_i) > 0$,$i = 1, 2, \cdots, n$,则对于任何事件 B 有:

$$Pr(B) = \sum_{i=1}^{n} Pr(A_i) Pr(B \mid A_i)$$

上述公式可由第四章乘法法则简单推导得出,从公式中可见,B 发生的概率是完备事件组所有事件 A_1,A_2,$\cdots$,A_n 引起 B 发生的概率的总和,全概率公式中的"全"即为此意。

在上例中,前列腺癌患者与非前列腺癌两个人群中 TPSA 检测均存在阳性,如果一个男性检测 TPSA 为阳性,对于该个体更关注的是他患前列腺癌的概率有多大? 结合第 4 章条件概率的思想,$Pr(B \mid A) = \dfrac{Pr(A \text{ 和 } B)}{Pr(A)}$,如知道 Pr({65 岁以上患前列腺癌的病人,其 TPSA 为阳性})与 Pr({美国 65 岁男性检测 TPSA 为阳性}),则可计算出我们感兴趣的概率。

在前列腺癌筛检试验的例子中,如果一个 65 岁以上的美国男性 TPSA 检测为阳性,则其发生前列腺癌的概率可计算如下:

$$Pr(A_1 \mid B) = \frac{Pr(A_1) Pr(B \mid A_1)}{Pr(A_1) Pr(B \mid A_1) + Pr(A_2) Pr(B \mid A_2)}$$

$$= \frac{0.00939 \times 0.75}{0.00939 \times 0.75 + 0.99061 \times (1 - 0.94)} = 0.10594$$

即该个体患前列腺癌的概率为 10.594%。同理,美国 65 岁及以下的男性前列腺癌的发病率为 59/10 万,根据贝叶斯公式,TPSA 检出阳性率为 0.733%。若在中国 65 岁以上男性前列腺癌的发病率为 170/10 万,则对于中国 65 岁以上男性 TPSA 检测为阳性时其患前列腺癌的概率为 2.084%。从结果上看,对于美国 65 岁以上、美国 65 岁及以下、中国 65 岁以上三组男性前列腺癌的发病率不同时,TPSA 检测为阳性时患前列腺癌的概率分别为 10.594%、0.733% 及 2.084%,其检测阳性时对应的真正患前列腺癌的概率相差很大。

公式 $Pr(B|A) = \dfrac{Pr(A 和 B)}{Pr(A)}$ 称为贝叶斯公式,但我们经常把 $Pr(A)$ 展开为完备事件组的形式。如有 n 个两两互斥的"原因"事件 $A_1, A_2, \cdots, A_n$ 均可导致"结果"事件 B 的发生,若事件已经发生,可利用贝叶斯公式计算出在结果事件 B 发生的条件下第 i 个原因 A_i 的条件概率。即贝叶斯公式是在"结果"事件发生条件下,寻找各"原因"事件发生的条件概率。因此全概率公式可以认为是由"原因"事件推导"结果"事件。由条件概率定义、乘法法则及全概率公式可得到贝叶斯公式。

离散型贝叶斯公式:若 $A_1, A_2, \cdots, A_n$ 构成一个完备事件组,且 $Pr(A_i)>0, i=1,2,\cdots,n$,则对于任何事件 B 有:$Pr(A_i|B) = \dfrac{Pr(A_i)Pr(B|A_i)}{\displaystyle\sum_{j=1}^{n} Pr(A_j)Pr(B|A_j)}$

上面讲解了离散型随机变量的贝叶斯公式,连续型随机变量贝叶斯公式的解释与离散型随机变量一致,但其具体计算需要运用微积分等高等数学知识,这里不展开阐述。最后值得指出,贝叶斯公式的运用不等于贝叶斯统计推断,正如我们在前列腺癌筛检试验例子所展示的,此处并没有涉及任何贝叶斯统计推断,仅利用了贝叶斯公式进行概率运算。

第三节　贝叶斯推断

如第一节所述,贝叶斯学派认为总体参数不是一个固定的常数而是一个随机变量。统计推断时,贝叶斯学派是根据样本信息再加上人们对总体特征的事先认知来推断相应的总体特征。因此,贝叶斯推断实质上就是根据对总体的先验信息结合观察到的样本数据对总体参数的信息进行更新。

一般认为处于青少年期的高中生需要超过 8 小时的睡眠才能保证足够的精力用于学习。为了解某中学高中生的睡眠情况,在全校同学中随机调查了 10 位同学,发现只有 1 位同学的睡眠超过了 8 小时。那么该中学的同学睡眠超过 8 小时的比例是多少呢?

为了叙述的方便,这里用 θ 表示我们感兴趣的参数,即被调查中学的同学睡眠超过 8 小时的比例。在利用观察到的样本数据去估计未知总体参数的过程中,频率学派与贝叶斯学派的差异可简言如下:频率学派基于总体重复抽样去研究参数估计的性质,而贝叶斯学派则是利用观察到的样本数据去更新参数的先验信息。运用第四章知识,我们知道,10 位同学中睡眠时间超过 8 小时个数 Y 服从二项分布,即 $Y \sim B(n,\theta)$,其中 n 为 10,而观察到睡眠时间超过 8 小时的个数 $Y=1$,θ 为感兴趣的参数,即睡眠超过 8 小时同学的比例。

根据第七章频率学派对二项分布参数的推断技术,参数 θ 的频率学派的估计结果为:点估计值为 $1/10=0.1$,95% 的精确置信区间为 $(0.0025, 0.4450)$。其结果解释为该中学学生睡眠超过 8 小时的比例 θ 是参数,是固有的、不变的一个常数。通过样本数据,频率学派认为该比例的估计值为 0.1。

贝叶斯学派则认为此处的比例 0.1 就是样本信息。贝叶斯学派将未知参数 θ 看作为随机变量,需要对其赋予先验信息。例如,我们了解到被调查中学为一所重点寄宿制高中,其宿舍熄灯管理制度严格,所以学生睡眠超过 8 小时的情况应较为普遍,这就是先验信息。为了有效表达此先验信息,贝叶斯学派采用了先验分布的做法。所谓先验分布(prior distribution)就是利用概率函数 $\Pr(\theta)$ 表达对参数 θ 的信念,之所以叫"先验"是因为在没有观察到数据之前对参数的理解。

在高中生睡眠的例子中,设置参数 θ 的先验概率分布如下,此先验分布包含一定的外部信息(被调查中学为一所重点寄宿制高中,其宿舍熄灯管理制度严格),后面我们将讨论如何排除外部信息,用"客观"的先验信息。

表 19-1　参数 θ 的先验概率分布 $\Pr(\theta)$

θ	0.2	0.5	0.9
$\Pr(\theta)$	0.1	0.3	0.6

为叙述方便,这里假设该先验分布中参数 θ 只能取 3 个离散的值 0.2、0.5、0.9,因为取值 0.9 的概率较大为 0.6,而其他两个值概率相对较小,所以该先验分布反映了我们的先验信息,即认为该高中的学生睡眠超过 8 小时的比例较高。根据贝叶斯公式,可计算出当观察到样本数据后总体参数 θ 的后验分布。所谓后验分布(posterior distribution)是观察到数据后,利用贝叶斯公式对参数 θ 的信念进行更新得到的概率分布,记作 $\Pr(\theta|$数据$)$,之所以叫"后验"是因为在观察到数据后对参数的理解。

在高中生睡眠的例子中,运用上一节中离散性贝叶斯公式,后验概率的计算过程如下:以 $\Pr(\theta_i)$ 表示参数 θ 的取值为 θ_i 的先验概率,$\Pr(Y=1|\theta_i)$ 表示观察到的样本概率,$P(\theta_i|Y=1)$ 表示后验概率。根据贝叶斯公式,

$$\Pr(\theta=0.2\mid Y=1)=\frac{\Pr(Y=1\mid\theta=0.2)\Pr(\theta=0.2)}{\Pr(Y=1)}$$

$$=\frac{C_{10}^1 0.2^1 0.8^9 0.1}{\sum_{i=1}^{i=3} C_n^1\theta_i^1(1-\theta_i)^{n-1}P(\theta_i)}$$

$$=\frac{C_{10}^1 0.2^1 0.8^9 0.1}{C_{10}^1 0.2^1 0.8^9 0.1 + C_{10}^1 0.5^1 0.5^9 0.3 + C_{10}^1 0.9^1 0.1^9 0.6}$$

同理可计算出 $\Pr(\theta=0.5|Y=1)$ 和 $\Pr(\theta=0.9|Y=1)$ 的后验概率。这样就得到了参数 θ 所有可能取值的后验概率并总结如下:

表 19-2　参数 θ 的后验概率分布 $\Pr(\theta|$数据$)$

θ	0.2	0.5	0.9
$\Pr(\theta|$数据$)$	0.902	0.098	0.000

可见,贝叶斯推断在抽样实验之前,假定未知参数已经有一个先验的概率函数。抽样之后,利用贝叶斯公式和样本数据的信息更新先验概率密度函数,最后生成未知参数的后验概率函数。对比表 19-1 和 19-2,我们发现 θ 的先验概率和后验概率不同,先验分布中表达的信息是学生睡眠超过 8 小时的比例较高,而后验分布则恰恰相反。这种"矛盾"是由于样本数据造成的,样本数据中 10 位同学只有 1 位的睡眠时间超过 8 小时,所以后验信息认为该高中学生睡眠低于 8 小时的可能性更大,

观察到的数据信息对先验概率进行了更新。通过先验信息结合样本信息得到后验概率分布是贝叶斯方法的最重要特点，也是其优势所在。贝叶斯推断可用下式总结：参数 θ 为感兴趣的总体数值特征，概率分布 $\Pr(\theta)$ 表达我们对 θ 的先验看法。对于基于该参数观察到的数据 $\Pr($数据$|\theta)$，可计算参数的后验分布 $\Pr(\theta|$数据$)$：

$$\Pr(\theta|\text{数据}) = \frac{\Pr(\text{数据}|\theta)\Pr(\theta)}{\Pr(\text{数据})}$$

以上公式虽然看似简单，但在参数 θ 的元素个数较多时，其计算十分困难，但随着计算机技术的迅速发展和马尔科夫链蒙特卡罗方法（Markov chain Monte Carlo，MCMC）的引入，这一复杂的计算问题得以解决。

在贝叶斯推断中，综合了总体分布信息、样本信息和先验信息。

（1）总体分布信息：总体分布信息是人们因为对总体的了解所带来的有关信息，它包括总体分布或者总体分布族的有关信息。例如：总体属于正态分布或二项分布等。

（2）样本信息：从总体中抽取的样本所提供的有关信息。样本信息是最有价值的信息，通过对样本信息的加工和处理，可以对总体特征作出统计推断。样本信息越强，对总体推断越准确。

基于以上两种信息所作出的统计推断即为频率学派的统计推断，前面章节介绍的 t 检验、方差分析、直线回归、logistic 回归及 Cox 回归分析等均属于频率学派统计推断的范畴，其特征主要是：把样本数据看成是来自具有一定概率分布的总体，进而推断总体的参数。

（3）先验信息：即在观察到样本数据之前人们关于感兴趣参数的任何知识和信息，一般而言，先验信息主要来源于主观经验和历史数据。

综上，贝叶斯推断模式可用下式表达：

$$\text{先验分布} + \text{样本信息} \rightarrow \text{后验分布}$$

基于上述三种信息进行的统计推断就称为贝叶斯推断。贝叶斯统计非常重视先验信息的获取，通过加工形成先验分布，然后将先验分布纳入统计推断中，从而提高统计推断的可信度。

第四节　先验分布

如上所述，与频率学派不同，贝叶斯推断的参数 θ 具有一定的先验信息，在高中生睡眠的例子中，我们假设了对该中学的认识，并将其转化为表 19-1 的先验概率。确定先验分布 $\Pr(\theta)$ 是贝叶斯统计最重要的一步，同时也是贝叶斯统计历史上长期以来最具争议的话题。

很多人可能不同意给感兴趣的参数添加先验信息，因为开展科学研究就是因为不了解这些参数的具体取值，所以需开展实验研究或观察研究，而给定先验知识似乎存在逻辑上的悖论。对于先验分布的存在性，可从两个角度来理解：①绝大多数情况下，我们具有一定的先验信息，如例 19-2 中根据常识应可以判断，参数 θ 大于 0.5 的概率应超过 90%；②即使我们希望对参数的了解完全来源于样本数据，我们仍然可使用先验信息。此时我们力图寻找一种先验分布，让其对后验分布的影响很小，从而"让数据说话"。无论先验信息的设置属于以上哪种视角，也存在着多种候选先验分布，其选择需要一定的经验和技巧。根据是否使用到了专业背景知识或其他信息，一般将先验分布分为三类：有信息先验（informative prior）、无信息先验（non-informative prior）、部分信息先验（weakly informative prior）。

一、三种信息先验

（一）有信息先验

有信息先验可能来源于科学问题的背景知识、已有的相关研究成果，也可能来自于业内专家根据经验或历史资料对某事件发生的可能性给出的个人观点。如一位外科医生做某一个手术，他认为成功的概率是 0.9，这是该医生根据经验或手术难度而给出的手术成功的把握度。需要强调的是，有信息先验绝不是主观臆造，它是建立在丰富的经验和充分的历史信息基础上的。

个别文献知识或专家经验往往只能给出几个数字，而无法形成完整的先验分布，需要综合大量文献和/或众多专家的意见，可利用百分位数法或众数百分位数法决定先验信息的概率分布形式。百分位数法是通过向专家咨询获取参数的分位数信息，如参数 2.5% 分位数和 97.5% 分位数，例如我们可构建如下问题："您有 95% 的把握认为参数 θ 会落入什么范围内？"。众数百分位数法则是通过向专家咨询获取参数的众数和一个分位数信息，如获取 95% 分位数，这时的问题是："您认为参数 θ 最可能出现的数值为多少？ 您有 95% 的把握认为参数 θ 不会小于多少？"。这两种方法简单易行，相对而言众数百分位数法更容易使回答问题者接受和理解。

（二）无信息先验

无信息先验是指在获得现有研究资料之前，没有任何关于感兴趣参数的相关信息，它反映了研究者对参数取值没有偏好的思想状态，完全由数据决定参数的大小。无信息先验只包含了感兴趣参数模糊的或者一般的信息，是对后验分布影响最小的先验分布。很多研究者愿意选取无信息先验，因为这种先验与其他"主观"的先验相比更接近"客观"，因此无信息先验在实际应用中广泛采用。

无信息先验本身也是先验。均匀信息（uniform prior）准则通常作为设置无信息先验的策略，这相当于在参数所有的可能值指派了相同的先验权重。如例 19-2 参数 θ 无信息先验的设置可采取以下策略：参数 θ 的解释为事件发生的概率，其取值范围在 0~1，参数 θ 最直接的无信息先验分布是 $[0,1]$ 区间上的均匀分布。我们也可通过 $\log\left(\dfrac{\theta}{1-\theta}\right)$ 将 θ 转换到整个实数范围上，值得注意该转换是一一对应且单调递增的，不同的参数 θ 将对应不同的 $\log\left(\dfrac{\theta}{1-\theta}\right)$ 值，该转换的好处是可利用更多的先验分布概率模型。类似地，可以对参数 $\log\left(\dfrac{\theta}{1-\theta}\right)$ 设置均匀分布的无信息先验。

在高中生睡眠的例子中，为感兴趣参数 θ 设置 4 种不同的无信息先验（设置了 θ 和 $\log\left(\dfrac{\theta}{1-\theta}\right)$ 两种形式）。

A：$\theta \sim U(0,1)$，θ 服从 $[0,1]$ 的均匀分布；

B：$\log\left(\dfrac{\theta}{1-\theta}\right) \sim U(-5,5)$，$\log\left(\dfrac{\theta}{1-\theta}\right)$ 服从 $[-5,5]$ 的均匀分布；

C：$\log\left(\dfrac{\theta}{1-\theta}\right)\sim N(0,2)$，$\log\left(\dfrac{\theta}{1-\theta}\right)$ 服从均数为 0，方差为 2 的正态分布；

D：$\log\left(\dfrac{\theta}{1-\theta}\right)\sim N(0,2.71)$，$\log\left(\dfrac{\theta}{1-\theta}\right)$ 服从均数为 0，方差为 2.71 的正态分布。

图 19-1 描述了以上 4 种先验分布在 θ 原始尺度与 $\log\left(\dfrac{\theta}{1-\theta}\right)$ 尺度上的图形。每个图形的解释类似于正态分布的概率密度曲线，曲线下面积为 1。观察图 19-1 发现设置 C 可使得 θ 在 0.5 处近似均匀分布，而设置 D 使得 θ 的分布近似于设置 A，即 $\theta\sim U(0,1)$。

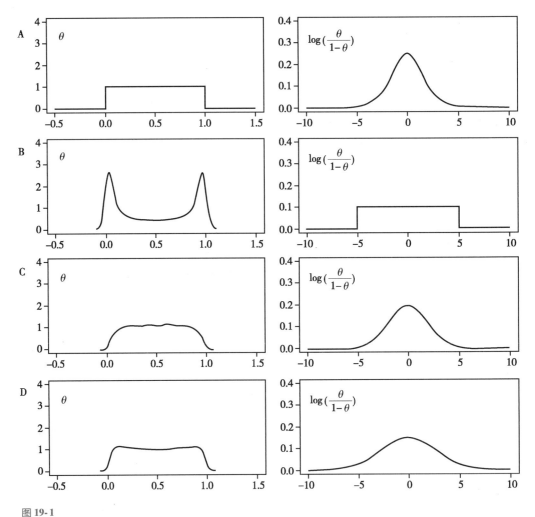

图 19-1

4 种无信息先验的概率密度函数

这四种无信息先验分布都假设参数 $\theta\left[\text{或}\log\left(\dfrac{\theta}{1-\theta}\right)\right]$ 在某一范围内取值的概率相同或者近似相同，反映出了对参数取值的"公平性"和"客观性"，反映了研究者并没有对参数 $\theta\left[\text{或}\log\left(\dfrac{\theta}{1-\theta}\right)\right]$ 的取值有主观性，体现了无信息先验的内涵；这 4 种无信息先验分布相应的概率密度函数可从前面章节所学知识获得，根据贝叶斯公式可以计算出相应的后验概率分布，见图 19-2(A)。

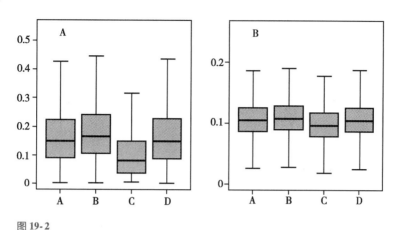

图 19-2

4 种无信息先验下的后验分布

1/10 高中学生睡眠超过 8 小时（A）；10/100 高中学生睡眠超过 8 小时（B）

在以均匀准则设置无信息先验并进行以上分析时，我们至少可以发现 5 个问题：①不同的先验分布使得最终分析结果相差较大，因此先验分布的选择可能影响到我们的结论，如图 19-2（A）所示。②均匀的先验分布受到参数具体形式的影响。在一个尺度上均匀，往往在另外一个尺度就非均匀，如图 19-1 所示。③不存在完全绝对的无信息的先验分布，均匀分布从某种角度看本身就是一种信息。另一方面，我们所用的概率模型也可看成为一部分先验信息，例如二项分布的使用就假设了个体与个体间的独立性，又比如我们往往假设定量数据服从正态分布，而其他概率分布也可用于数据的概率分布。因此以上这些常用的假设皆蕴含着先验信息。④无信息先验在提出假设时往往面临一个分割问题。例如假设四川大学某食堂第一个去就餐的人只可能属于以下三类人，男同学、女同学、老师。我们感兴趣的问题是，这三类人中第一个去就餐的概率是否相等。如果没有四川大学人员构成信息，为了使得先验信息不影响数据对我们判断结论的影响，我们可能会假设先验概率为（1/3，1/3，1/3），每类人都是等概率的。当我们想探讨的问题为想了解老师与同学是不是等可能第一个到达食堂就餐，我们可能会设置先验信息为同学和老师是等可能的，均为 1/2，而对于男同学、女同学、老师，我们的先验分布可能为（1/4，1/4，1/2）。⑤均匀无先验信息的先验在有些情况下会导致有瑕疵的后验分布（后验概率密度积分不等于 1）。

对于上面的第①个问题，在真实的数据分析中可能不是一个问题。如例 19-2 中，观察的数据为 10/100 而非 1/10，即调查了 100 个人，有 10 个人回答睡眠超过了 8 小时，则此时的后验分布结果见图 19-2（B）。对比图 19-2（A）和 19-2（B）可以发现，在样本量较大的情况下，不同的无信息先验对后验概率并无明显影响；但在本例中样本量较小，基于不同无信息先验得到的后验概率存在一定差异。样本量较小时统计推断结论可能不可靠并非贝叶斯推断独有，此时不管运用什么统计理论和方法，得到的结果都难以令人信服，这一点是十分容易理解的。为保证数据分析结论的有效性，我们应有足够的数据保证先验信息的选择不会较大地影响对参数的后验分布推断。此外，为验证先验分布是否会影响后验分布的结论，可采用不同的先验设置以探查数据是否对先验信息敏感。

（三）部分信息先验

部分信息先验是一种大致指定参数的先验分布使得参数的绝大部分取值被认为处于合理的范

围,但又几乎不添加任何主观信息(类似于无信息先验)。部分信息先验还可在数学上避免无信息先验的第⑤个问题,即后验分布不会出现有瑕疵的情形。此外,部分信息先验可有效地限制几乎不可能的参数取值,从而从有限的数据中获取信息的先验。例如男女性别比的研究中,可认为性别比几乎不可能超出 0.4~0.6 这个范围,此时的部分信息先验可设置为 $N(0.5,0.1^2)$。部分信息先验在复杂统计模型的设置时尤其重要。

二、先验分布的其他形式

(一)共轭先验

给定先验分布后,当经过贝叶斯公式运算得到的后验分布与先验分布具有相同的形式时,则该先验分布称为共轭先验(conjugate prior)分布。共轭先验分布的优点在于参数的后验分布与先验分布的形式一致,这样就大大简化了计算。

例如,设 $x=(x_1,x_2,\ldots,x_n)$ 是来自正态分布 $N(\mu,\sigma^2)$ 的一个样本,其中 σ^2 已知。若取 μ 的先验分布为 $N(\mu_0,\tau^2)$,则可推得 μ 的后验分布仍为正态分布 $N(\eta,\phi^2)$,其均数为 $\omega \bar{x}+(1-\omega)\mu_0$,其中

$$\omega = \frac{\dfrac{1}{\sigma^2}}{\dfrac{1}{\sigma^2}+\dfrac{1}{\tau^2}}$$,方差为 $\dfrac{1}{\phi^2}=\dfrac{n}{\sigma^2}+\dfrac{1}{\tau^2}$。方差的倒数越大,则对应的概率分布越集中,可将方差倒数视为精度

的指标。从后验方差公式可看出,后验均值可以解释为先验均值与样本均值加权后的调整结果,后验分布的精度是样本均值分布的精度与先验分布精度之和。增加样本含量或减少先验方差都有利于提高后验分布的精度。

(二)层次先验

设置层次先验的贝叶斯分析通常称为层次贝叶斯分析(hierarchical Bayesian analysis),其思想是先验分布的参数不再是一个固定的值,而是给其再赋予一个分布,也称为超先验分布(hyperprior distribution)。给先验分布再赋予一个超先验分布的思想是层次贝叶斯分析的特点,并且这个分布一般是不带倾向性的,比如之前所说的无信息先验。与前面的贝叶斯分析不同的是,这里的无信息先验分布不是针对参数,而是针对参数的先验分布的参数(即超参数,hyperparameter),这种参数的先验分布再叠加一个先验分布的策略也是其得名为层次先验的原因。

设置层次先验有两个好处:①在先验分布设置时可加入模型结构的假设,如相邻区县的疟疾发病强度呈现出相似性;②在超先验分布层设置无信息先验或部分信息先验,不设置一个固定唯一的先验分布,进一步对先验分布进行统计推断,可取得更为合理的先验分布。

总之,在实际的数据分析中,频率学派与贝叶斯学派在认识论乃至哲学意义上的争议并不重要,两个学派都提供了重要的统计分析理论与方法。事实上,如果收集的数据或者先验信息是准确可靠的话,两者的结果是高度统一的。当不存在任何先验信息的时候,贝叶斯学派和频率学派的统计推断结论其实是完全一致的。而对于某些复杂的统计模型,贝叶斯统计或许是更好的推断技术。

(陈炳为　张维拓)

第二十章

数据分析的其他内容

本篇之前章节所涉及的数据都是一般意义上的常规数据,公共卫生和医学科研以及现实世界中还存在着大量具有某种类型特征的数据如非独立数据、集合数据等,尤其是随着信息技术的快速发展,人类社会已经和正在进入所谓大数据时代,对于这些数据需要相应的统计方法进行分析和处理。本章简要介绍非独立数据、集合数据和大数据的来源和特征,及其涉及的主要方法和思路以及对统计学提出的新问题。当然,在现实世界中,我们遇到的情况更多是多个变量的数据及其所涉及的相应的统计分析方法,但这已经不在本教材的范畴,有兴趣的同学可参阅研究生教材和其他专著。

第一节 非独立数据问题

一、非独立数据的概念及其常见类型

前面章节介绍的统计推断方法如 t 检验、F 检验、χ^2 检验等均假设被观测(或干预)者的测量值与其他被观测者的测量值之间相互独立,但现实中经常出现不能满足相互独立的假设。对于不满足独立性条件的数据,均属于非独立数据(non-independent data)。其特点是个体观测值间的不独立或不完全独立,数据间存在趋同性或共性。共性的存在决定其所提供的信息比相同样本量的独立数据所提供的信息少,且共性越高提供的信息越少。对于非独立数据采用独立数据的统计推断方法进行分析,往往会增大第 1 类错误发生的概率,即假阳性发生的概率增加。

通常有两种方式可以产生变量观测值间的非独立性。其一是显式(explicit way)非独立性。通常由于设计原因导致了观测值之间的非独立性。例如假定研究杂色猫的平均体重是否与黑色猫有所不同。随机抽取 5 只杂色猫和 5 只黑色猫,测量它们的体重,进而用两独立样本的 t 检验推断杂色猫体重的总体均数是否等于黑色猫体重的总体均数。假定 5 只杂色猫均来自同一窝,而 5 只黑色猫均来自另一窝,则两组内的体重测量值均不满足独立性要求。此时即使 $H_0: \mu_1 = \mu_2$ 成立,得到 $P < 0.05$ 的概率可能会明显大于 5%。又如采用随机抽样方法研究中学生吸烟状况,样本抽自同一学校或同一班级;再如在社区干预试验或多中心临床试验中,同一社区内或同一医院内的样本测量值之间往往呈非独立性。其二是隐式(implicit way)非独立性。一般是由一些无意识的因素,破坏了数据之间的独立性。例如随机抽取一个大样本人群,采用面对面访谈的方法,收集被调查者酒精滥用的信息,由 5 名调查员完成调查任务;假定调查员询问方式未经严格培训而不统一标准,各自有自己的调查方式;则每个调查员所调查的样本内个体的测量值具有非独立性。

需注意数据非独立(non-independent data)和变量非独立(non-independent variables)的区别:数据

非独立是指来自不同个体的同一变量取值之间相互不独立,而变量非独立是指来自同一个体的某个变量与其另一个变量之间相互不独立。例如随机抽取样本含量为 n 的样本,测量各个体的身高、体重、性别、年龄等指标。此时体重与其他变量呈非独立性,因为高个子的个体往往体重大,男人通常比女人重等。但样本中一个人的某变量如体重与另一个人的体重是独立无关的,则同一变量如体重的取值是独立的。

在生物医学研究中常见以下几种类型的非独立数据。尽管同一种统计方法可能适用于不同类型的非独立数据的分析。但对于特定类型的非独立数据,往往需要采用特定的统计分析方法。

(一)层次结构数据

层次结构数据(hierarchical data)是指来自具有嵌套结构总体的抽样数据,往往是具有相对同质的低层次样本嵌套或聚集在高一层次的单位之中。例如,学生镶嵌于班级,班级嵌套于年级,年级镶嵌于学校;这样就形成了一个多层次或多水平的结构,学生为第 1 水平,班级为第 2 水平,年级为第 3 水平,学校为第 4 水平。又如在流行病学调查中,水平 1 单位为被调查个体,水平 2 单位可以是社区。再如在临床试验中,研究对象(患者)为第 1 层,多个临床中心为第 2 层;等等。同一层内的个体往往具有某种程度上的相似性或同质性,因而个体间同一变量的测量值往往呈非独立性状态。

(二)群聚数据

群聚数据(clustered data)是指来自不同群组(clusters/groups)且在群组内呈现出同一变量测量值之间非独立的数据。常常是由于被观测者自然地属于某一个群组,而抽样单位是群组不是个体。例如在群随机试验中,将群组(社区)随机分配到干预组与对照组时,个体往往具有组内相关性(intra-cluster correlation)。组内相关性是指处于同一群组内的个体对干预措施的效应比处于不同群组内的个体对干预措施的效应更趋于相似。组内相关性可以间接地反映组间变异性(between-cluster variation),即群组内相关性越强,群组间变异性就会越大。组间变异性体现了群组间的自然变异性,即使所施加的干预无任何效果,其效应依然会存在,此效应是与干预无关的群组效应。此时若采用传统方法往往低估样本量,增加第 2 类错误的概率,从而降低检验效能;在分析阶段若忽略社区间变异性而采用传统统计推断方法评价干预效应时,将增加第 1 类错误的概率,使干预效应的假阳性概率增加。群聚数据实质上也是一种层次结构数据,它们均可采用下面简介的多水平模型(multilevel model)进行分析。

(三)匹配数据

匹配数据(matched data)是指来自配对设计或配比设计的数据,例如来自实验研究中的配对设计、配伍设计、交叉设计或来自观测性研究的配对病例-对照研究设计的数据均属匹配数据,其共同特征是同一组内个体的同一变量测量值之间往往具有相关性而出现非独立特征。对于实验性配对研究,若需调整协变量,可用 Liang(1986)提出的扩展对数线性模型,对于观测性配比研究,可运用条件 logistic 回归等方法进行分析。

(四)纵向数据

纵向数据(longitudinal data)是指来自同一观测对象多个指标(变量)的多次测量结果。其特征是具有多个数据源的一些观测对象在多个时间点的数据采集。例如在健康体检中,多个体检对象的多次体检的多个测量指标(血脂、血糖、血压等),这些体检对象的测量值并不需要均在同一个时间点上获取。显然,来自同一个体的某指标的多次测量值之间往往具有相关性而呈现非独立性。纵向数据往往呈现出个体间独立而个体测量值不独立的特征。纵向数据也可以看成是层次结构数据,此时个体为第 2 水平而时间为第 1 水平。对于反应变量为数值变量的纵向数据,可采用随机效应模型进行分析,因为纵向数据研究的一个难点是怎样考虑组内相关,而线性和非线性混合效应模型很好地解决了这个问题。对于反应变量为分类变量的纵向数据,可采用下面简介的广义估计方程(GEE)进行分析。对于具有截尾数据的纵向数据,近年发展的联合模型(joint model)是较好的分析方法。

(五)重复测量数据

重复测量数据(repeated measures data)是指对一组个体按时间顺序或空间顺序追踪重复测得的数据,其特点是对观测对象某个(类)属性进行多次测量,即对每一个体在不同时间或不同实验条件下多次测量,所得的数据兼有时间序列和截面数据的特点。这种数据的特点是所研究的反应变量的观测值随时间变化,相关的协变量也随时间变化。例如,在动物实验中,3 个观测组(如 1 个对照组和 2 个实验组)分别在 4 个时点(0、3、7、14 周)测得肿瘤体积大小数据,其分析目的是反应变量(肿瘤体积)随时间的变化趋势怎样?不同组之间反应变量随时间变化的趋势是否不同?又如在给药浓度不同的情况下,在不同时点(12,24,36,72 周)观测的细胞活力数据。再如对于多个地区过去 10年乙型肝炎发病率与肝癌发病率的关系进行分析,也属于重复测量数据。在重复测量数据中对同一个体的多次重复观测之间往往具有相关性,因而呈现出非独立特征。

概括起来,重复测量数据具有如下共同特点:①实测值有随重复测量时间或部位等变化而变化的趋势,即便不施加任何干预,分析指标也会随时间的推移而自然变化;②同组观测单位不同时点测定值之间具有一定相关性,重复测量的时间间隔有时相等有时不等,相邻时点越近,数据间相关性越大;③反应变量可以是定量、二分类、有序多分类等变量,或者是同一事件反复发作次数和时间变量;④反应变量随时间或重复测量因子水平的变化趋势可能是线性的,也可能是非线性的;⑤变异来源于个体间和个体内;⑥各组观测值在个别时间点可能出现数据的缺失。对于重复测量数据,除了重复测量数据的方差分析外,还可运用混合效应模型、GEE、生长曲线模型等进行分析。

需注意,尽管许多统计模型均可用于分析群聚数据、纵向数据和重复测量数据,但其分析侧重点有所不同。因此,有必要适当区分这几类非独立数据的差异:①对于群聚数据,反应变量的测量值来自不同研究对象的一次测量,但是研究对象往往是成组分布的(如同一社区的居民)。群组内的研究对象是无顺序可言的,因而他们的反应变量是等相关的。②对于纵向数据,反应变量的测量值来自同一研究对象在不同时间点上的多次测量,通常强调是在一个相对长时期内的观测结果。因此时间变量本身在纵向数据分析中处于特别重要的地位。③对于重复测量数据,反应变量的测量值来自同一研究对象的多次测量,通常存在控制反应变量测量值的解释变量(分组变量)。因此,其侧重点是分析反应变量随时间的变化趋势和不同组之间反应变量随时间变化的趋势是否不同,此时时间变量本身处于次要地位。

(六)空间数据

在生物医学研究中,尤其是地理流行病学或空间流行病学研究中,经常遇到空间数据,空间数据是一种典型的非独立数据。空间数据的特征是每个变量 Z 的取值均有唯一的空间坐标点 (X,Y) 与之对应,即形成 (X,Y,Z) 数据表达形式,常常呈现出随机性与结构性并存,具有明显的空间自相关性和依赖性,即非独立性。传统统计方法在分析空间数据时存在很大的缺陷,这种缺陷是由空间数据的本质特征和传统统计方法的基本假设共同造成的。传统统计方法是建立在样本独立与大样本两个基本假设之上的,对于空间数据,这两个基本假设通常都得不到满足。有些空间数据采样存在困难如某些传染病分布稀疏,常使样本点太少而不能满足传统统计方法大样本的前提。有关空间数据的统计分析可参阅有关空间统计分析专著。

(七)函数型数据

随着互联网、物联网和云计算的广泛应用,产生了一类海量的连续监测数据。例如空气实时监测数据,基于无线传感技术和物联网技术的可穿戴健康监测数据等,这类数据称为函数型数据(functional data),特指随着某一连续集(时间、空间等)变化的数据,其形式多种,可以是曲线、平面或者三维图像等。但就其本质而言,其都是由函数构成的。显而易见,同一监测点的实时空气污染数据(如 $PM_{2.5}$)或同一个体的实时血压监测数据之间均呈现出非独立性。对于函数型数据的分析,其基本原理是把观测数据当作一个整体(函数),而不是一系列单个离散的观测结果。这是因为我们通常不仅关心已得到的数据,往往更关心未得到的或者无法得到的数据。对于函数型数据,样本观测数据在数据空间中会呈现出一种明显的函数型特征。与传统分析方法不同,函数型数据的处理是将所观测的离散的点用曲线进行拟合并将其看作一个整体,基于此对数据进行分析。因此,将观测到的数据(函数)看作一个整体而不是一串数字,是函数型数据分析方法与传统统计分析方法的本质区别。常用的函数型数据分析方法有函数型主成分分析(FPCA)、函数型聚类分析和函数型回归分析等多种方法,可参阅有关文献。

二、非独立数据分析原理及常用模型简介

前面章节介绍的线性模型、logistic 回归模型和 Cox 回归模型等广义上均属于线性模型范畴。经典线性模型(general linear model)假设误差项相互独立,如果不独立,则模型参数估计无效。如果反应变量之间出现上述种种非独立性,则会导致回归模型残差项之间具有相关性,从而低估标准误、P 值变小,进而导致假阳性结果。

对于非独立数据的回归分析,通常有三种方式处理反应变量测量值非独立而导致的标准误估计不准确的问题。①基于经典线性回归模型,采用校正的或稳健的标准误估计方法,以获得更加准确的标准误估计。这类方法的代表性模型是广义估计方程(generalized estimating equations,GEE)。②固定效应方法(fixed-effects approach)是基于经典线性回归模型的条件独立性假设。如果模型解释变量解释了反应变量相关性的全部来源,则误差项也达到独立的条件。例如为了控制 J 个学校的效应,可将 J 个学校定义为 $J-1$ 个哑变量,将这些哑变量与个体水平的解释变量一起纳入模型内。此时,如果学校之间的平均效应差异是导致反应变量测量值之间的全部相关性,则可使残差项独立,从而达到准确估计个体水平解释变量回归系数标准误的目的,然而当 J 较大时,学校变量将消耗大量的自由度。③混合效应方法(mixed-effects approach)是将学校作为一个随机变量纳入模型,达到

使残差相互独立的目的。本节简要介绍 GEE 和混合效应模型（多水平模型）这两种常用的非独立数据分析方法。

（一）广义估计方程

广义估计方程是 Liang 和 Zeger 在广义线性模型和拟似然方法的基础上提出的一种非独立数据分析方法，尤其适用于纵向数据分析。GEE 可对服从正态分布、二项分布等多种分布的反应变量拟合相应的统计模型，有效地解决了反应变量相关的问题，从而得到稳健而准确的参数估计值。

假定 Y_{ij} 表示第 i 个个体的第 j 次测量值（$i=1,2,\cdots,k,\mathrm{j}=1,2,\cdots,t$），$X_{ij}=(X_{ij1},X_{ij2},\cdots,X_{ijp})$ 表示与 Y_{ij} 对应的 p 维协变量向量。GEE 模型的基本原理如下：

1. 指定 Y_{ij} 的边际期望（marginal expectation） 是协变量 X_{ij} 线性组合的已知函数：

$$E(Y_{ij})=\mu_{ij}, g(\mu_{ij})=\beta_0+\beta_1 X_{ij1}+\beta_2 X_{ij2}+\cdots+\beta_p X_{ijp}$$

其中，$g(\cdot)$ 是联接函数，其作用就是对反应变量作变换使之服从正态分布，变量变换的类型依反应变量的分布不同而不同，可以选择二项分布函数、Poisson 分布函数、负二项分布函数等多种形式。β_i 为估计参数或常数项。

2. 指定 Y_{ij} 边际方差（marginal variance） 是边际期望的已知函数：

$$Var(Y_{ij})=V(\mu_{ij})\cdot\phi$$

其中，$V(\cdot)$ 为已知函数，ϕ 为尺度参数，表示方差不能由函数 $V(\cdot)$ 解释的部分。

3. 指定 Y_{ij} 协方差是边际期望和相关性参数 α 的函数

$$Cov(Y_{is},Y_{it})=c(\mu_{is},\mu_{it};\alpha)$$

其中，$c(\cdot)$ 为已知函数，α 为相关性参数（correlated parameter），s 和 t 分别表示第 s 次和第 t 次测量。

在上述准备工作就绪的前提下，构造如下 GEE：

$$S(\beta;\alpha,\Phi)=\sum_{i}^{n}\left(\frac{\partial\mu_i}{\partial\beta}\right)V_i^{-1}(\alpha)(Y_i-u_i)=O_p$$

其中，$V_i=\Phi A_i^{1/2}R_i(\alpha)A_i^{1/2}$ 是作业协方差矩阵（working correlated matrix），$R_i(\alpha)$ 是作业相关矩阵（working correlation matrix），A_i 是以 $V(\mu_{ij})$ 为第 i 个元素的 t 维对角阵。

作业相关矩阵是 GEE 中一个重要概念，表示反应变量的各次重复测量值两两之间相关性的大小，常用 $R_i(\alpha)$ 表示，是 $t\times t$ 维对角阵，t 是总的测量次数。第 s 行第 t 列的元素表示 Y_{is} 与 Y_{it} 的相关。尽管个体之间的相关性可能不尽相同，$R_i(\alpha)$ 近似地表示个体之间平均的相关。作业相关矩阵的形式常有以下几种：①等相关：又称可交换的相关（exchangeable correlation）或复对称相关（compound symmetry correlation），它假设任意两次观测之间的相关是相等的。这种假设常用于不依时间顺序为主的重复测量资料。②相邻相关：即只有相邻的两次观测值间有相关。③自相关（autocorrelation）：即相关与间隔次数有关，相隔次数越长，相关关系越小。④不确定型相关（unstructured correlation）：即不预先指定相关的形式，让模型根据数据特征自己估计。⑤独立（independent）：即不相关（uncor-related），就是假设反应变量之间不相关。作业相关矩阵的形式在拟合模型之前应预先设定好，模型拟合完毕时会计算出具体的相关矩阵。GEE 有一个非常优良的特性就是只要连接函数正确，总观测次数足够大,即使作业相关矩阵指定不完全正确,β 的标准误、可信区间和模型的其他统计量仍然渐近正确。因而作业相关矩阵的选择对参数估计的影响不大。

GEE 的求解过程为:①假设非独立数据独立,按照广义线性模型计算出 β,作为 β 的初始值,相当于普通最小二乘估计。②基于标准化残差和假设的相关结构 R,计算作业相关矩阵和作业协方差阵。③根据当前的作业协方差阵,修正 β 的估计。④重复②③过程直至收敛。

GEE 是在广义线性模型基础上发展起来的,因而具有广义线性模型的优点,即可接受多种分布类型的反应变量,通过不同的连接函数拟合多种形式的 GEE。同时,GEE 很好地解决了非独立数据的相关性问题,因而广泛应用于各种非独立数据分析。它具备如下优点:①建模稳健。即使作业相关矩阵指定不正确,只要连接函数正确,仍然可以得到稳定的参数估计值。②充分利用信息。对多次重复测量的纵向数据,GEE 利用了每次测量的结果,即使有少量的缺失数据也可以建模而无需估计缺失数据。③反应变量不是连续性变量时,考察反应变量之间联合分布和协方差矩阵非常困难,常规的统计模型难以处理这个问题。GEE 不仅解决了这类数据的建模问题,还可得到相关矩阵以衡量重复测量之间相关性大小。④模型可引入多种形式的解释变量,考察分类、等级、连续或其他形式的解释变量对反应变量的影响。

(二)混合效应模型

混合效应模型(mixed-effects models)从不同的学科领域发展而来,因而在不同的学科领域有不同的名称或术语。在统计学或经济学领域,常称为随机效应模型(random-effects models)、随机效应方差分析(random-effects ANOVA)、方差成分模型(variance components models),随机系数模型(random-coefficient models);在社会学和教育学领域,常称为层次线性模型(hierarchical linear models)、多水平模型(multi-level models);在心理学领域,常被称为重复测量模型(repeated-measures models)。但是它们的本质是相同的,差异在于分析动机和符号、随机效应的假设和估计方法等略有不同。

普通线性模型只包含两项,即固定效应和误差项。混合效应模型包括了固定效应、随机效应和误差项。下面在多水平模型框架内简述混合效应模型。

1. 方差成分模型　方差成分模型是多水平模型中最基本的类型,也称为随机截距模型。以多中心临床试验为例,说明多水平模型基本原理:

$$Y_{ij}=\beta_{0j}+\beta_1 X_{ij}+e_{0ij} \quad j=1,2,\cdots,m;j=1,2,\cdots,n_j.$$

其中,j 表示水平 2 单位(医院),i 表示水平 1 单位(患者)。Y_{ij} 和 X_{ij} 分别可以解释为第 j 个医院中 i 个患者的反应变量及其协变量观测值,β_{0j} 和 β_1 为估计参数,e_{0ij} 为通常的随机误差项。与经典回归模型不同,截距项 β_{0j} 正好反映了第 j 个医院对反应变量的随机效应。而 β_1 不随水平 2 的改变而变化,它表示协变量 X 的固定效应。

2. 随机系数模型　在上述模型中,若协变量 X 对反应变量 Y 的效应随水平 2(医院)的改变而变化,方差成分模型就发展为随机系数模型:

$$Y_{ij}=\beta_{0j}+\beta_{1j} X_{ij}+e_{0ij} \quad j=1,2,\cdots,m;j=1,2,\cdots,n_j$$

这里,X_{ij} 的系数 β_{1j} 随水平 2(医院)变化,即与 j 有关。

3. 多水平广义线性模型　　广义地,若 Y_{ij} 不服从正态分布(如为二项分布、Poisson 分布等),则需要考虑多水平广义线性模型。

$$Y_{ij}=\mu_{ij}$$

$$g(\mu_{ij})=\beta_{0j}+\beta_{1j}X_{ij}+e_{0ij},j=1,2,\cdots,m;j=1,2,\cdots,n_j.$$

其中,$g(\cdot)$ 为连接函数,当 Y_{ij} 服从二项分布时,$g(\cdot)$ 取为 logit 函数或 probit 函数;当 Y_{ij} 服从 Poisson 分布时,$g(\cdot)$ 取为对数函数。

混合效应模型(多水平模型)具有如下优点:①可同时对个体水平和组群水平的数据进行分析,在一个模型中同时了解个体变量和组群变量的效应。②不需要假设数据中的观测相互独立,因而可以修正因观测数据的非独立性引起的参数标准误估计偏差。③可了解高水平变量如何影响低水平变量对结局测量的效应,以及个体水平协变量是否影响组群水平协变量的效应。④对稀疏数据是一个特别有用的分析工具。⑤可用来研究纵向数据中结局测量随时间变化的发展轨迹。

第二节　集合数据问题

一、关于集合数据

集合数据(aggregated data)是指将不同来源的相关数据元素通过一定程序整合而形成的数据,进而归纳而成的一种数据汇总结果或汇总报告,有时也称为二手数据,目的通常是形成报告或供进一步统计分析之用。集合数据与非集合数据具有明显区别,以医院信息系统中的病例数据为例,可说明二者的区别与联系。病例数据是非集合数据,涉及单个病例的姓名、性别、年龄、病史、诊断、治疗等具体信息。而集合数据是多个病例有关数据的合并或多个病例有关数据的汇总结果,可以由此形成常规报告和医院统计指标,用以指导医院管理或绩效考核等。在内容上,病例数据涵盖患者十分详尽的信息,而集合数据是汇总重要指标的统计结果。

在整合数据时,往往将个体观测值汇总为根据这些观测值计算的描述性统计量,如将数据编制成数据摘要、总结报告,或者构建集合数据的数据库系统,供进一步查询和分析之用。此时,从集合数据库中查到的信息是集合数据而非个人信息。例如,根据国家传染病网络直报系统的病例个案信息,以县(区)为单位集合而成的艾滋病年龄、性别分布数据库,用户查询时,会检索到以县(区)为单位的男性或女性按年龄组计算的患病数据,而不能查询到具体某个艾滋病患者的个案信息。又如多中心临床试验研究评价药物的安全性和有效性,以中心(医院)为单位的有效率和不良反应率即集合数据。

二、集合数据的分析:以 meta 分析为例

对于集合数据的分析,一般有两种策略。一是对集合数据直接进行分析。例如根据以特定地理单元(县区、乡镇等)汇总而成的恶性肿瘤发病率集合数据,进行空间统计学分析,有助于发现肿瘤高发区域及其影响因素,这或许对区域化防治措施的制定具有一定意义,但其循证医学证据级别不

高。根据多个随机临床试验(RCT)结果采用 meta 分析汇总而成的集合数据结论具有很高的循证医学证据级别。二是将集合数据与个体数据一起进行分析,当然前提是个体数据可得。如采用多水平模型(混合效应模型)可以构建同时包含个体水平因素和社区水平因素的混合模型,从而可以获得更为准确的参数估计结果。

近年来,针对集合数据已经发展了一些专用统计模型,如集合数据回归模型、集合数据分位数回归模型、集合数据广义线性模型、层次集合数据混合效应模型、集合数据贝叶斯回归模型、集合数据 meta 回归模型等。

meta 分析是医学领域中最为常用的集合数据分析方法,本节以 meta 分析为例简述集合数据的分析。meta 分析是对同一研究问题的不同研究结果进行系统定量综合的统计方法,它是循证医学发展重要的技术支撑。

(一) meta 分析的概念

meta 分析是一种整合数据(data pooling)的方法,存在广义和狭义两种概念。广义 meta 分析是指当系统评价采用定量合成的方法对数据进行统计处理,即定量的系统评价,狭义 meta 分析只是一种定量合成的统计处理方法。目前文献以广义概念的应用更为普遍,因此,meta 分析是汇总多个已有的或未发表的研究结果,并运用一定的统计方法分析评价其合并效应量的一系列过程,包括提出研究问题、制定纳入和排除标准、检索相关研究、汇总基本信息、综合分析并报告结果等。

(二) meta 分析的统计要求

需要明确合并的效应指标:定量数据应报告各组均数、标准差或方差、样本例数;分类资料应给出各组优势比(OR)或相对危险度(RR)以及样本率及其标准误等,或各组样本率和发病(或死亡)例数等原始数据可用于计算出上述各指标等。需要评价研究结果间的异质性:通过异质性检验(heterogeneity test)评价研究结果间的异质性。异质性检验回答两个问题:是否存在异质性? 如何解释和处理异质性? 常用的异质性检验方法有 Q 统计量检验法、Forest 图等。meta 分析应基于异质性检验结果选择相应的统计方法,若不存在异质性(即同质)则应用固定效应模型,若存在异质性则选择随机效应模型。存在异质性时,应考察异质性的来源如研究设计、干预措施等差异,据此可尝试亚组分析(subgroup analysis)。

(三) meta 分析的基本步骤

1. 提出解决的问题　meta 分析可解决以下医学问题:病因学和危险因素研究、治疗手段的有效性研究、诊断方法评价、预后估计、病人费用和效益分析等。一般为医学研究中的不确定或有争议的问题,往往表现为相同研究目的的多个研究结果不一致。

2. 制定检索策略　根据研究目的,制定详细的文献检索策略。通过计算机检索等途径尽可能全面准确的检索相关研究资料。这对于确保 meta 分析结论的可靠性和真实性至关重要。

3. 制定研究的纳入和排除标准　从研究目的、研究对象、干预及对照措施、结局指标、研究设计质量和方法的正确性等多个方面考虑,制定研究的纳入和排除标准。

4. 纳入研究的质量评价　①研究设计是否合理;②研究对象是否随机分组;③各组研究对象年龄、性别等是否相似;④是否实行盲法;⑤除主要干预措施外,其他处理是否一致;⑥干预效果评价是否准确;⑦研究统计方法是否正确;⑧是否报告了所有重要结果等。

　　5. 数据提取　设计一个适合研究的数据收集表格,如制作专门的数据提取表格,表格中应包括研究年限、作者、分组情况、各组样本例数、研究效应的测量指标等。

　　6. 数据的统计处理　列表描述每个研究的基本情况;选择合并的效应量(亦称效应尺度),定量资料常用均数之差、相关系数等,分类资料常用优势比、相对危险度和率差(RD)等;根据异质性检验结果选择合适的统计分析模型;效应尺度的参数估计及其图示;效应尺度的假设检验。统计处理流程如下:

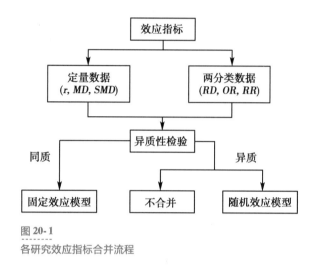

图 20-1
各研究效应指标合并流程

　　异质性检验的目的是检查各研究结果是否具有可合并性。meta 分析中异质性数据处理的方法如图 20-2 所示。

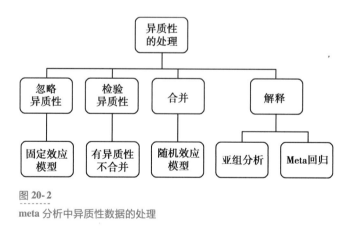

图 20-2
meta 分析中异质性数据的处理

　　7. 敏感性分析　为了解 meta 分析结论的稳定性,需要进行敏感性分析(sensitivity analysis):①选择不同统计模型时,效应合并值点估计和区间估计的差异;②剔除质量较差的文献后结论的变化;③对文献结果进行分层分析(如按性别、年龄、地区等分层)前后结论的差异。

　　8. 结果解释与讨论　①发表偏倚、选择偏倚等的识别和控制;②异质性及其对效应尺度的影响;③各种研究类型、研究质量等亚组分析;④列表描述每个研究的情况,探讨异质性的可能来源;⑤考虑整体研究的 meta 分析及各亚组的 meta 分析结果,进行敏感性分析并审查森林图。

第三节　大数据问题

一、关于大数据

随着信息技术的迅猛发展,人类社会猝不及防地进入了大数据时代。目前,关于大数据的定义众说纷纭。大数据最初是指无法在一定时间内用常规软件工具对其内容进行抓取、管理和处理的数据集合。但由于大数据的处理需要特殊的技术,包括可扩展的存储系统、大规模并行处理数据库、数据挖掘电网和云计算平台,所以大数据不仅仅只是一种信息资源,更深的含义应是数据分析与挖掘利用的前沿技术。从学科角度而言,大数据科学横跨信息科学、生物医学、经济学等诸多领域,已成为研究热点。大数据往往具有容量大,种类多,来源广,类型复杂,产生和更新速度快,价值密度低等特征,它不单是由结构复杂、类型众多的数据构成的集合,更是基于云计算的数据处理与应用模式,也是通过数据的整合共享,形成的智力资源和知识服务能力。目前,大数据影响的深度和广度仍在不断扩张,由于其蕴含了各学科之间的融合与贯通,导致学科的边界已重叠和模糊,往往能够带给人们一些出乎意料并且令人振奋的发现和启示。科学研究也悄然进入了一个前所未有的大数据时代。

当前,比较盛行的大数据处理理念是:要全体不要抽样,要效率不要精确,要相关不要因果。有人认为大数据的核心就是预测,可放弃对因果关系的追问,取而代之的是关注相关关系。此数据分析理念似乎在告知传统统计学在大数据时代已无用武之地。然而,在大数据狂潮中,我们应该清醒的认识到大数据对传统统计学是补充而非替代,建立在样本统计和预测分析之上的传统统计学仍将发挥主导作用。无论是如何搜集数据、分析数据,还是解读研究结果,都需要理论的支撑,大数据时代绝不是一个统计学理论消亡的时代。相反,统计学理论贯穿于大数据分析的方方面面。当然,为更好地适应大数据化趋势,传统统计学在数据收集和分析方法等方面必然要进行创新。这虽然对统计学提出了巨大挑战,但同时也为统计学的迅速发展提供了巨大契机,统计学将在大数据时代迎来新的发展。

二、关于生物医学大数据

随着互联网、物联网和云计算技术的成熟和发展,医疗卫生信息化的快速推进,医疗卫生数据正以惊人的速度增长,这些数据涵盖居民电子健康档案、基本公共卫生服务、疾病与死亡登记系统、健康体检、临床诊疗、电子病历、疾病监测、高端客户健康监测、医疗保险等多种类型,同时,包括基因组学、转录组学、蛋白组学和代谢组学等高通量组学测序技术的深入发展和推广应用,以及可穿戴移动健康监测设备的应用,已经迅速进入了医疗卫生的大数据时代。在技术方面,Hadoop、MongoDB 和 Storm 三个大数据计算系统的成熟和发展,已解决了多类大数据在线采集、运算、操作和储存的难题。在理论方法方面,生命历程理论(life course theory)、生命历程流行病学(life course epidemiology)和暴露组学(exposome)等理论方法的成熟,为科学合理地组织、设计、挖掘利用医疗卫生大数据,形成集合大数据流提供了理论依据。健康到疾病及其结局的进程是生命历程连续时间维度上的随机过程,即机体在其生命历程进程中持续暴露于众多危险因素,导致"健康→亚健康→疾病→疾病结局"的连续变化谱。一方面,暴露实际上是从胚胎到生命终点一生中各种暴露的总和,即暴露组;表现为从受精卵开始,贯穿整个人生的遗传、社会心理、生活行为习惯、环境、医疗卫生条件等众多因素组合而成的动态数据信息流。一个人的暴露组可理解为一部电影,而采用传统方法(例如问卷调查、体检等)收集的健康或疾病信息,仅仅是捕获到电影中的一个或几个画面而已。因此,通过数据集合技术,不仅可以持续捕获到暴露组中的多种健康或疾病暴露信息;还可以构建反映全人群健康和疾病谱的集合数据库。另一方面,从生命历程理论和生命历程流行病学角度,任何疾病从发生、发展,到转归为某结局的里程,都是上述"暴露危险因素流"持续作用于生命历程而导致的结果,早期阶段的暴露对其整个生命历程中的健康或疾病状况往往会产生长期影响。因而,通过整合数据,可以获得覆盖全人群生命历程健康和疾病及其影响因素谱。这些整合数据信息,将对国家构建大健康体系发挥重要作用。

生物医学大数据具有自身的特殊性,主要表现为:①原始数据量大,且呈异构多样性;②很难用数学方式表达其结构及特征,如医生对医学影像和部分临床数据的解释多是非结构化的、语言或文字描述而难以标准化;③数据可能包含冗余的和不一致的属性,且数据采集很难完全避免噪声干扰。生物医学大数据研究,是将传统的观察性流行病学研究方法与当今组学技术、卫生信息和计算机网络技术有机结合,对大样本人群的高维信息进行观察、检测、记录和随访,并对结果进行描述和对比分析的大型研究,其应用领域甚广。

三、生物医学大数据时代统计学的机遇与挑战

(一)从"研究假设"驱动"数据收集"到"数据"驱动"研究"

传统的统计分析思路是先提出研究假设,再进行数据收集和分析,最后通过所得结论对研究假设进行验证。大数据时代更加注重关联,在对数据进行整合的基础上,发现事物之间的关系,发现规律,找到线索,这些可进一步帮助我们产生研究假设,即由数据产生假设,然后再加以总结、形成结论,这将有助于更多意外的"发现"。

(二)对接结构化数据与非结构化数据

在大数据时代,数据呈现多源异构特征,数据的概念从结构化数据扩展为结构化与非结构化数据并存。如何有效实现这两种数据的对接尤为重要。传统的统计分析侧重推断,而基于大数据的统计分析则更加侧重描述,这有助于更好地进行推断。如何既能针对需要收集结构化数据,又能从大量非结构化数据中挖掘出有价值信息,使两者有机结合,同时如何实现非结构化数据的结构化,便于更好地进行分析,这是目前面临的需要解决的问题。

(三)整合不同生物医学数据库

生物医学大数据的"大"并不是仅仅代表数据量的简单膨胀,某种意义上更应该有"全"的内涵,数据"大"并不一定代表数据"全",只有数据"全"才具有更高的价值。整合多种数据库的不同数据,完成数据库间的有效链接,可以大大丰富数据信息。比如,随着"健康中国"概念的提出,整合全员人口信息管理系统、居民电子健康档案管理系统、医院信息系统、医保系统、疾病监测与死因监测管理系统等,则将会在理论上形成个体从出生到死亡的生命历程全部暴露信息,为在生命历程流行病

学框架下挖掘信息提供数据支撑。

（四）梳理与分类生物医学大数据

传统统计学往往是按照预先设定的方案进行数据梳理与分类，所依据的指标以及所得到的分类都是结构化的。但对于生物医学大数据，由于数据的来源、数据的形式与数据表现方式等都是多样化的，不可能像传统统计学那样在研究之前对信息的种类、分类的依据标识、标识之间的关系、类与类之间的区别度等进行严格的设定，只能在对数据进行预处理后，根据数据本身的特征进行补充与完善。需要发展适应大数据时代的数据梳理与分类方法，并据此开辟新的数据分析路径。

（五）明确信息和噪声的辩证统一

生物医学大数据中，信息和噪声同时存在。理论上讲，只要能将信号与噪声区分开来，我们就能获得所需的任何信息，问题恰好在于信号与噪声难以区分，二者随使用者的变化而变化。从最终用途看，大部分数据对用户而言都是噪声。人们拥有的信息呈指数增长，而需要验证的假设也正在以同样的速度增长。亟待解决的问题及其复杂程度也正在以同样的速度增长。大量的信息成倍增加，而有用的信息却非常有限。实际上，噪声的增长速度要比信号快得多，有学者提出大数据的稀疏性（sparsity），即有价值的信息相对于数据量而言非常少。信息与噪声之间没有绝对的界限，大数据时代同时也就是"大噪声时代"，信息质量不仅取决于它本身，还取决于它的用途，对某些人而言是信息，对另外一些人而言则可能完全是噪声。

（六）形成"相关→条件相关→潜在因果"的数据分析路径

生物医学大数据中变量之间的关系复杂多样，有的变量之间甚至是多种函数关系的叠加，这些问题限制了传统方法在搜索大数据相关性上的应用。同时，生物医学大数据的统计分析更多的应该是对"条件相关"进行探讨。例如，医生往往根据患者年龄、性别等信息、基于患者的"遗传信息"（如基因分型）、实验室辅助检查甚至是医疗保险类型等条件，而给出相应的治疗方案。所以发展生物医学大数据变量间"条件相关"的度量，是挖掘其内涵和潜在价值的重要环节。生物医学的主要任务是研究疾病发生、发展和转归的复杂机制，识别疾病预防和诊疗的生物学标记、临床标记、影像学标记及其相关通路，从而进一步对其进行有效干预。因此，预测或许可以不求因果，但干预必须基于因果求证。生物医学大数据的挖掘利用必须在相关分析的基础上，试图逼近可能的"潜在因果"关系。但是生物医学大数据往往来源于现有各类信息数据库，信息来源不一，数据质量差异较大，不可避免地存在选择偏倚和信息偏倚，且涉及"海量"的混杂因素。因此，实现上述愿望的难度极大。然而，这并不意味着在数据分析中放弃对因果关系的追求，而应在相关分析的基础上，充分利用"条件相关"信息，尽量逼近因果关系，以促进生物医学大数据更好地转化利用。

（七）结合统计思维与现代信息技术

统计技术对于传统意义上的数据收集和分析已经相当成熟且自成体系，但当数据量很大，尤其是包含很多非结构化数据时，统计技术是远远不够的。计算问题是首要问题，由于数据量大，导致计算量大，这就需要我们将传统的统计技术与现代信息技术紧密结合，以便将统计学与大数据更好地结合起来。

（薛付忠　陈　峰）

习题

第一篇　认识数据

一、讨论题

1. 编制频数分布表与直方图需要遵循哪些原则？

2. 算术均数、几何均数、中位数的适用范围有何异同？

3. 极差、四分位数间距、标准差、变异系数的适用范围有何异同？

4. 箱式图中箱子最上端和最下端分别表示何种含义？

5. 在考虑变量间的关联和因果关系时须非常仔细和谨慎，请思考以下问题：

（1）有人指出互联网普及率与出生率呈现负相关，你认为这是否表明使用互联网导致了出生率下降？给出一个你认为这两个变量呈现负相关关系的某种解释。

（2）某研究提示医院规模大小（衡量指标：床位数 x）与病人住院天数长短（衡量指标：平均住院天数 y）呈正相关。是否可由此推断，若某医院规模较小，其病人的住院天数也会相应缩短？为什么？

（3）某研究显示，在企业任职的经济学家的收入和教育程度之间高度正相关；同时，在高等院校工作的经济学者的收入和教育程度之间也高度正相关。若忽略职业因素，而是考虑所有经济学家，则收入和教育程度呈负相关。请问是否可以不考虑职业因素来探讨经济收入和教育程度的相关性？为什么？

6. 思考陈述实验研究与调查研究的不同点和相同点，以及各自的优缺点。

7. 解释在下列随机化过程中出现的错误，并给出正确的随机化处理过程。

（1）有 20 名学生将参与评估某个措施的效果，其中 10 名男性被分配到处理组，10 名女性被分配到对照组。

（2）有 10 名受试者将被分配到两个处理组，每组各 5 名。对于每个受试者都将抛一枚硬币，如果硬币朝上，那么该受试者被分到第一组，如果硬币朝下，那么这名受试者被分到第二组。

（3）将 40 只大鼠分配到 4 个不同的处理组中。送达的每批大鼠只有 10 只，每次实验持续 2 周。第一批送达的 10 只大鼠被随机分配到了 1 个处理组中，并且收集了这 10 只大鼠的相关数据。1 周后，另外 10 只大鼠送达并被分配到了剩下 3 个处理组中的 1 个。此实验过程照此下去直到最后一批的 10 只大鼠被送达并且分配到最后一个实验组中。

8. 假如你正计划开展某项简单随机抽样调查并且正考虑是纳入 200 个样本还是 500 个样本。请阐述在这两个抽样场景下的抽样分布会有怎样的不同?

9. 判断正误并给出合理解释:

(1)参数描述的对象是样本。

(2)偏倚和变异是一样的。

(3)大样本总是比小样本好。

(4)抽样分布是由计算机模拟产生的。

(5)在临床试验研究中,只要患者是被随机分配到各个组的,那么这个试验就是符合伦理的。

(6)伦理委员会在审核同意了某项研究的开展之后,其任务职责就结束了。

(7)如果试验研究对受试者不产生任何生理健康的危害,那么它就是符合伦理的。

二、综合分析题

1. 某癌症康复团体对 189 名会员进行生命质量评价,量表包括躯体功能、心理功能、症状不良反应和社会功能四个维度,共计 22 个条目,总分为 220 分,得分越高则生命质量越高。数据如下:

168	94	145	67	137	128	125	177	131	141	135
183	134	141	117	133	116	145	118	143	85	173
123	146	92	142	174	130	124	113	123	84	129
153	136	180	135	148	139	173	95	175	125	93
99	122	123	121	130	95	141	140	145	144	179
185	139	125	140	125	178	189	167	153	53	162
158	144	51	164	117	167	139	151	80	90	97
138	76	119	156	125	188	154	113	181	93	134
139	174	91	186	141	154	91	96	170	147	119
129	126	176	148	171	152	116	145	95	159	
161	157	141	174	119	134	114	155	116	77	
161	159	116	153	116	164	157	149	92	112	
160	166	155	171	155	138	186	173	156	60	
170	169	144	180	156	126	93	154	128	151	
166	130	120	136	83	178	177	151	136	95	
143	118	186	27	99	121	81	146	132	164	
163	155	125	112	123	165	123	134	120	140	
133	61	155	137	158	148	132	112	126	149	

(1)编制生命质量评分数据的频数分布表并绘制直方图,概括描述其分布特征。

(2)利用原始数据,选用合适的统计指标描述生命质量评分的平均水平和变异程度。

(3)利用频数分布表计算 $\bar{x}$、s、P_{25}、P_{50} 及 P_{75}。

（4）利用原始数据与利用频数分布表计算相同的统计指标,结果是否相同? 为什么?

2. 调查测定某地 107 名成年人尿铅含量(mg/L)如下,某研究者用均数和标准差描述数据的集中位置和离散程度,是否恰当? 为什么?

题表 1-1　某地 107 名成年人尿铅含量(mg/L)

组段 （1）	例数 （2）	频率 （3）	累计频数 （4）	累计频率 （5）
0~	14	13.1	14	13.1
4~	22	20.6	36	33.6
8~	29	27.1	65	60.7
12~	18	16.8	83	77.6
16~	15	14.0	98	91.6
20~	6	5.6	104	97.2
24~	1	0.9	105	98.1
28~32	2	1.9	107	100.0
合计	107	100	—	—

3. 用超声骨密度测定仪测定 120 名 30~35 岁组健康女性右足跟骨的硬度指数(stiffness index, SI),数据如下:

53.18	135.01	133.48	86.52	118.50	111.86	121.35	120.58	126.71	114.96
111.49	116.48	68.65	121.48	92.03	120.89	95.25	131.68	105.51	146.98
76.25	142.37	121.95	119.57	138.15	131.35	135.85	140.05	55.33	140.10
133.00	120.86	130.75	129.53	127.87	119.53	93.59	123.37	143.21	119.77
115.52	99.27	118.22	78.66	119.80	128.79	106.49	143.34	134.00	86.11
110.85	130.95	121.21	84.25	97.71	117.06	103.57	94.64	128.83	133.61
112.19	134.86	139.31	114.58	111.88	111.56	88.22	117.99	88.13	135.91
83.63	137.34	141.59	121.80	111.29	134.02	117.33	125.57	131.32	129.98
109.31	115.58	139.48	70.72	91.82	105.25	125.62	180.08	97.97	68.33
57.93	61.50	114.63	113.71	139.74	126.20	114.85	131.94	53.06	121.47
126.90	101.23	108.19	83.64	133.19	96.79	89.63	94.40	102.61	141.53
117.87	100.36	137.39	143.67	137.96	98.25	119.57	88.92	145.06	110.66

（1）求上述数据的 IQR。

（2）用 $1.5 \times IQR$ 计算离群值。

（3）利用上述数据绘制箱式图并识别图中离群值,验证（2）的计算结果。

（4）尝试移除离群值,计算并比较移除前后的算术均数,探索离群值对数据集中位置的影响。

4. 某次居民健康调查问卷的部分信息如下:

```
                        2016 年居民健康调查问卷
基本信息
1. 姓名:张三              性别:男
2. 年龄:12 岁             出生年月:1990 年 1 月 4 日
3. 身份证号:1001001199701043373
4. 婚否:已婚
5. 家庭地址:北京市    邮编:10000
体格检查
1. 身高:156cm            体重:570kg
2. 血压:90/120
3. 血糖:
4. 门诊诊断:高血压
```

请找出该问卷中有"问题"的数据,并指出其对应的逻辑核查错误。

5. 运动是一种增加骨骼强度,预防骨质疏松的有效方法。由于人们更常用自己的惯用手(大部分人是右手),所以预期惯用手的骨骼应该比非惯用手更强壮。通过比较,可以论证运动是否能够增加骨骼强度。题表 1-2 是成年男性的骨骼强度的数据,其中组 1 为普通人,作为控制组;组 2 为篮球运动员,作为对照组(已知这些篮球运动员都用惯用手投篮,因此他们比普通人得到更多的锻炼)。

题表 1-2　15 名成年男性的惯用手与非惯用手骨骼强度($cm^4/1000$)

ID	组别	非惯用手	惯用手
1	1	15.7	16.3
2	1	25.2	26.9
3	1	17.9	18.7
4	1	19.1	22.0
5	1	12.0	14.8
6	1	20.0	19.8
7	1	12.3	13.1
8	1	14.4	17.5
9	1	15.9	20.1
10	1	13.7	18.7
11	1	17.7	18.7
12	1	15.5	15.2
13	1	14.4	16.2
14	1	14.1	15.0
15	1	12.3	12.9
16	2	17.0	19.3
17	2	16.9	19.0

ID	组别	非惯用手	惯用手
18	2	17.7	25.2
19	2	21.2	37.7
20	2	21.0	40.3
21	2	14.6	20.8
22	2	31.5	36.9
23	2	14.9	21.2
24	2	15.1	19.4
25	2	13.5	20.4
26	2	13.6	17.1
27	2	20.3	26.5
28	2	17.3	30.3
29	2	14.6	17.4
30	2	22.6	35.0

（1）以非惯用手数据为 X 轴,惯用手数据为 Y 轴,分别对普通人和篮球运动员绘制散点图,观察散点形状,识别是否有异常点,判断非惯用手和惯用手骨骼强度的关系是否近似线性。

（2）分别分析普通人和篮球运动员惯用手和非惯用手骨骼强度间的相关关系。

（3）分别对普通人和篮球运动员:以非惯用手骨骼强度作为解释变量,惯用手骨骼强度作为反应变量,使用最小二乘法建立并解释回归方程,然后将回归拟合线添加到之前绘制的散点图上。

（4）一名普通成年男性和一名篮球运动员的非惯用手骨骼强度均为 $16cm^4/1000$,使用对应的回归方程预测他们的惯用手骨骼强度,比较预测值并思考两者的差异如何反应投篮训练对骨骼强度的影响。

（5）使用对应的最小二乘回归方程,计算表 1-2 中 1、2、3、16、17、18 和 19 号观测对象的残差。

6. 为调查某校大学生心理健康状况,随机发放 500 份调查问卷。该校共有大学生 18 800 人,共回收了 298 份问卷。请阐述此调查的总体和样本。应答率是多少? 有哪些办法可以提高应答率?

第二篇　概率与推断基础

一、讨论题

1. 简述随机变量的均数与样本均数的区别。

2. 简要回答二项分布、Poisson 分布及正态分布的区别与联系。

3. 指出下述陈述的错误并给出解释。

（1）中心极限定理指出对于大样本而言,总体均数 μ 近似服从正态分布。

（2）对于大样本而言,观察值近似服从正态分布。

（3）从总体进行简单随机抽样,抽取的样本量越大,样本均数的标准差越大。

4. 如何理解"样本率的抽样分布同样遵循中心极限定理"？

5. 使用置信区间的常见注意事项。

6. 解释零假设与备择假设的含义。

7. 假设检验的思想、步骤及其与置信区间的区别与联系。

8. 解释第Ⅰ类错误、第Ⅱ类错误和检验效能以及它们之间的关系。

二、综合分析题

1. 经长期临床观察，胃溃疡患者发生胃出血的率为20%，某医院随机观察了20例65岁以上老年胃溃疡患者。

（1）求其中没有1例发生胃出血症状的概率。

（2）求最多有8例发生胃出血症状的概率。

2. 某乡镇有人口10 000人。该地疾病预防控制中心拟在该乡进行一次血吸虫感染率普查，方法是先将每10人的粪便作为一个混合样本，若为阴性，则10人均为阴性；若为阳性，再对该混合样本的10人粪便逐人检查。问此法比一般的逐人粪便检查法减少多大工作量（假设血吸虫感染率为5%）。

3. 某地18岁女青年收缩压（mm-Hg）服从$N(110, 12^2)$。在该地随机选一名18岁女青年，测量她的收缩压为X（mm-Hg）。

（1）求$\Pr\{X \leqslant 105\}$，$\Pr\{100 < X \leqslant 120\}$。

（2）确定最小的x，使$\Pr\{X > x\} \leqslant 0.05$。

4. 假设已知高校学生每晚睡眠时间近似服从均数为6.78小时，标准差为1.24小时的正态分布。现计划采用简单随机抽样方法抽取150例高校学生，计算每晚平均睡眠时间。

（1）该样本平均睡眠时间的标准差是多少？

（2）使用"68-95-99.7法则"描述该样本均数的变异。

（3）计算平均睡眠时间低于6.9小时的概率。

5. 已知某地近5年儿童蛲虫感染率平均为35%（设为总体率），该地疾病预防控制中心为了解今年该地儿童蛲虫病感染情况，随机抽样调查了100名儿童。

（1）请问此样本率的均数和标准差分别为多少？

（2）如果希望样本率的标准差小于0.02，则随机抽样的样本量需要达到多少？

6. 在某市随机抽取90名19岁健康男性大学生，测量他们的身高，得样本均数为172.2cm，标准差为4.5cm。

（1）请估计该市19岁健康男性大学生平均身高的95%置信区间。

（2）如果希望95%的误差范围是1cm，则需要调查该市多少名19岁健康男性大学生？

7. 某医院呼吸内科用相同方法测定随机抽样得到的两组患者的血液二氧化碳分压，肺心病组240例，$\bar{x} \pm s$为10.48±6.20（kPa）；慢性支气管炎合并肺气肿组200例，$\bar{x} \pm s$为6.12±1.51（kPa）。

（1）请计算两组患者的血液二氧化碳分压的95%置信区间，并比较两组95%置信区间的误差范围。

（2）若正常人动脉血二氧化碳分压平均为 5.15（kPa），请问慢性支气管炎合并肺气肿患者与正常人的动脉血二氧化碳分压是否存在差异。

8. 已知服用某种营养素一个周期后，受试者某项生化指标平均增加 20 个单位，现有研究结果表明该项生化指标平均增加 30 个单位提示营养素有较低程度的营养改善效果，若该项生化指标平均增加 40 个单位提示有中等程度的营养改善效果。为检验该营养素的营养改善效果，该研究采用单侧检验，$H_0 : \mu = 20$，$H_1 : \mu = 30$，检验效能为 0.6。如果备择假设为 $H_1 : \mu = 40$，检验效能会高于 0.6 还是会低于 0.6？请画图解释。

第三篇　常用推断方法

一、讨论题

1. 某研究选取体重接近的雌体中年大鼠 20 只，随机分为甲、乙两组，每组 10 只。乙组每只大鼠接受 3mg/kg 内毒素，甲组作为对照组，分别测得两组大鼠的肌酐（mg/L）见题表 3-1，为检验两总体均值之间有无差别，该研究先计算两组差值并进行正态性检验，服从条件后采用配对设计 t 检验：$t = 3.540$，$P = 0.006$。你是否同意这种统计分析方法？

题表 3-1　甲、乙两组大鼠肌酐（mg/L）数据

组别	1	2	3	4	5	6	7	8	9	10
甲组	6.2	3.7	5.8	2.7	3.9	6.1	6.7	7.8	3.8	6.9
乙组	8.5	6.8	11.3	9.4	9.3	7.3	5.8	7.8	7.2	8.2
差值	2.3	3.1	5.5	6.7	5.4	1.2	-0.9	0.0	3.4	1.3

2. 举例说明方差分析的基本思想是什么？总离均差平方和以及自由度如何计算？

3. 通过比较配对 t 检验和两样本均数 t 检验的结果，讨论并验证 t 检验和方差分析间存在什么关系？

4. 多重比较方法 SNK 法、Dunnett 法以及 Bonferroni 法有何不同？同一数据进行多个均数的两两比较，是否存在 SNK 法、Dunnett 法以及 Bonferroni 法结果不一致的情况？

5. 某职业病防治院希望了解矽肺不同分期患者的胸部平片密度是否存在差异，收集矽肺患者 492 例，数据见题表 3-2。

题表 3-2　不同分期矽肺患者的胸片密度

矽肺分期	密度			合计
	低	中	高	
1 期	43	188	14	245
2 期	1	96	72	169
3 期	6	17	55	78
合计	50	301	141	492

某医生采用 $R \times C$ 交叉表 x^2 检验,求得统计量 $x^2 = 163.01$,$\nu = 4$,$P < 0.01$,认为矽肺不同分期的平片密度不同,且 2、3 期患者胸片密度比 1 期患者高。

(1)该医生的统计处理是否正确? 若否,请分析原因。

(2)为了达到本研究目的,宜采用何种统计分析方法?

6. 某医生对 26 名前列腺癌患者和 20 名直肠癌患者病理标本中 CEA,Pgp,P_{53} 三项指标的阳性率进行差异性检验,结果见表 3-3。

题表 3-3　两种患者病理标本三项指标的阳性率比较

指标		疾病		x^2 值	P 值
		直肠癌	前列腺癌		
CEA	阳性	2	13	14.39	<0.05
	阴性	24	7		
P_{53}	阳性	21	15	0.22	>0.05
	阴性	5	5		
Pgp	阳性	7	12	5.10	<0.05
	阴性	19	8		

其中,CEA 阳性率的比较: $x^2 = 14.39$,P53 阳性率的比较: $x^2 = 0.22$,Pgp 阳性率的比较: $x^2 = 5.10$。请讨论:该医生的统计处理是否正确? 若否,请分析原因并加以修正。

7. 什么是非参数检验? 与参数检验相比,非参数检验有哪些优点?

8. 如果数据满足参数检验的要求,为什么不宜采用非参数检验?

9. 单样本和配对资料符号秩和检验的基本思想是什么?

10. 两组独立样本比较的秩和检验,检验假设(H_0)可否用 $\mu_1 = \mu_2$ 表示? 为什么?

11. 在秩和检验中,若遇到相同的观测值,为什么要取平均秩?

12. 对于评价指标为等级变量时,为什么秩和检验要比参数检验更适合?

13. 多组独立样本比较的秩和检验的基本思想是什么?

14. 简述直线相关和回归的区别与联系。

15. 为什么对回归系数的假设检验与相关系数的假设检验是等价的?

16. 举例说明生存数据的特点及生存数据收集时的注意事项。

17. 生存分析的统计描述指标有哪些? 各指标的含义是什么?

18. 生存数据分析的基本内容是什么? 分析方法有哪些?

二、综合分析题

1. 研究显示,汉族正常成年男性无名指长度的均数为 10.1cm。某医生记录了某地区 12 名汉族正常男性的无名指长度(cm)资料如下:10.05,10.33,10.49,10.00,9.89,10.15,9.52,10.33,10.16,10.37,10.11,10.27。

(1)请求出该地区正常成年男性无名指长度的 95% 置信区间。

（2）请问该地区正常成年男性无名指长度是否大于一般汉族成年男性？

2. 用某种仪器检查已确诊的乳腺癌患者 120 名，检出乳腺癌患者 94 例，检出率为 78.3%。请估计该仪器乳腺癌总体检出率的 95% 置信区间。

3. 为了解某校本科学生体质合格率的性别差异，随机抽查了本科男生 110 人和女生 130 人，其中男生有 100 人合格，女生有 70 人合格，请问该校本科男女生体质合格率是否不同？

4. 研究运动是否可以强健骨骼，进行小鼠实验，将 30 只小鼠随机分配至 3 个不同处理组，每组 10 只小鼠，对照组小鼠常规活动，实验 1 组使小鼠每天跳跃 30cm 高台 10 次，实验 2 组使小鼠每天跳跃 60cm 高台 10 次，8 周后，检测小鼠骨密度（mg/cm^3），数据如下。

题表 3-6 不同运动组小鼠骨密度测定数据

组别	骨密度（mg/cm^3）									
对照	611	621	614	593	653	600	554	603	569	593
30cm 高台	635	605	638	594	599	632	631	588	607	596
60cm 高台	650	622	626	628	635	622	643	674	643	650

（1）请描述和表达数据特征，并判断是否满足方差分析的应用条件？

（2）请比较各组小鼠的骨密度是否存在差别？

5. 拟对 3 个降血脂中药复方制剂与标准降血脂药（安妥明）的疗效进行比较。取品种相同和健康的雄性家兔 16 只，按体重相近的原则配成区组，每个区组 4 只家兔，共 4 个区组，将区组内的 4 只家兔随机分配至 4 种药物干预组。动物均饲以同样高脂饮食，各组每天分别灌胃服用相应的药物，45 天后观察冠状动脉根部动脉粥样硬化斑块大小（cm^3），实验数据如题表 3-7 所示。请比较 4 种药物降脂疗效。

题表 3-7 不同降脂药物干预家兔动脉粥样硬化斑块大小（cm^3）

体重分组	斑块面积（cm^3）			
	安妥明	降脂甲方	降脂乙方	降脂丙方
1	0.000	0.283	0.114	0.094
2	0.009	0.196	0.146	0.131
3	0.003	0.217	0.158	0.065
4	0.001	0.236	0.159	0.087

6. 研究任务导向性训练对 1~3 岁脑瘫患儿粗大运动功能的恢复作用，将 60 名脑瘫患儿，按照性别、年龄、分型及病情组成 20 个组，每组 3 名患儿，随机分为易化技术、任务导向性训练、易化技术+任务导向性联合训练 3 组进行康复训练。分别在康复治疗前和治疗 3 个月后，采用粗大运动功能量表 GMFM-66 项，评定患儿的粗大运动功能，评分越高，功能康复越好。治疗前和治疗后 3 组患儿的 GMFM 数据如题表 3-8 所示，研究者采用单因素方法分析进行统计推断，结果如下，请评价研究者的统计分析方法是否妥当？应该如何分析数据？

题表 3-8 3 组患儿治疗前后 GMFM-66 评分比较

组别	治疗前		治疗后	
	均数	标准差	均数	标准差
易化技术	33.3	6.2	39.3	6.1
任务导向性训练	31.1	6.3	41.8	6.7
联合训练	34.8	10.3	48.6	10.3
F 值	1.156		7.290	
P 值	0.322		0.002	

7. 为了解大骨节病不同病区人群饮食中所含的 DON(脱氧雪腐镰刀菌烯醇)的检出情况是否相同,分别抽取甘肃省大骨节病区庆阳市西峰区和山东省泰安市泰山区两个病区 20 份面粉进行检测,检测结果如下题表 3-9。请问不同病区的粮食中 DON 检出情况是否相同?

题表 3-9 不同病区粮食中 DON 含量检测结果

病区	DON 检出情况		合计
	检出	未检出	
西峰区	15	5	20
泰山区	2	18	20
合计	17	23	40

注: 数据来源于文献《大骨节病区粮食中脱氧雪腐镰刀菌烯醇和硒元素检测报告》表 1

8. 为研究宫颈癌 TCT 检查和宫颈细胞涂片检查对宫颈癌变患者的检出率是否存在差异,对 100 名白带异常的女性进行检查,检查结果见题表 3-10。

题表 3-10 TCT 和涂片检查结果

细胞涂片结果	TCT 检查		合计
	阳性	阴性	
阳性	33	15	48
阴性	28	24	52
合计	61	39	100

9. 为研究饮水中加硒与大骨节病区的发病情况是否存在关联,对西藏大骨节病区桑日、谢通门、林周、工布江达 4 个县的 3 所学校采取加硒措施,补硒前后试点人群的检查结果如题表 3-11。请问加硒与大骨节发病是否存在关联?

题表 3-11 补硒前后试点人群大骨节病临床检查结果

病区	病例数			合计
	Ⅰ	Ⅱ	Ⅲ	
加硒前	366	130	49	545
加硒后	151	91	38	280
合计	517	221	87	825

注: 数据来源于文献《西藏自治区大骨节病防治试点效果观察》表 2

10. 为比较某种药物口服和注射对肺癌患者治疗的效果,将 50 名类似的患者随机分到两组,疗效见题表 3-12,分析两种方式对肺癌患者的治疗效果有无差别?

题表 3-12　两种方式治疗肺癌患者的疗效

方式	疗效		合计
	有效	无效	
口服	17	2	19
注射	31	0	31
合计	49	2	50

11. 用总胆汁酸(TBA)和甘胆酸(CG)分别对 130 名 ICP(妊娠肝内胆汁淤积证)患者进行诊断分度,诊断结果如下题表 3-13,请分析两种指标诊断结果的概率分布是否相同。

题表 3-13　两种指标检查结果概率分布结果

检测指标	诊断结果			合计
	轻度	中度	重度	
TBA	23	27	13	63
CG	25	30	12	67
合计	48	57	25	130

12. 已知某地正常人尿氟含量中位数为 2.15mmol/L。现在该地某厂随机抽取 12 名工人,测得尿氟含量(mmol/L)如下:2.15,2.10,2.20,2.12,2.42,2.52,2.62,2.72,3.00,3.18,3.87,5.67。请问该厂工人的尿氟含量是否高于当地正常人?

13. 观察局部温热治疗小鼠移植肿瘤的疗效,以生存天数作为观察指标,实验结果如题表 3-14,请问局部温热治疗小鼠移植肿瘤是否可延长小鼠生存天数?

题表 3-14　局部温热治疗小鼠移植肿瘤的生存天数观察结果

局部温热	10	12	15	15	16	17	18	20	23	>60		
空白对照	2	3	4	5	6	7	8	9	10	11	12	13

14. 随机抽取 3 种不同人群各 10 人,测定血浆总皮质醇值($10^2 \mu mol/L$,非正态),数据见表 3-15。请问 3 种不同人群的血浆总皮质醇测定值有无差别?

题表 3-15　三种人群的血浆总皮质醇测定值($10^2 \mu mol/L$)

健康人	单纯性肥胖	皮质醇增多症
0.11	0.17	2.70
0.52	0.33	2.81
0.61	0.55	2.92
0.69	0.66	3.59
0.77	0.86	3.86
0.86	1.13	4.08

续表

健康人	单纯性肥胖	皮质醇增多症
1.02	1.38	4.30
1.08	1.63	4.30
1.27	2.04	5.96
1.92	3.75	9.62

15. 为评价皮质激素雾化吸入长期控制治疗对儿童哮喘急性发作时临床治疗的疗效,收集 3 种不同治疗情况下哮喘儿童的疗效资料,数据见题表 3-16,请问 3 种不同治疗的疗效是否存在差异?

题表3-16　三种不同治疗情况下哮喘患儿的疗效

疗效	未吸入激素	不规则吸入激素	规则吸入激素
控制	8	8	15
显效	8	8	10
好转	12	4	5
无效	8	4	0
合计	36	24	30

16. 一项针对 120 名大学生的研究显示,酗酒率与校园 2 公里以内零售点的啤酒价格之间呈现一定相关关系,其样本相关系数 r 为 0.36。请对此相关系数进行解释,并对总体相关系数 ρ 是否为 0 进行假设检验。

17. 某研究测量 16 名成年男子的体重和臀围数据,如题表 3-17 所示。

题表3-17　16名成年男子体重与臀围的观测数据

体重(kg)X	67.3	58.3	53.0	70.2	45.0	63.5	70.9	52.6	76.1	76.0
	50.7	37.3	57.3	51.7	65.2	59.8				
臀围(cm)Y	97.0	89.5	91.0	98.0	83.0	91.0	99.0	84.5	98.5	105.0
	84.5	77.0	92.0	86.0	101.0	91.0				

(1)请用该数据建立用体重预测臀围的直线回归方程。

(2)现有 2 名成年男子的体重分别为 62kg 和 88kg,是否可以利用上述回归方程估计这两人的臀围数据? 若可以,请计算臀围总体均数的 95% 置信区间和臀围的 95% 预测区间。

18. 某研究分别采用甲乙两种方法治疗神经母细胞瘤患儿,随访得到各患者生存时间(月),结果如题表 3-18。

表3-18　甲乙两种方法治疗神经母细胞瘤患儿的生存时间

甲法	8.2	9.7+	10.3	12.8	18.4	19.7	23.5	25.6
乙法	6.7	8.3	11.3	12.1	15.6+	16.7		

(1)什么是中位生存时间? 不同治疗方法的神经母细胞瘤患者的中位生存时间如何?

(2)不同治疗方法对神经母细胞瘤患者生存情况是否有影响?

19. 2003 年国家第三次卫生服务调查结果显示：某贫困地区孕产妇住院分娩率较低，在家分娩原因主要为"经济困难"、"交通不便"。为进一步探索"经济困难"、"交通不便"对孕产妇住院分娩的影响，2005 年对该地区近 1 年内有活产的 15~49 岁已婚育龄妇女进行抽样调查，收集了是否初产、文化程度、年人均收入、距就近医疗点时间以及是否家中分娩等相关信息，数据见表 3-19，变量与赋值见题表 3-20。非条件多元 logistic 回归分析结果见题表 3-21。

（1）回归系数的假设检验与 OR 的置信区间有何联系？

（2）根据题表 3-21 结果，研究者认为是否家中分娩 y 与 x_1、x_3、x_4 有关，由于 $|b_1| > |b_4| > |b_3|$，认为 x_1 对 y 的作用最大，x_4 次之，x_3 最小。该结论是否正确？为什么？

题表 3-19　2005 年某地区产妇家中分娩影响因素资料

编号	初产	文化程度	年人均收入	距就近医疗点时间	家中分娩
1	0	2	1	1	1
2	0	3	0	0	0
3	1	4	0	0	0
4	0	2	0	1	0
…	…	…	…	…	…
274	1	3	0	1	1
275	0	3	0	0	1
276	0	2	0	1	1
277	1	3	0	0	0

题表 3-20　变量与赋值

	变量	赋值
初产	x_1	0：否　1：是
文化程度	x_2	1：文盲半文盲　2：小学　3：初中　4：高中及以上
年人均收入	x_3	0：不低于平均水平　1：低于平均水平
距就近医疗点时间	x_4	0：少于 30 分钟　1：30 分钟及以上
家中分娩	y	0：否　1：是

题表 3-21　参数估计及检验、OR 值及置信区间结果

变量	偏回归系数	标准误	Wald 值	P 值	OR 值	OR 值 95%置信区间
常数项	−0.114	0.522	0.048	0.827	—	—
x_1	−0.830	0.271	9.389	0.002	0.436	(0.436,0.741)
x_2	−0.259	0.181	2.040	0.153	0.772	(0.772,1.101)
x_3	0.685	0.265	6.662	0.010	1.983	(1.983,3.336)
x_4	0.757	0.265	8.159	0.004	2.132	(2.132,3.586)

20. 某研究采用 1：1 配对病例-对照研究方法，探讨吸烟史、高血压史、子宫敏感性，早产史对婴儿低出生体重的影响。各变量赋值说明、数据（限于篇幅仅列出 30 个匹配组数据）见题表 3-22 和题表 3-23。请分析婴儿低出生体重与上述 4 个变量的关系及其强度。

题表 3-22　婴儿低出生体重的影响因素的赋值

因素	变量	赋值说明	
吸烟史	x_1	0：否，	1：是
高血压史	x_2	0：否，	1：是
子宫敏感性	x_3	0：否，	1：是
早产史	x_4	0：否，	1：是
婴儿低出生体重	y	0：>2500g，	1：≤2500g

题表 3-23　婴儿低出生体重影响因素研究数据

配对号（ID）	病例（$y=0$）				对照（$y=1$）			
	x_1	x_2	x_3	x_4	x_1	x_2	x_3	x_4
1	1	0	0	1	0	0	0	0
2	0	0	1	0	0	0	0	0
3	0	0	0	0	0	0	0	0
4	1	0	1	1	0	0	0	0
5	1	0	0	0	1	0	0	0
6	1	0	0	0	0	0	0	0
7	0	0	0	0	0	0	0	0
8	0	1	0	0	0	0	0	0
9	0	0	0	0	1	0	0	0
10	1	0	0	1	1	0	1	0
11	1	0	1	0	0	0	0	0
12	0	0	0	0	0	0	0	0
13	1	0	1	0	1	1	0	0
14	1	0	0	0	0	0	1	0
15	0	0	1	0	0	0	0	0
16	1	0	0	0	0	0	1	1
17	1	0	1	0	0	0	1	1
18	0	0	0	0	1	0	0	0
19	1	0	1	1	0	0	0	0
20	1	0	0	0	0	0	0	0
21	0	0	0	0	0	0	0	0
22	1	1	0	0	1	0	1	0
23	0	0	1	0	0	0	0	0
24	0	0	0	0	1	0	0	0

配对号（ID）	病例（$y=0$）				对照（$y=1$）			
	x_1	x_2	x_3	x_4	x_1	x_2	x_3	x_4
25	0	0	0	1	0	0	0	0
26	1	1	0	0	0	0	0	0
27	1	0	0	0	0	1	0	0
28	1	0	1	1	0	0	0	1
29	0	0	1	0	0	0	0	0
30	1	0	0	0	0	0	0	0

注：来源于 David W. Hosmer, Applied Logistic Regression, Second Edition, 2000

21. 为探讨某恶性肿瘤的预后，收集了 31 名该肿瘤患者的生存时间 t（月）、结局 y（0 为死亡，1 为删失）及可能的影响因素，包括病人年龄 age（岁）、性别 sex（1 男，0 女）、组织学类型 type（1 为高分化，0 为低分化）、治疗方式 treat（1 为传统方法，0 为新方法）、是否有淋巴结转移 lym（1 是，0 否）等。分别作每个自变量的单变量 Cox 回归、包括所有自变量的多变量 Cox 回归以及逐步回归结果（$\alpha=0.05$）如题表 3-24、题表 3-25、题表 3-26，请就此结果作出你认为合理的分析结论。

题表 3-24　31 名恶性肿瘤患者生存数据单变量 Cox 回归结果

变量	偏回归系数	标准误	Wald	P 值	$-2\ln(L)$	RR 值	RR 值 95％置信区间	
							下限	上限
age	−0.003	0.021	0.015	0.904	133.893	0.997	（0.958,	1.039）
sex	−1.257	0.463	7.352	0.007	125.795	0.285	（0.115,	0.706）
type	−1.040	0.434	5.756	0.016	128.140	0.353	（0.151,	0.827）
treat	0.563	0.478	1.388	0.239	132.406	1.757	（0.688,	4.486）
lym	−0.373	0.455	0.672	0.412	133.206	0.689	（0.283,	1.679）

题表 3-25　31 名恶性肿瘤患者生存数据多变量 Cox 回归结果

变量	偏回归系数	标准误	Wald	P 值	RR 值	RR 值 95％置信区间	
						下限	上限
age	0.020	0.024	0.711	0.400	1.020	（0.974,	1.069）
sex	−3.467	0.895	14.991	0.000	0.031	（0.005,	0.181）
type	−3.245	0.861	14.203	0.000	0.039	（0.007,	0.211）
treat	−1.935	0.813	5.661	0.017	0.144	（0.029,	0.711）
lym	1.279	0.756	2.860	0.091	3.593	（0.816,	15.816）

注：$-2\ln(L) = 104.979$

题表 3-26　31 名恶性肿瘤患者生存资料多因素 Cox 逐步回归结果

变量	偏回归系数	标准误	Wald	P 值	RR 值	RR 值 95%置信区间	
						下限	上限
age	−3.350	0.929	12.994	0.000	0.035	(0.006,0.217)	
type	−2.351	0.613	14.684	0.000	0.095	(0.029,0.317)	
treat	−2.071	0.852	5.911	0.015	0.126	(0.024,0.669)	

注：−2ln（L）= 108.033

第四篇　统计设计与卫生统计常用指标

一、讨论题

1. 比较常用的 4 种概率抽样方法各自的优缺点。

2. 为了解某地区糖尿病患病情况及其影响因素,通常应如何进行抽样?

3. 某卫生机构拟对本地区流动人口的卫生服务利用情况进行调查,可采用什么调查方法?

4. 某研究为了解褪黑素(MEL)和通心络超微粉(TXL)对糖尿病模型大鼠血管紧张素的影响,并分析两药联合应用是否更为有效。

(1)你认为该研究最好采用何种实验设计方案? 并说明理由。

(2)如何实现 32 只大鼠的随机分组。

5. 某项研究为了解消溃止痛汤治疗消化性溃疡的疗效,对病例进行随机分组,采用双盲选择治疗组和对照组的病例,每 3 位患者中前 2 位为治疗组病例。后 1 位为对照组病例。治疗组给予消溃止痛汤,对照组给予雷尼替丁胶囊。结论是治疗组疗效明显优于对照组。

(1)该研究的分组是否贯彻了随机化原则?

(2)该研究能否实现双盲?

6. 简述发病率、累计发病率和时点患病率的区别。

7. 简述疾病统计的观察单位"病人"和"病例"的区别。

8. 简述年龄组死亡率与寿命表死亡概率有什么区别和联系?

9. 简述平均寿命与平均死亡年龄的区别?

二、综合分析题

1. 为了解某地育龄妇女生殖道感染情况及其影响因素,该县有人口 83 200 人,育龄妇女占 35%,其中 65%已婚,拟调查已婚育龄妇女 3000 人,请做一个抽样调查方案。

2. 维生素 D 是人体利用钙所需的营养素,某研究为了解钙与维生素 D 补充品对大学一年级学生骨骼生长的作用。测量结局为全身骨矿物质含量(total body bone mineral content),为反映骨健康的指标。该研究使用 3 种钙剂量 0mg/d、200mg/d 和 400mg/d,和 3 种维生素 D 剂量 0 国际单位/天、50 国际单位/天和 100 国际单位/天。钙和维生素 D 被制成一个片剂。所用的片剂包括不含钙和维生素 D 的片剂,外观均一样。试验对象为 90 名男生与 90 名女生。

(1)画图解释如何将这 180 名同学进行随机化处理。

(2)使用 EXCEL 软件执行上述随机化过程。

(3)本试验是否使用了安慰剂?

3. 下表是某地区的人口学调查数据,请就此数据做如下分析。

(1)计算全人口性别比。

(2)计算育龄妇女占总人口百分比。

(3)计算负担系数。

(4)计算老龄人口比重。

题表 4-1　某地男、女性人口占总人口百分比

年龄组(岁)	男	女	年龄组(岁)	男	女
0~	4.2	4.0	45~	2.4	2.7
5~	3.2	3.1	50~	2.1	2.4
10~	4.4	4.2	55~	1.2	2.2
15~	5.5	5.3	60~	1.3	2.4
20~	5.1	5.2	65~	1.1	1.4
25~	6.0	6.1	70~	0.8	1.2
30~	4.3	4.5	75~	0.5	0.9
35~	3.2	3.3	80~	0.2	0.5
40~	2.3	2.5	85~	0.1	0.2

4. 下表为某市 2008 年男性居民按年龄分组的生存数据,请编制简略寿命表。

题表 4-2　某市 2008 年男性居民按年龄分组的生存数据

年龄组 (岁)	平均 人口数	实际 死亡人数	年龄组 (岁)	平均 人口数	实际 死亡人数
0~	18753	246	40~	56806	134
1~	54325	60	45~	65863	239
5~	64063	46	50~	54243	346
10~	94683	64	55~	43355	528
15~	114332	90	60~	32004	763
20~	126941	123	65~	24445	972
25~	118930	127	70~	12818	897
30~	91922	104	75~	5813	647
35~	62290	92	80~	2685	517

注: $a_0 = 0.145$

推荐阅读

1. 杨树勤.卫生统计学.3 版.北京:人民卫生出版社,1992.
2. 倪宗瓒.卫生统计学.4 版.北京:人民卫生出版社,2000.
3. 方积乾.卫生统计学.7 版.北京:人民卫生出版社,2012.
4. 陈希孺.数理统计学:世纪末的回顾与展望.统计研究,2000,17(2):27-32.
5. 张尧庭.从统计学的历史看现代统计的发展方向.统计教育,1994(3):2-6.
6. 李晓松.医学统计学.3 版.北京:高等教育出版社,2014.
7. 陈峰.医用多元统计分析方法.2 版.北京:中国统计出版社,2007.
8. 李晓松.统计方法在医学科研中的应用.北京:人民卫生出版社,2015.
9. 唐纳,克拉,刘沛.公共卫生研究中群随机试验设计与分析方法.北京:科学出版社,2006.
10. 萨尔斯伯格.女士品茶:20 世纪统计学怎样变革了科学.邱东,译.北京:中国统计出版社,2004.
11. 斯蒂格勒,李金昌.统计探源:统计概念和方法的历史.杭州:浙江工商大学出版社,2014.
12. 国家卫生计生委统计信息中心.2013 第五次国家卫生服务调查分析报告.北京:中国协和医科大学出版社,2015.
13. 中国卫生和计划生育统计年鉴.北京:中国协和医科大学出版社,2015.
14. Moore DS,McCabe GP,Craig B A.Introduction to the Practice of Statistics.8th ed.New York:W.H.Freeman and Company,2014.
15. Moore DS,Notz WI.Statistics:Concepts and Controversies.8th ed.New York:W.H.Freeman and Company,2012.
16. Armitage P,Berry G,Matthews J N S.Statistical Methods in Medical Research.4th ed.Wiley-Blackwell,2008.
17. Rosner,Bernard.Fundamentals of biostatistics.8th ed.Duxbury Press,2015.
18. Huber PJ.Robust statistics.Springer Berlin Heidelberg,2011.
19. Rothman KJ,Greenland S,Lash TL.3rd ed.Modern Epidemiology.Lippincott Williams & Wilkins,2008.
20. Efron,Bradley,Tibshirani RJ.An Introduction to the Bootstrap.CRC press,1994.
21. Wassermann L.All of Nonparametric Statistics.Springer Berlin Heidelberg,2006.
22. Gelman A,Carlin JB,Stern HS,et al.Bayesian Data Analysis.3rd ed.Boca Raton,FL,USA:Chapman & Hall/CRC.2013.
23. Gelman A,Hill J.Data Analysis Using Regression and Multilevel/Hierarchical Models.Cambridge University Press,2006.

附录 统计用表

附表 1 标准正态分布界值表

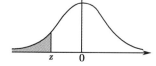

z	0.00	0.01	0.02	0.03	0.04	0.05	0.06	0.07	0.08	0.09
−3.0	0.0013	0.0013	0.0013	0.0012	0.0012	0.0011	0.0011	0.0011	0.0010	0.0010
−2.9	0.0019	0.0018	0.0018	0.0017	0.0016	0.0016	0.0015	0.0015	0.0014	0.0014
−2.8	0.0026	0.0025	0.0024	0.0023	0.0023	0.0022	0.0021	0.0021	0.0020	0.0019
−2.7	0.0035	0.0034	0.0033	0.0032	0.0031	0.0030	0.0029	0.0028	0.0027	0.0026
−2.6	0.0047	0.0045	0.0044	0.0043	0.0041	0.0040	0.0039	0.0038	0.0037	0.0036
−2.5	0.0062	0.0060	0.0059	0.0057	0.0055	0.0054	0.0052	0.0051	0.0049	0.0048
−2.4	0.0082	0.0080	0.0078	0.0075	0.0073	0.0071	0.0069	0.0068	0.0066	0.0064
−2.3	0.0107	0.0104	0.0102	0.0099	0.0096	0.0094	0.0091	0.0089	0.0087	0.0084
−2.2	0.0139	0.0136	0.0132	0.0129	0.0125	0.0122	0.0119	0.0116	0.0113	0.0110
−2.1	0.0179	0.0174	0.0170	0.0166	0.0162	0.0158	0.0154	0.0150	0.0146	0.0143
−2.0	0.0228	0.0222	0.0217	0.0212	0.0207	0.0202	0.0197	0.0192	0.0188	0.0183
−1.9	0.0287	0.0281	0.0274	0.0268	0.0262	0.0256	0.0250	0.0244	0.0239	0.0233
−1.8	0.0359	0.0351	0.0344	0.0336	0.0329	0.0322	0.0314	0.0307	0.0301	0.0294
−1.7	0.0446	0.0436	0.0427	0.0418	0.0409	0.0401	0.0392	0.0384	0.0375	0.0367
−1.6	0.0548	0.0537	0.0526	0.0516	0.0505	0.0495	0.0485	0.0475	0.0465	0.0455
−1.5	0.0668	0.0655	0.0643	0.0630	0.0618	0.0606	0.0594	0.0582	0.0571	0.0559
−1.4	0.0808	0.0793	0.0778	0.0764	0.0749	0.0735	0.0721	0.0708	0.0694	0.0681
−1.3	0.0968	0.0951	0.0934	0.0918	0.0901	0.0885	0.0869	0.0853	0.0838	0.0823
−1.2	0.1151	0.1131	0.1112	0.1093	0.1075	0.1056	0.1038	0.1020	0.1003	0.0985
−1.1	0.1357	0.1335	0.1314	0.1292	0.1271	0.1251	0.1230	0.1210	0.1190	0.1170
−1.0	0.1587	0.1562	0.1539	0.1515	0.1492	0.1469	0.1446	0.1423	0.1401	0.1379
−0.9	0.1841	0.1814	0.1788	0.1762	0.1736	0.1711	0.1685	0.1660	0.1635	0.1611
−0.8	0.2119	0.2090	0.2061	0.2033	0.2005	0.1977	0.1949	0.1922	0.1894	0.1867
−0.7	0.2420	0.2389	0.2358	0.2327	0.2296	0.2266	0.2236	0.2206	0.2177	0.2148
−0.6	0.2743	0.2709	0.2676	0.2643	0.2611	0.2578	0.2546	0.2514	0.2483	0.2451
−0.5	0.3085	0.3050	0.3015	0.2981	0.2946	0.2912	0.2877	0.2843	0.2810	0.2776
−0.4	0.3446	0.3409	0.3372	0.3336	0.3300	0.3264	0.3228	0.3192	0.3156	0.3121
−0.3	0.3821	0.3783	0.3745	0.3707	0.3669	0.3632	0.3594	0.3557	0.3520	0.3483
−0.2	0.4207	0.4168	0.4129	0.4090	0.4052	0.4013	0.3974	0.3936	0.3897	0.3859
−0.1	0.4602	0.4562	0.4522	0.4483	0.4443	0.4404	0.4364	0.4325	0.4286	0.4247
−0.0	0.5000	0.4960	0.4920	0.4880	0.4840	0.4801	0.4761	0.4721	0.4681	0.4641

注：$\Pr(Z \leqslant -z = 1-\Pr(Z \leqslant z)$

附表 2   二项分布表

		$\Pr(X=k)=\begin{pmatrix}n\\k\end{pmatrix}\pi^{k}(1-\pi)^{n-k}$								
		π								
n	k	0.01	0.02	0.03	0.04	0.05	0.06	0.07	0.08	0.09
2	0	0.9801	0.9604	0.9409	0.9216	0.9025	0.8836	0.8649	0.8464	0.8281
	1	0.0198	0.0392	0.0582	0.0768	0.0950	0.1128	0.1302	0.1472	0.1638
	2	0.0001	0.0004	0.0009	0.0016	0.0025	0.0036	0.0049	0.0064	0.0081
3	0	0.9703	0.9412	0.9127	0.8847	0.8574	0.8306	0.8044	0.7787	0.7536
	1	0.0294	0.0576	0.0847	0.1106	0.1354	0.1590	0.1816	0.2031	0.2236
	2	0.0003	0.0012	0.0026	0.0046	0.0071	0.0102	0.0137	0.0177	0.0221
	3				0.0001	0.0001	0.0002	0.0003	0.0005	0.0007
4	0	0.9606	0.9224	0.8853	0.8493	0.8145	0.7807	0.7481	0.7164	0.6857
	1	0.0388	0.0753	0.1095	0.1416	0.1715	0.1993	0.2252	0.2492	0.2713
	2	0.0006	0.0023	0.0051	0.0088	0.0135	0.0191	0.0254	0.0325	0.0402
	3			0.0001	0.0002	0.0005	0.0008	0.0013	0.0019	0.0027
	4									0.0001
5	0	0.9510	0.9039	0.8587	0.8154	0.7738	0.7339	0.6957	0.6591	0.6240
	1	0.0480	0.0922	0.1328	0.1699	0.2036	0.2342	0.2618	0.2866	0.3086
	2	0.0010	0.0038	0.0082	0.0142	0.0214	0.0299	0.0394	0.0498	0.0610
	3		0.0001	0.0003	0.0006	0.0011	0.0019	0.0030	0.0043	0.0060
	4					0.0001	0.0001	0.0001	0.0002	0.0003
	5									
6	0	0.9415	0.8858	0.8330	0.7828	0.7351	0.6899	0.6470	0.6064	0.5679
	1	0.0571	0.1085	0.1546	0.1957	0.2321	0.2642	0.2922	0.3164	0.3370
	2	0.0014	0.0055	0.0120	0.0204	0.0305	0.0422	0.0550	0.0688	0.0833
	3		0.0002	0.0005	0.0011	0.0021	0.0036	0.0055	0.0080	0.0110
	4					0.0001	0.0002	0.0003	0.0005	0.0008
	5									
	6									
7	0	0.9321	0.8681	0.8080	0.7514	0.6983	0.6485	0.6017	0.5578	0.5168
	1	0.0659	0.1240	0.1749	0.2192	0.2573	0.2897	0.3170	0.3396	0.3578
	2	0.0020	0.0076	0.0162	0.0274	0.0406	0.0555	0.0716	0.0886	0.1061
	3		0.0003	0.0008	0.0019	0.0036	0.0059	0.0090	0.0128	0.0175
	4				0.0001	0.0002	0.0004	0.0007	0.0011	0.0017
	5								0.0001	0.0001
	6									
	7									
8	0	0.9227	0.8508	0.7837	0.7214	0.6634	0.6096	0.5596	0.5132	0.4703
	1	0.0746	0.1389	0.1939	0.2405	0.2793	0.3113	0.3370	0.3570	0.3721
	2	0.0026	0.0099	0.0210	0.0351	0.0515	0.0695	0.0888	0.1087	0.1288
	3	0.0001	0.0004	0.0013	0.0029	0.0054	0.0089	0.0134	0.0189	0.0255
	4			0.0001	0.0002	0.0004	0.0007	0.0013	0.0021	0.0031
	5							0.0001	0.0001	0.0002
	6									
	7									
	8									

		$\Pr(X=k)=\binom{n}{k}\pi^k(1-\pi)^{n-k}$								
		π								
n	k	0.10	0.15	0.20	0.25	0.30	0.35	0.40	0.45	0.50
2	0	0.8100	0.7225	0.6400	0.5625	0.4900	0.4225	0.3600	0.3025	0.2500
	1	0.1800	0.2550	0.3200	0.3750	0.4200	0.4550	0.4800	0.4950	0.5000
	2	0.0100	0.0225	0.0400	0.0625	0.0900	0.1225	0.1600	0.2025	0.2500
3	0	0.7290	0.6141	0.5120	0.4219	0.3430	0.2746	0.2160	0.1664	0.1250
	1	0.2430	0.3251	0.3840	0.4219	0.4410	0.4436	0.4320	0.4084	0.3750
	2	0.0270	0.0574	0.0960	0.1406	0.1890	0.2389	0.2880	0.3341	0.3750
	3	0.0010	0.0034	0.0080	0.0156	0.0270	0.0429	0.0640	0.0911	0.1250
4	0	0.6561	0.5220	0.4096	0.3164	0.2401	0.1785	0.1296	0.0915	0.0625
	1	0.2916	0.3685	0.4096	0.4129	0.4116	0.3845	0.3456	0.2995	0.2500
	2	0.0486	0.0975	0.1536	0.2109	0.2646	0.3105	0.3456	0.3675	0.3750
	3	0.0036	0.0115	0.0256	0.0469	0.0756	0.1115	0.1536	0.2005	0.2500
	4	0.0001	0.0005	0.0016	0.0039	0.0081	0.0150	0.0256	0.0410	0.0625
5	0	0.5905	0.4437	0.3277	0.2373	0.1681	0.1160	0.0778	0.0503	0.0313
	1	3280	0.3915	0.4096	0.3955	0.3602	0.3124	0.2592	0.2059	0.1563
	2	0.0729	0.1382	0.2048	0.2637	0.3087	0.3364	0.3456	0.3369	0.3125
	3	0.0081	0.0244	0.0512	0.0879	0.1323	0.1811	0.2304	0.2757	0.3125
	4	0.0004	0.0022	0.0064	0.0146	0.0284	0.0488	0.0768	0.1128	0.1562
	5		0.0001	0.0003	0.0010	0.0024	0.0053	0.0102	0.0185	0.0312
6	0	0.5314	0.3771	0.2621	0.1780	0.1176	0.0754	0.0467	0.0277	0.0156
	1	0.3543	0.3993	0.3932	0.3560	0.3025	0.2437	0.1866	0.1359	0.0938
	2	0.0984	0.1762	0.2458	0.2966	0.3241	0.3280	0.3110	0.2780	0.2344
	3	0.0146	0.0415	0.0819	0.1318	0.1852	0.2355	0.2765	0.3032	0.3125
	4	0.0012	0.0055	0.0154	0.0330	0.0595	0.0951	0.1382	0.1861	0.2344
	5	0.0001	0.0004	0.0015	0.0044	0.0102	0.0205	0.0369	0.0609	0.0937
	6			0.0001	0.0002	0.0007	0.0018	0.0041	0.0083	0.0156
7	0	0.4783	0.3206	0.2097	0.1335	0.0824	0.0490	0.0280	0.0152	0.0078
	1	0.3720	0.3960	0.3670	0.3115	0.2471	0.1848	0.1306	0.0872	0.0547
	2	0.1240	0.2097	0.2753	0.3115	0.3177	0.2985	0.2613	0.2140	0.1641
	3	0.0230	0.0617	0.1147	0.1730	0.2269	0.2679	0.2903	0.2918	0.2734
	4	0.0026	0.0109	0.0287	0.0577	0.0972	0.1442	0.1935	0.2388	0.2734
	5	0.0002	0.0012	0.0043	0.0115	0.0250	0.0466	0.0774	0.1172	0.1641
	6		0.0001	0.0004	0.0013	0.0036	0.0084	0.0172	0.0320	0.0547
	7			0.0001	0.0002	0.0006	0.0016	0.0037	0.0078
8	0	0.4305	0.2725	0.1678	0.1001	0.0576	0.0319	0.0168	0.0084	0.0039
	1	0.3826	0.3847	0.3355	0.2670	0.1977	0.1373	0.0896	0.0548	0.0313
	2	0.1488	0.2376	0.2936	0.3115	0.2965	0.2587	0.2090	0.1569	0.1094
	3	0.0331	0.0839	0.1468	0.2076	0.2541	0.2786	0.2787	0.2568	0.2188
	4	0.0046	0.0185	0.0459	0.0865	0.1361	0.1875	0.2322	0.2627	0.2734
	5	0.0004	0.0026	0.0092	0.0231	0.0467	0.0808	0.1239	0.1719	0.2188
	6		0.0002	0.0011	0.0038	0.0100	0.0217	0.0413	0.0703	0.1094
	7			0.0001	0.0004	0.0012	0.0033	0.0079	0.0164	0.0312
	8					0.0001	0.0002	0.0007	0.0017	0.0039

附表 3　*t* 界值表

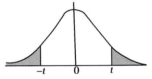

自由度	概率，*P*									
ν 单侧：	0.25	0.20	0.10	0.05	0.025	0.01	0.005	0.0025	0.001	0.0005
双侧：	0.50	0.40	0.20	0.10	0.05	0.02	0.01	0.005	0.002	0.001
1	1.000	1.376	3.078	6.314	12.706	31.821	63.657	127.321	318.309	636.619
2	0.816	1.061	1.886	2.920	4.303	6.965	9.925	14.089	22.327	31.599
3	0.765	0.978	1.638	2.353	3.182	4.541	5.841	7.453	10.215	12.924
4	0.741	0.941	1.533	2.132	2.776	3.747	4.604	5.598	7.173	8.610
5	0.727	0.920	1.476	2.015	2.571	3.365	4.032	4.773	5.893	6.869
6	0.718	0.906	1.440	1.943	2.447	3.143	3.707	4.317	5.208	5.959
7	0.711	0.896	1.415	1.895	2.365	2.998	3.499	4.029	4.785	5.408
8	0.706	0.889	1.397	1.860	2.306	2.896	3.355	3.833	4.501	5.041
9	0.703	0.883	1.383	1.833	2.262	2.821	3.250	3.690	4.297	4.781
10	0.700	0.879	1.372	1.812	2.228	2.764	3.169	3.581	4.144	4.587
11	0.697	0.876	1.363	1.796	2.201	2.718	3.106	3.497	4.025	4.437
12	0.695	0.873	1.356	1.782	2.179	2.681	3.055	3.428	3.930	4.318
13	0.694	0.870	1.350	1.771	2.160	2.650	3.012	3.372	3.852	4.221
14	0.692	0.868	1.345	1.761	2.145	2.624	2.977	3.326	3.787	4.140
15	0.691	0.866	1.341	1.753	2.131	2.602	2.947	3.286	3.733	4.073
16	0.690	0.865	1.337	1.746	2.120	2.583	2.921	3.252	3.686	4.015
17	0.689	0.863	1.333	1.740	2.110	2.567	2.898	3.222	3.646	3.965
18	0.688	0.862	1.330	1.734	2.101	2.552	2.878	3.197	3.610	3.922
19	0.688	0.861	1.328	1.729	2.093	2.539	2.861	3.174	3.579	3.883
20	0.687	0.860	1.325	1.725	2.086	2.528	2.845	3.153	3.552	3.850
21	0.686	0.859	1.323	1.721	2.080	2.518	2.831	3.135	3.527	3.819
22	0.686	0.858	1.321	1.717	2.074	2.508	2.819	3.119	3.505	3.792
23	0.685	0.858	1.319	1.714	2.069	2.500	2.807	3.104	3.485	3.768
24	0.685	0.857	1.318	1.711	2.064	2.492	2.797	3.091	3.467	3.745
25	0.684	0.856	1.316	1.708	2.060	2.485	2.787	3.078	3.450	3.725
26	0.684	0.856	1.315	1.706	2.056	2.479	2.779	3.067	3.435	3.707
27	0.684	0.855	1.314	1.703	2.052	2.473	2.771	3.057	3.421	3.690
28	0.683	0.855	1.313	1.701	2.048	2.467	2.763	3.047	3.408	3.674
29	0.683	0.854	1.311	1.699	2.045	2.462	2.756	3.038	3.396	3.659
30	0.683	0.854	1.310	1.697	2.042	2.457	2.750	3.030	3.385	3.646
31	0.682	0.853	1.309	1.696	2.040	2.453	2.744	3.022	3.375	3.633
32	0.682	0.853	1.309	1.694	2.037	2.449	2.738	3.015	3.365	3.622
33	0.682	0.853	1.308	1.692	2.035	2.445	2.733	3.008	3.356	3.611
34	0.682	0.852	1.307	1.691	2.032	2.441	2.728	3.002	3.348	3.601
35	0.682	0.852	1.306	1.690	2.030	2.438	2.724	3.996	3.340	3.591
36	0.681	0.852	1.306	1.688	2.028	2.434	2.719	2.990	3.333	3.582
37	0.681	0.851	1.305	1.687	2.026	2.431	2.715	2.985	3.326	3.574
38	0.681	0.851	1.304	1.686	2.024	2.429	2.712	2.980	3.319	3.566
39	0.681	0.851	1.304	1.685	2.023	2.426	2.708	2.976	3.313	3.558
40	0.681	0.851	1.303	1.684	2.021	2.423	2.704	2.971	3.307	3.551
50	0.679	0.849	1.299	1.676	2.009	2.403	2.678	2.937	3.261	3.496
60	0.679	0.848	1.296	1.671	2.000	2.390	2.660	2.915	3.232	3.460
70	0.678	0.847	1.294	1.667	1.994	2.381	2.648	2.899	3.211	3.435
80	0.678	0.846	1.292	1.664	1.990	2.374	2.639	2.887	3.195	3.416
90	0.677	0.846	1.291	1.662	1.987	2.368	2.632	2.878	3.183	3.402
100	0.677	0.845	1.290	1.660	1.984	2.364	2.626	2.871	3.174	3.390
200	0.676	0.843	1.286	1.653	1.972	2.345	2.601	2.839	3.131	3.340
500	0.675	0.842	1.283	1.648	1.965	2.334	2.586	2.820	3.107	3.310
1000	0.675	0.842	1.282	1.646	1.962	2.330	2.581	2.813	3.098	3.300
∞	0.6745	0.8416	1.2816	1.6449	1.9600	2.3263	2.5758	2.8070	3.0902	3.2905

注：表上右上角图中的阴影部分表示概率，以后附表同此

附表4　F界值表

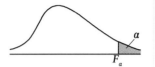

$$\mathrm{Pr}(F > F_\alpha) = \alpha$$

$\alpha = 0.10$

ν_2	ν_1																		ν_2
	1	2	3	4	5	6	7	8	9	10	15	20	30	50	100	200	500	∞	
1	39.9	49.5	53.6	55.3	57.2	58.2	58.9	59.4	59.9	60.2	61.2	61.7	62.3	62.7	63.0	63.2	63.3	63.3	1
2	8.53	9.00	9.16	9.24	9.29	9.33	9.35	9.37	9.38	9.39	9.42	9.44	9.46	9.47	9.48	9.49	9.49	9.49	2
3	5.54	5.46	5.39	5.34	5.31	5.28	5.27	5.25	5.24	5.23	5.20	5.18	5.17	5.15	5.14	5.14	5.14	5.13	3
4	4.54	4.32	4.19	4.11	4.05	4.01	3.93	3.95	3.94	3.92	3.87	3.84	3.82	3.80	3.78	3.77	3.76	3.76	4
5	4.06	3.78	3.62	3.52	3.45	3.40	3.37	3.34	3.32	3.30	3.24	3.21	3.17	3.15	3.13	3.12	3.11	3.10	5
6	3.78	3.46	3.29	3.18	3.11	3.05	3.01	2.98	2.96	2.94	2.87	2.84	2.80	2.77	2.75	2.73	2.73	2.72	6
7	3.59	3.26	3.07	2.96	2.88	2.33	2.78	2.75	2.72	2.70	2.63	2.59	2.56	2.52	2.50	2.48	2.48	2.47	7
8	3.46	3.11	2.92	2.81	2.73	2.67	2.62	2.59	2.56	2.54	2.46	2.42	2.38	2.35	2.32	2.31	2.30	2.29	8
9	3.36	3.01	2.81	2.69	2.61	2.55	2.51	2.47	2.44	2.42	2.34	2.30	2.25	2.22	2.19	2.17	2.17	2.16	9
10	3.28	2.92	2.73	2.61	2.52	2.46	2.41	2.38	2.35	2.32	2.24	2.20	2.16	2.12	2.09	2.07	2.06	2.06	10
11	3.23	2.86	2.66	2.54	2.45	2.39	2.34	2.30	2.27	2.25	2.17	2.12	2.08	2.04	2.00	1.99	1.98	1.97	11
12	3.18	2.81	2.61	2.48	2.39	2.33	2.28	2.24	2.21	2.19	2.10	2.06	2.01	1.97	1.94	1.92	1.91	1.90	12
13	3.14	2.76	2.56	2.43	2.35	2.28	2.23	2.20	2.16	2.14	2.05	2.01	1.96	1.92	1.88	1.86	1.85	1.85	13
14	3.10	2.73	2.52	2.39	2.31	2.24	2.19	2.15	2.12	2.10	2.01	1.96	1.91	1.87	1.83	1.82	1.80	1.80	14
15	3.07	2.70	2.49	2.36	2.27	2.21	2.16	2.12	2.09	2.06	1.97	1.92	1.87	1.83	1.79	1.77	1.76	1.76	15
16	3.05	2.67	2.46	2.33	2.24	2.18	2.13	2.09	2.06	2.03	1.94	1.89	1.84	1.79	1.76	1.74	1.73	1.72	16
17	3.03	2.64	2.44	2.31	2.22	2.15	2.10	2.06	2.03	2.00	1.91	1.86	1.81	1.76	1.73	1.71	1.69	1.69	17
18	3.01	2.62	2.42	2.29	2.20	2.13	2.08	2.04	2.00	1.98	1.89	1.84	1.78	1.74	1.70	1.68	1.67	1.66	18
19	2.99	2.61	2.40	2.27	2.18	2.11	2.06	2.02	1.98	1.96	1.86	1.81	1.76	1.71	1.67	1.65	1.64	1.63	19
20	2.97	2.59	2.38	2.25	2.16	2.09	2.04	2.00	1.96	1.94	1.84	1.79	1.74	1.69	1.65	1.63	1.62	1.61	20
22	2.95	2.56	2.35	2.22	2.13	2.06	2.01	1.97	1.93	1.90	1.81	1.76	1.70	1.65	1.61	1.59	1.58	1.57	22
24	2.93	2.54	2.33	2.19	2.10	2.04	1.98	1.94	1.91	1.88	1.78	1.73	1.67	1.62	1.58	1.56	1.54	1.53	24
26	2.91	2.52	2.31	2.17	2.08	2.01	1.96	1.92	1.88	1.86	1.76	1.71	1.65	1.59	1.55	1.53	1.51	1.50	26
28	2.89	2.50	2.29	2.16	2.06	2.00	1.94	1.90	1.87	1.84	1.74	1.69	1.63	1.57	1.53	1.50	1.49	1.48	28
30	2.88	2.49	2.28	2.14	2.05	1.98	1.93	1.88	1.85	1.82	1.72	1.67	1.61	1.55	1.51	1.48	1.47	1.46	30
40	2.84	2.44	2.23	2.09	2.00	1.93	1.87	1.83	1.79	1.76	1.66	1.61	1.54	1.48	1.43	1.41	1.39	1.38	40
50	2.81	2.41	2.20	2.06	1.97	1.90	1.84	1.80	1.76	1.73	1.63	1.57	1.50	1.44	1.39	1.36	1.34	1.33	50
60	2.79	2.39	2.18	2.04	1.95	1.87	1.82	1.77	1.74	1.71	1.60	1.54	1.48	1.41	1.36	1.33	1.31	1.29	60
80	2.77	2.37	2.15	2.02	1.92	1.85	1.79	1.75	1.71	1.68	1.57	1.51	1.44	1.38	1.32	1.28	1.26	1.24	80
100	2.76	2.36	2.14	2.00	1.91	1.83	1.78	1.73	1.70	1.66	1.56	1.49	1.42	1.35	1.29	1.26	1.23	1.21	100
200	2.73	2.33	2.11	1.97	1.88	1.80	1.75	1.70	1.66	1.63	1.52	1.46	1.38	1.31	1.24	1.20	1.17	1.14	200
500	2.72	2.31	2.10	1.96	1.86	1.79	1.73	1.68	1.64	1.61	1.50	1.44	1.36	1.28	1.21	1.16	1.12	1.09	500
∞	2.71	2.30	2.08	1.94	1.85	1.77	1.72	1.67	1.63	1.60	1.49	1.42	1.34	1.25	1.18	1.13	1.08	1.00	∞

$\alpha = 0.05$　　　　　　　　　　　　　　　　　　　　　　　续表

ν_2	ν_1															ν_2
	1	2	3	4	5	6	7	8	9	10	12	14	16	18	20	
1	161	200	216	225	230	234	237	239	241	242	244	245	246	247	248	1
2	18.5	19.0	19.2	19.2	19.3	19.3	19.4	19.4	19.4	19.4	19.4	19.4	19.4	19.4	19.4	2
3	10.1	9.55	9.28	9.12	9.01	8.94	8.89	8.85	8.81	8.79	8.74	8.71	8.69	8.67	8.66	3
4	7.71	6.94	6.59	6.39	6.26	6.16	6.09	6.04	6.00	5.96	5.91	5.87	5.84	5.82	5.80	4
5	6.61	5.79	5.41	5.19	5.05	4.95	4.88	4.82	4.77	4.74	4.68	4.64	4.60	4.58	4.56	5
6	5.99	5.14	4.76	4.53	4.39	4.28	4.21	4.15	4.10	4.06	4.00	3.96	3.92	3.90	3.87	6
7	5.59	4.74	4.35	4.12	3.97	3.87	3.79	3.73	3.68	3.64	3.57	3.53	3.49	3.47	3.41	7
8	5.32	4.46	4.07	3.84	3.69	3.58	3.50	3.44	3.39	3.35	3.28	3.24	3.20	3.17	3.15	8
9	5.12	4.26	3.86	3.63	3.48	3.37	3.29	3.23	3.18	3.14	3.07	3.03	2.99	2.96	2.94	9
10	4.96	4.10	3.71	3.48	3.33	3.22	3.14	3.07	3.02	2.98	2.91	2.86	2.83	2.80	2.77	10
11	4.84	3.98	3.59	3.36	3.20	3.09	3.01	2.95	2.90	2.85	2.79	2.74	2.70	2.67	2.65	11
12	4.75	3.89	3.49	3.26	3.11	3.00	2.91	2.85	2.80	2.75	2.69	2.64	2.60	2.57	2.54	12
13	4.67	3.81	3.41	3.18	3.03	2.92	2.83	2.77	2.71	2.67	2.60	2.55	2.51	2.48	2.46	13
14	4.60	3.74	3.34	3.11	2.96	2.85	2.76	2.70	2.65	2.60	2.53	2.48	2.44	2.41	2.39	14
15	4.54	3.68	3.29	3.06	2.90	2.79	2.71	2.64	2.59	2.54	2.48	2.42	2.38	2.35	2.33	15
16	4.49	3.63	3.24	3.01	2.85	2.74	2.66	2.59	2.54	2.49	2.42	2.37	2.33	2.30	2.28	16
17	4.45	3.59	3.20	2.96	2.81	2.70	2.61	2.55	2.49	2.45	2.38	2.33	2.29	2.26	2.23	17
18	4.41	3.55	3.16	2.93	2.77	2.66	2.58	2.51	2.46	2.41	2.34	2.29	2.25	2.22	2.19	18
19	4.38	3.52	3.13	2.90	2.74	2.63	2.54	2.48	2.42	2.38	2.31	2.26	2.21	2.18	2.16	19
20	4.35	3.49	3.10	2.87	2.71	2.60	2.51	2.45	2.39	2.35	2.28	2.22	2.18	2.15	2.12	20
21	4.32	3.47	3.07	2.84	2.68	2.57	2.49	2.42	2.37	2.32	2.25	2.20	2.16	2.12	2.10	21
22	4.30	3.44	3.05	2.82	2.66	2.55	2.46	2.40	2.34	2.30	2.23	2.17	2.13	2.10	2.07	22
23	4.28	3.42	3.03	2.80	2.64	2.53	2.44	2.37	2.32	2.27	2.20	2.15	2.11	2.07	2.05	23
24	4.26	3.40	3.01	2.78	2.62	2.51	2.42	2.36	2.30	2.25	2.18	2.13	2.09	2.05	2.03	24
25	4.24	3.39	2.99	2.76	2.60	2.49	2.40	2.34	2.28	2.24	2.16	2.11	2.07	2.04	2.01	25
26	4.23	3.37	2.98	2.74	2.59	2.47	2.39	2.32	2.27	2.22	2.15	2.09	2.05	2.02	1.99	26
27	4.21	3.35	2.96	2.73	2.57	2.46	2.37	2.31	2.25	2.20	2.13	2.08	2.04	2.00	1.97	27
28	4.20	3.34	2.95	2.71	2.56	2.45	2.36	2.29	2.24	2.19	2.12	2.06	2.02	1.99	1.96	28
29	4.18	3.33	2.93	2.70	2.55	2.43	2.35	2.28	2.22	2.18	2.10	2.05	2.01	1.97	1.94	29
30	4.17	3.32	2.92	2.69	2.53	2.42	2.33	2.27	2.21	2.16	2.09	2.04	1.99	1.96	1.93	30
32	4.15	3.29	2.90	2.67	2.51	2.40	2.31	2.24	2.19	2.14	2.07	2.01	1.97	1.94	1.91	32
34	4.13	3.28	2.88	2.65	2.49	2.38	2.29	2.23	2.17	2.12	2.05	1.99	1.95	1.92	1.89	34
36	4.11	3.26	2.87	2.63	2.48	2.36	2.28	2.21	2.15	2.11	2.03	1.98	1.93	1.90	1.87	36
38	4.10	3.24	2.85	2.62	2.46	2.35	2.26	2.19	2.14	2.09	2.02	1.96	1.92	1.88	1.85	38
40	4.08	3.23	2.84	2.61	2.45	2.34	2.25	2.18	2.12	2.08	2.00	1.95	1.90	1.87	1.84	40
42	4.07	3.22	2.83	2.59	2.44	2.32	2.24	2.17	2.11	2.06	1.99	1.93	1.89	1.86	1.83	42
44	4.06	3.21	2.82	2.58	2.43	2.31	2.23	2.16	2.10	2.05	1.98	1.92	1.88	1.84	1.81	44
46	4.05	3.20	2.81	2.57	2.42	2.30	2.22	2.15	2.09	2.04	1.97	1.91	1.87	1.83	1.80	46
48	4.04	3.19	2.80	2.57	2.41	2.29	2.21	2.14	2.08	2.03	1.96	1.90	1.86	1.82	1.79	48
50	4.03	3.18	2.79	2.56	2.40	2.29	2.20	2.13	2.07	2.03	1.95	1.89	1.85	1.81	1.78	50
60	4.00	3.15	2.76	2.53	2.37	2.25	2.17	2.10	2.04	1.99	1.92	1.86	1.82	1.78	1.75	60
80	3.96	3.11	2.72	2.49	2.33	2.21	2.13	2.06	2.00	1.95	1.88	1.82	1.77	1.73	1.70	80
100	3.94	3.09	2.70	2.46	2.31	2.19	2.10	2.03	1.97	1.93	1.85	1.79	1.75	1.71	1.68	100
125	3.92	3.07	2.68	2.44	2.29	2.17	2.08	2.01	1.96	1.91	1.83	1.77	1.72	1.69	1.65	125
150	3.90	3.06	2.66	2.43	2.27	2.16	2.07	2.00	1.94	1.89	1.82	1.76	1.71	1.67	1.64	150
200	3.89	3.04	2.65	2.42	2.26	2.14	2.06	1.98	1.93	1.88	1.80	1.74	1.69	1.66	1.62	200
300	3.87	3.03	2.63	2.40	2.24	2.13	2.04	1.97	1.91	1.86	1.78	1.72	1.68	1.64	1.61	300
500	3.86	3.01	2.62	2.39	2.23	2.12	2.03	1.96	1.90	1.85	1.77	1.71	1.66	1.62	1.59	500
1000	3.85	3.00	2.61	2.38	2.22	2.11	2.02	1.95	1.89	1.84	1.76	1.70	1.65	1.61	1.58	1000
∞	3.84	3.00	2.60	2.37	2.21	2.10	2.01	1.94	1.88	1.83	1.75	1.69	1.64	1.60	1.57	∞

$\alpha = 0.05$ 续表

ν_2	ν_1															ν_2
	22	24	26	28	30	35	40	45	50	60	80	100	200	500	∞	
1	249	249	249	250	250	251	251	251	252	252	253	253	254	254	254	1
2	19.5	19.5	19.5	19.5	19.5	19.5	19.5	19.5	19.5	19.5	19.5	19.5	19.5	19.5	19.5	2
3	8.65	8.64	8.63	8.62	8.62	8.60	8.59	8.59	8.58	8.57	8.56	8.55	8.54	8.53	8.53	3
4	5.79	5.77	5.76	5.75	5.75	5.73	5.72	5.71	5.70	5.69	5.67	5.66	5.65	5.64	5.63	4
5	4.54	4.53	4.52	4.50	4.50	4.48	4.46	4.45	4.44	4.43	4.41	4.41	4.39	4.37	4.36	5
6	3.86	3.84	3.83	3.82	3.81	3.79	3.77	3.76	3.75	3.74	3.72	3.71	3.69	3.68	3.67	6
7	3.43	3.41	3.40	3.39	3.38	3.36	3.34	3.33	3.32	3.30	3.29	3.27	3.25	3.24	3.23	7
8	3.13	3.12	3.10	3.09	3.08	3.06	3.04	3.03	3.02	3.01	2.99	2.97	2.95	2.94	2.93	8
9	2.92	2.90	2.89	2.87	2.86	2.84	2.83	2.81	2.80	2.79	2.77	2.76	2.73	2.72	2.71	9
10	2.75	2.74	2.72	2.71	2.70	2.68	2.66	2.65	2.64	2.62	2.60	2.59	2.56	2.55	2.54	10
11	2.63	2.61	2.59	2.58	2.57	2.55	2.53	2.52	2.51	2.49	2.47	2.46	2.43	2.42	2.40	11
12	2.52	2.51	2.49	2.48	2.47	2.44	2.43	2.41	2.40	2.38	2.36	2.35	2.32	2.31	2.30	12
13	2.44	2.42	2.41	2.39	2.38	2.36	2.34	2.33	2.31	2.30	2.27	2.26	2.23	2.22	2.21	13
14	2.37	2.35	2.33	2.32	2.31	2.28	2.27	2.25	2.24	2.22	2.20	2.19	2.16	2.14	2.13	14
15	2.31	2.29	2.27	2.26	2.25	2.22	2.20	2.19	2.18	2.16	2.14	2.12	2.10	2.08	2.07	15
16	2.25	2.24	2.22	2.21	2.19	2.17	2.15	2.14	2.12	2.11	2.08	2.07	2.04	2.02	2.01	16
17	2.21	2.19	2.17	2.16	2.15	2.12	2.10	2.09	2.08	2.06	2.03	2.02	1.99	1.97	1.96	17
18	2.17	2.15	2.13	2.12	2.11	2.08	2.06	2.05	2.04	2.02	1.99	1.98	1.95	1.93	1.92	18
19	2.13	2.11	2.10	2.08	2.07	2.05	2.03	2.01	2.00	1.98	1.96	1.94	1.91	1.89	1.88	19
20	2.10	2.08	2.07	2.05	2.04	2.01	1.99	1.98	1.97	1.95	1.92	1.91	1.88	1.86	1.84	20
21	2.07	2.05	2.04	2.02	2.01	1.98	1.96	1.95	1.94	1.92	1.89	1.88	1.84	1.83	1.81	21
22	2.05	2.03	2.01	2.00	1.98	1.96	1.94	1.92	1.91	1.89	1.86	1.85	1.82	1.80	1.78	22
23	2.02	2.01	1.99	1.97	1.96	1.93	1.91	1.90	1.88	1.86	1.84	1.82	1.79	1.77	1.76	23
24	2.00	1.98	1.97	1.95	1.94	1.91	1.89	1.88	1.86	1.84	1.82	1.80	1.77	1.75	1.73	24
25	1.98	1.96	1.95	1.93	1.92	1.89	1.87	1.86	1.84	1.82	1.80	1.78	1.75	1.73	1.71	25
26	1.97	1.95	1.93	1.91	1.90	1.87	1.85	1.84	1.82	1.80	1.78	1.76	1.73	1.71	1.69	26
27	1.95	1.93	1.91	1.90	1.88	1.86	1.84	1.82	1.81	1.79	1.76	1.74	1.71	1.69	1.67	27
28	1.93	1.91	1.90	1.88	1.87	1.84	1.82	1.80	1.79	1.77	1.74	1.73	1.69	1.67	1.65	28
29	1.92	1.90	1.88	1.87	1.85	1.83	1.81	1.79	1.77	1.75	1.73	1.71	1.67	1.65	1.64	29
30	1.91	1.89	1.87	1.85	1.84	1.81	1.79	1.77	1.76	1.74	1.71	1.70	1.66	1.64	1.62	30
32	1.88	1.86	1.85	1.83	1.82	1.79	1.77	1.75	1.74	1.71	1.69	1.67	1.63	1.61	1.59	32
34	1.86	1.84	1.82	1.81	1.80	1.77	1.75	1.73	1.71	1.69	1.66	1.65	1.61	1.59	1.57	34
36	1.85	1.82	1.81	1.79	1.78	1.75	1.73	1.71	1.69	1.67	1.64	1.62	1.59	1.56	1.55	36
38	1.83	1.81	1.79	1.77	1.76	1.73	1.71	1.69	1.68	1.65	1.62	1.61	1.57	1.54	1.53	38
40	1.81	1.79	1.77	1.76	1.74	1.72	1.69	1.67	1.66	1.64	1.61	1.59	1.55	1.53	1.51	40
42	1.80	1.78	1.76	1.75	1.73	1.70	1.68	1.66	1.65	1.62	1.59	1.57	1.53	1.51	1.49	42
44	1.79	1.77	1.75	1.73	1.72	1.69	1.67	1.65	1.63	1.61	1.58	1.56	1.52	1.49	1.48	44
46	1.78	1.76	1.74	1.72	1.71	1.68	1.65	1.64	1.62	1.60	1.57	1.55	1.51	1.48	1.46	46
48	1.77	1.75	1.73	1.71	1.70	1.67	1.64	1.62	1.61	1.59	1.56	1.54	1.49	1.47	1.45	48
50	1.76	1.74	1.72	1.70	1.69	1.66	1.63	1.61	1.60	1.58	1.54	1.52	1.48	1.46	1.44	50
60	1.72	1.70	1.68	1.66	1.65	1.62	1.59	1.57	1.56	1.53	1.50	1.48	1.44	1.41	1.39	60
80	1.68	1.65	1.63	1.62	1.60	1.57	1.54	1.52	1.51	1.48	1.45	1.43	1.38	1.35	1.32	80
100	1.65	1.63	1.61	1.59	1.57	1.54	1.52	1.49	1.48	1.45	1.41	1.39	1.34	1.31	1.28	100
125	1.63	1.60	1.58	1.57	1.55	1.52	1.49	1.47	1.45	1.42	1.39	1.36	1.31	1.27	1.25	125
150	1.61	1.59	1.57	1.55	1.54	1.50	1.48	1.45	1.44	1.41	1.37	1.34	1.29	1.25	1.22	150
200	1.60	1.57	1.55	1.53	1.52	1.48	1.46	1.43	1.41	1.39	1.35	1.32	1.26	1.22	1.19	200
300	1.58	1.55	1.53	1.51	1.50	1.46	1.43	1.41	1.39	1.36	1.32	1.30	1.23	1.19	1.15	300
500	1.56	1.54	1.52	1.50	1.48	1.45	1.42	1.40	1.38	1.35	1.30	1.28	1.21	1.16	1.11	500
1000	1.55	1.53	1.51	1.49	1.47	1.43	1.41	1.38	1.36	1.33	1.29	1.26	1.19	1.13	1.08	1000
∞	1.54	1.52	1.50	1.48	1.46	1.42	1.39	1.37	1.35	1.32	1.27	1.24	1.17	1.11	1.00	∞

$\alpha = 0.01$ 　　　　　　　　　　　　　　　　　　　　　　　　　　　　　　　　续表

ν_2	ν_1															ν_2
	1	2	3	4	5	6	7	8	9	10	12	14	16	18	20	
1	4052	4999	5403	5625	5764	5859	5928	5981	6022	6056	6106	6143	6170	6192	6209	1
2	98.5	99.0	99.2	99.2	99.3	99.3	99.4	99.4	99.4	99.4	99.4	99.4	99.4	99.4	99.4	2
3	34.1	30.8	29.5	28.7	28.2	27.9	27.7	27.5	27.3	27.2	27.1	26.9	26.8	26.8	26.7	3
4	21.2	18.0	16.7	16.0	15.5	15.2	15.0	14.8	14.7	14.5	14.4	14.2	14.2	14.1	14.0	4
5	16.3	13.3	12.1	11.4	11.0	10.7	10.5	10.3	10.2	10.1	9.89	9.77	9.68	9.61	9.55	5
6	13.7	10.9	9.78	9.15	8.75	8.47	8.26	8.10	7.98	7.87	7.72	7.60	7.52	7.45	7.40	6
7	12.2	9.55	8.45	7.85	7.46	7.19	6.99	6.84	6.72	6.62	6.47	6.36	6.28	6.21	6.16	7
8	11.3	8.65	7.59	7.01	6.63	6.37	6.18	6.03	5.91	5.81	5.67	5.56	5.48	5.41	5.36	8
9	10.6	8.02	6.99	6.42	6.06	5.80	5.61	5.47	5.35	5.26	5.11	5.01	4.92	4.86	4.81	9
10	10.0	7.56	6.55	5.99	5.64	5.39	5.20	5.06	4.94	4.85	4.71	4.60	4.52	4.46	4.41	10
11	9.65	7.21	6.22	5.67	5.32	5.07	4.89	4.74	4.63	4.54	4.40	4.29	4.21	4.15	4.10	11
12	9.33	6.93	5.95	5.41	5.06	4.82	4.64	4.50	4.39	4.30	4.16	4.05	3.97	3.91	3.86	12
13	9.07	6.70	5.74	5.21	4.86	4.62	4.44	4.30	4.19	4.10	3.96	3.86	3.78	3.72	3.66	13
14	8.86	6.51	5.56	5.04	4.69	4.46	4.28	4.14	4.03	3.94	3.80	3.70	3.62	3.56	3.51	14
15	8.68	6.36	5.42	4.89	4.56	4.32	4.14	4.00	3.89	3.80	3.67	3.56	3.49	3.42	3.37	15
16	8.53	6.23	5.29	4.77	4.44	4.20	4.03	3.89	3.78	3.69	3.55	3.45	3.37	3.31	3.26	16
17	8.40	6.11	5.18	4.67	4.34	4.10	3.93	3.79	3.68	3.59	3.46	3.35	3.27	3.21	3.16	17
18	8.29	6.01	5.09	4.58	4.25	4.01	3.84	3.71	3.60	3.51	3.37	3.27	3.19	3.13	3.08	18
19	8.18	5.93	5.01	4.50	4.17	3.94	3.77	3.63	3.52	3.43	3.30	3.19	3.12	3.05	3.00	19
20	8.10	5.85	4.94	4.43	4.10	3.87	3.70	3.56	3.46	3.37	3.23	3.13	3.05	2.99	2.94	20
21	8.02	5.78	4.87	4.37	4.04	3.81	3.64	3.51	3.40	3.31	3.17	3.07	2.99	2.93	2.88	21
22	7.95	5.72	4.82	4.31	3.99	3.76	3.59	3.45	3.35	3.26	3.12	3.02	2.94	2.88	2.83	22
23	7.88	5.66	4.76	4.26	3.94	3.71	3.54	3.41	3.30	3.21	3.07	2.97	2.89	2.83	2.78	23
24	7.82	5.61	4.72	4.22	3.90	3.67	3.50	3.36	3.26	3.17	3.03	2.93	2.85	2.79	2.74	24
25	7.77	5.57	4.68	4.18	3.85	3.63	3.46	3.32	3.22	3.13	2.99	2.89	2.81	2.75	2.70	25
26	7.72	5.53	4.64	4.14	3.82	3.59	3.42	3.29	3.18	3.09	2.96	2.86	2.78	2.72	2.66	26
27	7.68	5.49	4.60	4.11	3.78	3.56	3.39	3.26	3.15	3.06	2.93	2.82	2.75	2.68	2.63	27
28	7.64	5.45	4.57	4.07	3.75	3.53	3.36	3.23	3.12	3.03	2.90	2.79	2.72	2.65	2.60	28
29	7.60	5.42	4.54	4.04	3.73	3.50	3.33	3.20	3.09	3.00	2.87	2.77	2.69	2.63	2.57	29
30	7.56	5.39	4.51	4.02	3.70	3.47	3.30	3.17	3.07	2.98	2.84	2.74	2.66	2.60	2.55	30
32	7.50	5.34	4.46	3.97	3.65	3.43	3.26	3.13	3.02	2.93	2.80	2.70	2.62	2.55	2.50	32
34	7.44	5.29	4.42	3.93	3.61	3.39	3.22	3.09	2.98	2.89	2.76	2.66	2.58	2.51	2.46	34
36	7.40	5.25	4.38	3.89	3.57	3.35	3.18	3.05	2.95	2.86	2.72	2.62	2.54	2.48	2.43	36
38	7.35	5.21	4.34	3.86	3.54	3.32	3.15	3.02	2.92	2.83	2.69	2.59	2.51	2.45	2.40	38
40	7.31	5.18	4.31	3.83	3.51	3.29	3.12	2.99	2.89	2.80	2.66	2.56	2.48	2.42	2.37	40
42	7.28	5.15	4.29	3.80	3.49	3.27	3.10	2.97	2.86	2.78	2.64	2.54	2.46	2.40	2.34	42
44	7.25	5.12	4.26	3.78	3.47	3.24	3.08	2.95	2.84	2.75	2.62	2.52	2.44	2.37	2.32	44
46	7.22	5.10	4.24	3.76	3.44	3.22	3.06	2.93	2.82	2.73	2.60	2.50	2.42	2.35	2.30	46
48	7.19	5.08	4.22	3.74	3.43	3.20	3.04	2.91	2.80	2.71	2.58	2.48	2.40	2.33	2.28	48
50	7.17	5.06	4.20	3.72	3.41	3.19	3.02	2.89	2.78	2.70	2.56	2.46	2.38	2.32	2.27	50
60	7.08	4.98	4.13	3.65	3.34	3.12	2.95	2.82	2.72	2.63	2.50	2.39	2.31	2.25	2.20	60
80	6.96	4.88	4.04	3.56	3.26	3.04	2.87	2.74	2.64	2.55	2.42	2.31	2.23	2.17	2.12	80
100	6.90	4.82	3.98	3.51	3.21	2.99	2.82	2.69	2.59	2.50	2.37	2.27	2.19	2.12	2.07	100
125	6.84	4.78	3.94	3.47	3.17	2.95	2.79	2.66	2.55	2.47	2.33	2.23	2.15	2.08	2.03	125
150	6.81	4.75	3.91	3.45	3.14	2.92	2.76	2.63	2.53	2.44	2.31	2.20	2.12	2.06	2.00	150
200	6.76	4.71	3.88	3.41	3.11	2.89	2.73	2.60	2.50	2.41	2.27	2.17	2.09	2.03	1.97	200
300	6.72	4.68	3.85	3.38	3.08	2.86	2.70	2.57	2.47	2.38	2.24	2.14	2.06	1.99	1.94	300
500	6.69	4.65	3.82	3.36	3.05	2.84	2.68	2.55	2.44	2.36	2.22	2.12	2.04	1.97	1.92	500
1000	6.66	4.63	3.80	3.34	3.04	2.82	2.66	2.53	2.43	2.34	2.20	2.10	2.02	1.95	1.90	1000
∞	6.63	4.61	3.78	3.32	3.02	2.80	2.64	2.51	2.41	2.32	2.18	2.08	2.00	1.93	1.88	∞

$\alpha = 0.01$ 续表

ν_2	ν_1															ν_2
	22	24	26	28	30	35	40	45	50	60	80	100	200	500	∞	
1	6223	6235	6245	6253	6261	6276	6287	6296	6303	6313	6326	6334	6350	6360	6366	1
2	99.5	99.5	99.5	99.5	99.5	99.5	99.5	99.5	99.5	99.5	99.5	99.5	99.5	99.5	99.5	2
3	26.6	26.6	26.6	26.5	26.5	26.5	26.4	26.4	26.4	26.3	26.3	26.2	26.2	26.1	26.1	3
4	14.0	13.9	13.9	13.9	13.8	13.8	13.7	13.7	13.7	13.7	13.6	13.6	13.5	13.5	13.5	4
5	9.51	9.47	9.43	9.40	9.38	9.33	9.29	9.26	9.24	9.20	9.16	9.13	9.08	9.04	9.02	5
6	7.35	7.31	7.28	7.25	7.23	7.18	7.14	7.11	7.09	7.06	7.01	6.99	6.93	6.90	6.88	6
7	6.11	6.07	6.04	6.02	5.99	5.94	5.91	5.88	5.86	5.82	5.78	5.75	5.70	5.67	5.65	7
8	5.32	5.28	5.25	5.22	5.20	5.15	5.12	5.09	5.07	5.03	4.99	4.96	4.91	4.88	4.86	8
9	4.77	4.73	4.70	4.67	4.65	4.60	4.57	4.54	4.52	4.48	4.44	4.41	4.36	4.33	4.31	9
10	4.36	4.33	4.30	4.27	4.25	4.20	4.17	4.14	4.12	4.08	4.04	4.01	3.96	3.93	3.91	10
11	4.06	4.02	3.99	3.96	3.94	3.89	3.86	3.83	3.81	3.78	3.73	3.71	3.66	3.62	3.60	11
12	3.82	3.78	3.75	3.72	3.70	3.65	3.62	3.59	3.57	3.54	3.49	3.47	3.41	3.38	3.36	12
13	3.62	3.59	3.56	3.53	3.51	3.46	3.43	3.40	3.38	3.34	3.30	3.27	3.22	3.19	3.17	13
14	3.46	3.43	3.40	3.37	3.35	3.30	3.27	3.24	3.22	3.18	3.14	3.11	3.06	3.03	3.00	14
15	3.33	3.29	3.26	3.24	3.21	3.17	3.13	3.10	3.08	3.05	3.00	2.98	2.92	2.89	2.87	15
16	3.22	3.18	3.15	3.12	3.10	3.05	3.02	2.99	2.97	2.93	2.89	2.86	2.81	2.78	2.75	16
17	3.12	3.08	3.05	3.03	3.00	2.96	2.92	2.89	2.87	2.83	2.79	2.76	2.71	2.68	2.65	17
18	3.03	3.00	2.97	2.94	2.92	2.87	2.84	2.81	2.78	2.75	2.70	2.68	2.62	2.59	2.57	18
19	2.96	2.92	2.89	2.87	2.84	2.80	2.76	2.73	2.71	2.67	2.63	2.60	2.55	2.51	2.49	19
20	2.90	2.86	2.83	2.80	2.78	2.73	2.69	2.67	2.64	2.61	2.56	2.54	2.48	2.44	2.42	20
21	2.84	2.80	2.77	2.74	2.72	2.67	2.64	2.61	2.58	2.55	2.50	2.48	2.42	2.38	2.36	21
22	2.78	2.75	2.72	2.69	2.67	2.62	2.58	2.55	2.53	2.50	2.45	2.42	2.36	2.33	2.31	22
23	2.74	2.70	2.67	2.64	2.62	2.57	2.54	2.51	2.48	2.45	2.40	2.37	2.32	2.28	2.26	23
24	2.70	2.66	2.63	2.60	2.58	2.53	2.49	2.46	2.44	2.40	2.36	2.33	2.27	2.24	2.21	24
25	2.66	2.62	2.59	2.56	2.54	2.49	2.45	2.42	2.40	2.36	2.32	2.29	2.23	2.19	2.17	25
26	2.62	2.58	2.55	2.53	2.50	2.45	2.42	2.39	2.36	2.33	2.28	2.25	2.19	2.16	2.13	26
27	2.59	2.55	2.52	2.49	2.47	2.42	2.38	2.35	2.33	2.29	2.25	2.22	2.16	2.12	2.10	27
28	2.56	2.52	2.49	2.46	2.44	2.39	2.35	2.32	2.30	2.26	2.22	2.19	2.13	2.09	2.06	28
29	2.53	2.49	2.46	2.44	2.41	2.36	2.33	2.30	2.27	2.23	2.19	2.16	2.10	2.06	2.03	29
30	2.51	2.47	2.44	2.41	2.39	2.34	2.30	2.27	2.25	2.21	2.16	2.13	2.07	2.03	2.01	30
32	2.46	2.42	2.39	2.36	2.34	2.29	2.25	2.22	2.20	2.16	2.11	2.08	2.02	1.98	1.96	32
34	2.42	2.38	2.35	2.32	2.30	2.25	2.21	2.18	2.16	2.12	2.07	2.04	1.98	1.94	1.91	34
36	2.38	2.35	2.32	2.29	2.26	2.21	2.18	2.14	2.12	2.08	2.03	2.00	1.94	1.90	1.87	36
38	2.35	2.32	2.28	2.26	2.23	2.18	2.14	2.11	2.09	2.05	2.00	1.97	1.90	1.86	1.84	38
40	2.33	2.29	2.26	2.23	2.20	2.15	2.11	2.08	2.06	2.02	1.97	1.94	1.87	1.83	1.80	40
42	2.30	2.26	2.23	2.20	2.18	2.13	2.09	2.06	2.03	1.99	1.94	1.91	1.85	1.80	1.78	42
44	2.28	2.24	2.21	2.18	2.15	2.10	2.07	2.03	2.01	1.97	1.92	1.89	1.82	1.78	1.75	44
46	2.26	2.22	2.19	2.16	2.13	2.08	2.04	2.01	1.99	1.95	1.90	1.86	1.80	1.75	1.73	46
48	2.24	2.20	2.17	2.14	2.12	2.06	2.02	1.99	1.97	1.93	1.88	1.84	1.78	1.73	1.70	48
50	2.22	2.18	2.15	2.12	2.10	2.05	2.01	1.97	1.95	1.91	1.86	1.82	1.76	1.71	1.68	50
60	2.15	2.12	2.08	2.05	2.03	1.98	1.94	1.90	1.88	1.84	1.78	1.75	1.68	1.63	1.60	60
80	2.07	2.03	2.00	1.97	1.94	1.89	1.85	1.82	1.79	1.75	1.69	1.65	1.58	1.53	1.49	80
100	2.02	1.98	1.95	1.92	1.89	1.84	1.80	1.76	1.74	1.69	1.63	1.60	1.52	1.47	1.43	100
125	1.98	1.94	1.91	1.88	1.85	1.80	1.76	1.72	1.69	1.65	1.59	1.55	1.47	1.41	1.37	120
150	1.96	1.92	1.88	1.85	1.83	1.77	1.73	1.69	1.66	1.62	1.56	1.52	1.43	1.38	1.33	150
200	1.93	1.89	1.85	1.82	1.79	1.74	1.69	1.66	1.63	1.58	1.52	1.48	1.39	1.33	1.28	200
300	1.89	1.85	1.82	1.79	1.76	1.70	1.66	1.62	1.59	1.55	1.48	1.44	1.35	1.28	1.22	300
500	1.87	1.83	1.79	1.76	1.74	1.68	1.63	1.60	1.57	1.52	1.45	1.41	1.31	1.23	1.16	500
1000	1.85	1.81	1.77	1.74	1.72	1.66	1.61	1.58	1.54	1.50	1.43	1.38	1.28	1.19	1.11	1000
∞	1.83	1.79	1.76	1.72	1.70	1.64	1.59	1.55	1.52	1.47	1.40	1.36	1.25	1.15	1.00	∞

附表 5　二项分布概率 π 的置信区间

上行:95%置信区间　　　下行:99%置信区间

n	0	1	2	3	4	5	6	7	8	9	10	11	12	13	14	15	16
1	0-98																
	0-100																
2	0-84	1-99															
	0-93	0-100															
3	0-71	1-91	9-99														
	0-83	0-96	4-100														
4	0-60	1-81	7-93	19-99													
	0-73	0-89	3-97	11-100													
5	0-52	1-72	5-85	15-95	28-99												
	0-65	0-81	2-92	8-98	19-100												
6	0-46	0-64	4-78	12-88	22-96	36-100											
	0-59	0-75	2-86	7-93	14-98	25-100											
7	0-41	0-58	4-71	10-82	18-90	29-96	42-100										
	0-53	0-68	2-80	6-88	12-94	20-98	32-100										
8	0-37	0-53	3-65	9-76	16-84	24-91	35-97	47-100									
	0-48	0-63	1-74	5-83	10-90	17-95	26-99	37-100									
9	0-34	0-48	3-60	7-70	14-79	21-86	30-93	40-97	52-100								
	0-44	0-58	1-69	4-78	9-85	15-91	22-96	31-99	42-100								
10	0-31	0-45	3-56	7-65	12-74	19-81	26-88	35-93	44-97	55-100							
	0-41	0-54	1-65	4-74	8-81	13-87	19-92	26-96	35-99	46-100							
11	0-28	0-41	2-52	6-61	11-69	17-77	23-83	31-89	39-94	48-98	59-100						
	0-38	0-51	1-61	3-69	7-77	11-83	17-89	23-93	31-97	39-99	49-100						
12	0-26	0-38	2-48	5-57	10-65	15-72	21-79	28-85	35-90	43-95	52-98	62-100					
	0-36	0-48	1-57	3-66	6-73	10-79	15-85	21-90	27-94	34-97	43-99	52-100					
13	0-25	0-36	2-45	5-54	9-61	14-68	19-75	25-81	32-86	39-91	46-95	55-98	64-100				
	0-33	0-45	1-54	3-62	6-69	9-75	14-81	19-86	25-91	31-94	38-97	46-99	55-100				
14	0-23	0-34	2-43	5-51	8-58	13-65	18-71	23-77	29-82	35-87	42-92	49-95	57-98	66-100			
	0-32	0-42	1-51	3-59	5-66	9-72	13-78	17-83	22-87	28-91	34-95	41-97	49-99	58-100			
15	0-22	0-32	2-40	4-48	8-55	12-62	16-68	21-73	27-79	32-84	38-88	45-92	52-96	60-98	68-100		
	0-30	0-40	1-49	2-56	5-63	8-69	12-74	16-79	21-84	26-88	31-92	37-95	44-98	51-99	60-100		
16	0-21	0-30	2-38	4-46	7-52	11-59	15-65	20-70	25-75	30-80	35-85	41-89	48-93	54-96	62-98	70-100	
	0-28	0-38	1-46	2-53	5-60	7-66	11-71	15-76	19-81	24-85	29-89	34-93	40-95	47-98	54-99	62-100	
17	0-20	0-29	1-36	4-43	7-50	10-56	14-62	18-67	23-72	28-77	33-82	38-86	44-90	50-93	57-96	64-99	71-100
	0-27	0-36	1-44	2-51	4-57	7-63	10-68	14-73	18-78	22-82	27-86	32-90	37-93	43-96	49-98	56-99	64-100
18	0-19	0-27	1-35	4-41	6-48	10-53	13-59	17-64	22-69	26-74	31-78	36-83	41-87	47-90	52-94	59-96	65-99
	0-25	0-35	1-42	2-49	4-55	7-61	10-66	13-71	16-75	20-80	25-84	29-87	34-90	39-93	45-96	51-98	58-99
19	0-18	0-26	1-33	3-40	6-46	9-51	13-57	16-62	20-67	24-71	29-76	33-80	38-84	43-87	49-91	54-94	60-97
	0-24	0-33	1-40	2-47	4-53	6-58	9-63	12-68	15-73	19-77	23-81	27-85	32-88	37-91	42-94	47-96	53-98
20	0-17	0-25	1-32	3-38	6-44	9-49	12-54	15-59	19-64	23-68	27-73	32-77	36-81	41-85	46-88	51-91	56-94
	0-23	0-32	1-39	2-45	4-51	6-56	8-61	11-66	15-70	18-74	22-78	26-82	30-85	34-89	39-92	44-94	49-96
21	0-16	0-24	1-30	3-36	5-42	8-47	11-52	15-57	18-62	22-66	26-70	30-74	34-78	38-82	43-85	48-89	53-92
	0-22	0-30	1-37	2-43	3-49	6-54	8-59	11-63	14-68	17-72	21-76	24-79	28-83	32-86	37-89	41-92	46-94
22	0-15	0-23	1-29	3-35	5-40	8-45	11-50	14-55	17-59	21-64	24-68	28-72	32-76	36-79	41-83	45-86	50-89
	0-21	0-29	0-36	2-42	3-47	5-52	8-57	10-61	13-65	16-70	19-73	23-77	27-81	30-84	35-87	39-90	43-92
23	0-15	0-22	1-28	3-34	5-39	7-44	10-48	13-53	16-57	20-61	23-66	27-69	31-73	34-77	39-80	43-84	47-87
	0-21	0-28	0-34	2-40	3-45	5-50	7-55	10-59	12-63	15-67	18-71	22-75	25-78	29-82	33-85	37-88	41-90
24	0-14	0-21	1-27	3-32	5-37	7-42	10-47	13-51	16-55	19-59	22-63	26-67	29-71	33-74	37-78	41-81	45-84
	0-20	0-27	0-33	1-39	3-44	5-49	7-53	9-57	12-61	15-65	18-69	21-73	24-76	27-79	31-82	35-85	39-88
25	0-14	0-20	1-26	3-31	5-36	7-41	9-45	12-49	15-54	18-57	21-61	24-65	28-69	31-72	35-76	39-79	43-82
	0-19	0-26	0-32	1-37	3-42	5-47	7-51	9-56	11-60	14-63	17-67	20-71	23-74	26-77	29-80	33-83	37-86

续表

n	0	1	2	3	4	5	6	7	8	9	10	11	12	13	14	15	16
																X	
26	0-13	0-20	1-25	2-30	4-35	7-39	9-44	12-48	14-52	17-56	20-59	23-63	27-67	30-70	33-73	37-77	41-80
	0-18	0-25	0-31	1-36	3-41	4-46	6-50	9-54	11-58	13-61	16-65	19-69	22-72	25-75	28-78	31-81	35-84
27	0-13	0-19	1-24	2-29	4-34	6-38	9-42	11-46	14-50	17-54	19-58	22-61	25-65	29-68	32-71	35-75	39-78
	0-18	0-24	0-30	1-35	3-40	4-44	6-48	8-52	10-56	13-60	15-63	18-67	21-70	24-73	27-76	30-79	33-82
28	0-12	0-18	1-24	2-28	4-33	6-37	8-41	11-45	13-49	16-52	19-56	22-59	24-63	28-66	31-69	34-72	37-76
	0-17	0-24	0-29	1-34	3-39	4-43	6-47	8-51	10-54	12-58	15-62	17-65	20-68	23-71	26-74	29-77	32-80
29	0-12	0-18	1-23	2-27	4-32	6-36	8-40	10-44	13-47	15-51	18-54	21-58	24-61	26-64	29-67	33-71	36-74
	0-17	0-23	0-28	1-33	2-37	4-42	6-46	8-49	10-53	12-57	14-60	17-63	19-66	22-69	25-72	28-75	31-78
30	0-12	0-17	1-22	2-27	4-31	6-35	8-39	10-42	12-46	15-49	17-53	20-56	23-59	25-63	28-66	31-69	34-72
	0-16	0-22	0-27	1-32	2-36	4-40	5-44	7-48	9-52	11-55	14-58	16-62	19-65	21-68	24-71	26-74	29-76
31	0-11	0-17	1-21	2-26	4-30	5-34	7-37	10-41	12-45	14-48	17-51	19-55	22-58	25-61	27-64	30-67	33-70
	0-16	0-22	0-27	1-31	2-35	4-39	5-43	7-47	9-50	11-54	13-57	15-60	18-63	20-66	23-69	25-72	28-75
32	0-11	0-16	1-21	2-25	4-29	5-33	7-36	9-40	11-43	14-47	16-50	19-53	21-56	24-59	26-62	29-65	32-68
	0-15	0-21	0-26	1-30	2-34	4-38	5-42	7-45	9-49	11-52	13-55	15-59	17-62	20-64	22-67	25-70	27-73
33	0-11	0-16	1-20	2-24	3-28	5-32	7-35	9-39	11-42	13-46	16-49	18-52	20-55	23-58	25-61	28-64	31-66
	0-15	0-20	0-25	1-29	2-33	3-37	5-41	7-44	8-48	10-51	12-54	14-57	17-60	19-63	21-66	24-69	26-71
34	0-10	0-15	1-20	2-24	3-27	5-31	7-35	9-38	11-41	13-44	15-47	17-51	20-54	22-56	25-59	27-62	30-65
	0-14	0-20	0-25	1-29	2-33	3-36	5-40	6-43	8-47	10-50	12-53	14-56	16-59	18-62	21-64	23-67	25-70
35	0-10	0-15	1-19	2-23	3-27	5-30	7-34	8-37	10-40	12-43	15-46	17-49	19-52	21-55	24-58	26-61	29-63
	0-14	0-19	0-24	1-28	2-32	3-35	5-39	6-42	8-45	10-49	12-52	14-54	16-57	18-60	20-63	22-66	24-68
36	0-10	0-15	1-19	2-22	3-26	5-29	6-33	8-36	10-39	12-42	14-45	16-48	19-51	21-54	23-57	26-59	28-62
	0-14	0-19	0-23	1-27	2-31	3-35	4-38	6-41	8-44	9-47	11-50	13-53	15-56	17-59	19-61	21-64	24-67
37	0-9	0-14	1-18	2-22	3-25	5-29	6-32	8-35	10-38	12-41	14-44	16-47	18-50	20-53	22-55	25-58	27-61
	0-13	0-18	0-23	1-27	2-30	3-34	4-37	6-40	7-43	9-46	11-49	13-52	15-55	17-58	19-60	21-63	23-65
38	0-9	0-14	1-18	2-21	3-25	4-28	6-31	8-34	10-37	11-40	13-43	15-46	18-49	20-51	22-54	24-57	26-59
	0-13	0-18	0-22	1-26	2-30	3-33	4-36	6-39	7-42	9-45	11-48	12-51	14-54	16-56	18-59	20-61	22-64
39	0-9	0-13	1-17	2-21	3-24	4-27	6-31	8-34	9-36	11-39	13-42	15-45	17-48	19-50	21-53	23-55	26-58
	0-13	0-18	0-22	1-25	2-29	3-32	4-35	6-38	7-41	9-44	10-47	12-50	14-53	16-55	18-58	20-60	22-63
40	0-9	0-13	1-17	2-20	3-24	4-27	6-30	7-33	9-36	11-38	13-41	15-44	17-47	19-49	21-52	23-54	25-57
	0-12	0-17	0-21	1-25	2-28	3-32	4-35	5-38	7-41	8-43	10-46	12-49	13-51	15-54	17-57	19-59	21-61
41	0-9	0-13	1-17	2-20	3-23	4-26	6-29	7-32	9-35	11-38	12-40	14-43	16-46	18-48	20-51	22-53	24-55
	0-12	0-17	0-21	1-24	2-28	3-31	4-34	5-37	7-40	8-42	10-45	11-48	13-50	15-53	17-55	19-58	20-60
42	0-8	0-13	1-16	1-19	3-23	4-26	5-29	7-31	9-34	10-37	12-39	14-42	16-45	18-47	20-50	22-52	24-54
	0-12	0-16	0-20	1-24	2-27	3-30	4-33	5-36	6-39	8-42	9-44	11-47	13-49	14-52	16-54	18-57	20-59
43	0-8	0-12	1-16	1-19	3-22	4-25	5-28	7-31	8-33	10-36	12-39	14-41	15-44	17-46	19-49	21-51	23-53
	0-12	0-16	0-20	1-23	2-26	3-30	4-32	5-35	6-38	8-41	9-43	11-46	12-48	14-51	16-53	18-56	19-58
44	0-8	0-12	1-15	1-19	3-22	4-25	5-27	7-30	8-33	10-35	11-38	13-40	15-43	17-45	19-48	20-50	22-52
	0-11	0-16	0-19	1-23	2-26	3-29	4-32	5-35	6-37	8-40	9-43	11-45	12-47	14-50	15-52	17-55	19-57
45	0-8	0-12	1-15	1-18	2-21	4-24	5-27	6-29	8-32	10-35	11-37	13-40	15-42	16-44	18-47	20-49	22-51
	0-11	0-15	0-19	1-22	2-25	2-28	4-31	5-34	6-37	7-39	9-42	10-44	12-47	13-49	15-51	17-54	18-56
46	0-8	0-12	1-15	1-18	2-21	4-24	5-26	6-29	8-31	9-34	11-36	13-39	14-41	16-43	18-46	20-48	21-50
	0-11	0-15	0-19	1-22	1-25	2-28	3-31	5-33	6-36	7-38	9-41	10-43	12-46	13-48	15-50	16-53	18-55
47	0-8	0-11	1-15	1-18	2-20	4-23	5-26	6-28	8-31	9-33	11-36	12-38	14-40	16-43	17-45	19-47	21-49
	0-11	0-15	0-18	1-21	1-24	2-27	3-30	5-33	6-35	7-38	8-40	10-43	11-45	13-47	14-49	16-52	18-54
48	0-7	0-11	1-14	1-17	2-20	3-23	5-25	6-28	7-30	9-33	10-35	12-37	14-40	15-42	17-44	19-46	20-48
	0-10	0-14	0-18	1-21	1-24	2-27	3-29	4-32	6-35	7-37	8-39	10-42	11-44	13-46	14-49	16-51	17-53
49	0-7	0-11	0-14	1-17	2-20	3-22	5-25	6-27	7-30	9-32	10-34	12-37	13-39	15-41	17-43	18-45	20-48
	0-10	0-14	0-18	1-21	1-24	2-26	3-29	4-31	6-34	7-36	8-39	9-41	11-43	12-46	14-48	15-50	17-52
50	0-7	0-11	0-14	1-17	2-19	3-22	5-24	6-27	7-29	9-31	10-34	12-36	13-38	15-40	16-42	18-45	20-47
	0-10	0-14	0-17	1-20	1-23	2-26	3-28	4-31	5-33	7-36	8-38	9-40	11-43	12-45	13-47	15-49	16-51

续表

n	17	18	19	20	21	22	23	24	25	26	27	28	29	30	31	32	33
18	73-100																
	65-100																
19	67-99	74-100															
	60-99	67-100															
20	62-97	68-99	75-100														
	55-98	61-99	68-100														
21	58-95	64-97	70-99	76-100													
	51-97	57-98	63-99	70-100													
22	55-92	60-95	65-97	71-99	77-100												
	48-95	53-97	58-98	64-100	71-100												
23	52-90	56-93	61-95	66-97	72-99	78-100											
	45-93	50-95	55-97	60-98	66-100	72-100											
24	49-87	53-90	58-93	63-95	68-97	73-99	79-100										
	43-91	47-93	51-95	56-97	61-99	67-100	73-100										
25	46-85	51-88	55-91	59-93	64-95	69-97	74-99	80-100									
	40-89	44-91	49-93	53-95	58-97	63-99	68-100	74-100									
26	44-83	48-86	52-88	56-91	61-93	65-96	70-98	75-99	80-100								
	39-87	42-89	46-91	50-94	54-96	59-97	64-99	69-100	75-100								
27	42-81	46-83	50-86	54-89	58-91	62-94	66-96	71-98	76-99	81-100							
	37-85	40-87	44-90	48-92	52-94	56-96	60-97	65-99	70-100	76-100							
28	41-78	44-81	48-84	51-87	55-89	59-92	63-94	67-96	72-98	76-99	82-100						
	35-83	38-85	42-88	46-90	49-92	53-94	57-96	61-97	66-99	71-100	76-100						
29	39-76	42-79	46-82	49-85	53-87	56-90	60-92	64-94	68-96	73-98	77-99	82-100					
	34-81	37-83	40-86	43-88	47-90	51-92	54-94	58-96	63-98	67-99	72-100	77-100					
30	37-75	41-77	44-80	47-83	51-85	54-88	58-90	61-92	65-94	69-96	73-98	78-99	83-100				
	32-79	35-81	38-84	42-86	45-89	48-91	52-93	56-95	60-96	64-98	68-99	73-100	78-100				
31	36-73	39-75	42-78	45-81	49-83	52-86	55-88	59-90	63-93	66-95	70-96	74-98	79-99	83-100			
	31-77	34-80	37-82	40-85	43-87	46-89	50-91	53-93	57-95	61-96	65-98	69-99	73-100	78-100			
32	35-71	38-74	41-76	44-79	47-81	50-84	53-86	57-89	60-91	64-93	67-95	71-96	75-98	79-99	84-100		
	30-75	33-78	36-80	38-83	41-85	45-87	48-89	51-91	55-93	58-95	62-96	66-98	70-99	74-100	79-100		
33	34-69	36-72	39-75	42-77	45-80	48-82	51-84	54-87	58-89	61-91	65-93	68-95	72-97	76-98	80-99	84-100	
	29-74	31-76	34-79	37-81	40-83	43-86	46-88	49-90	52-92	56-93	59-95	63-97	67-98	71-99	75-100	80-100	
34	32-68	35-70	38-73	41-75	44-78	46-80	49-83	53-85	56-87	59-89	62-91	65-93	69-95	73-97	76-98	80-99	85-100
	28-72	30-75	33-77	36-79	38-82	41-84	44-86	47-88	50-90	53-92	57-94	60-95	64-97	67-98	71-99	75-100	80-100
35	31-66	34-69	37-71	39-74	42-76	45-79	48-81	51-83	54-85	57-88	60-90	63-92	66-93	70-95	73-97	77-98	81-99
	27-71	29-73	32-76	34-78	37-80	40-82	43-84	46-86	48-88	51-90	55-92	58-94	61-95	65-97	68-98	72-99	76-100
36	30-65	33-67	35-70	38-72	41-74	43-77	46-79	49-81	52-84	55-86	58-88	61-90	64-92	67-94	71-95	74-97	78-98
	26-69	28-72	31-74	33-76	36-79	39-81	41-83	44-85	47-87	50-89	53-91	56-92	59-94	62-96	65-97	69-98	73-99
37	29-63	32-66	34-68	37-71	39-73	42-75	45-78	47-80	50-82	53-84	56-86	59-88	62-90	65-92	68-94	71-95	75-97
	25-68	28-70	30-72	32-75	35-77	37-79	40-81	42-83	45-85	48-87	51-89	54-91	57-93	60-94	63-96	66-97	70-98
38	29-62	31-64	33-67	36-69	38-71	41-74	43-76	46-78	49-80	51-82	54-85	57-87	60-89	63-90	66-92	69-94	72-96
	24-66	27-69	29-71	31-73	34-76	36-78	39-80	41-82	44-84	46-86	49-88	52-89	55-91	58-93	61-94	64-96	67-97
39	28-60	30-63	32-65	35-68	37-70	40-72	42-74	45-77	47-79	50-81	52-83	55-85	58-87	61-89	64-91	66-92	69-94
	24-65	26-67	28-70	30-72	33-74	35-76	37-78	40-80	42-82	45-84	47-86	50-88	53-90	56-91	59-93	62-94	65-96
40	27-59	29-62	32-64	34-66	36-68	38-71	41-73	43-75	46-77	48-79	51-81	53-83	56-85	59-87	62-89	64-91	67-93
	23-64	25-66	27-68	29-71	32-73	34-75	36-77	39-79	41-81	43-83	46-85	49-87	51-88	54-90	57-92	59-93	62-95
41	26-58	28-60	31-63	33-65	35-67	37-69	40-72	42-74	45-76	47-78	49-80	52-82	54-84	57-86	60-88	62-89	65-91
	22-63	24-65	27-67	29-69	31-71	33-73	35-76	37-78	40-80	42-81	45-83	47-85	50-87	52-89	55-90	58-92	60-93
42	26-57	28-59	30-61	32-64	34-66	36-68	39-70	41-72	43-74	46-76	48-78	50-80	53-82	55-84	58-86	61-88	63-90
	22-61	24-64	26-66	28-68	30-70	32-72	34-74	36-76	39-78	41-80	43-82	46-84	48-86	51-87	53-89	56-91	58-92

续表

n	17	18	19	20	21	22	23	24	25	26	27	28	29	30	31	32	33
43	25-56	27-58	29-60	31-62	33-65	35-67	38-69	40-71	42-73	44-75	47-77	49-79	51-81	54-83	56-85	59-86	61-88
	21-60	23-62	25-65	27-67	29-69	31-71	33-73	35-75	38-77	40-79	42-81	44-82	47-84	49-86	52-88	54-89	57-91
44	24-55	26-57	28-59	30-61	32-63	35-65	37-68	39-70	41-72	43-74	45-76	48-78	50-80	52-81	55-83	57-85	60-87
	21-59	23-61	24-63	26-66	28-68	30-70	32-72	34-74	37-76	39-77	41-79	43-81	45-83	48-85	50-86	53-88	55-89
45	24-53	26-56	28-58	30-60	32-62	34-64	36-66	38-68	40-70	42-72	44-74	47-76	49-78	51-80	53-82	56-84	58-85
	20-58	22-60	24-62	26-64	28-66	30-68	32-70	34-72	36-74	38-76	40-78	42-80	44-82	46-83	49-85	51-87	53-88
46	23-52	25-55	27-57	29-59	31-61	33-63	35-65	37-67	39-69	41-71	43-73	45-75	48-77	50-79	52-80	54-82	57-84
	20-57	21-59	23-61	25-63	27-65	29-67	31-69	33-71	35-73	37-75	39-77	41-79	43-80	45-82	47-84	50-85	52-87
47	23-51	25-54	26-56	28-58	30-60	32-62	34-64	36-66	38-68	40-70	42-72	44-74	46-75	49-77	51-79	53-81	55-83
	19-56	21-58	23-60	25-62	26-64	28-66	30-68	32-70	34-72	36-74	38-75	40-77	42-79	44-81	46-82	48-84	51-86
48	22-51	24-53	26-55	28-57	29-59	31-61	33-63	35-65	37-67	39-69	41-71	43-72	45-74	47-76	49-78	52-80	54-81
	19-55	20-57	22-59	24-61	26-63	27-65	29-67	31-69	33-71	35-73	37-74	39-76	41-78	43-80	45-81	47-83	49-84
49	22-50	23-52	25-54	27-56	29-58	31-60	33-62	34-64	36-66	38-67	40-69	42-71	44-73	46-75	48-77	50-78	52-80
	18-54	20-56	22-58	23-60	25-62	27-64	29-66	30-68	32-70	34-71	36-73	38-75	40-77	42-78	44-80	46-82	48-83
50	21-49	23-51	25-53	26-55	28-57	30-59	32-61	34-63	36-64	37-66	39-68	41-70	43-72	45-74	47-75	49-77	51-79
	18-53	20-55	21-57	23-59	25-61	26-63	28-65	30-67	32-68	33-70	35-72	37-74	39-75	41-77	43-79	45-80	47-82

n	34	35	36	37	38	39	40	41	42	43	44	45	46	47	48	49	50
35	85-100																
	81-100																
36	81-99	85-100															
	77-100	81-100															
37	78-98	82-99	86-100														
	73-99	77-100	82-100														
38	75-97	79-98	82-99	86-100													
	70-98	74-99	78-100	82-100													
39	73-96	76-97	79-98	83-99	87-100												
	68-97	71-98	75-99	78-100	82-100												
40	70-94	73-96	76-97	80-98	83-99	87-100											
	65-96	68-97	72-98	75-99	79-100	83-100											
41	68-93	71-94	74-96	77-97	80-98	83-99	87-100										
	63-95	66-96	69-97	72-98	76-99	79-100	83-100										
42	66-91	69-93	71-95	74-96	77-97	81-99	84-99	87-100									
	61-94	64-95	67-96	70-97	73-98	76-99	80-100	84-100									
43	64-90	67-92	69-93	72-95	75-96	78-97	81-99	84-99	88-100								
	59-92	62-94	65-95	68-96	70-97	74-98	77-99	80-100	84-100								
44	62-89	65-90	67-92	70-93	73-95	75-96	78-97	81-99	85-99	88-100							
	57-91	60-92	63-94	65-95	68-96	71-97	74-98	77-99	81-100	84-100							
45	60-87	63-89	65-90	68-92	71-94	73-95	76-96	79-98	82-99	85-99	88-100						
	56-90	58-91	61-93	63-94	66-95	69-96	72-98	75-98	78-99	81-100	85-100						
46	59-86	61-87	64-89	66-91	69-92	71-94	74-95	76-96	79-98	82-99	85-99	88-100					
	54-88	57-90	59-91	62-93	64-94	67-95	69-97	72-98	75-99	78-99	81-100	85-100					
47	57-84	60-86	62-88	64-89	67-91	69-92	72-94	74-95	77-96	80-98	82-99	85-99	89-100				
	53-87	55-89	57-90	60-92	62-93	65-94	67-95	70-97	73-98	76-99	79-99	82-100	85-100				
48	56-83	58-85	60-86	63-88	65-90	67-91	70-93	72-94	75-95	77-97	80-98	83-99	86-99	89-100			
	51-86	54-87	56-89	58-90	61-92	63-93	65-94	68-96	71-97	73-98	76-99	79-99	82-100	86-100			
49	55-82	57-83	59-85	61-87	63-88	66-90	68-91	70-93	73-94	75-95	78-97	80-98	83-99	86-100	89-100		
	50-85	52-86	54-88	57-89	59-91	61-92	64-93	66-94	69-96	71-97	74-98	76-99	79-99	82-100	86-100		
50	53-80	55-82	58-84	60-85	62-87	64-88	66-90	69-91	71-93	73-94	76-95	78-97	81-98	83-99	86-100	89-100	
	49-84	51-85	53-87	55-88	57-89	60-91	62-92	64-93	67-95	69-96	72-97	74-98	77-99	80-99	83-100	86-100	

附表 6　q 界值表（Newman-Keuls 法用）

上行:$P=0.05$　下行:$P=0.01$

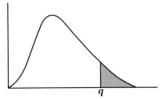

ν	组数, α								
	2	3	4	5	6	7	8	9	10
5	3.64	4.60	5.22	5.67	6.03	6.33	6.58	6.80	6.99
	5.70	6.98	7.80	8.42	8.91	9.32	9.67	9.97	10.24
6	3.46	4.34	4.90	5.30	5.63	5.90	6.12	6.32	6.49
	5.24	6.33	7.03	7.56	7.97	8.32	8.61	8.87	9.10
7	3.34	4.16	4.68	5.06	5.36	5.61	5.82	6.00	6.16
	4.95	5.92	6.54	7.01	7.37	7.68	7.94	8.17	8.37
8	3.26	4.04	4.53	4.89	5.17	5.40	5.60	5.77	5.92
	4.75	5.64	6.20	6.62	6.96	7.24	7.47	7.68	7.86
9	3.20	3.95	4.41	4.76	5.02	5.24	5.43	5.59	5.74
	4.60	5.43	5.96	6.35	6.66	6.91	7.13	7.33	7.49
10	3.15	3.88	4.33	4.65	4.91	5.12	5.30	5.46	5.60
	4.48	5.27	5.77	6.14	6.43	6.67	6.87	7.05	7.21
12	3.08	3.77	4.20	4.51	4.75	4.95	5.12	5.27	5.39
	4.32	5.05	5.50	5.84	6.10	6.32	6.51	6.67	6.81
14	3.03	3.70	4.11	4.41	4.64	4.83	4.99	5.13	5.25
	4.21	4.89	5.32	5.63	5.88	6.08	6.26	6.41	6.54
16	3.00	3.65	4.05	4.33	4.56	4.74	4.90	5.03	5.15
	4.13	4.79	5.19	5.49	5.72	5.92	6.08	6.22	6.35
18	2.97	3.61	4.00	4.28	4.49	4.67	4.82	4.96	5.07
	4.07	4.70	5.09	5.38	5.60	5.79	5.94	6.08	6.20
20	2.95	3.58	3.96	4.23	4.45	4.62	4.77	4.90	5.01
	4.02	4.64	5.02	5.29	5.51	5.69	5.84	5.97	6.09
30	2.89	3.49	3.85	4.10	4.30	4.46	4.60	4.72	4.82
	3.89	4.45	4.80	5.05	5.24	5.40	5.54	5.65	5.76
40	2.86	3.44	3.79	4.04	4.23	4.39	4.52	4.63	4.73
	3.82	4.37	4.70	4.93	5.11	5.26	5.39	5.50	5.60
60	2.83	3.40	3.74	3.98	4.16	4.31	4.44	4.55	4.65
	3.76	4.28	4.59	4.82	4.99	5.13	5.25	5.36	5.45
120	2.80	3.36	3.68	3.92	4.10	4.24	4.36	4.47	4.56
	3.70	4.20	4.50	4.71	4.87	5.01	5.12	5.21	5.30
∞	2.77	3.31	3.63	3.86	4.03	4.17	4.29	4.39	4.47
	3.64	4.12	4.40	4.60	4.76	4.88	4.99	5.08	5.16

附表 7　Dunnett-t 检验 q' 界值表（双侧）

上行 $P=0.05$，下行 $P=0.01$

误差的自由度 ν	处理组数（不包括对照组）T								
	1	2	3	4	5	6	7	8	9
5	2.57 4.03	3.03 4.63	3.29 4.98	3.48 5.22	3.62 5.41	3.73 5.56	3.82 5.69	3.90 5.80	3.97 5.89
6	2.45 3.71	2.86 4.21	3.10 4.51	3.26 4.71	3.39 4.87	3.49 5.00	3.57 5.10	3.64 5.20	3.71 5.28
7	2.36 3.50	2.75 3.95	2.97 4.21	3.12 4.39	3.24 4.53	3.33 4.64	3.41 4.74	3.47 4.82	3.53 4.89
8	2.31 3.36	2.67 3.77	2.88 4.00	3.02 4.17	3.13 4.29	3.22 4.40	3.29 4.48	3.35 4.56	3.41 4.62
9	2.26 3.25	2.61 3.63	2.81 3.85	2.95 4.01	3.05 4.12	3.14 4.22	3.20 4.30	3.26 4.37	3.32 4.43
10	2.23 3.17	2.57 3.53	2.76 3.74	2.89 3.88	2.99 3.99	3.07 4.08	3.14 4.16	3.19 4.22	3.24 4.28
11	2.20 3.11	2.53 3.45	2.72 3.65	2.84 3.79	2.94 3.89	3.02 3.98	3.08 4.05	3.14 4.11	3.19 4.16
12	2.18 3.05	2.50 3.39	2.68 3.58	2.81 3.71	2.90 3.81	2.98 3.89	3.04 3.96	3.09 4.02	3.14 4.07
13	2.16 3.01	2.48 3.33	2.65 3.52	2.78 3.65	2.87 3.74	2.94 3.82	3.00 3.89	3.06 3.94	3.10 3.99
14	2.14 2.98	2.46 3.29	2.63 3.47	2.75 3.59	2.84 3.69	2.91 3.76	2.97 3.83	3.02 3.88	3.07 3.93
15	2.13 2.95	2.44 3.25	2.61 3.43	2.73 3.55	2.82 3.64	2.89 3.71	2.95 3.78	3.00 3.83	3.04 3.88
16	2.12 2.92	2.42 3.22	2.59 3.39	2.71 3.51	2.80 3.60	2.87 3.67	2.92 3.73	2.97 3.78	3.02 3.83
17	2.11 2.90	2.41 3.19	2.58 3.36	2.69 3.47	2.78 3.56	2.85 3.63	2.90 3.69	2.95 3.74	3.00 3.79
18	2.10 2.88	2.40 3.17	2.56 3.33	2.68 3.44	2.76 3.53	2.83 3.60	2.89 3.66	2.94 3.71	2.98 3.75
19	2.09 2.86	2.39 3.15	2.55 3.31	2.66 3.42	2.75 3.50	2.81 3.57	2.87 3.63	2.92 3.68	2.96 3.72
20	2.09 2.85	2.38 3.13	2.54 3.29	2.65 3.40	2.73 3.48	2.80 3.55	2.86 3.60	2.90 3.65	2.95 3.69
24	2.06 2.80	2.35 3.07	2.51 3.22	2.61 3.32	2.70 3.40	2.76 3.47	2.81 3.52	2.86 3.57	2.90 3.61
30	2.04 2.75	2.32 3.01	2.47 3.15	2.58 3.25	2.66 3.33	2.72 3.39	2.77 3.44	2.82 3.49	2.86 3.52
40	2.02 2.70	2.29 2.95	2.44 3.09	2.54 3.19	2.62 3.26	2.68 3.32	2.73 3.37	2.77 3.41	2.81 3.44
60	2.00 2.66	2.27 2.90	2.41 3.03	2.51 3.12	2.58 3.19	2.64 3.25	2.69 3.29	2.73 3.33	2.77 3.37
120	1.98 2.62	2.24 2.85	2.38 2.97	2.47 3.06	2.55 3.12	2.60 3.18	2.65 3.22	2.69 3.26	2.73 3.29
∞	1.96 2.58	2.21 2.79	2.35 2.92	2.44 3.00	2.51 3.06	2.57 3.11	2.61 3.15	2.65 3.19	2.69 3.22

附表 8 x^2 分布临界值表

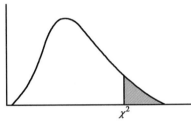

自由度	概率, P												
ν	0.995	0.990	0.975	0.950	0.900	0.750	0.500	0.250	0.100	0.050	0.025	0.010	0.005
1					0.02	0.10	0.45	1.32	2.71	3.84	5.02	6.63	7.88
2	0.01	0.02	0.05	0.10	0.21	0.58	1.39	2.77	4.61	5.99	7.38	9.21	10.60
3	0.07	0.11	0.22	0.35	0.58	1.21	2.37	4.11	6.25	7.81	9.35	11.34	12.84
4	0.21	0.30	0.48	0.71	1.06	1.92	3.36	5.39	7.78	9.49	11.14	13.28	14.86
5	0.41	0.55	0.83	1.15	1.61	2.67	4.35	6.63	9.24	11.07	12.83	15.09	16.75
6	0.68	0.87	1.24	1.64	2.20	3.45	5.35	7.84	10.64	12.59	14.45	16.81	18.55
7	0.99	1.24	1.69	2.17	2.83	4.25	6.35	9.04	12.02	14.07	16.01	18.48	20.28
8	1.34	1.65	2.18	2.73	3.49	5.07	7.34	10.22	13.36	15.51	17.53	20.09	21.95
9	1.73	2.09	2.70	3.33	4.17	5.90	8.34	11.39	14.68	16.92	19.02	21.67	23.59
10	2.16	2.56	3.25	3.94	4.87	6.74	9.34	12.55	15.99	18.31	20.48	23.21	25.19
11	2.60	3.05	3.82	4.57	5.58	7.58	10.34	13.70	17.28	19.68	21.92	24.72	26.76
12	3.07	3.57	4.40	5.23	6.30	8.44	11.34	14.85	18.55	21.03	23.34	26.22	28.30
13	3.57	4.11	5.01	5.89	7.04	9.30	12.34	15.98	19.81	22.36	24.74	27.69	29.82
14	4.07	4.66	5.63	6.57	7.79	10.17	13.34	17.12	21.06	23.68	26.12	29.14	31.32
15	4.60	5.23	6.26	7.26	8.55	11.04	14.34	18.25	22.31	25.00	27.49	30.58	32.80
16	5.14	5.81	6.91	7.96	9.31	11.91	15.34	19.37	23.54	26.30	28.85	32.00	34.27
17	5.70	6.41	7.56	8.67	10.09	12.79	16.34	20.49	24.77	27.59	30.19	33.41	35.72
18	6.26	7.01	8.23	9.39	10.86	13.68	17.34	21.60	25.99	28.87	31.53	34.81	37.16
19	6.84	7.63	8.91	10.12	11.65	14.56	18.34	22.72	27.20	30.14	32.85	36.19	38.58
20	7.43	8.26	9.59	10.85	12.44	15.45	19.34	23.83	28.41	31.41	34.17	37.57	40.00
21	8.03	8.90	10.28	11.59	13.24	16.34	20.34	24.93	29.62	32.67	35.48	38.93	41.40
22	8.64	9.54	10.98	12.34	14.04	17.24	21.34	26.04	30.81	33.92	36.78	40.29	42.80
23	9.26	10.20	11.69	13.09	14.85	18.14	22.34	27.14	32.01	35.17	38.08	41.64	44.18
24	9.89	10.86	12.40	13.85	15.66	19.04	23.34	28.24	33.20	36.42	39.36	42.98	45.56
25	10.52	11.52	13.12	14.61	16.47	19.94	24.34	29.34	34.38	37.65	40.65	44.31	46.93
26	11.16	12.20	13.84	15.38	17.29	20.84	25.34	30.43	35.56	38.89	41.92	45.64	48.29
27	11.81	12.88	14.57	16.15	18.11	21.75	26.34	31.53	36.74	40.11	43.19	46.96	49.64
28	12.46	13.56	15.31	16.93	18.94	22.66	27.34	32.62	37.92	41.34	44.46	48.28	50.99
29	13.12	14.26	16.05	17.71	19.77	23.57	28.34	33.71	39.09	42.56	45.72	49.59	52.34
30	13.79	14.95	16.79	18.49	20.60	24.48	29.34	34.80	40.26	43.77	46.98	50.89	53.67
40	20.71	22.16	24.43	26.51	29.05	33.66	39.34	45.62	51.81	55.76	59.34	63.69	66.77
50	27.99	29.71	32.36	34.76	37.69	42.94	49.33	56.33	63.17	67.50	71.42	76.15	79.49
60	35.53	37.48	40.48	43.19	46.46	52.29	59.33	66.98	74.40	79.08	83.30	88.38	91.95
70	43.28	45.44	48.76	51.74	55.33	61.70	69.33	77.58	85.53	90.53	95.02	100.43	104.21
80	51.17	53.54	57.15	60.39	64.28	71.14	79.33	88.13	96.58	101.88	106.63	112.33	116.32
90	59.20	61.75	65.65	69.13	73.29	80.62	89.33	98.65	107.57	113.15	118.14	124.12	128.30
100	67.33	70.06	74.22	77.93	82.36	90.13	99.33	109.14	118.50	124.34	129.56	135.81	140.17

附表 9 r 临界值表（Pearson 相关系数检验用）

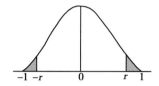

自由度	单侧：	0.25	0.10	0.05	0.025	0.01	0.005	0.0025	0.001	0.0005
	概率, P									
ν	双侧：	0.50	0.20	0.10	0.05	0.02	0.01	0.005	0.002	0.001
1		0.707	0.951	0.988	0.997	1.000	1.000	1.000	1.000	1.000
2		0.500	0.800	0.900	0.950	0.980	0.990	0.995	0.998	0.999
3		0.404	0.687	0.805	0.878	0.934	0.959	0.974	0.986	0.991
4		0.347	0.608	0.729	0.811	0.882	0.917	0.942	0.963	0.974
5		0.309	0.551	0.669	0.754	0.833	0.875	0.906	0.935	0.951
6		0.281	0.507	0.621	0.707	0.789	0.834	0.870	0.905	0.925
7		0.260	0.472	0.582	0.666	0.750	0.798	0.836	0.875	0.898
8		0.242	0.443	0.549	0.632	0.715	0.765	0.805	0.847	0.872
9		0.228	0.419	0.521	0.602	0.685	0.735	0.776	0.820	0.847
10		0.216	0.398	0.497	0.576	0.658	0.708	0.750	0.795	0.823
11		0.206	0.380	0.476	0.553	0.634	0.684	0.726	0.772	0.801
12		0.197	0.365	0.458	0.532	0.612	0.661	0.703	0.750	0.780
13		0.189	0.351	0.441	0.514	0.592	0.641	0.683	0.730	0.760
14		0.182	0.338	0.426	0.497	0.574	0.623	0.664	0.711	0.742
15		0.176	0.327	0.412	0.482	0.558	0.606	0.647	0.694	0.725
16		0.170	0.317	0.400	0.468	0.543	0.590	0.631	0.678	0.708
17		0.165	0.308	0.389	0.456	0.529	0.575	0.616	0.662	0.693
18		0.160	0.299	0.378	0.444	0.515	0.561	0.602	0.648	0.679
19		0.156	0.291	0.369	0.433	0.503	0.549	0.589	0.635	0.665
20		0.152	0.284	0.360	0.423	0.492	0.537	0.576	0.622	0.652
21		0.148	0.277	0.352	0.413	0.482	0.526	0.565	0.610	0.640
22		0.145	0.271	0.344	0.404	0.472	0.515	0.554	0.599	0.629
23		0.141	0.265	0.337	0.396	0.462	0.505	0.543	0.588	0.618
24		0.138	0.260	0.330	0.388	0.453	0.496	0.534	0.578	0.607
25		0.136	0.255	0.323	0.381	0.445	0.487	0.524	0.568	0.597
26		0.133	0.250	0.317	0.374	0.437	0.479	0.515	0.559	0.588
27		0.130	0.245	0.311	0.367	0.430	0.471	0.507	0.550	0.579
28		0.128	0.241	0.306	0.361	0.423	0.463	0.499	0.541	0.570
29		0.126	0.237	0.301	0.355	0.416	0.456	0.491	0.533	0.562
30		0.124	0.233	0.296	0.349	0.409	0.449	0.484	0.526	0.554
31		0.122	0.229	0.291	0.344	0.403	0.442	0.477	0.518	0.546
32		0.120	0.225	0.287	0.339	0.397	0.436	0.470	0.511	0.539
33		0.118	0.222	0.283	0.334	0.392	0.430	0.464	0.504	0.532
34		0.116	0.219	0.279	0.329	0.386	0.424	0.458	0.498	0.525
35		0.114	0.216	0.275	0.325	0.381	0.418	0.452	0.492	0.519
36		0.113	0.213	0.271	0.320	0.376	0.413	0.446	0.486	0.513
37		0.111	0.210	0.267	0.316	0.371	0.408	0.441	0.480	0.507
38		0.110	0.207	0.264	0.312	0.367	0.403	0.435	0.474	0.501
39		0.108	0.204	0.260	0.308	0.362	0.398	0.430	0.469	0.495
40		0.107	0.202	0.257	0.304	0.358	0.393	0.425	0.463	0.490
41		0.106	0.199	0.254	0.301	0.354	0.389	0.420	0.458	0.484
42		0.104	0.197	0.251	0.297	0.350	0.384	0.416	0.453	0.479
43		0.103	0.195	0.248	0.294	0.346	0.380	0.411	0.449	0.474
44		0.102	0.192	0.246	0.291	0.342	0.376	0.407	0.444	0.469
45		0.101	0.190	0.243	0.288	0.338	0.372	0.403	0.439	0.465
46		0.100	0.188	0.240	0.285	0.335	0.368	0.399	0.435	0.460
47		0.099	0.186	0.238	0.282	0.331	0.365	0.395	0.431	0.456
48		0.098	0.184	0.235	0.279	0.328	0.361	0.391	0.427	0.451
49		0.097	0.182	0.233	0.276	0.325	0.358	0.387	0.423	0.447
50		0.096	0.181	0.231	0.273	0.322	0.354	0.384	0.419	0.443

附表 10　r_s 界值表（Spearman 相关系数检验用）

样本量	单侧:	0.25	0.10	0.05	0.025	0.01	0.005	0.0025	0.001	0.0005
n	双侧:	0.50	0.20	0.10	0.05	0.02	0.01	0.005	0.002	0.001
4		0.600	1.000	1.000						
5		0.500	0.800	0.900	1.000	1.000				
6		0.371	0.657	0.829	0.886	0.943	1.000	1.000		
7		0.321	0.571	0.714	0.786	0.893	0.929	0.964	1.000	1.000
8		0.310	0.524	0.643	0.738	0.833	0.881	0.905	0.952	0.976
9		0.267	0.483	0.600	0.700	0.783	0.833	0.867	0.917	0.933
10		0.248	0.455	0.564	0.648	0.745	0.794	0.830	0.879	0.903
11		0.236	0.427	0.536	0.618	0.709	0.755	0.800	0.845	0.873
12		0.217	0.406	0.503	0.587	0.678	0.727	0.769	0.818	0.846
13		0.209	0.385	0.484	0.560	0.648	0.703	0.747	0.791	0.824
14		0.200	0.367	0.464	0.538	0.626	0.679	0.723	0.771	0.802
15		0.189	0.354	0.446	0.521	0.604	0.654	0.700	0.750	0.779
16		0.182	0.341	0.429	0.503	0.582	0.635	0.679	0.729	0.762
17		0.176	0.328	0.414	0.485	0.566	0.615	0.662	0.713	0.748
18		0.170	0.317	0.401	0.472	0.550	0.600	0.643	0.695	0.728
19		0.165	0.309	0.391	0.460	0.535	0.584	0.628	0.677	0.712
20		0.161	0.299	0.380	0.447	0.520	0.570	0.612	0.662	0.696
21		0.156	0.292	0.370	0.435	0.508	0.556	0.599	0.648	0.681
22		0.152	0.284	0.361	0.425	0.496	0.544	0.586	0.634	0.667
23		0.148	0.278	0.353	0.415	0.486	0.532	0.573	0.622	0.654
24		0.144	0.271	0.344	0.406	0.476	0.521	0.562	0.610	0.642
25		0.142	0.265	0.337	0.398	0.466	0.511	0.551	0.598	0.630
26		0.138	0.259	0.331	0.390	0.457	0.501	0.541	0.587	0.619
27		0.136	0.255	0.324	0.382	0.448	0.491	0.531	0.577	0.608
28		0.133	0.250	0.317	0.375	0.440	0.483	0.522	0.567	0.598
29		0.130	0.245	0.312	0.368	0.433	0.475	0.513	0.558	0.589
30		0.128	0.240	0.306	0.362	0.425	0.467	0.504	0.549	0.580
31		0.126	0.236	0.301	0.356	0.418	0.459	0.496	0.541	0.571
32		0.124	0.232	0.296	0.350	0.412	0.452	0.489	0.533	0.563
33		0.121	0.229	0.291	0.345	0.405	0.446	0.482	0.525	0.554
34		0.120	0.225	0.287	0.340	0.399	0.439	0.475	0.517	0.547
35		0.118	0.222	0.283	0.335	0.394	0.433	0.468	0.510	0.539
36		0.116	0.219	0.279	0.330	0.388	0.427	0.462	0.504	0.533
37		0.114	0.216	0.275	0.325	0.383	0.421	0.456	0.497	0.526
38		0.113	0.212	0.271	0.321	0.378	0.415	0.450	0.491	0.519
39		0.111	0.210	0.267	0.317	0.373	0.410	0.444	0.485	0.513
40		0.110	0.207	0.264	0.313	0.368	0.405	0.439	0.479	0.507
41		0.108	0.204	0.261	0.309	0.364	0.400	0.433	0.473	0.501
42		0.107	0.202	0.257	0.305	0.359	0.395	0.428	0.468	0.495
43		0.105	0.199	0.254	0.301	0.355	0.391	0.423	0.463	0.490
44		0.104	0.197	0.251	0.298	0.351	0.386	0.419	0.458	0.484
45		0.103	0.194	0.248	0.294	0.347	0.382	0.414	0.453	0.479
46		0.102	0.192	0.246	0.291	0.343	0.378	0.410	0.448	0.474
47		0.101	0.190	0.243	0.288	0.340	0.374	0.405	0.443	0.469
48		0.100	0.188	0.240	0.285	0.336	0.370	0.401	0.439	0.465
49		0.098	0.186	0.238	0.282	0.333	0.366	0.397	0.434	0.460
50		0.097	0.184	0.235	0.279	0.329	0.363	0.393	0.430	0.456

附表 11　随机数字表

编号	1 ~10	11 ~20	21 ~30	31 ~40	41 ~50
1	22 17 68 65 81	68 95 23 92 35	87 02 22 57 51	61 09 43 95 06	58 24 82 03 47
2	19 36 27 59 46	13 79 93 37 55	39 77 32 77 09	85 52 05 30 62	47 83 51 62 74
3	16 77 23 02 77	09 61 87 25 21	28 06 24 25 93	16 71 13 59 78	23 05 47 47 25
4	78 43 76 71 61	20 44 90 32 64	97 67 63 99 61	46 38 03 93 22	69 81 21 99 21
5	03 28 28 26 08	73 37 32 04 05	69 30 16 09 05	88 69 58 28 99	35 07 44 75 47
6	93 22 53 64 39	07 10 63 76 35	87 03 04 79 88	08 13 13 85 51	55 34 57 72 69
7	78 76 58 54 74	92 38 70 96 92	52 06 79 79 45	82 63 18 27 44	69 66 92 19 09
8	23 68 35 26 00	99 53 93 61 28	52 70 05 48 34	56 65 05 61 86	90 92 10 70 80
9	15 39 25 70 99	93 86 52 77 65	15 33 59 05 28	22 87 26 07 47	86 96 98 29 06
10	58 71 96 30 24	18 46 23 34 27	85 13 99 24 44	49 18 09 79 49	74 16 32 23 02
11	57 35 27 33 72	24 53 63 94 09	41 10 76 47 91	44 04 95 49 66	39 60 04 59 81
12	48 50 86 54 48	22 06 34 72 52	82 21 15 65 20	33 29 94 71 11	15 91 29 12 03
13	61 96 48 95 03	07 16 39 33 66	98 56 10 56 79	77 21 30 27 12	90 49 22 23 62
14	36 93 89 41 26	29 70 83 63 51	99 74 20 52 36	87 09 41 15 09	98 60 16 03 03
15	18 87 00 42 31	57 90 12 02 07	23 47 37 17 31	54 08 01 88 63	39 41 88 92 10
16	88 56 53 27 59	33 35 72 67 47	77 34 55 45 70	08 18 27 38 90	16 95 86 70 75
17	09 72 95 84 29	49 41 31 06 70	42 38 06 45 18	64 84 73 31 65	52 53 37 97 15
18	12 96 88 17 31	65 19 69 02 83	60 75 86 90 68	24 64 19 35 51	56 61 87 39 12
19	85 94 57 24 16	92 09 84 38 76	22 00 27 69 85	29 81 94 78 70	21 94 47 90 12
20	38 64 43 59 98	98 77 87 68 07	91 51 67 62 44	40 98 05 93 78	23 32 65 41 18
21	53 44 09 42 72	00 41 86 79 79	68 47 22 00 20	35 55 31 51 51	00 83 63 22 55
22	40 76 66 26 84	57 99 99 90 37	36 63 32 08 58	37 40 13 68 97	87 64 81 07 83
23	02 17 79 18 05	12 59 52 57 02	22 07 90 47 03	28 14 11 30 79	20 69 22 40 98
24	95 17 82 06 53	31 51 10 96 46	92 06 88 07 77	56 11 50 81 69	40 23 72 51 39
25	35 76 22 42 92	96 11 83 44 80	34 68 35 48 77	33 42 40 90 60	73 96 53 97 86
26	26 29 31 56 41	85 47 04 66 08	34 72 57 59 13	82 43 80 46 15	38 26 61 70 04
27	77 80 20 75 82	72 82 32 99 90	63 95 73 76 63	89 73 44 99 05	48 67 26 43 18
28	46 40 66 44 52	91 36 74 43 53	30 82 13 54 00	78 45 63 98 35	55 03 36 67 68
29	37 56 08 18 09	77 53 84 46 47	31 91 18 95 58	24 16 74 11 53	44 10 13 85 57
30	61 65 61 68 66	37 27 47 39 19	84 83 70 07 48	53 21 40 06 71	95 06 79 88 54
31	93 43 69 64 07	34 18 04 52 35	56 27 09 24 86	61 85 53 83 45	19 90 70 99 00
32	21 96 60 12 99	11 20 99 45 18	48 13 93 55 34	18 37 79 49 90	65 97 38 20 46
33	95 20 47 97 97	27 37 83 28 71	00 06 41 41 74	45 89 09 39 84	51 67 11 52 49
34	97 86 21 78 73	10 65 81 92 59	58 76 17 14 97	04 76 62 16 17	17 95 70 45 80
35	69 92 06 34 13	59 71 74 17 32	27 55 10 24 19	23 71 82 13 74	63 52 52 01 41
36	04 31 17 21 56	33 73 99 19 87	26 72 39 27 67	53 77 57 68 93	60 61 97 22 61
37	61 06 98 03 91	87 14 77 43 96	43 00 65 98 50	45 60 33 01 07	98 99 46 50 47
38	85 93 85 86 88	72 87 08 62 40	16 06 10 89 20	23 21 34 74 97	76 38 03 29 63
39	21 74 32 47 45	73 96 07 94 52	09 65 90 77 47	25 76 16 19 33	53 05 70 53 30
40	15 69 53 82 80	79 96 23 53 10	65 39 07 16 29	45 33 02 43 70	02 87 40 41 45
41	02 89 08 04 49	20 21 14 68 86	87 63 93 95 17	11 29 01 95 80	35 14 97 35 33
42	87 18 15 89 79	85 43 01 72 73	08 61 74 51 69	89 74 39 82 15	94 51 33 41 67
43	98 83 71 94 22	59 97 50 99 52	08 52 85 08 40	87 80 61 65 31	91 51 80 32 44
44	10 08 58 21 66	72 68 49 29 31	89 85 84 46 06	59 73 19 85 23	65 09 29 75 63
45	47 90 56 10 08	88 02 84 27 83	42 29 72 23 19	66 56 45 65 79	20 71 53 20 25
46	22 85 61 68 90	49 64 92 85 44	16 40 12 89 88	50 14 49 81 06	01 82 77 45 12
47	67 80 43 79 33	12 83 11 41 16	25 58 19 68 70	77 02 54 00 52	53 43 37 15 26
48	27 62 50 96 72	79 44 61 40 15	14 53 40 65 39	27 31 58 50 28	11 39 03 34 25
49	33 78 80 87 15	38 30 06 38 21	14 47 47 07 26	54 96 87 53 32	40 36 40 96 76
50	13 13 92 66 99	47 24 49 57 74	32 25 43 62 17	10 97 11 69 84	99 63 22 32 98

附表 12　Ψ 界值表（多个样本均数比较时所需样本例数的估计用 $\alpha=0.05, \beta=0.10$）

ν_2	$\nu_1:1$	2	3	4	5	6	7	8	9	10	15	20	30	40	60	120	∞
2	6.80	6.71	6.68	6.67	6.66	6.65	6.65	6.65	6.64	6.64	6.64	6.63	6.63	6.63	6.63	6.63	6.62
3	5.01	4.63	4.47	4.39	4.34	4.30	4.27	4.25	4.23	4.22	4.18	4.16	4.14	4.13	4.12	4.11	4.09
4	4.40	3.90	3.69	3.58	3.50	3.45	3.41	3.38	3.36	3.34	3.28	3.25	3.22	3.20	3.19	3.17	3.15
5	4.09	3.54	3.30	3.17	3.08	3.02	2.97	2.94	2.91	2.89	2.81	2.78	2.74	2.72	2.70	2.68	2.66
6	3.91	3.32	3.07	2.92	2.83	2.76	2.71	2.67	2.64	2.61	2.53	2.49	2.44	2.42	2.40	2.37	2.35
7	3.80	3.18	2.91	2.76	2.66	2.58	2.53	2.49	2.45	2.42	2.33	2.29	2.24	2.21	2.19	2.16	2.18
8	3.71	3.08	2.81	2.64	2.51	2.46	2.40	2.35	2.32	2.29	2.19	2.14	2.09	2.06	2.03	2.00	1.97
9	3.65	3.01	2.72	2.56	2.44	2.36	2.30	2.26	2.22	2.19	2.09	2.03	1.97	1.94	1.91	1.88	1.85
10	3.60	2.95	2.66	2.49	2.37	2.29	2.23	2.18	2.14	2.11	2.00	1.94	1.88	1.85	1.82	1.78	1.75
11	3.57	2.91	2.61	2.44	2.32	2.23	2.17	2.12	2.08	2.04	1.93	1.87	1.81	1.78	1.74	1.70	1.67
12	3.54	2.87	2.57	2.39	2.27	2.19	2.12	2.07	2.02	1.99	1.88	1.81	1.75	1.71	1.68	1.64	1.60
13	3.51	2.84	2.54	2.36	2.23	2.15	2.08	2.02	1.98	1.95	1.83	1.76	1.69	1.66	1.62	1.58	1.54
14	3.49	2.81	2.51	2.33	2.20	2.11	2.04	1.99	1.94	1.91	1.79	1.72	1.65	1.61	1.57	1.53	1.49
15	3.47	2.79	2.48	2.30	2.17	2.08	2.01	1.96	1.91	1.87	1.75	1.68	1.61	1.57	1.53	1.49	1.44
16	3.46	2.77	2.46	2.28	2.15	2.06	1.99	1.93	1.88	1.85	1.72	1.65	1.58	1.54	1.49	1.45	1.40
17	3.44	2.76	2.44	2.26	2.13	2.04	1.96	1.91	1.86	1.82	1.69	1.62	1.55	1.50	1.46	1.41	1.36
18	3.43	2.74	2.43	2.24	2.11	2.02	1.94	1.89	1.84	1.80	1.67	1.60	1.52	1.48	1.43	1.38	1.33
19	3.42	2.73	2.41	2.22	2.09	2.00	1.93	1.87	1.82	1.78	1.65	1.58	1.49	1.45	1.40	1.35	1.30
20	3.41	2.72	2.40	2.21	2.08	1.98	1.91	1.85	1.80	1.76	1.63	1.55	1.47	1.43	1.38	1.33	1.27
21	3.40	2.71	2.39	2.20	2.07	1.97	1.90	1.84	1.79	1.75	1.61	1.54	1.45	1.41	1.36	1.30	1.25
22	3.39	2.70	2.38	2.19	2.05	1.96	1.88	1.82	1.77	1.73	1.60	1.52	1.43	1.39	1.34	1.28	1.22
23	3.39	2.69	2.37	2.18	2.04	1.95	1.87	1.81	1.76	1.72	1.58	1.50	1.42	1.37	1.32	1.26	1.20
24	3.38	2.68	2.36	2.17	2.03	1.94	1.86	1.80	1.75	1.71	1.57	1.49	1.40	1.35	1.30	1.24	1.18
25	3.37	2.68	2.35	2.16	2.02	1.93	1.85	1.79	1.74	1.70	1.56	1.48	1.39	1.34	1.28	1.23	1.16
26	3.37	2.67	2.35	2.15	2.02	1.92	1.84	1.78	1.73	1.69	1.54	1.46	1.37	1.32	1.27	1.21	1.15
27	3.36	2.66	2.34	2.14	2.01	1.91	1.83	1.77	1.72	1.68	1.53	1.45	1.36	1.31	1.26	1.20	1.13
28	3.36	2.66	2.33	2.14	2.00	1.90	1.82	1.76	1.71	1.67	1.52	1.44	1.35	1.30	1.24	1.18	1.11
29	3.36	2.65	2.33	2.13	1.99	1.89	1.82	1.75	1.70	1.66	1.51	1.43	1.34	1.29	1.23	1.17	1.10
30	3.35	2.65	2.32	2.12	1.99	1.89	1.81	1.75	1.70	1.65	1.51	1.42	1.33	1.28	1.22	1.16	1.08
31	3.35	2.64	2.32	2.12	1.98	1.88	1.80	1.74	1.69	1.64	1.50	1.41	1.32	1.27	1.21	1.14	1.07
32	3.34	2.64	2.31	2.11	1.98	1.88	1.80	1.73	1.68	1.64	1.49	1.41	1.31	1.26	1.20	1.13	1.06
33	3.34	2.63	2.31	2.11	1.97	1.87	1.79	1.73	1.68	1.63	1.48	1.40	1.30	1.25	1.19	1.12	1.05
34	3.34	2.63	2.30	2.10	1.97	1.87	1.79	1.72	1.67	1.63	1.48	1.39	1.29	1.24	1.18	1.11	1.04
35	3.34	2.63	2.30	2.10	1.96	1.86	1.78	1.72	1.66	1.62	1.47	1.38	1.29	1.23	1.17	1.10	1.02
36	3.33	2.62	2.30	2.10	1.96	1.86	1.78	1.71	1.66	1.62	1.47	1.38	1.28	1.22	1.16	1.09	1.01
37	3.33	2.62	2.29	2.09	1.95	1.85	1.77	1.71	1.65	1.61	1.46	1.37	1.27	1.22	1.15	1.08	1.09
38	3.33	2.62	2.29	2.09	1.95	1.85	1.77	1.70	1.65	1.61	1.45	1.37	1.27	1.21	1.15	1.08	0.99
39	3.33	2.62	2.29	2.09	1.95	1.84	1.76	1.70	1.65	1.60	1.45	1.36	1.26	1.20	1.14	1.07	0.99
40	3.32	2.61	2.28	2.08	1.94	1.84	1.76	1.70	1.64	1.60	1.44	1.36	1.25	1.20	1.13	1.06	0.98
41	3.32	2.61	2.28	2.08	1.94	1.84	1.76	1.69	1.64	1.59	1.44	1.35	1.25	1.19	1.13	1.05	0.97
42	3.32	2.61	2.28	2.08	1.94	1.83	1.75	1.69	1.63	1.59	1.44	1.35	1.24	1.18	1.12	1.05	0.96
43	3.32	2.61	2.28	2.07	1.93	1.83	1.75	1.69	1.63	1.59	1.43	1.34	1.24	1.18	1.11	1.04	0.95
44	3.32	2.60	2.27	2.07	1.93	1.83	1.75	1.68	1.63	1.58	1.43	1.34	1.23	1.17	1.11	1.03	0.94
45	3.31	2.60	2.27	2.07	1.93	1.83	1.74	1.68	1.62	1.58	1.42	1.33	1.23	1.17	1.10	1.03	0.94
46	3.31	2.60	2.27	2.07	1.93	1.82	1.74	1.68	1.62	1.58	1.42	1.33	1.22	1.16	1.10	1.02	0.93
47	3.31	2.60	2.27	2.06	1.92	1.82	1.74	1.67	1.62	1.57	1.42	1.33	1.22	1.16	1.09	1.02	0.92
48	3.31	2.60	2.26	2.06	1.92	1.82	1.74	1.67	1.62	1.57	1.41	1.32	1.22	1.15	1.09	1.01	0.92
49	3.31	2.59	2.26	2.06	1.92	1.82	1.73	1.67	1.61	1.57	1.41	1.32	1.21	1.15	1.08	1.00	0.91
50	3.31	2.59	2.26	2.06	1.92	1.81	1.73	1.67	1.61	1.56	1.41	1.31	1.21	1.15	1.08	1.00	0.90
60	3.30	2.58	2.25	2.04	1.90	1.79	1.71	1.64	1.59	1.54	1.38	1.29	1.18	1.11	1.04	0.95	0.85
80	3.28	2.56	2.23	2.02	1.88	1.77	1.69	1.62	1.56	1.51	1.35	1.25	1.14	1.07	0.99	0.90	0.77
120	3.27	2.55	2.21	2.00	1.86	1.75	1.66	1.59	1.53	1.49	1.32	1.22	1.09	1.02	0.94	0.83	0.68
240	3.26	2.53	2.19	1.98	1.84	1.73	1.64	1.57	1.51	1.46	1.29	1.18	1.05	0.97	0.88	0.76	0.56
∞	3.24	2.52	2.17	1.96	1.81	1.70	1.62	1.54	1.48	1.43	1.25	1.14	1.01	0.92	0.82	0.65	0.00

中英文名词对照索引